社 会 心 理 服 务 书 系

拨开信念的迷雾
抑郁症认知行为治疗实录

李献云 著

BOKAI
XINNIAN DE
MIWU

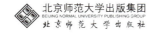

图书在版编目(CIP)数据

拨开信念的迷雾:抑郁症认知行为治疗实录 / 李献云著. —
北京:北京师范大学出版社,2023.10

(社会心理服务书系)
ISBN 978-7-303-28776-5

Ⅰ. ①拨… Ⅱ. ①李… Ⅲ. ①抑郁症-行为疗法
Ⅳ. ①R749.405

中国国家版本馆 CIP 数据核字(2023)第 022317 号

| 图 | 书 | 意 | 见 | 反 | 馈 | **010-58804351** |
| 营 | 销 | 中 | 心 | 电 | 话 | 010-58804637 |

北师大出版社高等教育分社微信公众号　　新外大街拾玖号

出版发行:北京师范大学出版社　www.bnupg.com
　　　　　北京市西城区新街口外大街 12-3 号
　　　　　邮政编码:100088
印　　刷:天津旭非印刷有限公司
经　　销:全国新华书店
开　　本:710mm × 1000mm　1/16
印　　张:49.5
字　　数:786 千字
版　　次:2023 年 10 月第 1 版
印　　次:2023 年 10 月第 1 次印刷
定　　价:198.00 元

策划编辑:周益群　李司月　　　责任编辑:王思琪
美术编辑:陈　涛　李向昕　　　装帧设计:陈　涛　李向昕
责任校对:陈　民　　　　　　　责任印制:马　洁

版权所有　侵权必究

反盗版、侵权举报电话:010-58800697
北京读者服务部电话:010-58808104
外埠邮购电话:010-58808083
本书如有印装质量问题,请与印制管理部联系调换。
印制管理部电话:010-58805079

序

抑郁障碍是临床上常见的精神障碍，但就诊率和治疗率低。2005—2006年对我国四省18岁及以上成年人群开展了精神疾病流行病学调查，诊断标准是美国《精神障碍诊断与统计手册》第Ⅳ版即DSM-Ⅳ，调查随机抽样社区样本63004例，调整后心境障碍的月患病率（现患率）为6.1%，其中重性抑郁障碍即抑郁症的患病率为2.1%，恶劣心境为2.0%，但心境障碍的治疗率不到10%。2013—2015年在全国31个省开展了成年人群精神疾病抽样调查，调查样本32552例，调整后心境障碍的年患病率为4.1%，其中抑郁症为2.1%，恶劣心境为1.0%。虽然这两项大型调查的现患率和年患病率不是一个概念，得出的抑郁症患病率也不同，但都反映了人群中抑郁障碍很常见（心境障碍患者中抑郁障碍占大多数，少数是双相障碍。目前新的分类标准将心境障碍拆分为二：双相及相关障碍，抑郁障碍）。西安开展的一项社区调查显示，在曾诊断为精神障碍的人群中，既往寻求心理卫生服务的比例仅为4.7%。由此可知，精神障碍患者的就诊率低是摆在精神心理专业人员面前需要解决的问题之一。

根据《中国抑郁障碍防治指南（第二版）》，重性抑郁障碍（major depressive disorder，MDD，也常被翻译成重度抑郁障碍）接受治疗达到痊愈平均需要20周的时间，如果没有接受治疗的话，疾病会持续存在6个月或更长时间。大部分MDD患者经抗抑郁治疗后抑郁症状会缓解或显著减轻，约15%不能达到临床治愈，复发率约为35%。目前MDD

患者的预后是一个颇受关注的问题。尽管首次得病的 MDD 患者缓解后约半数不再复发，但有过至少 3 次发作、未接受维持治疗的 MDD 患者的复发风险几乎是 100%；MDD 患者的终生自杀死亡风险为 6%，远高于普通人群十万分之几的自杀率。因此，抑郁障碍的治疗目标是"获得临床治愈，改善功能损害，提高生活质量"。当然这些数据来自抗抑郁剂治疗效果的研究结果。跟抗抑郁药物治疗相比，研究显示认知行为治疗的效果相当，并且停止认知行为治疗后，认知行为治疗的效果仍能对患者起到保护作用；认知行为治疗预防抑郁症复发的效果明显优于抗抑郁药物治疗，在接受认知行为治疗后 12 个月内，患者的复发率为 31%，而抗抑郁药物的复发率为 76%，患者只有一直维持抗抑郁药物治疗才能让药物治疗与认知行为治疗的复发率接近。

尽管认知行为治疗的疗效如此明确，并被很多国家的抑郁障碍治疗指南推荐为一线治疗方法，但国内绝大多数的精神科医生、心理治疗师、精神科护士、社会工作者以及学校的心理老师、学校或机构的心理咨询师并未真正掌握认知行为治疗的理论和方法，多数专业人员只是简单地把认知行为治疗等同于发现患者的认知歪曲，对患者进行说教以纠正患者，或者等同于反复告诉患者他该怎么想和该怎么做，或者等同于直接给患者提出建议、要求或指令，患者只需遵照执行就可以了。这种现状显然阻碍了认知行为治疗本该发挥的专业作用。

基于以上缘由，结合这十多年个人开展认知行为治疗、接受认知行为治疗督导以及为同行提供认知行为治疗案例督导的经验、教训与体会，在获得患者的支持和同意下，笔者将一位抑郁症共病广泛性焦虑障碍患者的连续认知行为治疗的逐字稿、讲解及治疗记录系统呈现出来。从第一次接诊的初始访谈到第一次治疗的开启、后续治疗的推进和结束治疗，从初始评估到制订、落实与完善治疗计划，从初步的案例认知概念化到逐步完善与分享案例认知概念化，本书对这些内容进行了展示及讲解，同时介绍了认知治疗量表和其手册中的内容，供国内精神卫生和心理学领域的同行学习和开展认知行为治疗时借鉴，因为掌握任何一种新的方法和技能往往需要学习的模板，然后才有机会在掌握之后形成自己独特的治疗风格。

此外，以书籍形式呈现我的治疗逐字稿的动力还来自我的学生，因为学生在帮我整理逐字稿的过程中反馈，这样的工作给他本人带来的震撼和改变很大，帮他反思和梳理了他习惯的认知和行为，从而主动做出调整，人也就随着变得更加积极向上，无论是学业还是生活都跟之前有了明显的不同。这就提示我，我可以将案例治疗写成书，供处于痛苦中且想帮助自己的人自助学习使用。而且研究发现自助的认知行为治疗书籍和计算机化的认知行为治疗对人有帮助。再考虑到目前和未来人工智能的发展，这样的逐字稿对于开发人工智能心理服务可能会非常有帮助。这些都是我努力写书的动力。

当然，这样呈现自己的心理治疗逐字稿，需要勇于面对和接纳自己在治疗中的各种不足和问题，也需要接受来自同行和非同行的建议、评论和批评。无论前路如何，这是我想做的事情，我就做了，且未来还会继续做下去，因为我不想我努力做的事情在未来随着我的死亡而悄无声息地消失，而是希望我的工作对同行和患者有或多或少的帮助。

最后，我想说的是，研究发现，罹患抑郁症的个体通常遭受过明显的虐待、忽视、欺负、性侵犯或家庭关系不良等负性生活事件。在初始评估的时候，治疗师通常会从患者那里直接获得类似信息；但也有一些患者会直接告诉治疗师自己没有相关不良经历，家庭关系和睦，或者会说有一些不良经历，但同时认为这些经历对他影响不大或毫无影响。后一种情况在临床上并不少见。可是随着治疗的深入，患者最关键的不良生活经历就会被唤醒和浮现出来。此书中的患者就是这种情况，患者童年早期最相关的经历直到治疗快要结束的时候才被患者回想起来，这也是此书的独特之处。这就印证了认知行为治疗所说的案例认知概念化结束的时机，即治疗结束的时间才是案例概念化结束的时候。

目　录

第一章　　抑郁症概述与认知理论　　　　　　　　　　　/ 1

第二章　　初始访谈、案例认知概念化与治疗计划　　　　/ 9

第三章　　第一次治疗：明确目标与理解认知模型　　　　/ 64

第四章　　第二次治疗：识别与挑战自动化思维　　　　　/ 105

第五章　　第三次治疗：挑战自动化思维　　　　　　　　/ 148

第六章　　第四次治疗：识别与挑战自动化思维　　　　　/ 189

第七章　　第五次治疗：挑战自动化思维　　　　　　　　/ 219

第八章　　第六次治疗：挑战自动化思维　　　　　　　　/ 254

第九章　　第七次治疗：识别与挑战自动化思维　　　　　/ 285

第十章　　第八次治疗：案例认知概念化之信念与补偿策略　　　/ 314

第十一章　　第九次治疗：案例认知概念化　　　　/ 345

第十二章　　第十次治疗：案例认知概念化与改变　　　/ 381

第十三章　　第十一次治疗：认识手淫与改变认知　　　/ 408

第十四章　　第十二次治疗：调整信念　　　　　　　　/ 438

第十五章　　第十三次治疗：调整信念　　　　　　　　/ 466

第十六章　　第十四次治疗：调整信念　　　　　　　　/ 495

第十七章　　第十五次治疗：调整信念　　　　　　　　/ 520

第十八章　　第十六次治疗：调整信念　　　　　　　　/ 549

第十九章　第十七次治疗：识别与挑战自动化思维　　　／574

第二十章　第十八次治疗：调整信念　　／607

第二十一章　第十九次治疗：停服苯二氮卓类药物与改变认知　　／636

第二十二章　第二十次治疗：案例认知概念化　　／661

第二十三章　第二十五次治疗：调整信念与改变行为　　／690

第二十四章　第二十八次治疗：总结展望与案例认知概念化　　／713

第二十五章　第二十九次治疗：案例认知概念化与总结　　／738

第二十六章　案例认知概念化与治疗方案　　／765

附　　录　　／772

参考文献　　／783

第一章

抑郁症概述与认知理论

人群中抑郁障碍的患病率高，其中最典型、最常见的抑郁障碍就是重性抑郁障碍或称抑郁症，即《国际疾病分类》第 10 版（ICD-10）所列的抑郁发作和复发性抑郁障碍或第 11 版（ICD-11）中的单次发作的抑郁障碍和复发性抑郁障碍，也是美国《精神障碍诊断与统计手册》第 Ⅳ 版和第 5 版（DSM-Ⅳ 和 DSM-5）中的重性抑郁障碍。

一、DSM-5 中重性抑郁障碍的诊断标准

根据 DSM-5，重性抑郁障碍的诊断标准如下：

1. 同时有下述 5 个（或更多）症状，持续存在至少 2 周的时间，并且较既往有显著的功能变化；另外，5 个症状中至少有 1 个是下面第 1 条抑郁心境或第 2 条兴趣/愉快感缺乏。

（1）几乎每天的大部分时间存在抑郁心境，既可以是主观叙述（如感到悲伤、空虚、绝望），也可以是他人观察到（如流泪）。（备注：儿童和青少年可表现为易激惹的心境。）

（2）几乎每天的大部分时间对所有活动或几乎所有活动缺乏兴趣或愉快感（可以是主观叙述，也可以是他人观察到）。

（3）（非节食或非故意增重期间）体重显著降低或增加（即一个月内体重变化超过 5%），或几乎每天有食欲减退或增加。（备注：如果是儿童的话，则以未达到标准体重作为标准。）

（4）几乎每天失眠或睡眠过多。

（5）几乎每天存在精神运动激越或迟滞（他人可观察到，并非只是主观

感到不安或迟缓）。

（6）几乎每天感到疲乏或精力丧失。

（7）几乎每天感到无价值或过分的、不恰当的自责（可达妄想程度，并非只是对自己生病的自我责骂或内疚）。

（8）几乎每天存在思考或集中注意力能力的减退，或犹豫不决（可以是主观叙述，也可以是他人观察到）。

（9）反复想死（不仅仅是怕死），反复有自杀意念但无具体计划，或自杀未遂或有准备自杀死亡的具体计划。

2. 上述症状引起临床上显著的痛苦或社会、职业或其他重要功能的损害。

3. 发作不能归因于某种物质的生理效应或其他躯体疾病。

符合标准1～3就是重性抑郁发作。

备注：在特殊丧失（如居丧、经济损失、自然灾害导致的丧失、严重躯体疾病或残疾）的情况下，个体可能出现符合标准1所列的强烈的悲伤感、沉浸在丧失中、失眠、食欲差和体重减轻，个体的这些反应类似于抑郁发作。尽管个体的这些症状或者在丧失之后个体出现这些症状是正常的，但除了考虑这是个体经历重要丧失出现的正常反应之外，还应慎重考虑存在重性抑郁发作的可能性。毫无疑问这需要根据个体的经历及其文化背景下丧失的痛苦表达方式做出判断。

4. 此重性抑郁发作不能用分裂情感障碍、精神分裂症、精神分裂样障碍、妄想障碍或其他特定与未特定精神分裂症谱系和其他精神病性障碍来更好地解释。

5. 从未有过躁狂或轻躁狂发作。

备注：如果躁狂或轻躁狂发作是物质所致或可归因于其他躯体疾病的生理效应，则此排除标准不适合。

标注：

伴焦虑痛苦。

伴混合特征。

伴忧郁特征。

伴非典型特征。

伴心境协调的精神病性特征。

伴心境不协调的精神病性特征。

伴紧张症。

伴围产期起病。

伴季节性模式（仅用于反复发作类型）。

二、ICD 系统中抑郁发作和 DSM 系统中重性抑郁发作诊断标准的异同

在世界卫生组织最新两版的 ICD 诊断系统中，无论是 ICD-10 中的精神与行为障碍分类，还是 ICD-11 中的精神与行为、神经发育和睡眠障碍分类，均将抑郁障碍归入心境障碍类别，美国 DSM-Ⅳ 系统的诊断分类也是如此，而美国最新版的 DSM-5 系统的诊断分类将心境障碍分为两个独立章节，一个是双相及相关障碍，另一个是抑郁障碍。不论疾病如何归类，抑郁症即 ICD 系统的抑郁发作或 DSM 系统的重性抑郁障碍均属于抑郁障碍类别。在 ICD-10 和 ICD-11 中，抑郁发作的诊断标准有所不同；而在 DSM-Ⅳ 和 DSM-5 中，无论是重性抑郁发作还是重性抑郁障碍的诊断标准均无变化。

这两个诊断系统的最新版本即 ICD-11 和 DSM-5 对于抑郁发作（ICD系统的术语）或重性抑郁发作（DSM 系统的术语，也常被翻译成重度抑郁发作）的诊断标准非常接近，都要求病程标准是持续存在至少两周；在这两周中需要至少具备两条情感症状群（ICD 系统用语）或核心症状（DSM 系统用语）中的一条，即抑郁心境、兴趣/愉快感缺失这两条症状至少需具备一条；都要求症状存在于这两周中的大部分时间；要求多数抑郁症状存在于这两周中的几乎每天，并要求抑郁心境、兴趣/愉快感缺失几乎每天的大部分时间存在。

ICD 和 DSM 两个诊断系统中有关抑郁发作或重性抑郁发作的诊断标准的比较见表 1-1。依据 ICD-11 的诊断标准，抑郁发作（即 DSM-Ⅳ 或DMS-5 诊断系统的重性抑郁发作）需至少具备两条情感症状群中的一条，即抑郁心境、兴趣/愉快感缺失这两条症状至少需具备一条，ICD-11 跟DSM-5 和 DSM-Ⅳ 系统在这一点上相同。ICD-11 中抑郁发作的其他症状分为认知—行为症状群和自主神经系统症状群两个症状群，个体需至少具备

5 条其他症状才符合抑郁发作的诊断标准，而抑郁心境、兴趣/愉快感缺失不属于这 5 条的范畴；ICD-11 跟 DSM-5 和 DSM-Ⅳ系统在这一点上不同，后两者对条目数的要求是至少具备 5 条抑郁症状，其中至少一条是抑郁心境、兴趣/愉快感缺失。ICD-11 中抑郁发作列出的认知－行为症状群有 5 条：集中注意和维持注意的能力下降、无价值感、过度且不适切的内疚感、无望感以及反复想到死亡或有自杀想法。在 DSM-Ⅳ和 DSM-5 中，集中注意和维持注意的能力下降、反复想到死亡或有自杀想法也同样是抑郁的两条独立症状；无价值感、过度且不适切的内疚感属于同一条抑郁症状；无望感未被纳入抑郁的独立症状，而被作为抑郁心境的症状表现，尽管严格来说，抑郁心境不同于无望感。ICD-11 中抑郁发作列出的自主神经系统症状群有 4 条，即失眠或睡眠过多、食欲或体重改变、精神运动性迟滞或激越以及疲乏；在 ICD-10 中，精神运动性迟滞或激越未被列为独立的抑郁症状；在 DSM-Ⅳ和 DSM-5 中，这 4 个条目也是抑郁的独立症状之一。

表 1-1　精神障碍两个诊断系统中抑郁发作或重性抑郁发作的诊断标准的比较

	典型症状		其他症状						
ICD-10 诊断系统	情感症状（抑郁心境、兴趣/愉快感缺失）	精力降低	集中注意和注意的能力降低	自我评价和自信降低	自罪观念和无价值感	认为前途暗淡悲观	自伤或自杀的观念或行为	睡眠障碍	食欲下降
	抑郁发作轻度和中度需具备三条中任两条，抑郁发作重度需具备三条		抑郁发作轻度需至少具备七条中的两条，且履行职能有一定困难；抑郁发作中度需至少具备七条中的三条，且履行职能有明显困难；抑郁发作重度需至少具备七条中的四条，且某些症状严重，不能履行职能						
	情感症状群	其他症状							
		认知—行为症状群				自主神经系统症状群			
ICD-11 诊断系统	抑郁心境、兴趣/愉快感缺失	集中注意和维持注意的能力下降	无价值感	过度且不适切的内疚感	无望感	反复想到死亡或有自杀想法	失眠或睡眠过多	食欲或体重改变	精神运动性迟滞或激越	疲乏
	两条中至少具备一条	抑郁发作需至少具备九条中的五条；严重程度依据症状数目、症状的严重程度以及造成的功能损害来划分；如果伴精神病性症状，严重程度应至少是中度及以上								

续表

DSM-Ⅳ 或 DSM-5 诊断系统	核心症状	其他症状					
	抑郁心境、兴趣/愉快感缺失	食欲或体重改变	失眠或睡眠过多	精神运动性迟滞或激越	疲劳或精力不足	无价值感或过度且不适切的内疚感	思考或注意力集中的能力减退或犹豫不决	反复想到死亡、有自杀想法、有自杀未遂或有自杀计划
	两条中至少具备一条	重性抑郁发作是七条中需至少具备三条(如果核心症状具备两条的话)或四条(如果核心症状只具备一条的话);严重程度依据症状数目、症状的严重程度以及造成的功能损害来划分轻、中和重度						

注:ICD-10 和 ICD-11 分别是《国际疾病分类》第 10 版和第 11 版;DSM-Ⅳ 和 DSM-5 分别是《精神障碍诊断与统计手册》第 Ⅳ 版和第 5 版。

在 ICD-10 中,有抑郁发作和复发性抑郁障碍两种疾病诊断。复发性抑郁障碍是指个体不止一次出现抑郁发作但没有躁狂或轻躁狂发作。抑郁发作必须具备下述三条中的两条:心境低落或抑郁心境,兴趣/愉快感缺失,精力不足。精力不足指劳累感增加和活动减少,或者表现为稍做事情就感觉明显倦怠。这三条被 ICD-10 看作最典型的抑郁症状,这与 DSM-5、DSM-Ⅳ 和 ICD-11 系统不同,精力不足未被 DSM 和 ICD-11 系统作为重性抑郁发作或抑郁发作的核心症状,而且 DSM 和 ICD-11 系统的重性抑郁发作或抑郁发作只需具备核心症状中的一条即可。

在 ICD-10 系统中,抑郁发作的其他常见症状有 7 条:①集中注意和注意的能力降低;②自我评价和自信降低;③自罪观念和无价值感;④认为前途暗淡悲观;⑤自伤或自杀的观念或行为;⑥睡眠障碍;⑦食欲下降。抑郁发作的严重程度分为轻度、中度和重度。抑郁发作轻度和中度需至少具备三条最典型症状中的两条,而抑郁发作重度需三条均具备。抑郁发作轻度,需要至少具备这七条其他症状中的两条,且所有症状都不应该达到重度。抑郁发作中度需要至少具备这七条其他症状中的三条(最好四条),其中某几条症状较为显著。抑郁发作重度需至少具备其他症状中的四条,其中某些症状应达到严重程度,可以伴或不伴幻觉、妄想或抑郁性木僵。

在 ICD-10 系统中，抑郁发作的严重程度分级（轻度、中度和重度）依据的是症状的条目数、症状的严重程度以及对患者功能的影响程度。而在 ICD-11 诊断标准中，抑郁障碍轻度的要求是，任何抑郁症状都不达到强烈的程度，个体履行职能有困难，但不严重或为轻度，没有幻觉或妄想。抑郁障碍中度的要求是，少许抑郁症状突出或整体症状略微突出，在某方面履行职能有明显的困难，但在一些方面履行职能尚可，严重程度为中度或更重，可以伴有或不伴有幻觉或妄想；这一点与 ICD-10 不同，ICD-10 的中度抑郁发作不伴幻觉或妄想。抑郁障碍重度的要求是，较多或大多数抑郁症状突出，履行职能严重受损，严重程度为重度，可以伴有或不伴有幻觉或妄想。

在 DSM-5 系统中，重性抑郁障碍轻度是指存在非常少的超出诊断所需的症状数量，症状的严重程度是痛苦但可控，并导致社交或职业功能的轻微损害。重性抑郁障碍中度是指症状的数量、症状的严重程度、功能损害程度介于"轻度"和"重度"指标之间。重性抑郁障碍重度，是指存在非常多的超出诊断所需的症状数量，症状的严重程度是严重的且不可控，并且症状明显干扰了社交或职业功能。

由此可知，两大诊断系统对于抑郁发作或重性抑郁发作的症状和严重程度的认定大体相同，但也略有不同。

三、认知理论下的抑郁症

抑郁症的症状包括情感或情绪症状、认知症状、行为症状和自主神经系统症状（生理症状）四个方面。在认知理论看来，个体罹患抑郁症与个体的认知歪曲或功能不良性认知有关，如果将个体的认知歪曲或功能不良性认知及早识别出来并加以调整，使其不再歪曲或者变成功能适应性认知，就可以明显缓解抑郁症患者的情绪、生理和行为症状以及痛苦水平，使患者受损的功能逐步得以恢复。如果能够将患者的功能失调性信念调整为功能适应性信念，抑郁症患者的症状就可以得到持久改善，从而降低抑郁症加重或复发的概率。所以认知行为治疗是抑郁症的一线治疗方法，其疗效与药物治疗相似，但在预防抑郁症复发方面明显优于药物治疗，无论抑郁症的严重程度如何。

认知、情绪、行为和生理症状这四者之间相互影响，一方的症状加重或恶化可以导致另外三方的症状加重，一方的好转或缓解可以导致另外三方的相应好转（见图1-1）。因此，在抑郁症的认知行为治疗中，需要依据患者的具体病情给予患者相应的行为治疗、情绪管理以及合并必要的药物治疗。行为治疗和情绪管理可以即刻改善患者的抑郁情绪，但在刚开始使用时改善抑郁情绪的效果往往持续时间不长，需要持之以恒地练习才能逐步见效；抗抑郁药物治疗通常需要两周左右的时间才能起效，起效后还需要服用相当长的时间甚至长期服用以维持疗效；认知治疗通常不会一次就起效，若要将疗效维持下去需要经过数次甚至更多次的治疗和反复练习，患者才有可能逐步学会方法帮到自己。因此，在临床上的认知行为治疗中经常会用到这些方法中的某一个或者某几个方法。此外，一些患者的抑郁症与患者经历负性生活事件或处于不良生活环境有关，那么也需要针对这些因素对患者开展问题解决治疗和改变患者所处环境，从而有效缓解患者的抑郁症状。

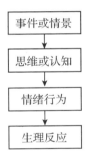

图 1-1 修正的 Beck 认知模型

在抑郁症的治疗中，针对抑郁症这一疾病的具体表现、相关影响因素、治疗方法及其原理、预后等方面，面向患者开展心理健康教育也是抑郁症治疗非常重要的组成部分。与此同时，发现并调整患者的不良生活方式，包括饮食、睡眠、运动和成瘾性物质使用等方面的不良习惯，开展相关的心理健康教育，同样是抑郁症治疗很重要的组成部分。

研究发现，当患者抑郁程度严重时，直接面向患者开展认知治疗往往效果欠佳，需要先对患者开展行为治疗或者行为激活。让患者意识到他行为上的少动或不动与其抑郁情绪之间形成了恶性循环的关系，需要首先打破这种恶性循环并建立二者之间的良性循环，才有利于抑郁症的好转。打破这一恶性循环的方法就是行为激活，即通过患者的行为改变、增加活动量来改善抑郁情绪，在抑郁情绪改善后患者更愿意增加活动，如此持续下去就建立起了良性循环；之后等待抑郁情绪明显缓解后，再为患者提供认知治疗，这样更容易取得期望的治疗效果。此外，行为治疗在各种严重程度抑郁症的认知行为治疗中始终占据着重要位置。

支持性心理治疗，在抑郁症的认知行为治疗中同样占据非常重要的位置。在治疗中通过人际互动，让患者感受到来自治疗师的支持、关心、尊重与信任，从而与患者快速建立稳固的合作性治疗联盟，这是认知行为治疗能够被患者使用且起效的基石。认知行为治疗特别关注跟患者之间合作联盟的稳固性，始终以患者为中心，在认知理论的指导下为患者提供心理治疗。虽然认知行为治疗会用到其他治疗方法，但它的治疗是在案例的认知概念化基础上，以患者和治疗师共同确定的治疗目标为导向，自始至终把患者的认知改变以及因行为改变而引发的认知收获作为治疗的重点关注内容，并对此进行反复强调，通过患者的认知改变带动行为改变和感受改善，再通过行为改变和感受改善来强化患者的认知收获，从而实现既定的治疗目标。

四、认知理论下的其他抑郁障碍

在 DSM-5 中，抑郁障碍还包括破坏性心境失调障碍、持续性抑郁障碍（心境恶劣）、经前期烦躁障碍、物质/药物所致的抑郁障碍、由于其他躯体疾病所致的抑郁障碍、其他特定的抑郁障碍［包括反复发作的短期抑郁、短暂性抑郁发作（4～13 天）和症状不足的抑郁发作］以及未特定的抑郁障碍等。对于这些抑郁障碍的认知行为治疗效果的随机对照研究较少，且研究结果之间也有很大的差异，这是未来认知行为治疗研究的方向之一。不过，对于心境恶劣及跨诊断的一些认知行为治疗研究均证实了认知行为治疗的效果。此外，对于双相障碍抑郁发作的患者，认知行为治疗的效果同样好，而且还可以避免抗抑郁剂治疗后的转相问题（即应用抗抑郁剂治疗后患者由抑郁相转为躁狂或轻躁狂相）。因此，可以对这些患者开展认知行为治疗，以缓解他们的抑郁症状、减轻其痛苦程度以及恢复其重要的功能。

第二章

初始访谈、案例认知概念化与治疗计划

一、初始访谈（评估访谈）的总体框架

在初次接触患者时，需要采集病史和完成精神科检查。

第一，了解其一般人口学资料；接着进行病史采集，了解其主诉、现病史、既往史、个人史和家族史；随后完成对患者的精神科检查。这部分是精神科医生非常熟悉的内容，因为这关系到患者的诊断及具体的治疗方案，对于任何一个因精神心理问题就诊的患者，医生都要了解上述内容。患者精神障碍的诊断不同，治疗的难度系数不同，选择的药物治疗的种类也会有所不同。由于这部分评估牵涉到变态心理学即精神病学的内容，是心理治疗师工作中的难点，心理治疗师需要多加练习并接受相关的培训后才能逐步掌握。

第二，需要在认知理论指导下收集横断面和纵向信息。无论是精神科医生还是心理治疗师，作为认知行为治疗师为患者提供认知行为治疗，初始访谈时还需要结合认知理论模型了解患者在特定情形或诱发因素下的自动化思维及相应的情绪、行为和生理反应，即收集患者横断面的信息；以及了解患者的成长经历、可能的核心信念、中间信念和补偿策略，即收集患者的纵向信息。在收集这些信息后，认知行为治疗师才能初步构建患者案例认知概念化的内容，并据此制订出适合患者的个体化认知行为治疗方案。当然这些资料的收集也为后续面向患者开展认知理论的心理健康教育提供了基本素材。

第三，需要了解患者的支持系统、优势与资源，以及了解患者的不足

或劣势。认知行为治疗师只有了解这些后，才能在后续的治疗中结合患者的具体情况开展治疗，扬长避短，甚至必要时扬长补短或修复短板。

第四，需要了解患者的日常饮食安排、作息规律、运动情况以及成瘾性物质的使用情况。对于那些进食不规律、不健康或终日卧床不动的患者，需要尽早采取有效措施帮助患者恢复规律健康的生活方式，才能真正地初步改善患者的症状，因为相对规律健康的生活方式对于任何一个人的身心健康来说都是必不可少的。

第五，需要收集患者近期在医院开展的体格检查、辅助检查和心理测查方面的检查结果，必要时需要开展相关的检查（如果是精神科医生，亲自开具；否则，请精神科医生开具），以收集诊断所需的素材。任何一个人身体的健康状况与其心理健康状况密切相关，甚至一些人的躯体疾病就是其精神障碍的直接原因，比如脑部肿瘤、脑部炎症、甲状腺素水平的高低等，需要早期排除这些躯体疾病后才可以考虑是精神障碍，再按精神障碍的治疗原则处理。此外，鉴于精神疾病目前还缺乏实验室等辅助检查结果的直接客观佐证，心理测查就可以相对弥补这一缺陷，为患者目前的精神状况提供相对量化客观的评估结果。

第六，评估访谈除了考虑为治疗师明确诊断、帮助形成初步的案例认知概念化和制订治疗方案服务以外，还需要考虑如何利用评估的过程为患者服务。也就是说，通过评估访谈能够让患者收获什么也很重要，比如通过评估交流让患者对自己的疾病有了一个系统的梳理，并形成了跟以前不一样的新认识，这对很多患者来说就很有帮助。此外，通过评估访谈需要发现患者曾经用过的哪些方法对患者确实是有益的，可以在评估之后鼓励患者继续使用，以进一步帮助患者；当然也需要知晓患者曾经使用的哪些方法对患者表面上或暂时有帮助，而实际上或长期来看是有害无益的，如果可能的话，引导患者学会逐步停止那些所谓的自我帮助方法，比如晚上饮酒帮助入睡，因为焦虑恐惧而抽烟等。

二、初始访谈（评估访谈）的注意事项

第一，记住评估阶段的重点是评估，即需要先搞清楚患者的状况，而非过早进行干预或治疗，除非是不干预患者或者其他人就有危险发生的紧

急情况。认知行为治疗师在评估时需要记住此阶段自己的主要任务是什么，时刻提醒自己做那些与此阶段任务相匹配的事情，而非无关的事情，比如提醒自己不对患者过早进行心理干预或对发现的患者的错误言行进行苦口婆心式的说教。因为准确评估是制订治疗计划或干预方案的基础，在没有充分评估的情况下进行的心理干预，不仅是白费力气，还有可能导致干预出现方向性错误。此外，在临床工作中，说教对于患者的帮助作用甚微，甚至可能起反作用，破坏合作联盟，所以认知行为治疗师需要管住自己的嘴巴，让自己少说而非多说。如果认为某些话说出来对于患者会有帮助，则重点是在合适的时机引导患者说出治疗师想说的话。因为让患者说出帮助他自己的话，往往事半功倍。初始访谈的重点是评估，在评估阶段不做或少做与评估无关的事情，这是认知行为治疗师需时刻提醒自己的。

第二，认知行为治疗师在评估过程中需留意自动化思维对自己的影响，避免被功能不良性自动化思维误导。比如，认为只做评估患者就无从获益，就不愿意继续接受下面的心理治疗，或者认为只评估不干预就无法体现自己作为专业人员的价值，或者觉得只有让患者尽早领略到自己的心理治疗实力，患者才愿意继续治疗，等等。如果认知行为治疗师有类似的自动化思维，则需要提醒自己学会等等看，看看只做评估不做干预是否就真的会出现自己所认为的那种情况。这是认知行为治疗师需要掌握的基本功，就是留意和觉察自己在治疗中的自动化思维，不被自己的自动化思维误导。

第三，初始访谈的重点是评估，但也会有例外的情况。那就是在评估过程中，如果不即刻对患者进行心理干预，评估就无法继续下去、患者或其他人的生命安全就难以保障，就需要马上对患者进行相应的心理干预。在消除完成评估的障碍或解除危险后，如果时间允许的话，再引导患者回到既定的评估轨迹上来，继续接下来的评估。如果时间不允许，再安排另外的时间完成评估。

第四，在评估中认知行为治疗师除了要避免踏入过早对患者进行心理干预的陷阱外，也要留意自己的好奇心，学会抑制自己那些跟此阶段任务无关的好奇心，不任由好奇心驱使去了解很多与此阶段工作无关的内容，导致评估时间过长、失去主线或碎片化。治疗师要根据患者的叙述快速建构这次评估需涉及的主要内容，与此有关的内容就需要详细了解，无关的内容则学会先行忽略，无论自己对那些内容有多大的好奇心，所以治疗师需要抑制自己与此次评估或治疗主题无关的好奇心；同时在交流时不会因为患者转移话题、东拉西扯、叙述很多无关细节或车轱辘话来回说而忘记自己的评估任务，而是能够及时发现跑题现象并恰当地通过打断、小结的方式将患者引回主题上来。

第五，在评估过程中对于那些说话很少的患者，能够恰当运用语言和非语言交流技巧快速与患者建立相互信任的关系，以引导患者多说一些，才能收集到尽可能多的评估所需信息。有些患者需要通过开放式问题才能谈得多，有些患者需要通过封闭式问题才能明确自己需要谈哪些方面的内容；也有些患者需要从日常生活或其感兴趣的领域谈起并逐步深入，谈话才可以有效进行下去。治疗师需要根据患者的具体情况，及时调整谈话策略。

第六，认知行为治疗特别重视平等的合作联盟，在评估过程中需关注患者的反应，并根据患者的语言和非语言表达及时调整自己的交流方式或交流内容，以尽可能让两人的关注点保持一致，以提高评估效率并促进合作联盟。在评估交流的时候治疗师会不时进行小结，告知患者接下来要做什么；对于患者不清楚或有疑问的地方，会及时做出澄清或者明确说明留待后续合适的时间再做出澄清。在评估的结尾，会给患者机会说出他的疑惑或者提出他的问题，以增强治疗联盟和促进共情。针对患者的疑惑，并不是要有问必答，而是根据具体情况进行处理。有时需要马上回答，因为患者的疑惑与当时所谈主题密切相关，或者疑惑不解除患者无法继续接受评估或治疗；有时需要将疑惑记录下来，留待合适的时机再行回答，因为不适合在此时间点对此疑惑做出回应；有时治疗师不回答患者提出的问题，而是请患者再接受一段时间的治疗后给出他自己的答案，或者请患者把自己的疑惑作为家庭作业记录下来，留待以后用所学方法分析或通过接受一段时间治疗后他自己探寻答案。

第七，完成初始访谈后，在患者离开后的时间里根据评估情况写出患者的评估病历，其中包括根据评估结果做出的患者精神障碍的具体诊断，以及形成初步的案例认知概念化表。

下面是一个案例的初始访谈内容①，李献云为治疗师，王军为患者化名，括号内是相应部分的点评。此次评估实际用时 84 分钟。

———————————
① 考虑到再现患者的临床表现及双方沟通的真实情境所具有的重要参考价值，本书中最大限度地保留了双方口语化的语言特征，包括口吃、赘述、口误、口癖、思维放逸、语序颠倒等。

三、初始访谈逐字稿与讲解

李献云： 你现在研一，是吧？

王军： 嗯。

李献云： 硕士还是博士？

王军： 硕士。

李献云： 你来找我是王医生推荐的，是吧？

王军： 对，对。

李献云： 你是怎么个情况？你来找我看，你想解决什么问题呢？从你的角度。（通常开门见山直接询问患者就诊的主要诉求。）

王军： 我的角度就是啊，我是感觉就是现在直接的原因呢，就是……（患者没有直接回答，而是欲言又止。）

李献云： 从你的角度，你认为最主要的问题在哪里，你想来接受心理治疗帮自己的？（再次鼓励患者直接谈出他所关注的问题。）

王军： 我们这个就是我现在研究生这课题吧，就是老师要求比较严格，我们那个情况挺特殊，就是我们老师其实人还挺随和的，然后，但是她老公是一个知名大学的老师，就对我们要求就特别严格，然后……（患者依然没有直接谈其心理问题，而是介绍可能的背景因素，从外围谈起。一部分患者就是这种模式。）

李献云： 她的老公是一所知名大学的老师，跟你的老师，他们之间会影响到学生吗？

王军： 对，他们就是互相带，就是那个她老公会帮着我的老师带学生，然后他那儿做的东西基本上都应该是博士生（做的）。就是我们，她那个老公可能也比较着急，就是感觉给我们的要求我们都达不到，然后其他，我们两个同学也都是这种感觉。然后就我呢是，一开始刚来的时候，就经常给我换课题，而且都是那些他也不懂的一些……比较……（患者谈出来他的现实困扰以及可能的自动化思维。着重号标出的是自动化思维，下面均是如此。）

李献云： 就是你的导师不懂？

王军： 噢，就是我们，就他俩都不懂的课题，嗯，就是探索性特别强。那个王大夫还专门给我写了一个假条，就说我这种焦虑状态不适合做探索性过强的这个课题。嗯，然后现在呢也是换了一个，就是这是课题方面的。嗯，然后就是专业方面的，就是对未来，我就觉得我这个状态今后找工作的话会非常麻烦。（患者担忧未来的自动化思维。）

李献云：嗯嗯，就会怎么麻烦？（继续了解他的担忧。）

王军：就是因为我们是学机械的嘛，我今后也不想去工厂，其实我更喜欢电子方面的东西，然后跟老师说，反正课题也定的是偏电子一点儿，但是的话就是还是为就业担心。我们同学有想去网络公司写软件，然后我就是、就是感觉大学这三四年，就有前两年都学的是机械方面的，就觉得没有去学电子挺亏的。（与既往大学学业有关的自动化思维。）

李献云：哦，后悔是吗？

王军：对。

李献云：噢，这是一个。还有别的吗？（继续了解患者的困扰。）

王军：然后我跟同学之间……其实我没有特别多的放松的方式，每天我现在就是靠跟我爸去聊天，去缓解这种紧张焦虑的心情。（靠跟父亲聊天缓解紧张焦虑及缺乏其他放松方式是患者的首要诉求。）

李献云：嗯，所以对你来说主要是紧张和焦虑，是这意思吗？

王军：对，我现在用药的话就是，每天两片来士普，然后晚上一片德巴金。

李献云：嗯，来士普、德巴金，是吧？

王军：对，然后氯硝（西泮）的话是，现在我有三天没吃氯硝了，就吃那个，吃西泮、劳拉西泮，是睡觉。

李献云：睡觉。所以你吃这个来士普、德巴金有多久了？（既然患者提到了药物治疗，就顺势了解患者的药物治疗情况，如药物名称、治疗剂量、持续时间和效果，这是现病史当中需要的内容。）

王军：现在是吃了一个月了。

李献云：哦，刚吃一个月。

王军：对。

李献云：（看其就诊病历）我看原来开药，好像每次也都是这个药，是吧？

王军：对，但是现在是加到两片。

李献云：就服用两片一个月了，还是？

王军：服用两片是三周了，然后服用一片是一周。

李献云：所以你中间有停药的时候，是这意思吗？

王军：我停了将近两年。

李献云：停药两年，把德巴金也停了？

王军：都停了。

李献云：都停了，哦，停药两年，是这个情况。那么你觉得你现在的状态跟你停药期间的状态有什么差异？（了解患者服药后的效果如何。）

王军：因为我是那种比较追求优越感的人。（患者又一次没有直接回答问题，而是谈自己想谈的问题。这可能是患者的一个特点。由于所谈内容对于理解患者的个性特点和模式很重要，于是下面就通过复述关键内容，以鼓励患者继续谈下去。）

李献云：比较追求优越感。

王军：就是有优越感，我才能这个、能工作得下去。（这可能反映了患者的规则，即中间信念。）

李献云：唉，怎么个看法，就是怎么就叫有优越感呢？（追问与优越感相关的假设。）

王军：就是我要比别人强，就是我不管是自己认为的，还是自己就是一个小环境里头。就是比如说大三那会儿，就觉得班里头有人在、有人不学，我只要学了，我就比他强；然后比如说考研的时候也是，带着一个我认为肯定有不如我的人。（患者的中间信念出来了。）

李献云：嗯，噢，所以有这么一个人在旁边比着。

王军：对，我心里就踏实。

李献云：如果你比别人强啊，会让你怎么样？（继续了解其中间信念的相关内容。）

王军：会有这种安全的感觉。

李献云：会让你怎么想？

王军：踏实。（上面问的是中间信念，而患者回答的是内心体验或感受。这在临床上很常见。）

李献云：踏实，是吧？

王军：嗯。

李献云：这从小就这样？还是说什么？（由于没有引出想要了解的中间信念，于是转而了解患者是从多大的时候开始形成这样的中间信念的。）

王军：从高中开始吧。

李献云：从高中开始的啊，不是从小这样的，是吧？

王军：我其实，我从小我觉得我就是，我初中是、就随大流，就感觉中等就成了。但是中考一下考得特别好，在高中的话，那高中也特别好，我就……其实我自认为我上不了那种高中。但是也不管怎么说，是虚荣心作怪吧，我就感觉我上了高中，我比……我上那高中比有些……那跟我比的同学，（我）就要强很多。然后但是呢我要维持这个强的劲，我就必须得加倍努力吧。然后就是说，我初中我觉得我上不了（那个高中），我心里头其实还是比较自卑的，我那时候是……中考的时候我就想上一个最一般的，或者说，我遇到压力的时候，我其实都在使自己能退一步，就往、往最糟糕的情况去想。（患者谈从小的自卑心理，为了应对自卑采取"加倍努力"的补偿策略，以及往最糟糕方面想的思维惯性，这与焦虑有关。此外，这里反映了患者的中间信念，即"我必须加倍努力才能比人强；或者如果我不加倍努力，我就不如人"。）

李献云：初中的时候。

王军：对，那个时候，中考的时候我也焦虑，那时候我爸就跟我睡一张床，拉着我手，缓解我的焦虑。（临床意义上的焦虑首次出现于中考期间，缓解方式是由爸爸陪着，这种焦虑情绪跟患者前面说到的灾难化思维有关。）

李献云：啊，好，所以那时候你就开始容易焦虑，由你爸陪着你，是吧？

王军：就现在这焦虑也是我爸陪着我。（由父亲陪着一直是患者缓解焦虑的方法。）

李献云：一直是你爸啊，所以就把中考度过了。然后中考的成绩还不错，考上那个高中之后你就开始要让自己维持这个强的劲儿。所以你就让自己怎么做的？（继续了解患者在自卑情况下如何让自己感觉好些，即了解患者的补偿策略。）

王军：就只学习，就是不跟……就是我记得到了就是中考、高中那会儿，跟同学关系……就感觉自己不是很爱说话。（只学习、不跟人说话是

第二章　初始访谈、案例认知概念化与治疗计划·17

其避免自卑的补偿策略，跟前面所谈的"加倍努力"一致。）

李献云：就不跟人太接触，是这意思吗？

王军：就不知道怎么融进大家里头。（这是不与人接触的后果。）

李献云：好，所以只学习，那怎么考虑的，就让自己只学习，只学习就维持强的劲儿了？（把患者的中间信念明确化，以便加深对患者的理解。）

王军：因为我当时是想的是，就我爸跟我说他那会儿学习多好多好多好，然后，因为他也是一个搞科研的，他每天回家就是在那儿看书学习，但可能我把这个劲儿给使偏了，就是他可能，他可能初中高中的时候也是学学玩玩、学学玩玩，然后他自己就钻进去了。但是我把这个劲儿变成强迫了，所以我第一次这种急性焦虑其实就是在高三的一模之后。（患者中考时焦虑明显，高三一模之后再次出现焦虑。）

李献云：嗯，高三一模之后怎么了？（了解患者当时的具体表现，为诊断收集更多素材。）

王军：就是，一下就就就是急性那种焦虑，就要死要活的劲儿，就是每天就都受不了。（患者描述的"要死要活的劲儿"跟通常的焦虑症状不太一样，所以下面继续询问患者的具体表现。）

李献云：怎么个表现？

王军：比如说，坐立不安，没法考试，然后出虚汗，然后每天晚上就等着我爸回来跟他说。（患者此处将焦虑的表现描述得很清楚，可以确信患者当时是焦虑。）

李献云：嗯，还有别的吗？

王军：然后就也想死吧。（患者出现自杀念头，这是需要重点评估的，需要在合适的时机了解患者是否有抑郁发作的可能性，因为焦虑一般不出现自杀想法。）

李献云：那时候你是怎么考虑的就想死？（首先了解患者当时想自杀的理由，这是自杀危险性评估中很重要的内容。）

王军：那时候就……

李献云：当时怎么考虑的？当时怎么想的？就是一模之后。

王军：当时就是，我也不知道我的目标是什么，就是为了更好而更好，就是始终我也不知道我的目标，就是觉得还不够好。（患者当时的自动化思维。）

李献云：嗯，觉得还不够好。

王军：对，就永远都觉得还不够好，那时候我也对未来也没有什么想法，就是为了学习而学习。

李献云：那一模成绩怎么了，让你觉得这个还不够好？（了解诱发因素。）

王军：一模就是，好像也是没有另外一个人学得好，就是没有那些我感觉比较放松、比较松弛的那些同学学得好，就我这么费劲儿拼命，但是还是没有他们好。其实差别也不大。（这里反映了诱发因素、患者当时的自动化思维以及实际情况。）

李献云：那会让你怎么想自己呢？

王军：就感觉自己好像就不如人，就我都费了这么半天劲了。其实现在想是没有放松的一种调节。（"自己不如人"可能是患者的核心信念。）

李献云：嗯，就觉得自己不如人，是吧？

王军：对。

李献云：所以那时候就坐立不安，紧张，焦虑。好，等你爸回来，回来跟你爸爸说就好了？

王军：那种紧张焦虑的情绪能释放出去，包括现在每天也都是要电话聊天，就是这样。

李献云：噢，现在你每天都跟你爸电话聊天，形成习惯了，是吧？

王军：对。

李献云：还有别的吗？

王军：然后就是第一年，就是报了个外地的大学，没敢去。（患者在那样的情况下，高考成绩看起来还可以，但不敢去，这需要进一步了解其中的自动化思维。）

李献云：外地的大学，哦，考上了？

王军：考上了。

李献云：外地什么大学你没去？

王军：电子科技大学。

李献云：哦，怎么就没敢去？

王军：那时候反正精神状态不行，就怕出去会死在那儿。（灾难化思维导致患者第一年没去上大学。）

李献云：怕自己会死在那儿，哦，所以你就没去，是吧？

王军：对。

李献云：噢，那你说你急性焦虑的时候要死要活，那是考虑到什么了要让自己去死？（关注与患者自杀意念有关的认知。）

王军：就是可能自己想不到出路了，就想死。（这一自动化思维反映了患者的绝望感，绝望感与自杀念头的出现有关。）

李献云：噢，所以那时候你是真的有自杀的念头，是吗？

王军：对。

李献云：想不到出路，就想死。那想不到出路想死的话，当时有行为吗？有计划吗？（研究发现曾经有自杀计划或有自杀未遂史的人是自杀高危个体，因此面对想死的患者，需要对此进行评估。）

王军：好像也闻过一次煤气吧，但其实内心里还是不想死的。（患者有一次自杀未遂，有自杀未遂既往史是未来自杀未遂和自杀死亡的危险因素。患者也谈到了他的矛盾心态，即不想死的力量，这对于阻止患者自杀非常重要，有不想死的心理活动，患者自杀的危险性就会降低很多。）

李献云：哦，当时还真做闻煤气的这个事情了，是吗？

王军：嗯。

李献云：闻煤气，那时候怎么就突然想起来要这么做的？是在什么情况下，怎么想的？

王军：暑假吧。

李献云：噢，你自己一个人在家？

王军：嗯。

李献云：那怎么就突然想起来要闻煤气？

王军：感觉这个没上大学挺丢人的，就是可能不想去上大学，挺丢人的。（与自杀未遂有关的自动化思维。）

李献云：你这是说高三一模之后？还是这个时候是？

王军：噢，这个是暑假的时候，不是一模的时候。

李献云：这个闻煤气自杀是？

王军：那个暑假的时候。

李献云：是暑假的时候，不是一模的时候，是吧？

王军：对，对，对。

李献云：那高三一模之后想死想活，那时候有自杀行为吗？（了解高三一模后患者是否有过自杀行为。反复自杀未遂的话，患者的自杀危险性就高。）

王军：没有，那个时候还是我爸就非得让我这个，这个得，他就觉得好像高考过了，这个事之后就没事了。（高三一模时没有自杀行为，只有自杀意念。）

李献云：噢，那时候你暑假闻煤气自杀，实际上是已经考完试了，成绩也知道了。所以那时候觉得上不了大学。上不了大学就怎么着了，上不了大学意味着什么，你那时候想死？（对患者所谈内容先进行小结，然后了解当时引发患者自杀未遂的自动化思维。）

王军：挺挺失败的吧，嗯，我也不知道那种状态。我跟同学看电影都看不进去，然后跟同学去青岛玩嘛，我六天没睡觉，我也，因为那时候以为就是，我我爸以为我考完大学应该没事了，我也觉得出去放松、放松应该挺好的，但是那种紧张焦虑的劲儿其实没缓解。（患者自我评价挺失败，还有注意力不集中、兴趣减退和失眠症状。患者到目前为止，谈到的症状条目数已经够重性抑郁发作的诊断标准了：缺乏兴趣、自我评价挺失败及比别人差、注意力不集中、失眠和自杀想法及自杀未遂；病程超过两周，从一模开始到高考出去玩都如此；并伴有明显的焦虑症状；患者有痛苦感，重要功能受到影响。当然，通过前面的信息还不清楚患者是否有情绪低落以及这些抑郁症状是否存在于当时的几乎每天，如果符合这些条件且排除了患者有躁狂/轻躁狂发作、躯体疾病及成瘾物质或药物的生理效应以及其他精神病性精神障碍之后，才能证明其是重性抑郁障碍。这是后面评估要了解的内容。）

李献云：六天都没睡觉，那时候想什么呢？

王军：那时候想的就是，那些同学感觉都挺自在的，就想着比别人差。（患者的自动化思维，也极可能是患者的核心信念。）

李献云：就想自己比别人差，还有别的吗？

王军：那种状态好像就不对劲。

李献云：还有别的想法吗？那个六天没睡觉的时候。

王军：感觉好像融不进去大家那个圈子里。（患者的自动化思维。）

李献云：哦，那你还有别的想法吗？

王军：嗯，好像过多的就没有了。

李献云：就这么多了。那你当时怎么做的呢？有这种感觉，觉得比别人差，融不进去，当时跟大家去青岛玩，你怎么做的？

王军：就跟着大家走呗。

李献云：就跟着大家走，你没跟大家聊聊你的这个感受？（了解患者当时是否跟其他人交流其痛苦感受。）

王军：感觉他们都不懂我吧（评估中患者的声音一直很低）。（这是让患者不与同学交流的自动化思维。）

李献云：也没说，是这意思吗？

王军：对对。

李献云：好，那后来怎么样呢？就在这种情况下。

王军：然后就去复读了。

李献云：复读了一年。

王军：两年。

李献云：复读两年啊，那你怎么个情况？大致说说。

王军：就是第一年就是，好像也是吃药，就感觉在那个班里头我成绩算好的。（在班里成绩好满足了患者的优越感，情绪可能会因此改善。）

李献云：好，在这种情况下什么时候开始吃的药？（了解患者抑郁之后多长时间接受的治疗。）

王军：大概从暑假。

李献云：就这个自杀之后吃的药还是说？

王军：我暑假才吃药的。

李献云：（看其病历）就是你第一次高考？

王军：那本、那本里头没写清楚，就那段时间反正，好像也是。

李献云：2010 年，2010 年 11 月，你这上写的是。

王军：但好像就是，其实暑假也也断断续续也开始吃了，因为我高考完之后，我就去六院看过一个大夫，嗯，那时候他就给我开来士普。

李献云：嗯，啊，暑假开始吃来士普，是吧？

王军：嗯，但是好像也就是 8 月才开始吃吧，我记得好像去青岛那会儿都没吃过药，也没开过什么抗焦虑的药。

李献云：来士普，那时候吃一片还是吃多少？（了解当时来士普治疗的剂量及效果。）

王军：一片。

李献云：一片，你感觉如何？

王军：到了复读那会儿就感觉，可能外部环境也变了嘛，就感觉我到那个班里头也还可以，然后就各方面都当时感觉就特别好，好像又自信了又怎么样，但是就是不太爱学习。（患者这样的描述提示药物治疗可能有效，但也可能跟患者成绩好自我评价改变有关。不过，此处也需要警惕患者出现躁狂或轻躁狂发作的可能性，后面需要对此进行评估。）

李献云：嗯，这服药后多长时间出现的这种变化？

王军：这能有两个月。

李献云：两个月，这两个月一直服着药呢，是吧？

王军：对，还有吃中药，吃那种膏方。

李献云：好，所以那个复读，看起来你自信了，也感觉特别好，你整个状况是不是就好起来了？

王军：身体状况好起来了。

李献云：嗯，身体状况好起来了，那别的方面呢？

王军：然后就想考北师大的心理，结果就没考上（笑）。

李献云：嗯。

王军：自信心就有点儿爆棚了。（此时要警惕患者当时是否有躁狂或轻躁狂发作的可能性，因为患者服用德巴金，通常医生考虑患者有双相才会开此药。不过，自卑者在满足优越感之后，也会出现类似情况。）

李献云：想考北师大的心理，结果第一年复读没考上，是吧？

王军：嗯，第二年就又心灰意冷。（需要考虑患者是否存在第二次抑郁发作的可能性。）

李献云：啊，好，第二年这又复习了一年。那没有第二志愿吗？就第一志愿就得了？

王军：没有，当时就觉得再复读一年也罢（笑）。

李献云：就又复读了一年，第二年那个心灰意冷的时候，有没有又达到像那个暑假那样？（了解患者所说的心灰意冷是否与之前的抑郁发作相似。）

王军：没那么严重，就一直是比较郁郁寡欢那样。（需要考虑患者存在抑郁发作的可能性。）

李献云：就是郁郁寡欢，但没有那么严重，是吗？

王军：对，您也知道复读就是那么回事，然后考的就，嗯，没有抱多大希望。（患者可能存在无望感。）

李献云：这次复读呢？

王军：然后就报了一个工大的机械。

李献云：工大机械专业啊。

王军：就觉得机械可能简单一点儿，但现在想着也挺后悔的。（患者容易后悔，这是抑郁患者常见的特点。）

李献云：嗯，这考上了，是吧？

王军：嗯。

李献云：好，唉，那这是整个这个情况。第二次这一年复读，虽然说郁郁寡欢、心灰意冷，但实际上没有达到第一年暑假的那个情况，是这么说吧？

王军：嗯。

李献云：药还一直吃着了吗？

王军：药，我好像是吃着呢。

李献云：那就到 2012 年了，是吧？你复读是从 2010 年开始复读的，一直吃着药？（了解患者吃药的时间长短，以判断其疾病是两次发作还是延续下来了。）

王军：嗯，感觉中间，可能感觉好的那段就没再吃。

李献云：中间有过停药的情况啊，好，就停药一段日子，那等于第二次心灰意冷的时候，又吃上了还是没吃？

王军：应该是吃上了，因为我记得从第二年开始，就开始看王大夫。（看起来患者的药物治疗效果不错，第一年复读未再服药，第二年复读郁郁寡欢，所以属于两次发作。）

李献云：就吃上药了，是吧？

王军：嗯。

李献云：好，那我知道了。那上了工大之后，这就断断续续一直在看着医生，一直吃着药？

王军：嗯，一直吃到大二吧。

李献云：一直吃到大二。那怎么样？

王军：前半年是比较担心害怕，然后怕挂科，然后就比较努力学习，学得还行，然后（沉默）……

李献云：嗯，然后什么？

王军：然后后两年就觉得得……后一年半就参加社团，就觉得得丰富一下这些东西。

李献云：嗯，那怎么着了？想丰富什么？

王军：就是这活动啊，还有班里的当一些支书啊什么的，但那时候好像那效果还可以，但其实好像还是逼着自己做事情。（患者所谈的这种逼着自己做事，需要进一步了解是否是抑郁时的动力缺乏。）

李献云：啊，效果还行，是吧？

王军：就是活动的效果都还行，但还是逼着自己做事情。

李献云：哦，那你逼着自己做事情，但效果还行，那问题在哪里呢？

王军：就我心里头总是不安，不安的话，就总想把这些各种细节啊完美的倾向啊，就得、就总是担心。（由此可见，不属于抑郁的动力缺乏，而是与追求完美这一补偿策略有关。）

李献云：哦，担心细节，是吧？

王军：嗯。

李献云：好，举个例子，能不能举个哪天什么事情？（为了准确理解患者所谈情况，往往需要患者给出具体的例子，因为患者的判定有时跟专业人员的判定并不一致，尽管用词可能一样或类似。）

王军：嗯，那会儿出去，嗯，不但，组织大家登野长城吧，然后那烧烤酱就就非得要自己去买似的，就自己起个大早。

李献云：嗯，你如果不自己买是什么意思？

王军：自己，我其实当时都挺疲惫的了，就还是逼着自己去做。

李献云：嗯，那你担心什么呢？因为你说心里不安才去做的，是这意思吗？（重点是想引出导致患者逼自己去做事的自动化思维。）

王军：嗯。

李献云：担心什么？如果你不起大早去买这个烧烤酱就会怎么样？

王军：嗯，对，感觉如果大家没有这东西该怎么办？会不会说我什么？（患者的自动化思维，属于灾难化思维模式。）

李献云：会说你什么？

王军：到时候就比较尴尬。

李献云：会说你怎么样就比较尴尬？

王军：嗯，就是没、组织怎么不好啊，心里头就是不自然地就这么担心。（患者的自动化思维。）

李献云：说你组织得不好，噢，好，所以你会，就像这个烧烤酱的事情，就会这样啊。好，这个例子很好。在后来你就想丰富一下自己，参加活动，活动总的效果还行，但你老是逼着自己做事，因为心里不安，担心别人议论你怎么不好，是吧？（小结患者的思维、情绪和行为特点。）

王军：对。

李献云：好，在这种情况下，除了这些，还有别的吗？在大学的时候。这都跑到、应该是到大三了，是不是？

王军：大二。

李献云：大二的时候，噢噢。

王军：大二。

李献云：大二的时候开始，然后呢？

王军：然后到了大三就想好好学习，也想考个研究生。

李献云：嗯嗯，（注意到患者在不停地转动水杯，可能是患者的焦虑体现，但不能通过猜测确定，于是提问）你现在跟我说话，你也特紧张、担心吗？（治疗师在治疗的时候，需要对患者的躯体语言保持足够的敏感性，及时提出问题以了解与患者情绪或行为变化有关的因素。）

王军：就我回忆这段时间，我就觉得挺后悔的。（由此可知，患者转动水杯并非治疗师所猜测的交流紧张所致，而是后悔。）

李献云：噢，好，哪怕说这个的时候，就想到这个，你就又后悔。那你后悔什么？

王军：后悔选……耽误这两年，然后选这个专业。（患者的自动化思维。）

李献云：噢，后悔选这个专业耽误这两年，所以你就在那儿一个劲地转你的杯子，是吗？

王军：嗯，对。而且当时感觉做这些事情，身体也不好，就因为紧张焦虑就……想想那事就……当时好像总是脾胃不好，总拉稀，现在也是，就一直就有这个病根。（患者腹泻与紧张焦虑有关，且持续很多年了。）

李献云：啊，脾胃不好。

王军：嗯，然后就觉得自己瞎折腾吧。（与患者后悔有关的自动化思维。）

李献云：哦，觉得是自己瞎折腾，是吧？

王军：然后今后挣得也不会太多，现在想着。（与患者后悔有关，预测未来的自动化思维。）

李献云：什么意思？挣得不会太多？

王军：还是搞电子的挣得多一点儿吧。（患者的补偿策略，总是在跟人比较，通过比较证实自己不如人这一核心信念。）

李献云：噢，你觉得自己没有从机械转到电子，挣得不太多。（小结患者的自动化思维，帮患者厘清思绪，引导他关注影响其情绪的自动化思维。）

王军：对。

李献云：所以觉得自己瞎折腾，挣得不太多，然后还耽误时间。

王军：耽误健康。（与患者后悔有关的自动化思维。）

李献云：你认为耽误健康，哦，所以你后悔。好，这是回忆的时候也这样。好，那我们先回来，我们知道这个情况后，再接着回来。那后来你不是说从大三开始要努力学习嘛，对吧？（通过小结，在患者的自动化思维与情绪反应之间建立联系，帮助患者潜移默化地建立"思维影响情绪"的认识。也就是抓住时机对患者进行认知理论的心理健康教育。）

王军：嗯。

李献云：怎么样？

王军：学得还可以，但是就是得，就是感觉就得逼自己学。（患者又提到逼自己学习，需要搞清楚其问题所在。）

李献云：噢，逼自己学啊，唉，你看，刚才你说做事得逼自己做，现在学习得逼自己学，你老觉得逼自己学、逼自己做事是个问题，那怎么它是一个问题了？

王军：我总是得是有压力，我是觉得（沉默）。（患者的沉默往往提示可能到了关键之处。）

第二章　初始访谈、案例认知概念化与治疗计划 · 27

李献云：你觉得什么？

王军：（沉默一两分钟）

李献云：觉得什么？（在患者沉默的时候，通常需要给患者时间；如果沉默时间超过一分钟，可以重复提问。）

王军：（沉默）就是，我觉得我可能我受这个我爸的影响太大了，就感觉没活出自己的样子来，然后受他影响也大。（患者对自己的看法，也是他的自动化思维。）

李献云：怎么个意思？怎么就叫受他的影响？（对于不理解之处，请患者做出解释，而非不懂装懂。）

王军：生活中总是压抑自己的那个需求。（需要了解患者为什么要压抑自己的需求。）

李献云：嗯，就是当时大三，你不想努力学习，是这意思吗？

王军：也不是，就是觉得要恢复高中那个劲头，就是要牛一把（笑）。（这正是患者受其核心信念影响，才追求优越感，以避免其核心信念为真。）

李献云：要牛一把。

王军：就就考本校的研究生，就想考本校研究生，觉得这个目标定得不低不高，还比较合适。（患者总想通过追求优越感来让自卑感不明显。）

李献云：嗯嗯，哦，当时你定的目标不低不高正合适，想考本校的研究生，想要牛一把，那怎么就等于是受你爸的影响没活出自己的样子？（患者前面介绍很多内容，但依然让治疗师无法理解他所说的"没活出自己的样子来"具体指的是什么，于是追问。）

王军：（沉默）就是我现在还是觉得，自己选的这个专业不好。（患者没有就治疗师的疑问做出回答，依然沉浸在后悔中。）

李献云：哦，就谈来谈去，还是觉得自己选的专业不好，那这选的专业是受你爸的影响？

王军：嗯，自己当时选的。

李献云：那你刚才说，你说"我受我爸的影响太大了，然后没活出自己的样子，生活中总是压抑自己的需求"，这指的是什么呢？因为咱谈到大三，你说开始努力学习，逼自己学。（继续就不理解之处请患者做出解释。）

王军：当时就是其实动力还是想考上研究生，这个倒是，就是这个动力就觉得好像就是我是我爸儿子，就必须得上个研究生似的，就为了考研而考研，是这么一种影响。

李献云：哦，因为你爸是研究生？

王军：我爸也不是，我爸是、就是总工之类的，就是搞科研那样的，就感觉我也应该去，至少是个，对。（患者有"应该/必须"的认知歪曲，这体现了他极端化或两极化思维的特点。）

李献云：至少是个科研的人，是吧？

王军：对，但我觉得现在我好像，当时其实动动力啊，信心啊都蛮足的。

李献云：所以是现在后悔，其实当时并没有？

王军：当时不后悔。

李献云：现在回想，然后谈这个事的时候后悔，是吧？

王军：嗯。

李献云：好，当时你想考本校的研究生，然后想要牛一把，然后定一个不高不低的目标，对不对？唉，那结果呢？（评估时不时就前面所谈关键内容进行小结。）

王军：结果还可以。

李献云：结果也考上了，所以从大三开始到大四，总体来说还行？

王军：当时就感觉，反正就可能还是就是觉得有优越感了吧，就感觉我去想学电类的，感觉会好一点儿，学习也比较刻苦。

李献云：你继续说。

王军：但我们同学也说我容易走极端，因为我大一、大二的时候就蒙、蒙在宿舍里，就睡好久。（警惕患者睡得多是否跟其抑郁发作有关，因此需要继续追问以了解情况。）

李献云：大一、大二的时候在宿舍蒙着。

王军：那时候一睡就睡好久，一周可能就去一两次，就是比较，也就那么一个学期吧。

李献云：一学期睡好久，就一周去上课一两次，是吗？

王军：嗯，对对，就一阵儿。

李献云：一个学期、一阵还是多长时间？

王军：大概有那么一学期。

李献云：大概一学期，那是大二的时候？

王军：对，大二，大二上。

李献云：大二上的时候，所以一周去一两次上课，那学校不查你？

王军：那时候课也少。

李献云：嗯，好，走极端，这是一个。那另外一个极端是什么？

王军：就又好好学习了。

李献云：就又好好学习了，好。

王军：然后就整夜地、熬夜干事情。（这反映了患者加倍努力的补偿策略。）

李献云：熬夜干事情，要不就不学，要不就是熬夜干事情。哎，那你就觉得这是两个极端的变化，就你蒙在宿舍里睡好久的时候，那时候你怎么想自己？（小结患者的补偿策略，然后引导患者发现其行为改变与其自动化思维有关。）

王军：给自己放松放松。（患者并未直接谈出其自动化思维。）

李献云：是想让自己放松放松，好，并不是由于当时心情不好、自卑这样的情况？（再次核实患者睡得多是否跟抑郁发作有关。）

王军：当时那个不是，对机械方面的课不感兴趣。（需要区别患者谈到的不感兴趣是正常情况还是抑郁发作的症状之一。）

李献云：哦，只是不感兴趣，想让自己放松放松。但如果不感兴趣，还可以出去干别的呀，干吗要在宿舍躺着睡觉？（通过提问搞清楚，到底是什么导致患者在宿舍睡觉而不去上课，是否属于重性抑郁发作的症状。）

王军：当时那状态（沉默）……

李献云：当时那状态怎么了？

王军：（沉默）就是好像更多的是组织同学活动什么的，就就要要有活动什么的，比如登山什么的就去，把精力全放在那些地方了。（由此可以确定，患者所说的不感兴趣不属于抑郁发作的兴趣/愉快感缺乏这一症状，因为患者对于组织同学活动还是很愿意去做。）

李献云：噢，所以这个极端就是，组织活动你愿意去，嗯嗯，学习不愿意去，是吧？

王军：对。

李献云：好，那是，其实这个极端就是说不学习的一个极端，另外一个是你说的那个就是熬夜学习、努力学习的另外一个极端，是吧？（继续不时进行小结。）

王军：嗯。

李献云：好，那大三开始学，然后大四也取得好成绩。好，那是整个大三、大四的状况比较稳定，当时吃的药呢？

王军：当时就停药了，没再吃。

李献云：大三、大四停药，你说的停了两年药，指的是这个时间？

王军：对。

李献云：哦，好。那么熬夜学习呀，身体怎么样？那时候。

王军：但我们那时候就宿舍同学也那样，我有时候想休息，他们熬夜打游戏，可能身体也一般吧。

李献云：就是他们熬夜打游戏，你在熬夜学习，互不干扰，是这意思吗？

王军：不是，就是有的时候我会熬一阵儿，但大多数都不太熬，就是，但是他们在那儿打游戏还是对我挺干扰的。

李献云：那你怎么处理的呢？（了解患者的人际关系及处理人际矛盾的方式。）

王军：就有时候跟他们说说，但有时候，有时候也就不说，就受、就忍着了。

李献云：就忍着，跟他们说说或者忍着啊，那有没有跟他们发生冲突啊？

王军：嗯，冲突倒没有。

李献云：就没有为这事发生冲突，好，即使在这样的情况下，你也考上了研究生。

王军：因为到大四的时候就，就就每天都回家，就每天都回家了，大三那会儿是这个状态。

李献云：啊，大四就住家里头，学习方便一些，是这意思吧？

王军：嗯，对。

李献云：好，那总体来说大三、大四不错，然后考上研究生，所以考上研究生的话是？我瞅瞅。

王军：就去年 9 月。

李献云：就去年 9 月，2016 年 9 月上研究生，刚开始上的时候怎么样？

王军：我上的劲头还挺足的，嗯，慢慢地，我们那大学那导师一天给我换一个方向，一天给我换一个方向，慢慢又觉得好像不是那么回事了。

李献云：比方说，怎么一天换一个方向？你举个例子。

王军：一天给我们做什么太空的辅助机构，另一天又说要做脑机接口，然后又过一阵子要做神经网络，那老师也是比较……就是比较求、就急于求成那种。

李献云：就你导师的老公，是那意思吧？

王军：嗯。

李献云：好，所以他就一会儿给你换一个不同的方向，唉，那在这种情况下你怎么处理的？

王军：我就只，我也是找王大夫，王大夫给我开了一个……

李献云：就假条，你就找大夫，大夫给你开假条。

王军：对。

李献云：那你怎么跟导师说呀？跟导师的老公说呀？你这怎么处理的？

王军：那个，（沉默）我没找他说，都是找我的导师说的。

李献云：噢，跟导师说了。

王军：然后，然后导师再去跟她老公说。

李献云：那导师怎么个处理？

王军：我还想过就是，特别消极的时候跟导师说，我说我要退学。导师说，就是我是她的学生。那意思就是，我毕不毕业跟我的那个导师她老公没关系。但是组会的时候，他总是骂我们，就是那个她老公。

李献云：她老公骂你们啊，怎么个骂法？

王军：他那些东西，我们也没有什么基础，他也不太会，然后就是觉得我们思路有问题，做不出来东西。然后我我现在选的课题还相对简单一点儿，就骂我们另外那两个同学。

李献云：嗯嗯，怎么个骂法？（每个人所说的"骂"可能不一样，这时需要搞清楚是患者过于敏感了还是现实确实如此。）

王军：就是说他就奇了怪了，就就这点儿东西怎么就弄不出来。

李献云：就这么说，"奇了怪了，怎么这点东西弄不出来"。

王军：他那个口气就特别的急躁。（这反映了患者的过于敏感，患者受其自动化思维的影响，现实情况并非是老师骂人。）

李献云：噢，就说"奇了怪了"，特别急躁地说，"奇了怪了，怎么这点东西弄不出来"，还会说其他更恶劣的话吗？（继续了解老师是否真的说了骂人的话，以明确是否是患者过于敏感。）

王军：总说这个，"你要年轻的时候不努力就完蛋了，你老的时候就非常惨"。（老师的话与患者的灾难化思维结合起来，可以想象会对患者产生什么影响。）

李献云：哦，"年轻的时候不努力就完蛋了"。

王军：嗯嗯。

李献云："老的时候会非常惨"，他这么说，会让你怎么想？（此时询问患者的自动化思维。）

王军：唉，其实我挺烦他，但有的时候就同学们都挺烦他的，但是又……反正又不得不做。（患者回答的是情绪反应，而非想法。这在临床上很常见。）

李献云：跟你的导师说完之后呢？（未再继续追问患者的自动化思维，因为现在不是做干预的时机。此时已从横断面基本了解了患者的思维模式。）

王军：跟我的导师说完，我们导师人挺好的。

李献云：跟你导师说完之后，你导师管管她老公，你们的日子不就好过点儿吗？

王军：但是基本上我们导师听她老公的。

李献云：噢，所以你导师听她老公，她不会再……

王军：但是她有她的主意就是，就是反正我们导师人还挺好的，基本上说什么事，她都比较认，我也是跟她说换了两个课题了，她都比、还比较通情达理。

李献云：噢，所以你还不错，还有一个就是自己的导师这么一个缓冲的余地，是吧？

王军：对对对。

第二章　初始访谈、案例认知概念化与治疗计划 · 33

李献云：那个他反正也不是你们导师，只是帮忙带，是吧？

王军：对，但是我们老师今年又怀孕了，嗯。

李献云：噢，导师怀孕了，所以更多的是？

王军：可能过一段时间的话，就又得……

李献云：又得让她老公帮忙带。

王军：她老公带的话，她老公也不懂电，她老公是学力学的。

李献云：噢，好，还跨了一个行业呢，是吧？

王军：搞的东西各个领域都搞，就所以说我们这课题组特别不成熟呢。（患者的评价，即自动化思维。）

李献云：哦，有难度，是这么说，是吧？

王军：对对。

李献云：这是这个情况，那个所以目前来说，在这个领域，你觉得你最难的地方在哪儿？就是这个不停地换课题你应对不了，还是说面对她老公那种对其他同学的责骂你受不了？（总结上面所谈内容，直接询问患者的困扰。）

王军：主要就是，我干这个，我未来找工作干什么？（患者现在读研究生一年级，却担心毕业后的工作，而两年后才毕业。这反映了患者灾难化预测未来的思维特点和焦虑的底色。）

李献云：噢，所以你是担心未来找工作怎么样，你倒不担心现在毕得了业、毕不了业的事，是吗？

王军：我觉得毕业的话好像还能行。

李献云：噢，好，所以现在主要还是担心未来找工作怎么办，是吧？

王军：对，就这段时间感觉就是说，就就这状态的话，今后找工作能找什么样的？因为我是觉得研究生，好像做一些横向的课题啊，做一些工程性的东西，我更擅长一些。这老师也没基础，大家都在这儿吭哧。（患者的自动化思维。）

李献云：嗯，好，所以你是这样，你觉得你未来找工作会变成什么样子？（了解患者灾难化思维的具体内容。）

王军：因为我那个六级又差两、差三分没过，然后感觉就就感觉就就没心气了，这一下子。又再加上这半年遇到这些事。（患者没有直接回答问题，在评估过程中患者反复出现类似情况。）

李献云：噢，所以六级差三分没过，加上这个导师的这个状况，就越发让你想未来找工作怎么办，会找个什么样的，是吧？所以你预计的你未来找工作会是什么样子呢？（继续追问前面未被患者回答的问题。）

王军：嗯，三四千（元）能糊口就成。

李献云：那你不满意这个？

王军：但是有好多行业什么能挣个七八千（元）的，那感觉自己在那儿瞎折腾，折腾来折腾去，最后就挣这这点儿。（患者是跟人比较，预测自己的糟糕结局，由此后悔自己的选择。）

李献云：所以你后悔自己瞎折腾，将来找工作也只能找个三四千（元）糊口的工作，而别人能挣上七八千（元），噢，所以就是又担心又后悔。（小结患者所谈关键内容，促进共情理解和合作联盟。）

王军：嗯。

李献云：好，这是这个。除了这个，还有别的吗？

王军：就好像这些，现在这是最主要的。

李献云：好，所以你现在最主要的就是后悔和担心，是吧？（确认患者最主要的问题。）

王军：嗯。

李献云：好，那我知道了。哎，现在吃上药，吃了多长时间了？（边看病历边问）两个月？

王军：一个月。

李献云：一个月啊，嗯，你的整个情况缓解有多少？（了解目前药物治疗的疗效。）

王军：嗯，原先那阵儿，就跟我爸……有时候急的时候就哭，情绪上的哭，然后那时候跟我爸说，老是想死。（患者没谈药物的疗效，而是谈服药当初的症状，即自杀意念。患者不直接谈问题的现象非常明显，这可能是患者的一个特点；不过，说清楚药物的疗效也需要自我情况的前后对比。又由于目前的自杀危险性关系到患者的生命安全，所以需要优先评估。）

李献云：什么时候跟你爸说的？

王军：五一的时候还说，跟爸妈说想死。

李献云：那时候是怎么想的，说想死？

王军：感觉没出路了，就感觉这课题我也不会。（自动化思维反映了患者的绝望感及妄下论断。）

李献云：那死能解决什么问题呢？（了解患者死亡的目的。）

王军：轻松一点儿。

李献云：哦，想死能让自己轻松一点儿，是这意思吧？

王军：嗯。

李献云：有过行为吗？（了解患者是否再次出现自杀未遂行为。如果最近有过自杀未遂行为，患者的自杀危险性要高，就需要严防自杀。）

王军：那倒没有。

李献云：有计划吗？

王军：就有的时候站在露、窗台看一看，然后觉得很糟，能能能混一天是一天呗。（这提示患者目前自杀的危险性不高。）

李献云：哦，所以在那时候能劝自己"算了，混一下是一天"，是吧？

王军：对对对。

李献云：噢，这还不错啊。

王军：因为现在啊其实也是担心未来，就跟前、前女友复合，然后就怕今后找不着女朋友。（患者的灾难化预测未来涉及多个方面，对很多方面有担忧。）

李献云：担心自己找不到女朋友，嗯，好，什么时候跟前女友复合的？

王军：就是一个月前吧，五一的时候，对，五一的时候。

李献云：那个想死，跟前女友复合之间有关系吗？

王军：就是跟对未来担心有关系，就感觉今后这状态找不着女友。（患者的自动化思维。）

李献云：感觉自己的这状态以后找不到女朋友，于是五一又复合了。

王军：嗯，她也知道我这个情况。

李献云：跟女朋友谈了多久了？

王军：之前不温不火地谈了也就半年吧。

李献云：谈了半年，是你的研究生同学，还是大学同学？

王军：大学，不同系的。

李献云：那分手是怎么个情况？

36 · 拨开信念的迷雾：抑郁症认知行为治疗实录

王军：分手就好像我也对她没那么有好感了。

李献云：是你提出的分手？

王军：我们就心照不宣的吧，就反正她好像觉得我也不爱理她，她也不爱理我。

李献云：所以你俩就分手了，那怎么就她又同意复合了呢？

王军：我也是，就五一的时候我问她的，因为那时候我也挺担心未来的嘛，想有一个人能聊聊天、说一说。然后我觉得她还挺能接纳我的，我们两个人好像都有点儿自卑，都有点儿对未来不太看好。（患者的悲观思维。）

李献云：嗯，你俩性格相似，自卑，对未来不太看好。

王军：对，对。

李献云：哦，所以你就又去找她，想跟她聊聊，然后你俩就复合了。好，那现在还对未来感觉没出路吗？复合之后？（了解有了女友之后患者现在的想法跟五一的时候是否有变化。）

王军：感觉，现在就是每天干事情就是紧张焦虑劲儿，它那个总是、总是在，就对我……我对我身体没信心，每天都特疲乏，然后对外界的影响就……（患者描述自己的状态，给我们更多信息来判断他目前是否有抑郁发作。这里反映了一个疲乏感的抑郁症状，更多反映的是焦虑症状。）

李献云：身体特疲乏。

王军：然后对外界有些影响，就那个波动比较大。

李献云：举个例子。

王军：比如现在看一会儿东西，就就累，特别累。（确认患者有疲乏感的抑郁症状。）

李献云：看书，你那意思看书时间长就累，是吧？

王军：嗯，我看半小时、40分钟就累，然后就想在网上查一些自杀的呀，或者有谁比我混得惨的那些资料，那个事。

李献云：在网上查谁自杀啊，那样子会怎么样？（了解患者是想自杀还是什么别的情况。）

王军：就感觉有人比我还惨呢。

李献云：噢，这样心情好一些吗？

王军：其实查久了，心情并不好。

李献云：哦哦，那有自杀的计划吗？（再次确认患者目前自杀的危险性。）

王军：没有，现在是能混一天是一天。

李献云：能混一天是一天，噢，好，这是我们知道这个情况，现在跟女朋友也复合了。好，那了解这个情况了，就每天日常生活规律怎么样？（患者的日常生活规律直接影响其情绪和生理状态，所以需要了解这部分内容。）

王军：规律啊，要坐实验室，有的时候可能就学，能看，在实验室待那么三四小时吧，不想干事情。

李献云：不想干事。你觉得你的心情总体来说是郁闷的、不开心的，还是平静的，还是说？（鉴于患者前面谈到疲乏、累、绝望感以及不想做事，于是开始评估患者目前抑郁症的核心症状之一，即情绪低落。）

王军：比较压抑紧张。

李献云：压抑紧张。这也是这一个月还是多长时间？（了解核心症状的持续时间。）

王军：就是这半年吧。

李献云：这半年压抑紧张，好，兴趣呢？（了解抑郁症的另一个核心症状，即兴趣或愉快感缺乏。）

王军：兴趣就衰退了很多，之前还看看综艺，现在连看综艺的心情都没有了。（患者有兴趣缺乏的抑郁核心症状。）

李献云：兴趣减退很多。好，那食欲呢？（下面了解抑郁发作的其他症状。）

王军：食欲还可以。

李献云：食欲还可以啊，嗯，体重有变化吗？

王军：体重昨天测的，没没太多变化。

李献云：没太多变化，睡眠呢？

王军：睡眠得靠吃药。

李献云：睡眠得吃药，如果不吃药会怎么样？

王军：嗯，这个估计会整宿整宿睡不着。（患者有失眠的抑郁症状。）

李献云：哦，整宿睡不着，那有没有觉得自己没用啊，什么都做不好啊？（了解患者的其他抑郁症状，即自我评价的改变。）

王军：有，有，经常会。

李献云：觉得自己没用，什么都做不好，做什么也不行，是这意思吗？

王军：嗯。

李献云：好，也是这半年？（核实患者此症状持续存在的时间。）

王军：对，之前也有，比如说高三那段时间。（患者主动提到之前的抑郁发作。）

李献云：高三的那段时间也有。

王军：急性的那段时间。

李献云：高三那段时间持续多久？（此时抓住时机询问高三抑郁发作的病程长短。）

王军：差不多半年吧。

李献云：也是半年啊。

王军：但那会儿是……我觉得这、这段时间它有一个持续的压力。

李献云：跟那时候不太一样，是这意思吧？

王军：嗯。

李献云：好，那说到这个没用，刚才你也说身上那种疲乏，这有多久了？也是这半年？（核实患者各个症状持续存在的时间。）

王军：对，半年。

李献云：好，这个当然也有紧张、坐立不安的情况，是吧？

王军：对对对。

李献云：也是这半年当中？

王军：嗯。

李献云：嗯，自杀的想法呢？

王军：自杀的想法，也是有，到了3月有的。

李献云：3月出现的啊，3月出现的，也就是到现在，3、4、5月，3个月，是吧？好，那脑子反应速度怎么样？记性？（了解患者有无思维迟缓这一抑郁症状。）

王军：感觉变慢了。

李献云：变慢了，哎，那这是了解了这半年。高三的时候跟这是一模一样的？（了解患者抑郁发作持续存在的时间和次数，同时核实前面没有获取的有关上次抑郁发作的症状信息。）

王军：差不多，情况也是。

李献云：持续也是半年？

王军：对，因为那时候换了个环境就好了。

李献云：所以这是一段半年，高三半年，还有别的时候有类似的情况吗？（核实患者其他时间有无抑郁发作的情况。）

王军：复读第二年时，好像就持续那么压抑，就干不了，不愿意干事情。

李献云：复读第二年，这个一年左右，是吧？

王军：对，因为始终就郁郁寡欢的。（由此可知，患者一共有三次抑郁发作。）

李献云：嗯，好，那我们知道了这事。唉，那你说说那个兴奋的时候，因为病历本上一直说你双相可能性大，对吧？（看患者病历本上的记录，发现患者可疑双相，于是进行询问。）

王军：现在就是说是，王大夫说是焦虑障碍，就只说焦虑障碍。

李献云：没说你是双相了？

王军：没说双相。

李献云：任何时候有过没有就是特别兴奋，觉得自己无所不能，然后高兴得有点儿过头，做事情呢经常有头无尾，比方说今天想做 A 事，一转眼又想做 B 事，反正感觉精力特别充沛，睡眠需要量也少，有时候睡不了几小时就觉得……（询问患者是否存在躁狂或轻躁狂发作的可能性，以排除双相的可能性。这种提问方式一下问得太多，不适合大多数抑郁患者，因为患者的注意力问题可能无法一下子接收那么多信息。）

王军：那倒没有。

李献云：从来没有这种情况？

王军：那个，我感觉这全都看那个，嗯，看外部条件。

李献云：哦，外部条件，你看你刚才说的那个，比方说你觉得自己整个状态好了，就大三、大四的时候，但那个时候确实总体来说还可以，就有没有比那时候还过头一些？

王军：对，复读第一年那会儿就觉得好像高三也挺努力的，这个把这个心理的问题解决了，就能报考更好的学校。

李献云：噢，只是有这个，有别的吗？

王军：别的没了。

李献云：有没有说整个人变得特别兴奋、夸大得不得了，说话也都没边儿，让人一听都觉得不靠谱，出现过这种情况没有？（再次核实患者躁狂或轻躁狂发作的可能性，因为这牵涉到诊断、治疗的方向和用药的不同。）

王军：顶多有顶撞老师的行为，那会儿。

李献云：顶撞老师那是什么时候？

王军：就复读第一年。

李献云：复读第一年的时候有时候顶撞老师，哦，好，那不算什么特别的。好，那我知道了啊，所以原来一直是说你双相可能性大，现在没说双相，现在说你是焦虑状态了，是这么说吧？好，哎，任何时候有没有出现过听到一些别人听不到的声音，比方说咱俩说话的同时，你听到外面有声音跟你说话，然后问我而我说听不到，有没有这样的情况发生？（小结前面的关键内容，然后过渡到评估患者有无精神病性症状，以获取更多信息利于鉴别诊断和诊断。）

王军：没有。

李献云：看到一些别人看不到的东西？

王军：没有。

李献云：或者走到哪儿老觉得有人跟踪监视自己、想害自己？

王军：没有。

李献云：有时候觉得自己有特殊的能力？

王军：没有。

李献云：嗯，有时候觉得自己的想法被别人都知道了，搞得满城风雨？

王军：也没有，没有。我反正那个抑郁这事吧，我反正跟我的什么舍友啊，还有这个我同组同学都聊一聊，像反正，但也不至于满城风雨。

李献云：好，所以我知道了啊，这是了解有的时候人会有的特殊情况，咱们了解了，好排查。好，这个酒、成瘾性的物质的接触情况、毒品？（以排除患者使用成瘾物质的直接效应所致的情绪变化。）

王军：没有。

第二章 初始访谈、案例认知概念化与治疗计划 · 41

李献云： 这些都没有啊。好，你每天锻炼身体吗？（继续了解患者的运动情况，因为这关系到接下来行为干预的方向。）

王军： 心情好的时候就锻炼锻炼，但是实在是感觉，是疲惫。

李献云： 心情好的时候锻炼锻炼，指的是什么？比方说，你上一次锻炼身体是什么时候的事啊？

王军： 昨天，昨天还去健身房练了练。

李献云： 昨天健身房练了多长时间？

王军： 练了20分钟、半小时，我就现在就是活动活动，感觉心里挺舒畅一点儿。（患者说的这些有关运动的话，对于后期进行行为干预很重要，所以治疗师需要记住这些内容。）

李献云： 哦，活动活动心情舒畅一些。嗯，那你这样做的话，一周会有几次？

王军： 两三次吧。

李献云： 一周两三次。

王军： 它现在也是课题简单一点儿了，我也就是，有一个就看了芯片说明书，这个我还能做得下来。（患者转换话题了，治疗师需要提醒自己别跟着患者的思路跑掉。）

李献云： 好好，这能看下去啊。

王军： 对。

李献云： 那一周做两三次的健身，这个有多久了？每次二三十分钟。（继续就患者运动的情况做深入了解，而非简单认为患者一直是这样一周两三次运动。）

王军： 唉，其实我就是，因为前一段时间，就上上周吧，那个氯硝我感觉吃，因为从4月开始，我那个是是急性期嘛，就是晚上吃西泮，吃三四片。（患者依然谈自己想谈的内容，而非针对运动话题交流。由此可见，患者不切题回答问题、转移到其他方面是患者的特点。鉴于镇静催眠药也是需要了解的内容，就随着患者转移出去的话题继续询问相关内容；但有关运动的话题会在随后恰当的时机继续了解。）

李献云： 氯硝西泮？

王军： 不是氯硝西泮，劳拉西泮。唉，还有一个西泮，叫什么？那个奥沙西泮。

42 · 拨开信念的迷雾：抑郁症认知行为治疗实录

李献云：哦，奥沙西泮。

王军：吃两三片都老醒，然后王大夫又开氯沙，噢那个氯硝，然后感觉好像那段氯硝，就那段急性期好像过了吧，就感觉反正也换课题了，老师对我也比较好，就是我我们这老师对我比较好，然后我现在就吃，因为前段时间一睡能睡 10～11 小时。（鉴于夜晚服药情况也很重要，就先让患者谈完这部分内容。患者有赘述的现象。）

李献云：吃氯硝西泮的时候。

王军：氯硝，我现在就这两三天，我就晚上就都吃那个奥沙。

李献云：奥沙西泮。

王军：0.5，之前吃氯硝是 0.5 毫克。

李献云：奥沙西泮你吃两三片，晚上？

王军：奥沙现在 1～2 片，一般就一片就够。

李献云：所以氯硝停了，是吧？

王军：想停，但不知道就万一要是还是状态不好的话，可能还得吃。（了解这些药物的服用情况，提示以后需要就药物治疗的情况跟患者进行探讨，以逐渐减停那些可能成瘾的镇静催眠药，如果治疗师是精神科医生的话；当然，如果认知行为治疗师不是精神科医生，则请患者跟其精神科医生商量解决镇静催眠药长期服用的问题。）

李献云：好，那就这样一周两三次去健身房健身有多久了？（谈完药物之后，继续追问患者的运动情况。）

王军：我原先跑步、打篮球。（患者不切题回答，但这属于运动范畴，于是做出下面的追问。）

李献云：跑步打篮球，一周有几次？

王军：哎呀，那那会儿状态好的时候一周两三次吧，都。

李献云：一周，所以一周两三次运动有多久啦？规律这样，不管是跑步还是去健身房。（继续追问患者直至获得想要的信息。）

王军：但是状态不好的时候，可能一周都不愿意去，就是就是没、没规律。

李献云：没规律，那就最近一周去了两三次，上一周就没去？

王军：上一周因为吃氯硝西泮嘛，对吧？

李献云：没去成，睡十一二小时就没去成，所以不一定什么时候一周做两三次健身。

王军：对对对，看心情，还看状态。

李献云：看心情啊，嗯，好好，明白了，有的时候也打篮球，也跑步。

王军：有时候跑步，对。

李献云：那也是，如果心情好，你就能跑两三次。

王军：对。

李献云：好啊，我知道了啊。那咱们了解这些方面情况之后，我就再了解你总体来说，除了你说脾胃不好以外，身体得过什么病吗？（以排除患者躯体疾病可能带来的情绪变化可能性，也是病史采集中需要了解的既往史内容。）

王军：没什么大病。我想想就，胃有一次，就复读第二年，就是那个叫什么？幽门螺杆菌，得过一次，然后其他的倒没什么大病。

李献云：没什么大病啊，好，受过外伤吗？（了解患者的外伤史。）

王军：外伤，眶下壁骨折过一次，小的时候三四岁，就我爸骑车带着我，然后那前轮突然不转了，然后㧜（zhōu，翻的意思）过去了，然后这儿，那个小学的时候。

李献云：眶下的这个。

王军：眶下壁，对。

李献云：眶下壁这个地方骨折了啊，好，哦，严重吗，当时？

王军：当时就垫了那个骨片（指着左侧眼眶），比较严重吧。

李献云：左眶下壁，是吗？

王军：对对对。

李献云：好，其他的就没有了，总体来说你还可以，除了那个幽门螺杆菌，复读的时候有过。

王军：对，那会儿吃什么都拉什么。

李献云：好，嗯，知道你的身体健康状况了。这我们再来看看你从小到大的一个情况啊，你刚才说到你都是你爸陪你，是吧？（评估时转换主题，需要有一个过渡。比如，小结后再询问下面的成长经历问题，这样便于提醒患者跟治疗师同步，也有助于促进治疗联盟。）

王军：对对。

李献云：那你妈呢？

王军：我妈就负责做饭什么的。

李献云：所以什么事不怎么跟妈妈说，主要是跟爸爸说。

王军：对。

李献云：噢，好，那从小到大你是跟着爸爸妈妈长大的，还是由谁带大的呢？

王军：这方面还，我爸也研究过，就是我好像，往往一岁到几岁的时候，一岁到一岁半的时候吧，好像是我妈，然后和我姥姥。然后有一次我好像从床头掉下来了，然后就不敢让我姥姥带了，就让保姆带，小保姆。那个时候就换了三个保姆，有一个保姆说还对我不太好，后来还写信写过来，写道歉信，但这些我都不记得了。（患者有被保姆不好好对待的经历，这可能跟患者目前的状态有关。）

李献云：怎么个对你不太好？

王军：反正我也不记得了，就我爸妈回忆，就是说我，回来的时候就摔奶瓶子，就发火。

李献云：哦，那是多大的时候？（了解患者特殊经历的时间。）

王军：应该是一岁半到三岁之间吧。

李献云：一岁半至三岁的时候啊，然后后来呢？

王军：后来就上幼儿园了。

李献云：上幼儿园之后怎么样？

王军：然后觉得，就感觉跟他们同学相处都还行，但总觉得好像自己是最小的那个，因为我早上一年学。

李献云：噢，几岁上的学？

王军：早上了 16 天，因为我 9 月 16 日生的。

李献云：噢，应该 9 月 1 日，对吧？

王军：9 月 1 日之前的，对。

李献云：跟同学相处也还行，是吧？

王军：对。

李献云：你爸妈关系怎么样？

王军：小的时候偶尔吵架，但是现在关系挺好的。

李献云：嗯，他们对你怎么样？

第二章　初始访谈、案例认知概念化与治疗计划·45

王军：嗯，我爸是，我妈是我小的时候脾气不太好，然后我爸是比较关心我学习，总陪着我一块儿学习，然后好像有些事儿能感觉他有点儿包办。（爸爸总陪着学习并包办事情，这可能与患者的自我核心信念或自卑有关。）

李献云：怎么个包办法？举个例子。

王军：比如做个小制作啊，也要他帮我做，有什么我出了问题，他都努力去想解决方法。（爸爸总帮患者解决问题，这可能会让患者觉得自己不行、不如人。）

李献云：噢，是他来处理，所以你就形成一个有事就找他的习惯。

王军：对，从情绪上到方法上吧。

李献云：那他在教育你的时候，他是怎么教育你的？

王军：哎，他他就是，唉。

李献云：他看重学习，所以怎么教育你呢？

王军：就陪着我一块儿学，他也愿意学（笑）。

李献云：你其实一直想要这个优越感，你觉得你这种情况跟他们俩谁有关系？（了解患者追求优越感跟成长经历中父母哪个人的影响有关系。）

王军：我觉得跟我爸有关系。

李献云：他是怎么影响你的？

王军：我有，我爸，我应该怎么怎么样，我爸最关心我。（患者的应该陈述又出现了，常见的认知歪曲，但患者的语句表达不清晰。）

李献云：噢，"我应该"，那你就是，你爸那么关心你，你就应该努力学习，是这意思吧？（把患者的意思表达明了，看治疗师的理解是否正确。）

王军：是有点儿，我爸都那么搞科研，天天不干啥，我就应该也那样。（患者的应该陈述。）

李献云：唉，那搞科研跟做别的相比，它怎么就变成那么有吸引力了？搞科研它意味着什么，对你来说？（了解患者的认知，即患者的逻辑推理。）

王军：嗯，当时就觉得搞科研就是学习好，学习好就能搞科研。

李献云：搞科研就是学习好，学习好就能搞科研，所以就这样的一个思路，想让自己也搞科研。噢，好，哎，那你怎么形容你自己的性格？

王军：我觉得，我慢慢慢慢就挺懦弱的。（患者对自己的看法，这可能是患者的核心信念。）

李献云：挺懦弱的，嗯，怎么说？

王军：就什么事儿都，都得逼着自己才能当面干。（患者在评估中反复提到"逼着自己"这一点。）

李献云：因为什么事都在逼着、逼着自己干，所以就觉得自己懦弱。还有别的吗？

王军：嗯，说不好对不对，反正就是，有的时候高兴起来就没边了，就可能一觉得超过别人了，又有优越感了，就。然后一失落了，就、就沉到情绪的深谷里。跟同学表面上都挺好的，也有交情朋友，但是始终就不能让自己放松，只愿意去谈心，谈自己的这点儿事。（患者谈到他的情绪变化特点跟思维之间的关系，当然这种情绪变化剧烈，未来也要留意有无躁狂发作的可能性。）

李献云：噢，愿意谈自己的这点儿事，并不能跟人家深入交流，是吗？

王军：对。

李献云：好，所以你发现自己有一个特点，一高兴起来，好像优越感就起来了，没边了，要不就是失落了，失落就沉到深谷里头了，经常情绪的这个波动比较大一些，是这么说吧？（复述患者所谈关键内容。）

王军：嗯。

李献云：好，你还说自己挺懦弱的，因为要逼着自己做事，性格方面还有别的吗？

王军：性格呀，性格其实就是，哎呀，就是有过落差，就是又追求优越感，心里又自卑，有矛盾。（请患者描述自己的性格对于了解患者自我的核心信念和补偿策略有帮助，比如患者此时谈到的追求优越感与自卑的关系。）

李献云：噢，好，所以你发现自己的这个特点了，是吧？

王军：对，其实高中的时候也没想到考那么好一个高中，然后心里头就其实内心里挺紧张的。

李献云：一旦升了高中之后，就开始想让自己继续这样了。

王军：对，然后就感觉把别人都踩在脚底下了。（患者的自动化思维，

第二章　初始访谈、案例认知概念化与治疗计划 · 47

这与追求优越感一致。)

李献云：唉，你把别人踩在脚底下，意味着什么？

王军：因为那个人，他，他好像就总愿意跟我竞争，他还说小学的时候在我后面，后来我才知道我后面贴了个条，说一定要超过我和谁谁谁。

李献云：就他那样要超过你，他有那样的一个条，就有那样的条呗，对你来说，那是什么意思呢？

王军：我感觉就有一种敌意。（患者的自动化思维。）

李献云：哦，感觉到有一种敌意，是吧？

王军：嗯，其实我初中的时候我没想这些，我就，我初中的时候还挺稳健的，就想差不多就得了。

李献云：但高中，上了这个好的高中之后，就开始有一个转折了，是吧？

王军：对，就逼自己学习，还有我爸对我的，就我反正之后我对我爸的这个印象。

李献云：你爸他怎么逼你？

王军：他是一个榜样，或者说潜移默化的影响，他也没逼我，他就是又是从来不训我那么一个人，他脾气特别好。（这也反映了孩子出现问题不完全是父母的虐待或苛责所致，或者说孩子出现问题不全是家庭有特别异常的问题所致，也跟孩子的个体敏感性有关。）

李献云：所以他脾气好，也不训你，是吧？

王军：对。

李献云：但是他潜移默化地影响你。

王军：潜移默化地影响我。

李献云：那你妈呢，在这个过程中？

王军：我妈就听我爸的呗，她不管那些事，她也靠着我爸，她也想找一个就是说我爸这样的人去依靠，所以我总觉得我更像我妈，其实都靠着我爸。（这与患者前面谈到的自己挺懦弱的这个信念一致。）

李献云：啊，好，就靠你爸，所以你们家的主心骨就是你爸，是吧？

王军：嗯。

李献云：唉，从性格来看你更像你妈，是这意思吗？

王军：我是想像我爸，但最后发现我像我妈。（这是临床常见的现象；

反过来亦然，患者最不想成为父母当中的某一个人，却恰恰成了那样的人。）

李献云：（笑）所以你妈的性格是什么样？

王军：哎呀，我妈的性格啊，天真，不想事儿，但是也，她那个工作就在大机关里特别稳定，然后干一些，就、就是地库监控那样的、就没什么压力的活。

李献云：嗯，家里都有你爸做主心骨，她工作又特别稳定，所以她就不操什么心，是这意思吧？

王军：嗯。

李献云：你的性格也有点儿像她这样？

王军：但她也是愿意跟人（比），就是内心里头觉得比别人差一档，但其实还是较着那个劲。（患者母亲认为她自己比别人差。）

李献云：哦，所以她也有这一点，心里觉得比别人差，较着劲儿？

王军：所以别人说点儿什么，工作上有谁说一句啊，就心里头特别不舒服。（患者母亲的敏感带给患者的影响，可能是生物学上的遗传因素，更可能是从小生活在一起耳濡目染习得所致。）

李献云：噢，你这点像她。

王军：（患者叹气）对。

李献云：她会表现出来，是吗？

王军：嗯？

李献云：她会表现出来什么吗？

王军：就是原先，就是老跟我、我爸发牢骚。

李献云：回家了就发，在单位不发牢骚，是吧？

王军：在单位可能就忍着了，也跟我似的，可能。

李献云：嗯，那你爸面对这种情况，他怎么做？

王军：就听着呗，都耐心地听着，听着，听着。

李献云：啊，你爸还确实不错啊！

王军：是啊，我爸是那种心特别大，这一块能、能撑得住各种负面情绪的人。

李献云：所以你回来说也罢，你妈回来说也罢，他都能够撑得住。嗯，好，我知道你的这个情况了。况且他从来也不说你什么，帮你处理和

第二章 初始访谈、案例认知概念化与治疗计划 · 49

解决问题，是这意思吧？

王军：现在他也就是在那儿听着，有时候我们打电话就是，我在那儿……我跟他什么都不说，然后过一会儿我情绪过去了，我就、就该干吗干吗。（父亲是患者很好的支持系统。）

李献云：噢，就电话通了就行。

王军：对。

李献云：好，他也知道，所以他等着你过了那阵儿，然后挂了电话就行了。好，这是谈到你们家这个情况，也谈到你爸你妈他们分别各自的性格，也发现你自己有点儿像你妈，是这个特点啊。好，那我想了解的可能就差不多了，今天是咱俩第一次见面，所以主要是想对你的情况做一个全面的评估，了解你方方面面的情况，为咱们下面的治疗打一个铺垫。不过，除了谈的这些内容之外，随后你要想一想，你主动找我做这个认知行为治疗，你想让自己的哪些问题得到处理，然后处理之后呢，你有什么样的转变，或者说咱俩治疗的目标放在哪块儿，你要想一想这块。这些不用现在回答，回去想一下，好不好？（总结今天评估的主要内容，然后给患者留一些作业，为第一次认知行为治疗埋下伏笔。）

王军：嗯。

李献云：前面差不多都是我在问你问题，你有什么想问我的？（认知行为治疗最看重治疗合作联盟，所以即使是初始访谈，也会在结尾关注患者的需求，给患者机会谈出他的疑问，以便建立好的治疗合作联盟。）

王军：（沉默）

李献云：因为你以前也没见过我，你有什么想问我的话，正好可以问。（鼓励患者提问。）

王军：那个伯恩斯新情绪那个，我看过那本书，然后……

李献云：然后怎么样？

王军：就是，我也不知道这个……（患者不直接表达其疑问。）

李献云：你那意思，我不知道是什么？是担心这个书上谈的内容或者说这个治疗方法 CBT？（通过猜测鼓励患者直接谈出自己的疑问。）

王军：对，不知道它那个效果会怎么样。

李献云：好，所以这是一个疑问，是不是？

王军：对，然后有时候我也不知道我这种状态的话，能……我就想试

50 · 拨开信念的迷雾：抑郁症认知行为治疗实录

一试吧。

李献云：能不能有效，是吧？

王军：嗯，对。

李献云：好，其实你看，你有疑问，就试着把它直接说出来。（再次鼓励患者直接谈出他的疑惑，因为在治疗中只有患者坦诚相待，治疗才能取得进展。）

王军：嗯。

李献云：将来一定要保持这样的特点，就假如有什么困惑，不管我说的是什么，不管张三李四说什么，不管谁说什么，你有困惑，你就直接把它提了出来说。嗯，你看，刚才你说"伯恩斯那本书我读过"，然后你半天说不出后面的内容来。以后可以试着直接说出来你担心什么，比方你可以直接对我说，"我看过这本书，我就觉得，一方面我想试试，另一方面我怀疑它到底对我有效没效，我有点儿担心"，是不是？（患者在评估的时候不直接回答治疗师的问题，在这里有机会提出疑问也不直接说，这是患者的特点。而患者的这个特点不利于后续的治疗，因为治疗需要获得患者的真实反馈才可以有效推进。于是治疗师抓住机会鼓励患者直接表达，并给出示范。）

王军：对。

李献云：嗯，其实你就可以试着这么说，你觉得怎么样？我不知道我这个要求是不是有点儿过？

王军：还有就是，那次去我们学校那个心理咨询，他说他是用的那个动力学精神分析的，嗯，我觉得好像不应该重叠使用的。（这时患者直接谈出了自己的疑问。）

李献云：噢，这是两个啊，第二个问题就是，要不要跟精神分析动力学的治疗一块儿用，是吧？（在鼓励下，患者开始直接谈出自己的疑惑。）

王军：对。

李献云：还有别的疑惑吗？

王军：然后就，因为我也看了CBT，它这好像还是就以自己为主，我也不知道我这个状态能不能以自己为主，我觉得自己好像依赖别人依赖的时间太久了，不知道这种短期的治疗能不能？（患者继续直接谈出自己的疑问，非常好。）

第二章 初始访谈、案例认知概念化与治疗计划 · 51

李献云：能不能让自己学会以自己为主，是吧？

王军：对，因为毕竟、毕竟我这个时间，你也看，拉得比较长。

李献云：嗯，从高三到现在，是吧？

王军：对。

李献云：高中出现到现在，然后依赖你爸爸也不是一天两天了。

王军：对对对。

李献云：好，你有疑惑其实再自然不过了。你没接受这个治疗之前，对它有疑惑是很正常的事，但它有效没效，你试了才会知道。我不能给你打保票，它会一定对你有效。但通常是什么情况呢？你这样的焦虑也罢，以及前面说的那个抑郁也罢，通常是适合认知行为治疗 CBT 的。那它的效果取决于哪儿？取决于你怎么样把 CBT 的原理学会用在自己的生活当中去多练习，如果你学得越多，练习越多，那你的收获越大，它帮到你的可能性也就更大。反过来就是，你不学不练的话，当然就可能是你接受了治疗也没什么效果。此外你想知道我怎么看伯恩斯那本书，书上的内容跟这个治疗是不是完全一回事，那你就会发现不完全一样，因为那是自助书，对不对？自助书有的时候看起来似乎挺懂，但一回到自己的生活当中不一定能明白它是什么。而我们这个治疗就可以通过面对面的方式，结合你自己的生活，有什么困惑就把它拿出来讨论，你还可以继续看那本书，好不好？（对于患者的疑惑做出相应的解答，但并不是大包大揽说 CBT 就一定能治疗好患者的疾病，而是鼓励患者做出尝试去发现自己的答案。同时告诉患者 CBT 通常在什么情况下有效，让患者承担学着改变的责任，以帮助患者树立坚持治疗的信心。）

王军：嗯。

李献云：试一试，我赞赏你的这一点，有疑惑说出来，我们愿意试，我们就试一试，看看它能不能帮到我们。好，你的第二个问题，就是有关动力学的精神分析跟 CBT 要不要合着用。两个治疗的理论不一样，通常合着用容易产生困惑，因为在学校咨询中心你用那个思路去思考，在这儿又要用这个思路思考，有两个思路，有的时候会把人搞糊涂的。我建议选择一个方向先试，而不是来回地切换，好吧？

王军：是，好。

李献云：好。这是我给的建议，那么还有别的问题吗？（特别关注患

52 • 拨开信念的迷雾：抑郁症认知行为治疗实录

者的疑惑并恰当地做出回应，有助于建立稳固的合作联盟。）

王军：暂时就没有了。

李献云：那我还有一点想说的建议，你觉得可不可以？（在给患者建议前，征询患者的意见而非直接要求患者做什么，以进一步巩固平等合作的治疗联盟。）

王军：啊，你说。

李献云：你发现了一个很好的特点，你说你要运动运动啊，你整个人会心情舒畅，你觉得发现这个特点的话，你以后可以怎么做来帮自己？（结合患者前面谈到的与运动有关内容，请患者给他自己提出建议。）

王军：那就适当，但不能让自己特别累。（这里反映了抑郁症患者常见的认识误区。）

李献云：特别疲乏、累的时候，我们通常应对疲乏、累的方法就是让自己休息休息、躺一躺，是吧？（先认可患者疲乏、累和想休息的感觉，以促进共情。）

王军：嗯。

李献云：不去做事，这往往是一个方法。可是抑郁症的疲乏、累，却不适合这种通常的方法。你愿意不愿意在那种情况下再试一试，看看休息躺一躺，缓解疲乏的效果好，还是去活动活动，缓解疲乏的效果好呢？无论是打篮球啊，跑步啊，还是去健身房啊，你可不可以做个实验呢？（鼓励患者尝试用不一样的方法去缓解抑郁的疲乏感，因为研究已经证实抑郁的疲乏和累通过更多的休息不但不能改善，反而使其加重，通过运动这种看似劳累的方法却能有效改善抑郁情绪和疲乏、累。）

王军：嗯。

李献云：咱们去试一试，你试了之后，你拿出一次特累、很想躺在那儿的那个劲儿，然后就去试了运动运动，看看效果怎么样，好不好？（治疗师保持开放的心态很重要，鼓励患者通过尝试去收集证据，而非坚持己见强力说服患者运动。）

王军：好。

李献云：当然了，你有自己的难度，你经常会对自己说，自己做这个事是逼着去做了，那个事逼着去做了，会不会又因为觉得是逼着自己，不想动又去动了，而不去做呢？（结合前面评估发现的内容，提前想到患者在运动中可能存在的障碍，跟患者一起想解决的办法，才能让患者最终运动起来。这是行为激活改善抑郁很重要的环节。）

王军：现在有点儿。

李献云：有点儿，是吧？

王军：一阵儿情绪高的时候不会。

李献云：这是自然的，因为抑郁的人本来就是这个特点。不过试一试，特别是抑郁、情绪不高的时候，你试了之后，你再告诉我结果如何？（依然是正常化患者的感受，继续通过鼓励患者尝试的方式来看效果。这样一方面可以测试患者运动后实际的效果如何，另一方面可以测试患者的能动性，如果患者经过这样简单的行为激活不能行动的话，说明患者的能动性差，提示以后需要制订更加细致的行为激活方案才可能有效。）

王军：成。

李献云：好吗？那么咱们俩从下次开始进入第一次治疗。第一次治疗之前你要想什么来着？（结束此次评估前，请患者回想下次治疗前要做的准备工作。）

王军：想想治疗的目的。

李献云：对，要解决什么问题，达到什么样的治疗效果，然后我们再在治疗中把 CBT 融会进来，来看看怎么样实现我们的目标。回去后也把刚才咱说的运动的那个事儿试一试呗，看看能得出点儿什么东西来，好吧？（总结患者没有说出来的作业的关键内容。）

王军：成，好。

李献云：下一次的时候，我们俩把时间放在一周后吧，放在周日的同一个时间？

王军：周日，成。

四、初始访谈的回顾与反思

(一)和谐信任的治疗关系与人际效能

初始访谈，由于是第一次跟患者接触，除了完成评估访谈所需完成的任务之外，更重要的是，在初次接触时跟患者快速建立和谐信任的治疗关系，真诚，开放，关心患者，展示治疗师的专业素养，发现患者的优势与劣势，让患者通过跟治疗师的接触看到疾病治疗的希望。在回答患者对于治疗的疑惑时，实事求是地给出目前认知行为治疗的研究现状，不夸大治疗的作用，不将治疗的效果大包大揽放在治疗师身上，而是鼓励患者在治疗中发挥其应有的积极性和能动性，因为只有这样认知行为治疗才能真正起效。

在认知治疗量表（Cognitive Therapy Scale，CTS）即认知治疗评估量表（Cognitive Therapy Rating Scale，CTRS）第一部分的通用治疗技能中，第4项评估的就是治疗师的"人际效能"，具体评分如下：0＝治疗师的人际交往技巧差，看起来对患者有敌意、贬损或一定程度的伤害；2＝治疗师看起来没有伤害性，但有明显的人际交往问题，有时候治疗师表现出不必要的不耐烦、冷淡、不真诚或者不能将自信和能力传递出来；4＝治疗师展现出的温暖、关心、自信、真诚和专业的程度令人满意，没有明显的人际交往问题；6＝治疗师展现出的温暖、关心、自信、真诚和专业的水准最佳，适合此次治疗中这一特定患者。

在认知治疗量表手册中，人际效能强调的是认知治疗师在人际交往时自然、诚实和开放，在治疗中对待患者既不高高在上，也不屈尊俯就，也不回避患者的问题。治疗师在治疗中始终表现得坦率且直接。在此基础上，治疗师通过其语言表达和非语言表达（语音、语调、面部表情、眼神接触、手势、身体姿势等）向患者传递出关心、关注、尊重、温暖、理解、接纳、平等、不评判，即使对患者的某些陈述提出疑问，也不会让患者感觉被怀疑、被否定、被批评或被嘲笑等，而是让患者感觉这确实是需要进一步解释说明才能被搞清楚的。治疗师会使用幽默的方式进行交流，也鼓励患者用幽默的方式进行交流，从而使治疗关系更加积极和谐。

人际效能也体现在治疗师在治疗中所展现的专业素养方面。在治疗中让患者感觉到治疗师的镇定与自信，却不感觉到被疏远和被冷淡。对于前来求治的患者来说，特别是那些对从疾病中康复感到绝望的患者来说，治疗师的镇定与自信就是一部分解药，能够让患者看到希望。在治疗中治疗师展示的专业素养，既有助于治疗师在治疗中发挥指导作用，还有助于推行结构化的治疗模式，同时让治疗师给出的备选观点更有说服力。尽管在认知行为治疗中治疗师和患者需要共同承担治疗的责任，但在必要的时候治疗师会积极利用自己的专家身份发挥引领作用，比如当患者自我改变的能动性不足、犹豫不决时。

对一次认知行为治疗中的人际效能进行评估，评定者之间的一致性很不理想。因此评估时需要特别留意这一条目的评分说明。0分指的是治疗师的人际交往技能差，而且治疗师的这种人际交往会对患者产生负面影响。因为治疗师在治疗中表现得有敌意、冷淡和挑剔，就会让患者感觉自尊心被贬低，导致彼此之间很难建立相互信任的关系。2分指的是治疗师虽然对患者没有造成伤害，但其表现得缺乏耐心、不真诚、冷漠或者不称职，这种状况会阻碍治疗的进程。治疗师未能发挥其治疗师这一专业身份的影响力去跟患者建立稳固的治疗关系。4分和6分表示治疗师有良好的人际交往能力，二者之间的差别只是程度不同而已。

（二）聚焦

患者在交谈的时候经常会离题很远，可能是不愿、不敢提及太过痛苦的内容，也可能是患者认为谈细节或来龙去脉有助于治疗师了解情况，还可能是患者的注意力依然停留在他想谈的方面，也可能是既往接受精神分析或动力学心理治疗养成的交流方式，或者可能赘述、不切题就是患者交流的特点。无论如何，治疗师在发现患者的这一特点后，需要以恰当的方式在合适的时机中断患者的谈话，将患者拉回主题上来，这样才能让评估或治疗聚焦、高效。中断患者的无关话题，既不让患者感觉突兀，也不让其感觉不被尊重或不舒服，还能让其领会到这样做的必要性以及对患者的帮助，这必然需要治疗师有很强的人际交流技巧。与此同时，为了让交流聚焦在关键内容上，不跟着患者的思路跑，就需要治疗师内心非常清楚本次评估或治疗的主题是什么，自己目前的重点任务是什么，同时也能让患者清楚这一点，才能形成稳固的合作联盟一起努力。当然这并不意味着在评估或治疗中只能刻板、固守既定思路、不允许有灵活性，而是根据评估或治疗中出现的具体情况具体分析，在结构化的基础上适度灵活。比如，在这次评估中，既有直接打断患者的叙述，将患者拉回主题的情况；也有继续谈患者谈的看似离题却跟评估相关的内容，谈完之后再回到主题上来的情况。每个步骤交流的重点具体放在哪里，没有一定之规，而是需要治疗师根据现有的知识体系和生活常识做出判断，重点是考虑怎么做给评估或治疗带来的利大弊小，且不会丧失认知行为治疗的特色。

(三)诊断与药物治疗方案的调整

由于此案例的认知行为治疗师是精神科医生，所以在对患者的精神状态做出全面评估后能给出患者所患精神障碍的具体诊断，并对患者目前的药物治疗方案给出自己的建议。但对于承担评估任务的心理治疗师来说，由于《精神卫生法》第二十九条规定"精神障碍的诊断应当由精神科执业医师作出"，第五十一条规定"心理治疗活动应当在医疗机构内开展。专门从事心理治疗的人员不得从事精神障碍的诊断，不得为精神障碍患者开具处方"，因此心理治疗师初始访谈评估的结果仅供参考，不能以诊断的形式告诉患者，也不能自行对患者的药物治疗方案进行调整。患者的诊断及药物治疗方案应当由精神科医生来完成。

法律并未规定心理治疗师不可以跟患者分享其评估结果，而且治疗师做完评估后需要给患者反馈评估结果，这是起码的职业要求。但治疗师分享评估结果时应避开使用"诊断"一词，比如可以说："经过评估我发现你有明显的抑郁症，同时有焦虑情绪，建议你找精神科医生看看，以明确你疾病的具体诊断和病情严重程度，因为我不是精神科医生，不能做诊断。你的药物治疗也需要由精神科医生来提供，有关药物和疾病诊断的事情你需要找(或继续找)精神科医生了解。我这里给你提供的是心理治疗，就是认知行为治疗。"

五、初始访谈的记录

心理治疗是人类医疗服务的一部分，由于跟人打交道，自然就很容易出现纠纷、遭到投诉甚至接收到法院的传票，所以毫无疑问属于高风险行业。治疗师既需要做好心理治疗，也需要写好治疗记录，一方面有助于以后回顾前期的治疗内容，保证治疗的连续性和高质量；另一方面一旦被投诉或被诉讼，能有自证清白或自证无过错的证据。

目前国内尚无行业公认的认知行为治疗记录模板，治疗记录完全是各自为政。此书给出的治疗记录供大家参考，以利于后续行业制定规范的记录模板。

治疗记录

日期：2017 年 5 月 28 日	初始访谈

王军，男性，24 岁，未婚，硕士研究生一年级，汉族。

主诉：容易紧张焦虑 10 年，时重时轻；间断兴趣减退、有疲乏感和自杀意念 7 年余。

现病史：

  10 年前，中考前患者紧张焦虑，每日由其父亲陪着缓解焦虑，之后升入一家很好的、以为上不了的高中。高中期间很自卑，永远觉得自己还不够好，总往最糟糕的方向想，很焦虑，于是非常努力，只关注学习，不跟同学接触。高三一模之后，成绩没有一些同学好，就觉得自己这么费劲拼命还不如人学习好，自己不如人，就更加焦虑，每天感觉自己受不了，坐立不安、出虚汗，想不到出路，想死和想自杀，每天回家后和父亲诉说以缓解焦虑。7 年前高考结束后和同学去青岛玩，6 天未睡觉，看到那些同学都挺自在的，就想自己比别人差，感觉融不进去大家的圈子，也觉得他们都不懂自己，无心旅游玩耍。虽然考上了一所外地大学(电子科技大学)，当时害怕自己会死在外地，就没有去上大学。暑假期间看电影都看不进去，觉得自己上不了大学，感觉自己挺失败，想死，曾闻煤气自杀未遂。于 2010 年 8 月开始在北大六院门诊以"抑郁症"给予"来士普 10 mg/日"治疗。高三复读，服药两个月后就感觉自己在复读的班里成绩还可以，感觉特别好，有自信，身体状况也好起来了，于是自行停药。

  第一年复读后报考北师大心理系，没考上，则心灰意冷、郁郁寡欢地复读第二年，之后考上工大机械系。第二年复读时接着就诊，继续服"来士普 10 mg/日"治疗，因被怀疑"双相障碍可能性大"同时给予"德巴金 1 片/日"治疗，一直服用至大二，大三时自行停药。大学期间学习成绩尚可，因担心挂科，努力学习。大二上学期每周上课仅一两次，其他时间在宿舍睡觉，因为不感兴趣某些课程，把精力放在组织同学活动上。心里总是不安，追求完美，担心细节问题。比如，患者负责组织同

续表

学去爬长城，尽管当时很疲惫不愿去做，但还是逼着自己起大早去买烧烤酱，因为害怕大家为没有烧烤酱就说自己组织得不好。

患者觉得爸爸是做科研工作的，自己就必须要考研究生，于是在大三、大四开始常熬夜，非常努力，如愿考上研究生。10个月前研究生入学后，课题一直在更换，老师常说"年轻的时候不努力就完蛋了，老的时候会非常惨"之类的话，患者就心烦，开始担心未来找工作怎么办。英语六级差3分没过，感觉没心气了，认为自己瞎折腾，后悔所选的专业，觉得自己将来只能找个月薪三四千(元)的工作糊口，不如人。最近半年每天感觉压抑、紧张、坐立不安，兴趣减退，入睡困难，靠吃睡眠药入睡，有没用感，疲乏，看书看半小时、四十分钟就累，脑子反应变慢；但食欲尚可。今年三四月开始有自杀想法，五一期间经常急得哭，自卑，对未来不看好，觉得不会做课题，说想死，感觉没出路，认为死能轻松一点儿，有时站在窗台边想死，但能劝自己混一天算一天，从而放弃自杀念头。通过在网上看人自杀、比自己还惨的情况让自己舒服一些。近半年无自杀自伤行为。既往两次的情况跟这次相似，只是程度不同而已。

目前以"抑郁伴焦虑"遵医嘱服用"来士普20 mg/日、德巴金1片/日"治疗一个月，效果一般。患者之前曾每晚服用3片劳拉西泮帮助入睡，无效后换用每晚1～2片奥沙西泮和1/4片的氯硝西泮0.5 mg帮助入睡，效果尚可。在医生建议下来找我做认知行为治疗。

既往史：

平素体健。三四岁时左眶下壁骨折，无其他严重躯体疾病史、外伤史和手术史。无躁狂、轻躁狂发作史，无精神病性症状发作史。无毒品接触史，无酗酒史。无药物过敏史。

个人史：

一岁半之前由母亲和姥姥带，因从床上摔下之后专门安排保姆带，换了3任保姆，其中一个保姆经常冲患者发脾气与虐待患者。由保姆带到三岁，之后上幼儿园。患者母亲敏感，总觉得比别人差，当别人说了什么导致心里不舒服时就忍着，回家发牢骚、抱怨，患者父亲就听着。

续表

因为是 9 月 16 日出生，提前一年上学，在班里年龄最小。初中时随众，学习成绩一般。但中考考得很好，进入很好的高中后感觉很自卑。有一个同学说要超过自己，就感觉到一种敌意，高中只学习，不跟同学交流。

患者从小由父亲很耐心地陪着学习和帮着做作业、处理各种事情，父亲从不训斥患者。患者从小以父亲为榜样，要求自己应该像父亲那样，哪怕不愿意学习也逼着自己装样子坐着学习。感觉自己挺懦弱，和母亲一样靠着父亲。患者烦恼时向父亲发牢骚，其父亲耐心听着。患者自卑，追求把别人踩在脚底下那种优越感，只愿意跟比自己差的同学待在一起。情绪变化是一高兴起来就没边了，而一失落了就沉到深谷里了。

锻炼身体不规律，但患者发现运动能改善心情。

未询问患者是否遭受过欺凌或性侵犯（以后补充了解）。

家族史：

未询问患者精神障碍和自杀行为家族史（以后补充了解这方面的内容）。

精神科检查

患者意识清晰，定向力完整，接触好，入睡困难，食欲尚可。无感知觉障碍。多数情况下言谈切题，有时不直接回答问题，有赘述；无明显思维迟缓，语速略慢，语调低沉。无妄想，但自我评价低，觉得自己没用，什么都做不好，对未来感到绝望，容易担心未来，有自杀想法。有自知力。注意力、记忆力、智能无异常，主观报告不能较长时间集中注意力。情绪低落，缺乏兴趣，同时有焦虑紧张。意志行为减退，生活和学习受到影响；目前无自伤自杀行为，无冲动伤人行为；既往有一次闻煤气的自杀未遂史。知情意协调一致。

患者呈现的是明显的焦虑状态和抑郁发作。抑郁的总病程 7 年；本次抑郁发作持续半年左右，既往有过两次抑郁发作，分别是半年和一年，在药物治疗和环境改变后明显缓解。焦虑的总病程是 10 年，持续为各种未发生的情况担忧，时重时轻。

续表

小结
患者的优势： 　　非常努力，家庭支持系统好，文化程度高，主动寻求改变，有自省能力。 患者的不足： 　　敏感，灾难化思维，跟人比较，回避接触比自己强的人，赘述。
诊断
1. 重性抑郁障碍。 　　根据 DSM-5 诊断标准：在持续时间超过 2 周的同一段时期内，有明显的功能改变，且在几乎每天的日子里有超过 5 项抑郁症状，如情绪低落、兴趣减退、入睡困难、疲劳、过分不恰当的内疚、注意力不集中、有自杀想法；这些症状引发患者明显的痛苦并影响学业；患者没有使用毒品或酒精类成瘾性物质，也没有躯体疾病；患者没有精神病性症状，也没有躁狂和轻躁狂发作。 　　鉴于总共有 3 次发作，因此诊断是：重性抑郁障碍，反复发作。 　　标注：伴焦虑痛苦。 2. 广泛性焦虑障碍。 　　患者中考前焦虑症状变得突出，即在重性抑郁发作之前先出现紧张焦虑症状，表现为遇事往最糟糕方面想，需父亲陪伴缓解焦虑；升入高中后持续存在学业焦虑，每次重性抑郁发作时焦虑加重，比如坐立不安、没法考试、出虚汗、紧张、焦虑、易疲劳、注意力不集中等；大学期间担忧学业，担忧组织的活动不完美；刚上研究生即担心未来工作和研究生课题，担心未来找不到妻子。患者难以控制，引发患者痛苦且影响患者的功能，持续时间超过 6 个月；患者的焦虑症状不属于社交焦虑障碍、特殊恐怖症、惊恐障碍、广场恐怖症，而符合广泛性焦虑障碍的诊断标准，于是诊断为广泛性焦虑障碍。

六、初步的案例认知概念化

根据初始访谈，形成初步的案例认知概念化如下。

(一)童年经历

三岁之前换过三任保姆，有被保姆虐待的经历。母亲敏感爱抱怨，总觉得比人差。早一年上学在班里年龄最小，总由父亲陪着学习，感觉总是逼自己学习；父亲总帮助解决一切问题。总感觉自己和母亲在靠着父亲。

(二)核心信念

自己挺懦弱？自己不如人？自己不行？自己不够好？

(三)中间信念

我要比人强、优越才行？只有非常努力，我才能避免比人差？只有跟比自己差的人在一起，才显得自己比人强。

(四)补偿策略

非常努力，追求完美，敏感，跟人比较，回避。

(五)特定情形下的问题

情形1：
高三一模成绩比有的同学差。
自动化思维（AT）：
自己费了那么大的劲还不如别人，自己挺失败，自己不如人，没有希望。
反应：
低落，焦虑，想自杀。
情形2：
组织同学去爬长城，自己很疲惫，还未买烧烤酱。

AT：

同学会因为没有烧烤酱说我组织得不好，我到时会尴尬。

反应：

焦虑，起大早去买烧烤酱。

情形3：

高考后和同学去青岛玩。

AT：

那些同学都挺自在的，就自己比别人差，感觉融不进去大家的圈子里，他们都不懂我。

反应：

低落，失眠，心不在焉地跟着大家。

七、治疗计划

患者焦虑的特点突出，同时出现多次抑郁发作，所以以抑郁和焦虑的认知理论为基础开展治疗，将认知调整与行为改变放在同等重要的位置。患者有很好的自省能力，这是治疗的有利因素。患者经常不切题交谈，过多谈论细节或来龙去脉，耗时比较长，治疗中需要对此给予特别关注，及时引导患者学会将注意力集中在讨论的议题上。

鉴于认知行为治疗是失眠、焦虑和抑郁治疗指南推荐使用的一线治疗方法，跟药物治疗相比，认知行为治疗在预防疾病复发方面有明显优势，患者目前既服用镇静催眠药和抗焦虑药，又服用抗抑郁药物和心境稳定剂，因此，治疗早期需要请患者跟其精神科医生交流，逐步停用镇静催眠抗焦虑药物。未来随着治疗的推进，待患者掌握认知行为治疗方法后，再逐步停用抗抑郁药物。

八、广泛性焦虑障碍(GAD)的诊断标准

由于此患者被诊断广泛性焦虑障碍，特将 DSM-5 中广泛性焦虑障碍的诊断标准介绍如下，患者需符合下述六个条目才能被诊断为 GAD。

1. 在至少 6 个月的多数日子里，对于诸多事件或活动(例如，工作或

学校表现），表现出过分的焦虑和担心（焦虑性期待）。

2.个体难以控制这种担心。

3.这种焦虑和担心与下列 6 种症状中至少 3 种有关（在最近 6 个月中，至少一些症状在多数日子里存在）。注：儿童只需 1 项。

(1)坐立不安或感到激动或紧张。

(2)容易疲倦。

(3)注意力难以集中或头脑一片空白。

(4)易怒。

(5)肌肉紧张。

(6)睡眠障碍（难以入睡或保持睡眠状态，或休息不充分、质量不满意的睡眠）。

4.这种焦虑、担心或躯体症状引起有临床意义的痛苦，或导致社交、职业或其他重要功能方面的损害。

5.这种障碍不能归因于某种物质（例如，滥用的毒品、药物）的生理效应，或其他躯体疾病（例如，甲状腺功能亢进）。

6.这种障碍不能用其他精神障碍来更好地解释［例如，像惊恐障碍中的焦虑或担心发生惊恐发作，像社交焦虑障碍（社交恐怖症）中的负性评价，像强迫症中的被污染或其他强迫思维，像分离焦虑障碍中的与依恋对象的离别，像创伤后应激障碍中的创伤性事件的提示物，像神经性厌食症中的体重增加，像躯体症状障碍中的躯体不适，像躯体变形障碍中的感到外貌存在瑕疵，像疾病焦虑障碍中的感到有严重的疾病，或像精神分裂症或妄想障碍中的妄想信念的内容］。

九、认知行为治疗知情同意书

开展预约好的收费心理治疗，通常需要治疗师和患者之间签署知情同意书。可能不同机构的知情同意书的格式和内容会有所不同。双方需要就治疗中的一些情况（比如每次的收费、每次治疗的时间、治疗频率、总的治疗次数、保密原则和迟到情况的处理等）提前约定好，这样才能减少分歧，达成共识，让治疗能够通过双方共同的努力取得期望的疗效。具体知情同意书见附录。

第三章

第一次治疗：明确目标与理解认知模型

一、第一次认知行为治疗的总体框架

认知行为治疗是结构化、有时间限制、以问题为取向的心理治疗，每次的认知行为治疗都包含检查心境、回顾上次治疗、检查作业、设置议题、讨论议题、总结反馈以及布置作业等环节，在各个环节之间会有小结与过渡、询问反馈。但第一次治疗跟随后的治疗结构又不太一样。如果第一次治疗距离初次评估时间很短的话，比如仅间隔一两天，一般不需要进行心境检查；如果间隔时间长的话，需要进行心境检查。第一次治疗通常不会回顾上次治疗和进行检查作业，因为前面一次是初始评估，进行回顾意义不大，且在评估后通常不布置作业，也就谈不上检查作业。不过，这个案例初始评估后布置了作业，所以需要进行作业检查。

第一次认知行为治疗的议题通常包括制定问题列表、明确治疗目标、反馈评估结果、就患者所患疾病开展心理健康教育以及就认知行为治疗的理论开展心理健康教育。但面对不同的患者，第一次治疗的议题会有所不同。有时会省略患者已知晓的某些内容，有时会根据患者的合理需求增加某些内容，有时会因为患者曾经接受过认知行为治疗而省略了专门的认知理论模型的心理健康教育，有时会因为患者的情况紧急而直接对患者进行行为激活、认知重建或自杀危机干预。

这次治疗实际用时 51 分钟。

二、第一次认知行为治疗逐字稿与讲解

李献云：好，总体来说这一周怎么样？（进行心境检查。）

王军：这周，上周是端午是吧？就是端午，噢，对，是这样的，那个这周变化特别大，这周那个端午那天，就是说，我想就是，因为之前一个人在家都挺没事干，然后端午的前一天，我就想去学校待一会儿，但是跟我爸聊完天之后，我爸那个就说："就现在什么都不管了，你就能能做什么就做什么，就是强迫自己做自己力所能及的事。"结果我就感觉好像就不太行，就、就跑、就跑楼顶上去了（苦笑）。（患者不直接回答问题，叙述细节或事情经过的特点再现。）

李献云：你爸让你强迫自己做自己能做的事，是吧？（鉴于患者上面谈到的"跑楼顶上去了"可能跟自杀行为有关，于是不再继续进行心境检查，而是跟随患者的话题谈，准备评估其自杀危险性。当然也可以将此情况记录下来，继续进行心境检查，留待议题设置时将它设定为议题之一，在合适的时间评估其自杀危险性。后一种处理更恰当。）

王军：我就觉得有点儿受不了。（患者的自动化思维。）

李献云：好，你觉得受不了的是什么？（试图找到患者当时更关键的自动化思维。）

王军：受不了的就是（思考），我想想当时那种情绪。

李献云：当时怎么想？就你爸那么说了之后，让你怎么想自己，你觉得自己受不了？你上楼顶是想自杀还是干吗？（继续变化提问方式，试图找到患者当时的自动化思维，同时了解患者所谈的上楼顶是否与自杀危险性有关。这里的不足之处是，一次提问了两个方面的问题，一般一次问一个问题合适。）

王军：嗯，想自杀，嗯，就我很难想象这是一周、一周之内发生的事。（患者最近一周有自杀意念，这是需要优先关注的问题。）

李献云：噢，好，当时你爸跟你说，那是上午还是下午？（为了引出自动化思维，需要将患者的注意力拉到当时的情形，于是先从时间定位入手。）

王军：下午。

李献云：下午的时候，嗯，他的语气怎么了，让你就？（鉴于多数抑郁焦虑患者对于他人的语气非常敏感，患者的个性也很敏感，于是为了找到患者当时与自杀倾向有关的自动化思维，首先激发患者当时的听觉刺激。）

王军：就是我好像也是想让他那个逼一逼我，我也是想有点儿动力去做事情。

李献云：嗯，你想让他逼一逼你，他又说你可以强迫自己做自己想做的事，能做的事。（复述患者的话，促进理解和共情。）

王军：其实他那个语气还挺缓和的。

李献云：嗯，那怎么着就让你觉得受不了了？本来你想让他这么说，他又这么说了，嗯，你脑子里当时想的是什么？（在激发患者的回忆后，继续提问原来的问题以找到患者当时的自动化思维。）

王军：嗯，我就感觉好像就是这东西做完之后对未来也没有什么好处。（患者的自动化思维出来了。）

李献云：哦，这东西，感觉这东西做完之后对未来没有好处，还有别的吗？（继续追问患者当时的自动化思维。）

王军：感觉我现在遇到这老师挺坑的。（患者的自动化思维。）

李献云：嗯，还有别的没有？

王军：还有就是，我感觉就是，这研究生三年感觉啥东西都可能学不到。（患者的自动化思维，而目前刚上研究生一年级。）

李献云：这三年啥都学不到，嗯，还有别的吗？就那一瞬间。

王军：然后感觉今后适应社会很难，我这种情况。（患者的自动化思维。）

李献云：嗯嗯，还有吗？

王军：嗯，还有就好像跟别人比的时候，就感觉自己差了一大截。（患者的自动化思维，又是跟别人比较模式。）

李献云：噢，跟别人比差一大截，是吧？

王军：嗯。

李献云：还有别的吗？就那一瞬间的时候，让你跑到楼顶上。

王军：还有就是感觉这东西一口气做不下来，就特急躁的那种。（患者的自动化思维及相应的情绪反应。）

李献云：嗯，一口气做不下来，意味着什么就那么急躁？（需要继续引出与患者急躁更直接有关的自动化思维，因为一口气做不下来一般不会让人急躁，且他刚上研究生一年级。）

王军：有点儿感觉就好、就好久都做不下来。（与患者急躁情绪有关的自动化思维。）

李献云：就好久都做不下来，是吧？还有别的吗？那一瞬间。

王军：没有了吧。（需要在了解患者某一情形下的全部自动化思维后再终止相应询问。）

李献云：那怎么就让你想到自杀了呢？（由于患者跑到楼顶，跳楼自杀的危险性高且致死性高，因此在治疗中患者的自杀危险性是需要优先考虑和解决的，需要找出与患者想自杀有关的自动化思维，因为前面那些自动化思维不至于让人去迈出自杀的步伐。）

王军：唉，我感觉就是，我读研嘛，因为我们是学机械电子科学的，就是我就特别想学电子类的，然后呢，就觉得学了机械啊就得去工厂、就是偏的地方上班。然后一开始呢，这个老师是我导师的老公吧，定的这个方向就特别悬，就是什么脑电波啊，什么神经网络学习啊，那东西我觉得难度特别大，又没有什么基础。然后呢，不太是我想学的东西，而且的确那玩意儿是探索性的，它那个不像我之前想的，就是工程类强一些的，就是就说用一些模块去搭一些东西，或者写一些程序上能实现功能，然后再填一点儿什么算法之类的。就就，这事就，其实现在看是这个老师的的确确他没有把方向掌握好。（患者未直接回答问题，只是在讲述过程。患者交流时的赘述特点。）

李献云：嗯，那怎么就让你想到，他没把方向掌握好，怎么就让你想到要去楼顶自杀了？（小结一下，再将患者引到问题的关键处，即了解与患者想自杀有关的自动化思维。）

王军：因为吧，我原先我觉得我前一阵子做那个劲儿可能是，因为一开始听说这个老师是××知名大学的，就感觉他的话比较有、就比较正确，然后慢慢慢慢地发现，过两三个月发现，他今天给我换一个方向，明天给我换、换一个方向，就觉得这个东西都不靠谱。然后呢，我就感觉这两三个月的时间，我之前那两年都是每天抓紧每一分每一秒去学习，然后我就感觉就，他这么一给我弄，就这种特别强的挫败感。（患者的自动化

68 · 拨开信念的迷雾：抑郁症认知行为治疗实录

思维与挫败感的情绪反应，但患者未谈出与挫败感有关的自动化思维。）

李献云：那怎么着让你，你以前是抓紧每分每秒去学习啊，现在他老给你换方向，你觉得他不靠谱，怎么就让你有挫败感？按理说他不靠谱，不该他有挫败感吗？（治疗中有疑问，直接询问患者，请他做出解释，而非猜测或假装知道。）

王军：我现在觉得是我遇到这方面的事儿，怎么说呢？

李献云：怎么说？

王军：反正我看了一眼那个《做最乐观的自己》那本书。反正它就，我觉得这个还是，它就是说认知疗法嘛。（患者转移了话题。）

李献云：先不跑那么远，就是怎么让你有挫败感的？（将跑题的患者直接拉回到主题上来。）

王军：这事儿，是吧？

李献云：对，你不管那个书上怎么说，就你当时怎么想的，你就跑到楼顶上了？（继续直接追问患者与自杀危险性有关的自动化思维。）

王军：我再仔细想想，嗯，（思考）我觉得好像就是，唉，其实就是对现状不满，然后一不满吧，又感觉就很难去转，这就很难去改变了。就是又对现状不满，又觉得无法改变，然后拖着，这现在就感觉未来就一片黑暗。（患者终于将与自杀危险有关的自动化思维说出来了。通过评估和前面的交流，发现患者的交流模式就是，通常不切题交流，而是叙述细节或过程。这必然会影响到治疗的时间把控，在未来的治疗中需要想办法解决这一问题。）

李献云：哦，这么想的，所以想到了死啊，那死能解决什么问题呢？

王军：（沉默）

李献云：当时你怎么想的？就当时那一瞬间你怎么想？你觉得死能帮你解决什么问题？（评估患者自杀的目的和想死的理由。）

王军：就是感觉未来一片黑暗的，那不如就，就等价于死了。（患者与自杀意念有关的自动化思维。）

李献云：等于死，未来一片黑暗就等于死，还不如现在死了，是这意思吗？

王军：对。

李献云：噢好，明白，这就明白了。所以在那种情况下心情变成什么样子？除了挫败感以外。

王军：心情啊，特别的，它脑子都发木，眼睛都发直。（患者对于心情的理解有偏差，回答的是生理反应，这提示治疗师需要在治疗中抓住合适的机会对患者进行这方面的心理健康教育。）

李献云：脑子发木，眼睛发直，这是身体上的不舒服。然后还有什么？心情呢？或者情绪？（帮助患者结合自身情况学会区别什么属于生理症状或身体不适、什么属于心情或情绪，只有患者学会区别它们之间的不同，患者才能真正理解认知理论和了解认知行为治疗，也才能学会觉察自我的状况。）

王军：心情就，感觉胃特别不舒服。（这依然是患者的生理症状而非情绪。由此可知，患者在区别生理反应与情绪反应方面有困难。）

李献云：这也是，胃特别不舒服，这也是身体上的反应。（继续让患者知道这是生理反应。）

王军：心情就感觉挺抑郁的。（患者终于给出了其情绪反应。）

李献云：抑郁，是吧？

王军：嗯，那抑郁那种感觉形容不出来，就是什么都不想做，压得慌。（患者描述其抑郁情绪，同时又给出了生理反应。）

李献云：压得慌啊，到那楼顶上之后呢？

王军：然后就给我爸打电话。（这里谈的内容，跟一开始说跟爸爸聊天后上楼顶，似乎不一致。）

李献云：你本来是跟你爸聊天的不是吗？（就认为不一致处询问患者。）

王军：就先先聊天，让我做事情，然后我吃了个饭回来，我感觉实在逼不、逼不了自己。（患者的自动化思维。患者一开头的叙述并不准确。）

李献云：所以是聊完天之后，吃了饭后又这么想的，然后才上了楼顶。当时你爸已经不在了，不在家了？（一般说聊天是指面对面聊天，因为是患者跟爸爸聊天，治疗师以为他在家里。）

王军：嗯，然后上楼，不不，打电话啊，我就在学校。（患者所谈聊天是指在学校跟爸爸的电话聊天。）

李献云：你在学校给你爸打了电话说的，然后你去吃个饭，吃完饭之后，回来又想，就想了这么多，然后让自己上楼顶了，上楼顶怎么想起给你爸打电话的？（患者上楼顶想自杀能够想起给亲人打电话，这一点非常好，所以了解其心理过程。）

王军：哎呀，就是还是，还是……

李献云：还是什么？

王军：还是觉得没必要的。（患者想自杀的同时能够想到没必要，降低了其自杀的危险性。）

李献云：噢，好，非常好，在这个过程中想到没必要，所以给你爸打了个电话？（复述患者谈的主要内容，认可其想自杀但能积极求助这一点。）

王军：对呀。

李献云：噢好，那你爸跟你聊聊，你就下来了，还是怎么着？（了解患者放弃自杀的思维过程。）

王军：就下了吧，他说楼顶上那算了吧，那就先下来吧。

李献云：好，一打电话，打电话同时就下来了，还是说？

王军：打完电话就就下来了，不不不，打着同时就下来，就聊着聊着就下来了。

李献云：聊着聊着就下来了。那非常不错啊，那我们知道这个情形了。待会儿呢，咱就拿这个情形看看怎么样理解 CBT，好不好？（为了评估患者的自杀危险性花费了不少时间，在得知患者的自杀危险性不高的情况下，不做任何干预。治疗师决定以此情况作为下面帮助患者理解认知行为治疗原理的素材。）

王军：嗯。

李献云：本来你也看了一些书嘛，你说变化特别大，这是一个糟糕的情况。还有什么？（治疗师小结后话锋一转，继续进行心境检查，就是了解患者一开始谈到这一周变化特别大，具体指什么。）

王军：我感觉，就是因为我跟老师，我说我换课题了，换了一个电子的课题，做一个传感器，还有控制电路，什么板都要自己做。然后我我突然，然后我又看了一眼那个，因为我们学机械电子嘛，我们之前只学电工，然后就慢慢，然后我看了一下他们电子科学技术那些课程，还有那些书，我看其实那些我自己也能抽空自学，然后把这个知识补上。然后我的课题又是跟电子类相关的，今后出来怎么着也能达到一个就是优秀本科生，就电子类学生本科生以上的水平。就虽然没可能纯学电子那么强，伹是自己还是挺喜欢的，就是还是对这个事情有掌控感的。（患者的思维发生了转变，自然情绪就会好很多。）

李献云：噢，好，跟老师说了？

王军：噢对，这个已经改课题了。

李献云：噢好，所以你这么说后，老师也同意了。

王军：我们那个，我我的导师挺挺同意的。就是她老公，当然她跟她老公说了一声，也同意一点儿。因为这个可能就是创新性没那么强，就不像给他们那个开疆拓土的那种感觉，我觉得开疆拓土那种东西都应该是博士干的，我们老师其实有的时候挺急躁的。（患者担忧的现实问题得到解决。）

李献云：噢噢，好，所以你这个就是没有什么特别的开疆拓土的领域，是吧？

王军：嗯，对对对，就是。

李献云：但对你来说，你觉得有掌控感，你也感兴趣，老师也同意了。（小结患者所谈的关键内容，即目前患者的心情与实际情况。）

王军：对，有掌控感，而且对未来就想干那个硬件这个方面的事情。（患者对未来有设想，而不是像评估时所谈那样对未来充满失望。）

李献云：哦好，所以你有未来的一个筹划，是吧？

王军：对对对，我就感觉就跟之前，就所以说，这周变化特别大。（患者具体提到心情变化特别大，但没用具体的情绪词汇描述。）

李献云：嗯，所以在这种情况下，你的情绪就变得怎么着了？（追问，请患者描述其变化，以完成心境检查。）

王军：就就感觉就是，心情就好多了，也愿意开始收集资料，看一些书，然后能动起来。（患者想法转变、现实问题解决后带来的情绪转好，行为更加积极。）

李献云：心情就好多了，愿意做事，愿意收集资料看书了，现在是这意思吧？

王军：对，虽然就是，我想了一下就是，就是我感觉啊，就是人那个，我小的时候其实是挺悲观的，就对好多事情解释，都把原因推到自己身上，但是我感觉好像也只有通过这样的打击，或者说这样的不如意，才能去慢慢让自己变得那个那个乐观起来，不可能在自己就很顺的时候能能能变得乐观。（患者的悲观与其揽责上身、灾难化思维有关，以后需要引导患者发现并改变这一惯性。与此同时，患者对于打击或不如意有这样的积极看法，有助于增强其耐受挫折的能力。）

李献云：好，所以你有重新看待打击、不如意，这样才能让自己变得乐观起来，是吧？（强化患者好的方面。）

王军：对，这这因为顺境的时候，自己就是在那儿乐了，就是没法去变化。

李献云：好，你认为顺境就只剩下乐了，没有那种转变的感觉，而有这样的打击、不如意的话，才让你学会怎么样来转变自己，是吧？（继续强化患者好的方面。）

王军：嗯。

李献云：非常好啊，这是你说自己的变化特别大，在这周当中。嗯，那今天是第一次治疗，咱们以后每次的治疗都是 45 分钟，咱们今天打算谈几个方面，一个就是明确你有哪些问题要解决，然后要达到什么样的治疗目标，以及认知行为治疗到底跟你自己的状况有什么关系，跟你的这个病有什么关系。今天主要想谈这三方面的内容，可不可以？（简短小结后，告知患者每次治疗的时间限制，然后转入议题设置。因为是第一次治疗，由治疗师设置议题，并征询患者的意见，以体现合作联盟。由于评估发现患者接受了很长时间的精神科治疗，对于自己的疾病诊断很清楚，于是不再通过反馈评估结果来告知患者其精神科诊断。）

王军：哦，可以。

李献云：好，因为你先谈了你的变化特别大，我们就先来谈谈认知行为治疗的原理，然后你告诉我它跟你的病有什么关系，然后我们再反过来再说你有什么要解决的问题和治疗目标，怎么样？（根据此次治疗的特点调整议题讨论的先后顺序，以便于前后衔接，同时征询患者的同意，特别关注治疗联盟。）

王军：成。

李献云：好，因为刚说完你的一些情况，咱们就趁热打铁。好，你不是看了认知行为治疗的书吗？（向患者解释如此安排的原理。）

王军：对。

第三章 第一次治疗：明确目标与理解认知模型 · 73

李献云：所以你觉得你刚才说的那些内容跟你看的认知行为治疗的书之间有什么样的瓜葛和联系呢？（结合患者的书籍自学来看看患者对于认知行为治疗了解多少，从而决定接下来跟患者的交流方式和交流的内容。）

王军：我觉得还是，就我看那个书是，叫，对一个负面事情或者好的事情的解释风格。（由此可知，患者对于认知行为治疗有所了解但了解不多。）

李献云：你看的是什么书啊？（了解其知识来源。）

王军：《做最乐观的自己》，这是我刚看的。

李献云：《做最乐观的自己》，所以你觉得认知行为治疗它强调的是什么？说的是什么？

王军：我感觉就是，就凡是能调动起自己积极性的那个想法，要多、多去这样去认识自己。（从认知理论来看患者所谈有一定的道理，虽然有不足。）

李献云：这样去认识自己。

王军：这样去产生自己的想法。

李献云：好，这也是有一定道理的。其实认知行为治疗告诉我们的，通常大家都觉得是事件，比方说老师他如何如何，老师给我换课题了，或者谁做了某件事了，让我心情郁闷了或者绝望了，然后让我做一些冲动的事情了，无论冲动的事情是想杀死自己，还是想摔东西毁物之类的，还是做的其他什么暴饮暴食的事。通常我们都会以为是事儿影响我们自己。（认可患者的同时，把人们常见的错误理解先抛出来。）

王军：对。

李献云：但实际上认知行为治疗强调的是，除了这个事对你有影响以外，更强调是你的想法、你的认知是怎么影响你的。这么说起来比较抽象，你记得不，刚才你说你的变化大，你看那些事儿，一个事儿，就是你跟你爸通了个电话，你爸劝你说"你强迫自己做自己能做的事"是吧？然后你去吃了个饭，回来之后你就坐那儿琢磨你爸的话，你就想了很多，比方说，"觉得自己受不了啊，感觉这东西做完之后对未来没什么好处啊，这老师挺坑的，这三年啥都学不到，今后适应社会也会很难，就是自己这种情况，跟别人比差一大截，一口气也做不下来，这东西好久都做不下来，然后那老师挺不靠谱的"，是吧？（结合患者所谈的一大堆自动化思维，概要强调认知行为治疗的原理。)

王军：对对对，嗯。

李献云：然后自己有挫败感，然后还认为"未来也是一片黑暗，自己也没有办法改变这种状况，如果未来一片黑暗的话，那就等于现在就死了"，所以人变得抑郁，这是情绪反应；什么都不想做，然后上楼顶想自杀，这是行为；然后感觉压得慌，脑子则发木、眼睛发直，身上特别不舒服，胃特别不舒服，这是生理上的反应。你觉得这些反应，无论是你情绪变得抑郁，还是你行为上变得什么都不想做，上楼顶想自杀，还是你感觉压得慌、脑子发木、眼睛发直、胃特别不舒服，你觉得跟你的想法有没有关系？（继续指出患者的自动化思维，同时对患者进行认知模型的心理健康教育，让患者理解情绪、行为和生理反应。）

王军：（患者思考）

李献云：仅仅是你的现状，或者是仅仅是你爸跟你说的那些话导致的？还是说更重要的跟你的这些想法有关系？你对自己目前的状况的看法，对未来的一些看法，你觉得跟你的抑郁呀，想自杀呀，感觉压得慌啊，身体上的不舒服有没有关系？（结合患者前面谈出来的例子对患者继续进行认知模型的心理健康教育，强调想法或认知对患者的情绪、行为和生理反应所产生的影响。）

王军：（思考）就是反正，就这周其实什么事儿也没有过，反正我就有这么两种截然不同的想法，就能感觉能看见希望。（患者所谈跟认知理论强调的内容一致，即想法影响人的状态。）

李献云：好，所以你就看到，同样的一个情况，其实你的状况还是你原来的状况，对吧？

王军：嗯。

李献云：你目前也没什么特别的变化，对吧？（确认患者的现状无变化，为下面要谈的认知理论做铺垫。）

王军：嗯，对。

李献云：想法影响着你，你想到你换个系，你换个专业，实际上你没换个系，没换个专业，没学电子，虽然你偏重学电子，但你认为缺的知识自己也能抽空自学补上，未来能干硬件方面的事情，你就有掌控感，你整个人心情就好多了，愿意收集资料，也愿意看书了。然后你对自己的状况，你对自己目前的这个状况也有另一个认识，你觉得这样的打击也不是什么坏事，这样的不如意也不是什么坏事，能让自己变得乐观起来。（继续强调认知原理，即想法改变后，即使现状没变，患者的心情就转好、行为就变得积极起来，进一步推动其对不如意状况有一个新的认识。）

王军：是。

李献云：所以你整个人就心情好，愿意去做事，你身上的不舒服呢，这种脑子发木、眼睛发直、胃不舒服？（继续追问患者想法转变后生理症状的变化。）

王军：就少多了。

李献云：就少多了，所以告诉我们影响你的到底是什么？（请患者结合上面所谈实际情况说出认知理论的最关键内容。）

王军：是，就是，但是我总觉得这个，这个人好像遇到什么事情打击他，影响的是那想法。但我总觉得那想法它就有一个慢慢变化的一个过程，它总是一个事件来了，一开始可能我这个心情低落或持续的时间就特别长，或者说一下就容易沉得比较久，然后才能慢慢恢复过来，就恢复的时间长。（"但是"后面的内容往往是患者强调的重点。患者并不按要求切题回答，依然是固着在自己的认识上，强调事情对人的打击和想法转变需要时间。）

李献云：好，你谈到的一个内容，说的也是实际情况，也就是在事件发生之后，你会有一个想法，想法之后你的情绪就变得低了，是吧？（认可患者说的合理之处，事件发生后有想法，然后情绪变得低落，以促进共情理解。）

王军：对。

李献云：你的身体就变得也不舒服了，是吧？（谈患者生理的变化。）

王军：对，也不舒服了。

李献云：然后你的行为也就变得消极了，是吧？（谈患者行为相应的变化。）

王军：对。

李献云：然后你说到这个时间一推移之后，时间稍微变长，是吧？（结合患者所谈的时间推移想法才会慢慢转变，期望接下来患者会说想法就跟开始不同了。）

76 · 拨开信念的迷雾：抑郁症认知行为治疗实录

王军：但我觉得还是离不开自己，得跟那个老师商量，就得改变这个、这个事情。（患者并不按治疗师预定的方向去谈想法的转变，而是强调自己解决问题后产生的影响。这在临床上也是很常见的现象。）

李献云：噢，好，这说到一点，时间推移，跟老师去商量，是吧？（依然认可患者所谈的行为转变。）

王军：对对，得改这个、改变这个事情。

李献云：跟老师商量，改变事情。嗯，这是一个啊。

王军：然后还有一点就是，因为我们那，我那时候我考研那会儿，还没想到工作这事儿，我还想读博什么的。然后就是受同学影响，他们可能想在北京要买房（笑），要做互联网，要进入互联网公司。然后那个时候就对我冲击，我就当时觉得就、突然感觉就就矮别人一截。然后现在我想的是，每个人都有他自己需要的东西，就就找到自己喜欢的和需要的就可以。（患者又依惯性转移了话题，但谈的依然是想法或认知对他的影响。面对他的具体情况，患者并没有真正认识到是想法对他产生的影响，虽然他纯从理论层面对认知理论有一定程度的理解。）

李献云：好，先不跑那么远了，就这个事我们来说。我们看到的是，事件发生的时候，你有想法出现，我们管这个叫自动化思维。有了这样的自动化思维之后，你的情绪就变得越来越消极悲观，身体也变得越来越不舒服。但随着时间推移，如果你去让自己做一些事情的话，去跟老师商量做事情，这是不是做事情？（将患者的注意力拉回之前讨论的那个情形，并请患者看着治疗师结合那个情形写出来的认知理论图示，谈哪些是自动化思维以及相应的情绪、行为和生理变化；然后再谈随着时间推移患者做事情这一行为会引发的变化。）

王军：对。

李献云：你发现自己做事情的话，你整个情况、想法就会发生转变，变得积极一些，心情也变得好一些，身体不舒服也少一些，然后你的行为也变得积极一些，是这么说吧？（强调做事情这一行为改变后，情绪转好、生理症状减轻和行为变得更加积极。这也是进行认知模型的心理健康教育。）

王军：那个做事情，得就是你的脑子得相信自己。（患者这时候谈出来影响其做事情的是想法，即自动化思维，非常好。）

第三章 第一次治疗：明确目标与理解认知模型 · 77

李献云：好。

王军：就是得能如意，就这个特不容易。（患者的自动化思维，即相信自己能如意。）

李献云：好，这是不是先有了一个想法转变？想法转变后才会去做事情，是这么说吗？（强调患者想法的转变促发了行动，这也是在进行认知模型的心理健康教育。）

王军：对，我觉得，一开始是觉得我跟老师没法商量，就是老师权、权力很大，我跟他没法商量，就现在是我和他能商量，也就是我找王大夫开了一个假条，而且这个，开完假条换了课题之后，我又换了个课题。我觉得第二次换课题，我更主动一些，就是我就觉得，嗯，还是得就是去……就是这个点，就是得相信自己能得到自己想要的。就是我原先就……这个，现在回过头来是这个样子。（原来的想法跟现在的想法不一样，自然行动不同，结果也会不同。）

李献云：好，原来你认为自己跟老师就没法商量？（突出强调患者原来的自动化思维是什么。）

王军：对，老师那个，对。

李献云：老师权力很大，你认为老师会怎么样？老师会转变吗？（继续强调患者原来的想法，并试图引出患者对老师能否转变的看法。）

王军：然后老师会转变吗？老师转变了。（患者不顺着治疗师的思路谈，而是说后来的结果。）

李献云：不是，你原来认为跟老师没法商量的时候，认为老师会不会转变？（此时，需要耐心引导患者回到治疗师设定的思路上来。）

王军：不会。（患者成功谈出原来对老师的看法。）

李献云：老师不会转变，是吧？

王军：对。

李献云：你觉得自己在那种情况下，在你这个想法影响你的时候，你心情变成什么样子？（继续突出强调原来自动化思维对患者情绪的影响。）

王军：那就很绝望啊。

李献云：很绝望，是吧？

王军：对，就只能在那儿半吊着不死，感觉状态一点点就下去了。（患者的自动化思维及相应的情绪变化。）

李献云：噢好，所以很绝望，状态一点点往下走，是吧？

王军：对。

李献云：所以当你转变想法，觉得你跟你老师能商量的时候，你就去找老师商量，结果老师能不能转变？（强调患者想法转变后才采取了行动，并通过行动发现老师并非像他认为的那样。）

王军：老师也、也能。

李献云：也能转变，是吧？

王军：嗯。

李献云：所以你的心情就会变得怎么样？（强调情绪受想法和行为的影响。）

王军：嗯，好点儿。

李献云：心情就好起来了，然后你的状态怎么着？

王军：就是这，今天好、好像也是慢慢慢慢才好起来的。

李献云：好，所以这告诉我们是什么影响我们？仅仅是事件在影响我们，还是什么在影响我们？虽然你说随着时间推移，自己去跟老师商量了，但你也说在这之前先有一个想法的转变，对吧？（引导患者结合上面所谈的自身例子去理解认知理论，即对患者反复进行认知模型的心理健康教育。）

王军：嗯。

李献云：所以告诉我们是什么影响我们？是事件影响我们，还是什么影响我们？

王军：我觉得是有了事件，然后自己的想法不断地变啊变啊变，自己也应该……（患者依然强调事件对人的影响而非想法。）

李献云：毫无疑问事件总是有的，如果这个想法不做出转变，情绪、行为、身体上的不舒服是不是也很难转变？（首先认可患者所说的事件是存在的，以促进共情理解和合作联盟，但更强调想法对人的影响这一认知理论。）

王军：对，是。

李献云：嗯，所以 CBT 就让我们学会怎么样抓住影响我们的想法，学会转变。嗯，你有没有注意到，当你跟我说的时候我问你很多问题，问你想到了什么，当时那瞬间在想什么，那时你的想法是不是一大串啊？

（请患者回顾前面所谈的过程，引导他看到引出其想法的过程以及他存在的很多自动化思维。）

王军： 对对对。

李献云：（继续指着前面写出来的认知模型图示跟患者解释）正是因为这一大串的想法在这儿影响着你，你的情绪能不抑郁、不绝望、不压抑、不挫败？所以就很容易变成这样的情绪，变成这样的身体状态，然后出现这种行为。所以如果我们学会转变这些想法，那是不是以后就不一样了？当然你说你可以等着，等着是不是相对缓慢一些？（强调转变想法之后患者就可以有不一样的情绪行为和生理反应，而这不同于简单地等待时间推移。）

王军： 嗯，是，但也，就是，嗯嗯，您接着说。

李献云： 你觉得你来这儿的目的是想让你自己等着？还是想让你自己能慢慢学会遇到这样的事情的时候，发现这样的想法，学会转变它，让自己尽快好起来？（询问患者的需求，将患者的需求跟认知治疗所能做的结合起来，提升患者改变的动机。）

王军： 当然是学会转变了，尽快走出来。

李献云： 是吧？这是我们的目标。（认可患者这一点，并把它列为共同的目标，促进合作联盟。）

王军： 对对对。

李献云： 所以 CBT 就让我们学会怎么样来把自己的自动化思维，就是事情发生的那一瞬间，脑子里想的那些想法抓出来，我们管它叫自动化思维，把这个自动化思维抓出来，让它对我们的干扰少一些，从而朝向你想要的目标。好吗？（继续进行认知理论的心理健康教育，同时教授患者理解什么是自动化思维。）

王军： 嗯，对。

李献云： 好，所以这么说了，有什么不理解的地方吗？或者我没说清楚的地方吗？（询问患者的负面反馈，看看患者是否真的和治疗师同步，以便调整治疗交流的方式和节奏。）

王军： 没有。

李献云： 好，你总结一下咱们这块的内容。（认知理论的心理健康教育这一议题完成了，于是通过患者的总结来看患者的理解程度。）

王军：（思考）因为我是觉得，就这些想法现在，就一周之前想了，我都、我都、都忘了，我都、都很难想象自己还那么想。（患者不按照治疗师的要求进行总结。）

李献云：所以你现在回头看的时候，都很难想象自己当时怎么会这么想，是吧？可是事实呢？事实如何？（治疗师在患者不按照要求总结的情况下，需要引导患者进行这个部分的总结。）

王军：事实就是……

李献云：你觉得未来，如果你不转变的话，未来遇到类似的情况，你会不会还走同样的路？（启发患者认识到，思维不转变，人还是会走老路。）

王军：我觉得会，就是它那种自动启动的那种东西。（患者认可这一点。）

李献云：好，所以试着总结一下。（继续请患者总结。）

王军：总结一下什么？（患者不理解要总结什么。）

李献云：总结一下咱刚才谈的内容。对你来说最主要的是什么？（治疗师做出解释。）

王军：哦，最主要的？（患者还是没有搞清楚要总结什么，这很常见，因为这是第一次的认知行为治疗，患者并不清楚治疗师的意图。）

李献云：嗯，刚才咱们谈的是认知行为治疗的一个原理嘛，是结合你的情况谈认知行为治疗的原理，所以你试着用你的话总结这一部分的讨论。（治疗师又一次进行解释，把语句表达完整，以便患者理解到位。）

王军：我觉得就是，这个这个人他遇到一个事情，他总有一些本能的或自动化的那些想法，然后，而这些想法有些时候，嗯，对我来讲它就是有害的，不能始终就是掉入到这个想法里头，不管是掉了很久或者很深，然后，这、这些想法的确会控制我的行为和情绪。嗯。（患者用自己的话总结认知理论想强调的内容，很到位。）

李献云：好，非常好，所以这些想法很多时候或有的时候对你有害，控制你的情绪行为，还有导致身体上的不舒服，是吧？（概要复述患者所谈内容，即强调想法对人的影响。）

王军：对，但有的时候我的这些想法又感觉它就是我，有的时候陷进去的时候，就跟我就就就、它就是我，贴得很紧。（患者谈到这些自动化思维给他的感觉就是他自己，而非仅仅是一个想法，这很常见。）

李献云：对，这就是自动化思维的特点，感觉就是，真实的我就是那样，我就是那么回事，对吧？就是事实，甚至不认为它是想法。（认可患者的感觉，也强调着这就是自动化思维的特点。）

王军：对。

李献云：感觉它就是事实，它就说了一个真实的事情。几乎所有的人都是如此。我们以后要学会把它抓出来，然后学会来重新看看它到底是不是事实，然后可以怎么样转变，这是以后我们要努力的方向，好吗？（在继续认可患者感受的基础上，指出未来的治疗方向。）

王军：嗯，是，好。

李献云：你经历了这次事情，让我们有机会看到想法是怎么影响你的，一方面看到让你情绪变得更糟的、行为变得更不利于你的那些想法是怎么影响你的，另一方面也让你看到了，如果你的想法发生转变的话……（对比患者前后不同的想法对患者所产生的不同影响。）

王军：我就可以去转变一些外界的条件。（患者谈自己的行为变化。）

李献云：你就可以做一些努力，让外界的情况跟你现在不太一样了，对吧？（认可患者行为的变化。）

王军：对对，跟我期望是相符的。

李献云：对。

王军：这这个是。

李献云：这就让我们又看到了想法转变之后对人的影响到底有多大。好，非常好，所以这块有关 CBT 的原理，我们说到这儿了。你觉得如果这么借用 CBT 这个原理的话，对于你的疾病，你会有什么样的一个看法出现？你觉得它能不能帮你处理好你的疾病的问题，如果你真正掌握这套原理，学会了一套方法帮自己，对于你转变目前你的疾病状态，你会有什么样的一个推测？（请患者将认知治疗的原理跟自己的疾病结合起来，去展望经过治疗之后的未来，以增强患者的希望感和对治疗的依从性，强化他改变的动机。）

王军：另外一半，我觉得这个事情已经挺说明问题的了，嗯，然后就是，可能在人际交往上我也有相类似的问题。我就觉得可能，它能，如果说有一套系统化，它可以适用于不同的方面，那当然最好。因为我总觉得这个人他能压垮自己可能是多方面的因素，比如说，我就算我工作不太好，但是我跟同学交往很好，或者说我能在同学那儿玩得很来，那也不不至于就是、就是会压垮我。因为我原先就是说，王大夫就说我争强好胜那个劲太强了，而没有跟同学合作那个精神，就就比较心比较强，我觉得这可能，唉，我要是能换种想法，或者说怎么样能让自己和同学在一起能更放松一些。对，这可能也是一个好的方法。（患者由此推及自己的人际交往，开始预测认知治疗在人际交往方面可能带给自己的积极变化。）

李献云：好，所以你觉得学这个一方面对你处理你的疾病有帮助，另一方面如果能把它用到人际关系当中的话，也会对你有好处。（简要总结患者想说的内容。）

王军：还有就是生活点滴，就是有时候生活的一件小的事情，你是怎么想的，这些都可能会、就是这个情绪都不一样。（患者进一步认识到想法在日常生活中对自己情绪的影响，这很好。）

李献云：好，非常好，所以让我们看到，如果真正掌握这套方法，不仅仅对治疗疾病有帮助，也会有助于你的人际交往和你在生活当中的小事的处理，是这么说吧？（小结患者所谈内容。）

王军：对，我看有的同学他可能，有些同学信心很足，他做的事情吧，他人际关系也很好，他虽然不怎么爱学习，但是能明显感觉到他那个思维就比较的阳光，也能知道这种人就有潜力。我能感觉到。（患者从同学身上看到认知或思维带给人的影响。）

李献云：好，看来你愿意学他们那样思维。（顺势引导患者以同学为榜样学会转变。）

王军：对，他们那种思维是更有活力的，而且他们感觉是明显是利己，但是也不损害他人。（患者进一步认识到同学的思维方式带来的好处。）

李献云：好。

王军：他们那种。

李献云：利己但不损害他人。

王军：对，他们那种就是想法，而且我有的时候就有点儿争强好胜的心太强，就是，就得我我第一，我要怎么样，嗯，要不然我不第一的话，就就特别挫败。所以我只愿意跟比我弱的人在一起玩（笑），然后，然后那

第三章　第一次治疗：明确目标与理解认知模型 • 83

水平自然也就上不去了。（患者谈到他的中间信念与补偿策略，以及如此下去带来的不良后果。）

李献云：好，非常好的察觉啊！如果你想要争第一、感觉比别人强，你就只能选择比自己弱的人，跟他们待在一起，因为跟比自己强的人在一起有挫败感、不舒服。然而跟比自己弱的人待在一起虽然可以变成第一，但水平也上不去了，对吧？（复述患者的中间信念与应对策略，以及由此造成的不良影响。）

王军：对对对。

李献云：好，所以非常好，我们知道影响我们最关键的是想法。好，那我们就 CBT 的原理，跟它将来对你的疾病、对你的生活的方方面面、你的人际交往的影响，我们也谈到了啊。（小结准备过渡到下一个议题。）

王军：对对对。

李献云：好，接下来咱就谈谈第二个问题，就是我们要解决你生活当中的哪些问题，然后谈完这些之后再谈治疗目标。所以你想通过 CBT 解决你的哪些问题，当然你谈到了疾病的问题，人际交往当中的问题，生活中的问题，是吧？还有什么？（小结后过渡到第二个议题，并把前面听到的患者想解决的问题放在问题列表当中，继续了解患者目前存在的问题有哪些。）

王军：还、还有这种，啊，我觉得这种对父亲的这种依赖，好像自己如果能解决事情的话，基本上就不依赖了。（患者认为对父亲的依赖是一个问题，并且认为自己解决问题的能力差导致了对父亲的依赖。）

李献云：好，这是你想要解决的，是吧？对父亲的依赖。

王军：嗯，唉，就觉得这个可能是能顺手能解决的，嗯，然后就是优越感，就那种比较比较心态。（优越感和比较心态也是患者想解决的问题。）

李献云：跟人的那种优越感，是吧？

王军：嗯，对，然后树立对生活的信心。因为我觉得这回可能，我觉得，当初觉得选机械不好，现在想，就是因为当初选机械，就是我觉得我就不想听父母的，我就想自己选，为自己做主。然后现在感觉又有点儿被自己坑了，但是人都得是自己选择，然后发现不好，然后去再变，我觉得这个是正常的。（患者谈到自己的后悔心理以及与之相关的自动化思维，对此也有了新的认识。)

李献云：好，非常好啊，所以你认为这个不是一个问题，然后人总会有做选择做得不如意的时候。

王军：对，但是他能改，我刚说的那种掌控感就是指这个，就是说能改。（患者的叙述不是很清楚。）

李献云：非常好啊，就是人难免做选择说，我今天选了A，最后发现A并不适合我，B可能更适合我，这总是难免会出现的。然后重要的是，自己去做选择，发现了问题，然后学会转变。（将患者的话复述更清晰一些，看看理解得是否准确。）

王军：对对对。

李献云：好，很好。

王军：然后，就有的时候放松而积极地活，有的时候我可能就是，想法上可能就是对于，比如说，要努力，一想努力就得是过分努力，就是那种没什么，就想法比较极端。嗯，就是，我我发现我这个人就是，要不然就是这半年就这么松、松下来了，然后要不然就是一努力就就努个周六日不休息的这种，就是放松而积极地生活。（患者的表达依然不够精练，有些啰唆，但谈出来他的问题和治疗目标。）

李献云：你要不就是不干活，要不就是不休息地干，是吧？（概要复述患者的话，作为示范。）

王军：对，对。

李献云：好，这是你的一个过分的特点，这个两极化的特点，对吧？（继续点出患者在行为上两极化的特点。）

王军：对对，我觉得这不是双相。

李献云：这不是双相，就是你自己的一个特点，怎么样让自己转变，而不是这样努力起来就没有个休息。好，还有什么？你认为你的问题。（将其问题概述后，继续追问患者现有的其他问题。）

王军：解决眼下学业压力，我觉得这个，然后就业的观念。可能，我可能把有好多事情吧，我都可能把它想得过于难，就过于悲观，然后会会准备得过于充分。我就觉得我高考就是，然后呢，对自己又过于没有信心。（患者谈到学业压力跟其灾难化思维与低估自己有关，由此引发了准备过于充分的补偿策略。）

李献云：嗯，好，所以你想改变这一点，即想得过于难，准备过于充分，但对自己又没信心。（继续概述患者谈的重点内容。）

王军：我看他有的同学，到了高考最后就是悠悠哉哉的，就选择放松了，也就不怎么看题了。（看起来患者有些转移话题。）

李献云：嗯，好，所以你认为你的学业压力和就业观念跟你自己的这个想法有关系。（不跟着患者的思路走，还是概述患者的主要问题。）

王军：我觉得就业像高考一样，它也是个压力，那你完全没有必要把它过于看重，但是也得适当准备好。（患者认识到了自己的思维问题。）

李献云：好，这是。还有别的问题吗？（继续就问题列表追问患者。）

王军：我觉得这些问题就就可以了，现在有个好处就是，我找，我们有一个健身群，反正每每天都能去健健身去。（患者没有其他问题了，就表示完成了议题二的部分。患者又转移了话题。）

李献云：噢好，这很好啊。（认可患者健身的价值。）

王军：这个挺好的。

李献云：所以你希望转变的是这几个方面，一是有关疾病的这方面，二是人际交往的什么，跟人的比较，是吧？（小结患者所谈的问题列表中的内容。）

王军：嗯。

李献云：然后第三个就是对父亲的依赖，顺带地处理。第四个就是学业、就业观念方面的问题，就是觉得自己……（继续小结问题列表。）

王军：处理压力。

李献云：处理压力是吧？好。

王军：然后第五我感觉就是，自己对自己的评价，那种信心。（患者补充说明问题列表中的内容。）

李献云：啊，对自己的评价。

王军：对，我觉得这个还挺关键的，好多事情，就是我就觉得，其实好的事情更多的是要看到自己在这个中发挥的作用；然后不好的事情，要多找找外因，然后内因的话，就是别过分找。我原先就是有的时候，要说真实的话，什么事跟我相关的事情都能找到自己不好的地方。（患者进一步认识到自己思维的问题，即自我评价的问题与遇事习惯内归因。）

李献云：好，所以你希望转变对自己的评价的那个模式，是吧？（概述患者的话。)

王军：对对对。

李献云：你原来是好事的时候看外因，然后不好的事的时候看内因，是吧？(总结患者的归因模式。)

王军：对对对。

李献云：你总会找到自己的问题所在，那我们知道了这是你要改变的问题。还有别的要补充的吗？(将患者的问题记录下来，并继续追问患者有无其他问题。)

王军：对，就是暂时就没有了。

李献云：好，那假如这些问题解决了，目标是什么？那时候的你会变成什么样子啊？(当完成第二个议题即问题列表部分之后，就过渡到第三个议题，明确治疗目标。)

王军：那时候啊，觉得……

李献云：嗯，跟现在比，那时候的你有什么不一样？(这是临床上常用的引出患者治疗目标的提问。)

王军：心绪会比较平和，然后有一种进步感。(患者的回答比较主观、笼统，缺乏客观、可测量、可观察到的治疗目标。)

李献云：嗯，有进步感，心情平和啊。当心情平和、有进步感之后呢，你自己会有什么不同？(继续追问患者有哪些主观变化之后有什么不同，以使治疗目标具体化。)

王军：心情也比较放松。(患者回答的依然是主观指标。)

李献云：嗯，你会在哪些方面有变化，让别人、外来的人一看能看出来？(治疗师将提问组织得更清晰一些，以利于患者思考后回答。)

王军：有精气神吧，第一个是。(患者的回答稍微具体、客观了一些。)

李献云：第一个有精气神，是吧？

王军：对。

李献云：好，还有什么？(继续追问患者。)

王军：然后也乐于交往。(患者回答的治疗目标更客观了。)

李献云：乐意与人交往，跟什么样的人也乐意交往？(引导患者将治疗目标继续具体化。)

王军：我觉得我心情好的那会儿就是，可能跟陌生人有时候也愿意笑一笑。

李献云：嗯，对人笑，是吧？

王军：对，然后，嗯，话题也就多一点儿。

李献云：话题多，是吧？

王军：对，然后也愿意去找资源。

李献云：找资源，是吧？

王军：对。

李献云：好，还有别的吗？（继续追问患者治疗目标。）

王军：但是心情好之后，我不想自己又陷到那种就是争强好胜啊，我一定要怎样啊。

李献云：但不争强好胜，好。

王军：对，就是能感觉到自己的进步。

李献云：嗯，好，不争强好胜，不争第一。也就是说，能跟比自己强的人待在一起？（结合前面发现的情况，将患者的笼统目标具体化，看患者是否认可。）

王军：对，能够跟比自己强的人相处融洽。

李献云：嗯，现在你跟比自己强的人，你是怎么处理的？（了解患者跟人相处的现状，以便将治疗目标具体化、客观化和可测量化。）

王军：现在就是跟（比）自己强（的人在一起），其实是一种心理感受，就感觉到威胁。（患者没有给出治疗师想要的答案。）

李献云：嗯，然后你怎么处理？（治疗师继续追问患者，以获得想要的信息。）

王军：就躲、躲着呗，就不不不理他。

李献云：躲啊，因为感觉到威胁，所以你就躲开他们了，是吧？（复述患者的人际交往现状，从而能够跟治疗目标对应起来，利于看到转变。）

王军：对对对。

李献云：好，就是不躲，这是乐意与人交往。好，还有什么变化？有精气神，乐意与人交往。

王军：做事会更有干劲吧。

李献云：做事有干劲，那做事有干劲的时候，就变成什么样子？是不顾休息的有干劲，还是？（将患者的目标跟问题列表中谈到的问题放在一起，以了解经过治疗之后患者期望出现的具体变化。）

王军：不是那样子，得是有规律，有就是。

李献云：有松有弛，有规律，就该学习的时候学，该休息的时候休息，是这么说吧？

王军：现在基本上，因为前两年都是自己一个人在干，然后现在在一个团体里头还可以，就是大家，比如一起去健个身啊什么的。（患者谈其现状，说明患者已经有改变。）

李献云：好，去健身，跟大家一起去健身，是吧？

王军：嗯。

李献云：还有别的吗？希望自己解决那些问题之后，自己的目标？

王军：然后就业之后，就、就是能找到首先是自己喜欢的工作，然后能应对。（患者现在是研究生一年级。）

李献云：这是远期的目标了，对吧？

王军：对。

李献云：那是未来了，因为咱们的治疗估计不太会一直持续到你就业吧，也可能，也不可能，是吧？（治疗目标主要关注近期目标，但也不会忽视远期目标。如果患者谈到的目标属于远期目标，则要明确指出来；如果患者所谈目标有不合理、不可实现之处，也指出来请患者思考后修改。）

王军：反正两年。

李献云：嗯嗯嗯，就业之后怎么着？

王军：能选择自己相对喜欢的工作，然后一开始可能会有点儿不适应，然后能赶快调整。

李献云：好，然后调整自己完成工作，是吧？

王军：对。

李献云：好，目标清楚了啊。还有别的想补充的吗？就目标这块。（按照惯例追问患者有无想补充的内容，以便能够将患者的目标罗列清楚。）

王军：有的时候我会无缘无故担心一些事，可能比如说父母突然去世了怎么办？（患者又补充谈到他目前存在的问题，这在治疗中常见，谈目标时出现新的问题。这个信息支持了患者的广泛性焦虑障碍的诊断。）

李献云：嗯，所以这是一个问题，无缘无故担心事情，对不对？（指出患者补充的是问题而非目标。）

王军：我感觉这还是因为心里的某些需求没有被满足，才有这个担心。（患者不跟着治疗师的思路谈，而是谈自己对这一问题出现缘由的理解。）

李献云：所以当无缘无故担心的时候，你会让自己怎么处理？（继续了解有这一情况时患者是如何处理的，才让"无缘无故担心"成为一个问题了。）

王军：那个时候，我我的归因呢，因为我我会归因在生活的其他方面，就是……（患者答非所问。）

李献云：先不管你怎么归因，你不是有无缘无故担心这个情况吗？（打断患者，将患者的思绪拉回到所谈问题上。）

王军：嗯，对。

李献云：你希望自己将来变成什么样子？（放弃询问患者的处理方式，而是直接询问与此问题有关的治疗目标。）

王军：现在变的就是，如果我担心，我能知道我的担心，我能很清楚什么事情什么想法引发了我的担心。（患者谈出来自己的治疗目标。）

李献云：好，这才是很好的，能知道什么想法影响自己，是吧？

王军：对对对。

李献云：好。

王军：我能很明确地知道，而不是在那儿担心、虚无缥缈飘在空中的。

李献云：好，而非虚无缥缈啊，行。还有别的目标，还有别的吗？（继续追问患者有无要补充的目标。）

王军：然后就没有。

李献云：好，非常好啊。这就是咱今天谈的内容，今天其实咱们主要想谈认知行为治疗的原理，跟你的生活、你的问题有什么关系，能帮助你什么，以及我们有哪些问题要解决，我们计划达到什么样的治疗目标。（在完成第三个议题的任务后，着手总结这次治疗的主要内容。）

王军：还有一点要说，就是说，让自己的认可大于别人对自己的认可。（患者又补充治疗目标。）

李献云：好，学会认可自己，是吧？

王军：而且要大于别人对自己的认可，我觉得这个还是蛮重要的。

李献云：嗯，非常好，大于别人对自己的认可，好，学会认可自己，而不是依赖于别人的认可。

王军：对，要不然的话，永远就跟那个木偶一样，有的时候。

李献云：非常好，所以这是我们要实现的目标，对吧？（认可患者这一目标。）

王军：嗯。

李献云：今天谈这么多，你觉得有什么困惑的地方吗？（在治疗的结尾，询问患者的负反馈。因为只有了解了患者的负反馈，治疗师才能做出相应的调整或转变，以让治疗适合患者。并且，鉴于一般人都不愿当面谈负反馈，何况面对自己的治疗师，所以治疗师需要直接询问才能获得。）

王军：我觉得，最困惑的就是我的这种心态的起落，感觉变化还是比较大的，感觉，我感觉可能自己还是有一定抗压能力的。（患者并没有清晰地谈出自己的困惑。）

李献云：非常好，发现自己有一定的抗压能力，然后自己在糟糕的情况下能够？（治疗师将患者的话重新组织后再复述，以便表达更清晰些。）

王军：它能慢慢恢复。

李献云：触底反弹，好，而且能让自己发现自己有抗压能力。（复述患者对自己的新认识。）

王军：而且不是那种高中的时候逼着自己、努着自己，而是大脑会想到一个思路。

李献云：好，非常好，自己有抗压能力，有一定的抗压能力，是吧？

王军：对，对，对。

李献云：好，这非常好。我们有这么一点，我们再学会认知行为治疗的原理，实现自己想实现的那个方向、那个目标，好吗？（认可患者，同时强调认知行为治疗的作用。）

王军：好。

李献云：好。你觉得收获在哪里，今天谈这些内容后？（继续追问今天治疗带给患者的收获，即了解患者的正反馈。）

王军：思路清楚，有这种对比。

李献云：好，思路清晰，有这种对比啊。好，可不可以给你留个作业？（根据今天所谈内容给患者留相应的作业，首先征询患者的同意，以体现平等的合作联盟。)

王军：嗯，可以。

李献云：接下来的一周当中，当心情变糟糕或者心情变得好的时候，也像这样把那情景、那个事件记录下来，也能把那个想法记录下来，你把自己的情绪、身体上的不舒服和行为也写下来，你觉得怎么样？（将作业内容具体化，作业的内容必定是今天治疗所谈内容，而且治疗师基本确定患者已经掌握了写作业的方法。)

王军：（指治疗中的记录）你这张纸能给我吗？

李献云：能。你觉得这作业如何啊？（询问患者对作业的看法。)

王军：嗯，可以。好的时候跟不好的时候。

李献云：写一个两个都可以，我们就要练习学会用CBT的模式来观察留意自己，因为你学会用这样的模式观察留意自己了，我们接下来做治疗的时候才会更容易些，好吗？（将做作业的量具体化，治疗师留作业时需注意作业的数量不要过多也不要过少、不要过难也不要过易，这样才能提升患者完成作业的概率。留作业的同时也要向患者解释写作业的原理，以便患者能完成作业。)

王军：好。

李献云：在结束之前，请将今天谈的内容用自己的话总结一下，写在你的本上如何？（继续留作业，而这一作业跟下次治疗密切相关。)

王军：成。

李献云：好吗？下一次的时候我会问你这次都谈了些什么。

王军：嗯。

李献云：好，那我们今天就这样。这个给你，对，待会儿这些纸你可以复印一下啊。你看我们俩放在11日，11日的8点，可以吗？

王军：可以，那就8点吧。

三、治疗回顾与反思

(一)本次治疗的不足

初始访谈结束时治疗师给患者安排了运动作业，但第一次治疗时治师却忘记检查作业。这是第一个不足。

一般治疗是 45 分钟，此次治疗用时 50 分钟，主要是心境检查过细、自杀危险性评估用时过长所致，治疗师的时间利用效率有待提高。这是第二个不足。

这次治疗在日程设置时没有就各个议题讨论的优先顺序和时间分配做出提前安排，这是本次治疗的第三个不足，因为这次治疗的议题不止一个。

对于治疗中的问题列表和治疗目标，没有跟患者一起进行优先顺序的排序，这是第四个不足。

(二)日程设置与议题探讨的先后顺序

认知行为治疗是结构化的心理治疗，每一次治疗都有其日程安排，自然就需要设置每一次的治疗日程。第一次治疗的关键内容是制定问题列表、明确治疗目标、反馈评估结果并就患者的疾病开展心理健康教育以及进行 CBT 模型的心理健康教育，这通常是第一次治疗的日程安排。一般治疗师会在第一次治疗的开头阶段直接提出来，征询患者的意见，然后遵循商定的议题和顺序完成第一次的认知行为治疗。

每次治疗的框架会因患者的具体情况而有所不同。此患者是在评估后一周才开始的第一次治疗，中间间隔了一周，而不是通常的评估后第二天就开始治疗，因此第一次治疗首先进行的是心境检查而非设定议题。由于患者接受了其他精神科医生很长时间的系统药物治疗，他对于自己的疾病诊断和具体表现非常清楚，因此在设定议题的时候就省略了"反馈评估结果并就相应疾病开展心理健康教育"这一部分。

在治疗中对于有自杀危险的患者，通常需要首先完成自杀危险性评估，以便在日程设置时能够优先处理重要问题。在心境检查阶段发现患者有上楼顶的行为，于是就花时间去评估患者的自杀危险性，同时利用 CBT 模型收集更多信息以搞清楚患者自杀危险性的高低。在确认患者近期自杀危险性不高的情况下，才开始设置本次治疗的议题。

认知行为治疗的结构化并不排斥治疗安排的灵活性。在治疗的起始阶段，评估患者自杀危险性的过程中收集了很多有关认知行为治疗原理方面的信息，如果在设置议题后首先面向患者开展认知理论模型的心理健康教育，这样趁热打铁，会更节约时间。于是在议题探讨时就将议题设置的讨论顺序做了调整，将认知理论模型的心理健康教育放在议题讨论的第一位。同时，因为研究发现，患者越理解认知行为治疗的原理，越积极投入治疗，治疗的效果越好，所以，有关认知模型的心理健康教育是第一次治疗的重点内容，自然讨论此部分议题花的时间通常会多。

每次治疗的总时间是相对固定的，治疗当中每个议题讨论的时间就需要根据实际情况做出相应调整，有时会因为时间不够对某些不那么重要的内容不做细致深入的讨论。比方说，在这次治疗中，因为前面心境检查、自杀危险性评估以及认知模型的心理健康教育用时比较长，于是就将问题列表和治疗目标讨论中的某些细节省略了，以便这次治疗不会太过超时。所以，认知行为治疗既有它结构化的方面，也有它灵活的方面。

对于本次心境检查阶段发现的需要评估的内容、上次初始访谈未完成或遗漏的一些评估，可以放入本次日程设置中作为议题之一。比如，在本次心境检查阶段发现患者有上楼顶想自杀的情况，于是将它作为一个议题记录下来，在日程设置阶段把自杀危险性评估放进议题之中，并且作为第一个要讨论的议题，这样就可以避免日程设置前讨论的时间过长。这样安排会使得这次治疗的整体结构显得更平衡一些。

在 CTS 第一部分的通用治疗技能中，治疗"日程"是第 1 项评估条目。这一项的具体评分标准如下：0＝治疗师未设置日程；2＝治疗师的日程设置模糊或不完全；4＝治疗师和患者一起设置了彼此满意的日程，其中包含特定的目标问题（如工作中的焦虑、对婚姻不满意等）；6＝治疗师和患者一起设置了恰当的、涵盖目标问题的日程，适合治疗中可用到的时间。设立了议题讨论的优先顺序，且遵从日程设置。

在 CTS 手册中，强调每次的认知行为治疗都是有时间限制的，应明智合理地利用治疗时间。每次治疗的日程设置应由治疗师和患者一起确定，并聚焦于特定的目标问题。这样有助于患者最关注的问题能以有效的方式得到解决。

第一次治疗的日程设置跟随后的每次治疗有所不同。第一次治疗的日程设置见本章第一段。第二次及以后每次治疗的日程设置，一般安排在心境检查之后，即患者简要讲述完其上次治疗到现在的经历后；也可以安排在心境检查、上次治疗回顾和作业检查（包括对作业的讨论和反馈）均完成后。心境检查，主要是需要患者简要讲述自上次见面到最近一周或一段日子患者总的情绪状态，这既可以是量表评估结果，也可以是患者的主观评分或口头报告；以及讲述发生的主要事情或变化。

在每次治疗的日程设置阶段，把哪些议题放入日程中需要结合目前所处的治疗阶段综合考虑，一方面要考虑患者抑郁或某一精神障碍的严重程度，以及患者即刻或近期自杀自伤、冲动伤人毁物的危险性，把紧急情形（如自杀危机干预）、认知行为治疗建议此阶段要做的事情或特定疾病治疗指南推荐首要解决的问题（重度抑郁优先开展行为激活）作为议题放入日程中，以采取措施预防可能出现的危险或伤害。另一方面需要考虑问题引发的困扰或痛苦程度、问题解决的可能性、问题需要解决的迫切性等（比如，某一特定问题影响到患者的很多方面，这个问题不解决，患者就无法做好其他事情），通常是让患者越痛苦、越迫切、越有可能解决的问题，越是需要放入日程设置中。

在日程设置时，确定恰当且具体的目标问题很重要。设置日程没有针对具体的目标问题，治疗就容易缺乏重点、没有效率，或导致治疗进展缓慢。如果目标问题选择不恰当，治疗师就会发现治疗很难推进，或因为更关键的问题未解决干扰治疗进度，或因为患者没有对这个问题给予足够的关注，无法跟治疗师充分合作完成既定的治疗任务。一些案例，由于目标问题是患者的核心问题，在不合适的治疗阶段选择对此进行探讨，就会让治疗难以取得进展。

如果日程设置中有两个或更多议题，需要确定问题讨论的优先顺序和每个议题讨论需要的时间。这主要根据议题之间的逻辑关系、讨论内容的前后衔接、问题解决的难易程度以及议题的重要程度和患者协商确定，并无一定之规，但要符合常规或安排得有道理。对于相对重要的议题或解决起来有难度的议题，通常需要安排在前面（但并不一定），时间分配也会相对多。设置议题时如果对各个议题的讨论时间做了分配，在实际讨论时就需避免出现不按计划执行的情况，所以时间分配通常依赖治疗师的经验。如果治疗师在设置日程的时候能提前考虑到这些，并就议题讨论的优先排序和时间分配与患者一起商量确定下来，且这次治疗的实际情况与日程设置相符，那么日程设置这一项就可以拿高分。比如，这次是首次治疗，治疗师告知患者都谈哪些内容以及重点谈哪个部分，也告知讨论各个部分大致需要的时间，并就此安排征询患者的意见，获得患者的认可，就是一个很不错的日程设置。

对于病情重的抑郁症患者，在治疗的早期阶段，首先选择行为治疗可实现的目标议题通常比选择认知治疗可实现的目标议题在改善抑郁症状方面更有效。随着治疗取得进展，治疗的重点通常会从缓解具体的抑郁症状（如不活动、过分的自责、绝望、哭泣和集中注意力困难等）转向处理更宽泛的问题（如工作焦虑、生活目标和人际冲突）。

选择目标问题的过程通常涉及一定程度的"试错"。治疗师在治疗中应努力去遵守设定的日程，但当有证据表明进入日程的问题不重要或者目前不可改变时，有时治疗师和患者也应该及时转换议题。当然转换目标议题应该由治疗师和患者协商后确定，在确定之前两人就此进行讨论并给出转换议题的理由，这也是合作性治疗联盟的体现。在前面的几次治疗中，这种转换议题就跟设置日程一样，由治疗师提出，征询患者的意见，在获得患者的同意后确定下来；在后面的治疗中，随着患者对治疗流程越来越熟悉，越来越应体现协商确定的精神。如果治疗师没有解释就直接转换了议题，不符合合作性治疗联盟的精神，也会让患者感觉莫名其妙，甚至让患者产生各种负面猜测或推论，比如，认为这个问题没有解决的希望，治疗师不尊重自己的选择，治疗师缺乏解决问题的能力等，从而影响其对治疗的投入和能动性，最终影响到治疗的效果。

在设置日程阶段不应该花费太多时间，整个过程应该快速有效，一般在 5 分钟内完成日程设置。治疗师在完成日程设置前应该避免和患者讨论日程中某一具体议题。此外，日程中的议题数目不应该太多，通常在一次治疗中设置 1 个或 2 个目标问题，最多不超过 3 个，超过这个数目的议题设置往往不太容易完成。但第一次治疗和末次治疗是例外，因为第一次和末次治疗所谈问题相对简单易完成，所以日程设置中的议题数目多。

一般来说，一次治疗讨论一个议题，特别是在第二次及随后的几次治疗中，把一个议题讨论彻底让患者学会已不容易，个别情况会涉及两个议题。如果患者想讨论的议题为三个或更多，则需要引导患者意识到一次治疗谈这么多议题不现实。比如跟患者说："我们今天想讨论的问题总共有四个。我们在一次治疗中讨论这么多问题通常无法完成，因此，我们需要去掉一些问题，以便让我们的讨论能够深入。在考虑去掉什么议题之前，我们先把这些问题按重要性和紧迫程度进行优先排序，在这四个问题中，哪个问题对你来说影响最大而且迫切需要解决？其次呢？"随后将对患者影响大且迫切需要解决的议题作为此次治疗讨论的议题。让患者明了日程设置的原则，以后每次治疗日程设置环节就会变得简单容易。

认知行为治疗的初学者在日程设置时常见的失误如下：①没有试图去选择一个特定的问题放入日程，而是顺着谈，谈到什么是什么或想到什么谈什么，即根本没有日程设置这个环节。②日程设置中的议题很宽泛，不具体明了。③无法就议题跟患者协商达成一致意见，而是要么就按自己的意图来，要么就按患者的意图来。④选择了一个无关紧要的问题而非核心问题。⑤倾向于在每次治疗中设置不同种类的议题，从一类问题跳到另一类问题，而不是一次持续地就一类问题做个透彻的探讨。对于这些常见失误，往往需要通过自我督导、同伴督导和专家督导的方式逐步解决。

（三）以治疗师为主导

由于是第一次治疗，患者并不清楚认知行为治疗的流程和要求，因此设置议题、进行阶段小结、总结本次治疗以及布置作业都是由治疗师来提出或首先完成的，也就是说，是以治疗师为主导完成的。然后治疗师再征询患者的意见，在患者同意后按计划进行。征询患者同意是为了建立并促进平等合作的治疗联盟。随着治疗的推进，治疗师会逐步将这些任务交由患者来做或者通过治疗师和患者之间的协商来完成，这样既可以强化治疗联盟，又可以逐步提升患者在治疗中的积极性和能动性。但无论如何，治疗师在治疗中的主导位置是不能放弃的，因为治疗师是认知行为治疗的专家，尽管患者更深切地体会到其痛苦。只有一种情况是治疗师可以在治疗中放弃其主导位置的，那就是患者在治疗中起到的主导作用正是治疗师所期望的。

（四）问题列表与治疗目标

在一个案例的第一次治疗中，治疗师和患者会一起制定治疗要解决的总的问题列表。这个问题列表包含患者特定的抑郁症状，如缺乏兴趣和动机、自杀想法、哭泣、集中注意力困难、饮食睡眠问题、疲乏无力、终日躺着或缺乏运动等问题；也包含患者生活中存在的一些现实难题，如婚姻问题、工作或学习问题、子女养育问题、人际关系问题、司法问题、经济困难、自我娱乐问题或宗教信仰问题等。在确定好患者总的问题列表后，每次治疗时也要在心境检查、上次治疗回顾和作业检查部分找出这次治疗可能要讨论的候选问题列表，治疗师和患者依据前面谈到的原则一起确定哪些问题需要进入此次治疗的日程，商定进入治疗日程的问题讨论的先后顺序，如果需要的话，再对需要讨论的每个问题进行时间分配。这些都是日程设置的内容。

在制定问题列表和明确治疗目标时，通常要求问题和目标之间相互呼应。问题就是患者目前存在的困扰或麻烦；而目标当然就是经过设定时间或次数的治疗，这些问题被全部或部分解决之后，患者会变成什么状态的描述。一般要求问题描述要清晰、具体和客观，目标要从行为层面可观察、可测量且可实现。但首次治疗确定的总的问题列表和治疗目标并不是一成不变的，可以在随后的治疗中根据实际情况做出增减、修改完善。有时问题与目标不那么客观具体也是允许的。比如，本次治疗中患者所谈"学业压力"作为问题就不够客观具体，"有精气神"作为治疗目标就不够可测量、行为化。

（五）案例认知概念化

在第一次治疗中，案例认知概念化的重点内容就是用患者的例子来引导他理解认知模型，这其实是案例认知概念化图表的下半部分。跟患者一起分析这部分内容，再进行认知模型的心理健康教育是案例认知概念化分享的一部分，只不过不是全部的案例认知概念化分享而已。因为短暂的两次接触不足以完全准确地用认知概念化模式来理解患者，自然也就无法引导患者去充分理解自己的疾病和问题所在。所以通常不会在第一次治疗的时候就跟患者进行案例认知概念化内容的全部分享，因为案例认知概念化中的很多内容依然只是治疗师的猜测，并未经过验证。除非经过评估和第一次治疗患者已经把我们需要的关键内容都谈出来了，患者也有强烈的想了解自己的问题形成过程的愿望，而治疗师也有相当大程度的把握，即已经完成了案例认知概念化的大部分内容，且这样的分享有助于接下来的治疗和治疗关系的巩固，此种情况下也可以作为议题之一跟患者分享案例认知概念化的内容。

跟患者进行案例认知概念化整个内容的分享时需要强调，这是根据前面接触初步形成的对患者问题的认识，请患者看看哪些部分是不准确的，是需要调整修改的，哪些部分就是患者的问题，哪些是被遗漏需要补充进去的。治疗师在案例认知概念化分享时继续保持平等、开放、可商量的态度非常重要，而非要求患者接受治疗师所做的案例认知概念化内容。

(六)小结、过渡、总结、理解与反馈

认知行为治疗是结构化的心理治疗，每个案例有总的治疗计划，每次治疗也有其系统的安排，且特别重视合作性治疗联盟，因此在每次治疗中，从一个阶段过渡到下一个阶段(比如，从心境检查到上次治疗回顾或作业检查)、从一个议题过渡到下一个议题(比如，从理解认知行为治疗的原理到制定出问题列表)会有小结、反馈与过渡，在治疗的结尾会有这次治疗的总结与反馈。

比如，在心境检查阶段患者谈完最近一周困扰他的事情后，就需要小结他刚才谈到的问题，并接着询问"还有没有其他困扰的事情?"，或者在设置日程阶段了解了患者想谈的问题后再询问"对于今天的讨论你还有没有其他想添加的议题?"。当患者回答没有后再往下一阶段进行，比如会说"既然没有其他困扰(或想添加的议题)，接下来我们就谈……"。再比如，在每次治疗的尾声，需要对本次治疗进行总结，治疗师可能会说"我们今天谈了很多内容，现在已经接近治疗结束的时间了，现在我们花几分钟时间总结一下今天谈的主要内容，然后再布置我们的家庭作业。今天主要谈了两个内容，一个是……另一个是……"，这样既体现了合作联盟的精神，促进了共情和确保信息收集完整，还符合治疗结构化的需求，让患者和治疗师都能同步聚焦于眼前的任务上。

治疗师对于患者的理解贯穿在整个治疗的始终。在治疗中，治疗师小结、总结的时候能够抓住前面探讨的重点内容，倾听、复述、提问、沉默留白技术运用得恰到好处，就患者的情绪反应和想法有恰当的回应和处理，给予患者适度的共情，能敏锐地捕捉到患者的弦外之音、情绪变化或内心活动，并鼓励患者表达出来或者治疗师在必要的时候说出来，这些都是治疗师理解患者的具体体现。治疗师对于患者的这种共情式理解并不是简单的"感同身受"，而是保持恰当距离的共情理解，因为只有这样才能避

免"不识庐山真面目，只缘身在此山中"的过度卷入或者旁观者的、无关痛痒的同情，而是在共情理解后恰当地引导患者学会重新看待、面对和解决自身难题。

在 CTS 手册中，"理解"的定义是，治疗师能很好地走进患者的世界，以患者的方式看到和体验到其生活，并能将这种理解传递给患者。这就需要治疗师在治疗中准确地表达对患者经历、想法、情绪感受、生理反应和行为的理解。对于理解，CTS 手册推荐的理想情况是，治疗师应敏感地捕捉到患者明确说出来的话以及通过语调和非语言表达传递出的信息。治疗师可以通过复述或总结患者的想法或情绪感受来传达出对患者的理解，还应该通过语气和非语言表达传达出对患者观点的共情式理解；与此同时，治疗师必须保持对患者问题理解的客观性。这一点跟前面谈到的有距离共情理解是一个意思。理想情况下，治疗师对患者"内在现实"的理解有助于治疗师对患者的问题进行准确的认知概念化，从而制定出有效的改变策略。

如果治疗师在理解方面存在明显的不足，自然就会影响到治疗的效果。例如，患者有时可能无法识别出或表达出其特定的情绪感受（如愤怒），但在描述特定事件或人物时，可能会通过其语气将这种情绪表露出来。如果治疗师不能抓住患者的这一"内在现实"，就不可能对患者进行有效的干预。此外，如果患者认为治疗师不理解自己的话，治疗师与患者之间就很难建立和谐的治疗关系。治疗效果不好的治疗师经常会误解或忽视患者的观点，将自己的态度、传统态度或从特定理论体系中衍生出来的态度错误地放到患者身上。如果是这种情况，干预措施往往会失败，因为这些干预措施指向的认知或行为并不是患者真正核心的问题。

在 CTS 的第一部分"通用治疗技术"中，第 3 项"理解"的具体评分标准如下：0＝治疗师一再不能理解患者明确表达的意思，因此一贯抓不住重点，共情技巧差；2＝治疗师通常能表达或复述患者明确说出来的话，但对患者更细微的交流总是不能有效回应，倾听和共情能力有限；4＝治疗师大体上能抓住患者明确说出来的意思或者以更细微方式流露出的"内在现实"，倾听和共情能力好；6＝治疗师能完全理解患者的"内在现实"，并且擅长用恰当的语言和非语言表达回应患者，以传递出这种理解（例如，治疗师回应的语调可以传递出对患者"信息"的共情式理解），出色的倾听和共情技巧。

对于"理解"这个条目的评分，研究发现评定者之间的一致性也比较差。因此，评定者需要特别关注每个得分点的具体描述。0分表示治疗师完全误解了患者所表达的意思，给0分就表示治疗师对患者所说的最明显的意思都不能准确重复。2分适合那些太咬文嚼字或理解问题太肤浅的治疗师，他们能理解患者明确说出来的意思，但他们对患者更细微表达出来的言下之意反应愚钝，或者是他们准确重复了患者所说的次要信息却忽略了其主要意思。4分和6分表示治疗师抓住了患者的主要观点。而6分代表着治疗师的交流技巧更好，既给予患者共情理解，又能敏锐准确地捕捉到患者未清晰表达出来的世界，即治疗师有能力预测患者在特定情形下如何反应以及为什么会有这样的反应。

在CTS的第一部分"通用治疗技术"中，第2项"反馈"中的具体评分标准如下：0＝治疗师没有询问患者的反馈，即没有明确了解患者对此次治疗的理解或此次治疗是否对患者有帮助；2＝治疗师从患者那里引出了一些反馈，但在治疗中没有通过询问足够多的问题以保证患者理解了治疗师的推理过程，或没有明确了解患者对此次治疗是否满意；4＝治疗师在整个治疗中询问了足够多的问题，以确保患者理解治疗师的推理过程，并明确了解此次治疗对患者是否有帮助，如果合适的话，治疗师会根据患者的反馈调整其行为；6＝在整个治疗过程中，治疗师非常善于引出患者的语言和非语言反馈，并做出相应的回应(例如，了解治疗对患者的效果，有规律地核查患者的理解程度，在治疗快结束时帮助患者总结治疗的要点)。

在CTS手册中，反馈指的是治疗师在治疗中应该主动去引出患者对治疗各个方面的正性和负性反馈。反馈也包括治疗师通过核查以确保患者理解治疗师的干预措施、案例分析和推理过程，以及通过核查明确治疗师已准确理解患者的主要意思。在每次治疗中，治疗师都努力采取措施确保患者对治疗过程反应良好。从第一次治疗开始，治疗师就主动询问患者对于治疗各个方面的看法和感受，治疗师常规请患者对每次治疗做出评估，并鼓励患者就治疗师的表现、某个问题的解决方式、家庭作业的布置等方面表达出其负面或不同的看法。治疗师在治疗中需要敏感捕捉到患者的语言和非语言表达流露出的不太明显的负面反应，并在留意到这些线索时主动询问患者。如果可能的话，治疗师应该就下一步如何推进或者在有多个备选行动方案时征询患者的意见。

反馈体现的最后一个特点是，治疗师要不断进行核查，以明确患者理解治疗师的案例分析。抑郁症患者表示其理解，有时只是基于顺从而非出自其本意。因此，治疗师在治疗期间应定期对所发生的情况进行小结，或者请患者小结所谈主要内容或总结治疗的要点。事实上，请患者把治疗的主要内容写下来，并在治疗之外的时间复习常常对患者很有帮助。同样，治疗师定期总结患者说的关键话语，并请患者对治疗师的总结做出修改、纠正或进行"微调"，也非常重要，因为用患者的话去帮助患者往往更有效力。

(七)治疗中的速记与治疗后的文书整理

在认知行为治疗中做记录很重要。在认知行为治疗中，治疗师需要全神贯注地倾听，并依据认知理论抓出患者所谈关键内容，特别是患者那些功能不良性自动化思维、中间信念和补偿策略，这样在回应患者或小结的时候，用患者的原话，既促进理解、共情和治疗关系，也有助于治疗师和患者双方厘清思绪。由于治疗师的大脑不可能记忆力总是那么好，可以把治疗中所谈关键内容全都记住，所以在治疗中需要把这些内容以笔纸、电脑或白板等形式记录下来。同时这些记录也有助于让患者在治疗中理解所谈内容。比如，前面谈过此次治疗的重点是认知模型的心理健康教育，那么在心境检查和自杀危险性评估时将患者上楼顶之前的情形、自动化思维和情绪、行为、生理反应记录下来，在做认知模型的健康宣教时就可以直接使用这些记录下来的素材。

由于时间有限，治疗中的记录都是把本次治疗或以后治疗要用到的关键内容速记下来，即通常记录的内容都是一些关键字词或者句子。比如，心境检查中患者用来描述自己情绪变化的词语，患者目前存在的关键问题，议题设置中设定的议题，议题讨论中的自动化思维、信念与补偿策略等关键内容，患者总结时的关键词语或句子，布置的作业、遗留的尚未解决的问题，患者的主要收获或困惑等，这些都是速记的内容。在这次治疗中的问题列表和治疗目标也是需要记录的内容，因为这些内容在本次和随后的治疗中不时会被涉及。鉴于记录的速度慢于说话的速度，有时需要暂停双方的谈话把关键的内容先记录下来，特别是极关键内容的记录，或者是那些很容易让治疗师或患者思路混淆的内容，比如与这次认知模型有关的心理健康教育素材的记录，导致患者上楼顶想自杀这一行为发生前的那些情形、自动化思维和相应的反应，患者说的时候有些缠夹不清，如果做好记录的话，就不容易被患者的思路带偏，也更能帮患者厘清思路、重新用认知模型去看待其问题。

由于治疗中的记录都是零散不完整的，为了保证治疗的连续性，每次治疗结束后治疗师都要对治疗的关键内容做些整理，作为治疗记录保存下来。

四、治疗记录

治疗记录	
2017 年 6 月 4 日	Session 1
心境检查	

这周患者情况变化特别大。患者在学校跟父亲通电话后，就觉得"我受不了，感觉这东西做完之后对未来没好处，这老师挺坑的，这三年啥都学不到，我这种情况今后适应社会很难，我跟别人比差一大截，这东西一口气做不下来，就会好久都做不下来"，于是上楼顶想自杀；当时脑子发木，眼睛发直，胃特别不舒服；抑郁，感觉压得慌，什么都不想做。患者联想很多，比如，本来想学电子，但实际学的是机械，"以后得去工厂、偏的地方上班"。一开始觉得老师是知名大学的，他的话正确，接触后发现"他不靠谱，老师没掌握好方向"，自己有挫败感。对现状不满，又"觉得无法改变，觉得未来一片黑暗，就等于死了"，于是想到死。上楼顶之后就又想到了爸爸，在跟爸爸通电话的过程中就走下来了。

后来主动找老师换课题，老师同意了，认为"自己可以自学电子的内容，未来干硬件方面的事情，觉得有掌控感"，心情就好多了，愿意收集资料、看书了。并想到"也许只有这样的打击、不如意才能让自己变得乐观起来"，心情就好多了。

第三章　第一次治疗：明确目标与理解认知模型 • 103

续表

议题
1. CBT 原理。2. 问题列表。3. 治疗目标。 　　（有关患者疾病的情况：患者得抑郁症并接受药物治疗很多年，患者对于其病情非常了解，主动来寻求认知行为治疗，于是省略此部分内容） 　　1. CBT 原理。 　　用患者上面谈到的列子，来强调患者的自动化思维"我受不了，感觉这东西做完之后对未来没好处，这老师挺坑的，这三年啥都学不到，我这种情况今后适应社会很难，我跟别人比差一大截，这东西一口气做不下来，就会好久都做不下来""他不靠谱，老师没掌握好方向""觉得无法改变，觉得未来一片黑暗，就等于死了"对其情绪、生理反应和行为的影响。 　　但随着时间推移，患者跟老师商量，通过自己做事改变行为后，想法发生了改变。引导患者发现患者跟老师谈之前先有了想法的改变，才有去跟老师谈的行为，谈了之后又发生随后的一系列改变。重点强调想法发生改变，心情、身体上的不舒服和行为也会随之改变。 　　比如，患者之前认为：我跟老师没法商量，她权力很大，老师不会改变，于是绝望、状态变差。患者之后想到：我能跟老师商量，老师也能改变，于是心情变好，状态变好，跟老师去商量。 　　重点引导患者认识到：CBT 对于其疾病治疗能产生积极的影响。患者进一步认识到 CBT 会改变他的人际交往和生活中对一些事情的看法。 　　通过这部分探讨，患者有反思：压垮自己是多方面因素导致的，不仅是学业压力，还有人际交往压力。自己总是要争第一，不第一就不行，导致自己没有朋友。认识到对父亲过分依赖。 　　2. 问题列表。 　　①跟人比较：总是愿意跟比自己差的人在一起，可这样会让自己不能进步，且人际交往出现问题。 　　②缺乏对生活的信心：因为想法极端，没有信心，行为上要么过分努力，不休息地学习，要么不干。

续表

③学业压力，就业观念出现问题：想的过于难，对自己又没有信心，准备过于充分（跟前面的问题相似）。

④对自己的评价问题，缺乏信心：好事时看不到自己的作用，不好时只看到自己的原因。患者期望的是，应该好事时看到自己的作用，不好时看到外因（"应该"后面属于转变的方向，即目标）。

⑤无缘无故担心：比如担心父母去世之类的。

3. 治疗目标。

总目标：心情平和，有进步感，比较放松。

①有精气神。

②乐于与人交往，对人笑，话题多，愿意去找资源，但不争强好胜，能跟比自己强的人待在一起，不躲避比自己强的人。

③做事有干劲，且有规律，该学习学习，该休息休息，能跟大家一起健身。

④就业能选择相对喜欢的工作，完成工作。

⑤无缘无故担心时，能知道什么在影响自己。

⑥学会认可自己，要使自己对自己的认可大于别人对自己的认可。

总结：要让自己有一定的抗压能力。患者初步理解了认知理论的模型。

作业

记录这次治疗的主要内容；

用认知模型记录情绪有变化时的事件、自动化思维和相应的反应。

第四章

第二次治疗：识别与挑战自动化思维

一、第二次认知行为治疗的总体框架

第二次及以后每次的认知行为治疗的大体框架都一样，即每次治疗都有检查心境、回顾上次治疗、检查作业、跟患者一起设置议题、就所设定的议题进行讨论、进行最后的总结与布置作业。在整个过程中，治疗师会不时进行小结或请患者进行小结，也会留意并询问患者的正性和负性反馈，根据患者的反馈对谈话的内容、方式和节奏做出调整，以适合患者的状况。

通常议题讨论的时间在 25～30 分钟，前面的心境检查、上次治疗回顾、作业检查和议题设置一般需要 10～15 分钟，后面的总结反馈和作业布置的时间在 5～10 分钟。当然，这个时间并非固定不变，治疗师和患者可以根据治疗中的具体情况在彼此协商后做出调整。

这次治疗患者迟到十多分钟，治疗实际用时 35 分钟，因为后面还有其他患者，没办法再按 45 分钟一次治疗来进行。

二、第二次认知行为治疗逐字稿与讲解

李献云：什么原因迟到了？迟到了十多分钟，快一刻钟了。（患者迟到，直接了解原因而非闭口不提。）

王军：是，今天确实，平时我都是 11 点才醒。

李献云：所以今天约定的时间太早了，是吧？（直接谈客观因素而非

106 · 拨开信念的迷雾：抑郁症认知行为治疗实录

先指出患者的问题，有利于稳固治疗关系，也避免患者感觉被批评。）

王军：是的。

李献云：所以那以后可能要选择一个相对？（治疗师给出可能的解决方案。）

王军：晚一点儿的时间。

李献云：以后我们就约晚一点儿的时间，这个时间点对你来说确实有难度。因为你迟到了十多分钟，所以整个时间也就会变成半个小时了啊，所以你要有心理准备。总体来说怎么样？（认可客观因素导致患者来晚的情况，同时考虑到接下来还有其他患者，于是将患者的治疗时间缩短，并直接告知患者，以促进合作联盟。接着进行心境检查。）

王军：总体来说……

李献云：总体来说，你感觉如何？（继续完成心境检查。）

王军：总体就还可以。

李献云：总体这一周还可以。那你就简单回顾上次治疗的内容。（回顾上次治疗内容，检查患者是否记住第一次治疗的主要内容，以便治疗能够前后衔接。这也是进行作业检查。）

王军：嗯（患者翻找作业）。（患者的注意力没有在治疗师的问题上。）

李献云：上次的内容，你来回顾一下。（继续请患者回顾上次治疗。）

王军：上次？（患者不理解治疗师的要求。）

李献云：上次咱俩谈的什么？上次是咱俩第一次治疗，谈的内容还记得不？（治疗师将自己的要求说得更明了一些。）

王军：我感觉就、就是它这个，这些想法会决定你的情绪和行为，而不是事件。（患者理解了认知理论。）

李献云：好，非常好啊，你也做了作业。啊，你做的作业，我看看。（继续检查作业。）

王军：因为我我做的都是那个，我随时拿手机记。

李献云：噢，非常好，拿手机记，然后把它写下来。（正性强化患者用手机记录作业的行为。）

王军：然后最后就总结写在这儿，然后吧，就是可能这一周相似的事情给它就放一起。

李献云：哦，非常不错啊！那你这么做作业，你留意到了些什么？

（检查作业的重点是患者认知层面的收获。）

王军： 我留意到就是，这个有的时候啊它那个情绪会提前冒出来，但想法可能早就存在。就得把那个，得去回忆那个情绪到底是、后面跟的是什么想法。（确实如此，很多人最先留意到的是情绪变化，而非自动化思维。就如患者所言，需要以情绪为切入点，再找寻相应的自动化思维。这一点似乎跟认知理论强调的不一样，因为认知理论强调的是自动化思维出现后，才有了相应的情绪和其他反应。但认知理论也强调，自动化思维的特征是自动出现，不为患者所察觉，甚至让患者以为没有自动化思维，就直接出现了情绪和其他反应，所以患者需要通过训练学会一定的方法才能找到其自动化思维。）

李献云： 好，所以很好啊，对你来说首先冒出来的是情绪，而不是想法。（认可患者的上述发现。）

王军： 有些时候是情绪，有些时候是、直接是想法。（患者观察后也发现了自动化思维首先出现的情况。）

李献云： 哦，好，有的时候是情绪先冒出来的，有的是想法先冒出来。如果是想法先冒出来对你来说容易，如果是情绪先冒出来，你得回忆跟着是什么想法，是吧？

王军： 对对，但那时候回忆吧，在当时回忆不起来，必须得当时把那个场景或事件记下来，然后那个，然后我这个就是有空的时候我再……或者一个人待着的时候我再回忆。（患者的观察很是独到。）

李献云： 噢好，一个人待着的时候能够回忆出来，在这个过程中有什么困难吗？（认可后接着了解患者在寻找自动化思维中可能存在的困难。）

王军： 我觉得有的时候好像就是回忆起来，而且我感觉就是我每个时期吧，比如说，对相同的一件事情，它的想法也是在变的，比如有的时候早上一般就感觉，比如说，组会这个事情……（患者不直接回答问题的惯性出现了，专注于叙述他想说的内容及细节。）

李献云： 噢好，（翻看患者打印出来的作业）做得不少呢。（治疗师没有顺着患者的话谈，而是转移话题，希望患者能谈谈他做作业中遇到的困难。）

王军： 比如就是，我有的时候就总是，比如说睡、就睡觉这事……（患者依然谈他想谈的内容。）

李献云：（继续翻看患者打印出来的作业）这都是你做的作业。你做这么多啊？（继续检查作业，发现患者写了很多作业，这并不常见，把患者注意力拉到作业检查上。）

王军：啊，不是，我那个手机写很方便。（患者的回答反映了患者的特点，做得好的时候容易外归因。）

李献云：好，在手机上直接写，你就记下来了。

王军：就随时这个事情马上发生了，我就马上记下来。（患者解释自己做作业的过程。）

李献云：你怎么在手机上写？我看这是非常不错的一个写作业方法，嗯。（继续正性强化患者的写作业方式。）

王军：（给治疗师看手机上写的作业）原先我也这么记过一些，就比如说，这个是日期，这是事件、想法和情绪。

李献云：嗯，你就把它变成这样的写下来，非常不错啊！（继续认可患者做作业的方法。）

王军：对对对，然后这个也是，然后其实每天第一件事情都是，我会发现，我会纠结于这个怎么睡这么长时间，但是我发现只要第二天如果有组会、有一些要做的事情的话，其实睡的还不会很多。（患者继续谈他对于睡眠时间的纠结，同时发现自动化思维与实际状况的区别。）

李献云：非常不错啊！好，嗯，所以你发现有的时候同一件事你的想法不一样，不同的时间点。（认可患者所谈内容，以促进理解和共情。）

王军：对，就这一点我也很神奇。就是有的时候这一点我的，就比如说，那个就业的压力的时候也是，就是它可能会……不是本专业能跟得上吗？感觉什么很 low（低级）的感觉。然后还有一个就是说，我这课题就是做的跟电子相关的，专心做就可以了，不用想那么多。这样的时候我情绪就平和，就容易做事情，但是有的时候……（患者发现自动化思维与替代思维带给自己的不同影响。）

李献云：非常不错啊！有的时候这个想法更占主流，有的时候那个想法占主流。

王军：对，就是不知道有的时候这两个想法哪个会会占上风，它好像都是自动的，有的时候。（患者留意到这两个不同的想法都是自动的，非常好。这也说明每个人本身都有出现替代思维的能力，即患者存在心理治疗一直强调的自我改变的能力，这需要治疗师去引导患者发现并强化。）

李献云：自动出来的，（看着患者写的作业）如果这个占上风，那毫无疑问就这个无望的感觉出来了；如果那个占上风，你毫无疑问就觉得很平静，该去做什么就做什么。（复述患者作业中的关键内容，强调不同想法对患者产生的影响方向不同。）

王军：而且有的时候跟，跟人际关系相处，它好像这种情绪会带动……如果要是跟人相处，因为我还有一个就是跟同学相处的问题嘛。就比如说，有的时候别人无心的一句话，比如说我们不是有一个健身群吗，这一天我要去做有氧、去打球去，他说："怎么没、没健身呢？"我就觉得他是在责备我，我呢就没有在群里说、说明。然后那个比如说，还有就是两个人，因为我们有三个人，两个人聊天，他不理我，我就觉得，我好像就是意识里我就不善于跟别人交谈，我就会这么告诉自己。但是我刻意地说，我就是非得去谈两句、就直接去改变行为。我原先逼自己是怎么回事呢，就是说我不去改变我的想法，直接做行动，但是那样特别痛苦！就包括我高考的时候也是，就包括原先刻意地跟人练习打交道也是，就是，不是，一个想法、想法还在这儿，但是行为，只变行为，有的时候就是在逼自己。（患者给出一些情形下出现的自动化思维，同时也谈到所谓"逼自己"跟自己直接改变行为却未调整思维或想法有关。从另外的角度看，"逼自己"也是患者的优势之一。）

李献云：哦好，有这种感觉。

王军：啊，然后那个，这也是别人不理我。（患者边看作业边说）然后还有一个就是，这些事都是些杂事，还有就关于组会，因为我们每周都要有组会嘛，其实这个组会我都也是有变化的。就是说因为我们组会有两个老师嘛，如果我想到那个、我们那个××大学的、我们导师老公的话，他就会骂我们，感觉自己在那个老师眼里挺没用的，因为他就追求那些纵向出文章的，我现在选的课题是横向、可能出点儿产品的。然后，这个也是，就是当有一个新的同学来的时候，我就会想他会不会听出我的问题来。（患者继续谈他在组会中的自动化思维。）

李献云：噢好，嗯，自动化思维抓得很不错啊。（认可患者对于自动化思维的觉察。）

王军：就感觉有点儿反感他。（患者继续谈他的情绪反应。）

李献云：反感那新来的同学，是吗？（确认患者反感的对象是谁。）

王军：对对。（患者继续边看作业边说）然后我周四，周五组会，因为我前，我我习惯就是说，我发现我做事情吧，有的时候会亢奋，就是为什么会亢奋呢？就是说，比如说，我觉得这也是，我这这，那个我就打印了30张（指作业），就为什么会亢奋？就是一提到，如果我觉得就是，我感觉就是非黑即白，就是，如果我做起来，未来就很好，就很就很无敌。然后就会觉得比较亢奋，然后就比较焦躁地去做事情，因为我可能把其他的东西想得太坏了。（患者留意到认知对情绪和行为的影响。）

李献云：好，所以你认为一旦做起来了之后，觉得未来就会很好，自己就无敌，就变得亢奋，是吧？（总结患者的发现。）

王军：对，但是有点儿太过了。

李献云：那咱们先看一看，当一个人有这样的想法的时候，就亢奋起来了，告诉我们什么影响我们的亢奋情绪？（强调认知影响人的情绪，无论是负面情绪还是正面情绪。）

王军：就是这种就对未来的这个期待啊。

李献云：对未来有很好的一个期待，是吧？

王军：对。

李献云：好，当然你把它解释为"过"，不过我们就看到，无论你的想法是把未来看得悲观，让你抑郁、心烦，还是你的想法对未来看得过于好，然后就让自己亢奋，其实都跟你的想法有关系，是这么说吗？（抓住机会对患者进行认知模型的心理健康教育，同时做一个小结。）

王军：对对对，不会无缘无故的亢奋。

李献云：好，你非常不错啊，你学会用这样的方式来留意自己，而且你非常了不起的地方就是，你能把事件跟想法完全区分开，意识到想法怎么影响你的情绪和行为的，这做得真不错！咱们今天谈哪个？你觉得谈哪个问题既跟我们的治疗目标有关系、要解决的问题有关系，又跟你目前的一个相对的常态有关系，你想转变的？（小结并认可患者的收获。由此可见，患者在此阶段做作业没有什么困难，无须继续追问患者之前没有回答的问题。接下来进入议题设定，鉴于患者的能动性很强，直接询问患者想谈什么，而非像对待其他患者那样在前几次治疗的时候先由治疗师确定议题，再征求患者的同意。）

第四章　第二次治疗：识别与挑战自动化思维 • 111

王军：先从睡眠开始吧，我觉得先从这个睡眠就基本的那个，一开始的那个状态。（患者提出自己想谈的内容。）

李献云：先从睡眠开始。噢，这都是你做的这个记录。（治疗师的注意力依然在作业检查上，没有回到自己提出的议题设定上。这是需要治疗师自我提醒改变的地方。）

王军：就有一些记录，像这个特别长，就是生活中遇到的一些小困难。

李献云：啊，回头我看一看啊。你想从这记录当中的哪一个来开始谈，学会转变，不仅仅留意到想法？（再次就日程设定征询患者的意见，这说明治疗师前面的注意力确实放在作业上面，没有理会患者所谈的睡眠问题。）

王军：而且我感觉还有一点就是……

李献云：你开开你的录音笔了吗？把录音笔开开。你上一次录完的东西，回去听了吗？（治疗师继续打断患者的话，关注在患者的治疗录音上。）

王军：嗯，上次没有。

李献云：（笑笑）上次相对来说，不是那么多复杂的东西，是吧？

王军：（整理作业）嗯。

李献云：好，那咱们从哪个谈起？从你想谈的睡眠问题，因为睡眠对你影响大，还是想谈人际，还是跟老师组会上的事情？（治疗师在了解录音是否被听后，回到日程设置上，能够把前面听到的患者想谈的问题放在一起，就议题设定第三次征询患者的意见，以促进合作联盟。）

王军：先谈睡眠吧。（患者依然是想谈睡眠问题。）

李献云：那就这次先谈睡眠。（认可患者的选择，将睡眠问题作为本次治疗的议题，因为这次迟到就与睡眠有关。）

王军：对，因为我觉得这个东西，现在有的时候我一般能睡 10 小时，就是。

李献云：噢，睡 10 小时。

王军：我不知道跟那个吃那个药有没有关，但是睡完的的确确精神，嗯，就浑身都得劲儿。但是总不能，虽然我们老师现在管得松吧，那总不能 11 点钟才醒，我就、就这个我会责备自己，然后……（患者对此睡眠时间不满，但对睡眠质量满意。）

李献云：你每天睡 11、10 小时？

王军：10 小时，一般 1 点半睡到 11 点半。

李献云：1 点半到 11 点半，噢好，所以你以前睡多长时间？（对患者睡眠数量与质量的判断离不开跟患者既往状况的比较。也就是说，评估患者的实际睡眠需求很重要。）

王军：以前我比较规律的话，基本上是 12 点半睡，8 点钟醒，然后中午再睡一会儿，啊其实总时间差不多。（与既往总睡眠时间进行比较，患者就发现他目前总的睡眠时间跟以前差不多，并不是他以为的那么长。所以心理干预并不是告诉患者什么话，而是引导患者自己去发现。）

李献云：现在你白天睡吗？

王军：现在就是中午就不再睡了。

李献云：中午不再睡了，好，那是你现在。原来中午再睡一会儿，睡多长时间？（了解既往午睡时长，以确认既往总的睡眠时间长短。）

王军：能睡一个多小时吧。

李献云：午睡一个多小时。

王军：一小时，对，加起来感觉差不多。

李献云：那如果这么说的话，那睡眠问题怎么就成为一个问题了？

王军：嗯。

李献云：噢，原来也是这么睡的多，现在也是，每个人的睡眠时间不一样。你睡完之后你说你很轻松。（就了解到的患者情况，询问患者依据什么将睡眠作为一个要谈的问题，以了解这个睡眠问题是真实存在的问题，还是患者的认识问题。）

王军：是，就是，就是每天早上吧，醒来的时候都是，总觉得要有事，必必须得要有事情做，要不就总觉得我要完蛋了，我这样下去不好，然后就会被甩得越来越多。（患者与睡眠时间长有关的自动化思维出现了。）

李献云：好，所以咱们看看，看来虽然你说的是睡眠问题，但我们一分析之后发现，其实睡眠时间没有问题，是吧？（小结前面所谈关键内容。）

王军：对，其实差不多。

李献云：看来跟什么有关系？（试图引导患者认识到其自动化思维的问题。）

王军：这种压力。（但患者认为是压力问题。）

李献云：就你的压力跟什么有关系？你做了记录，你看你做的这个睡眠的记录之后，与睡眠有关引发你压力的，你觉得是什么？

王军：（沉默不语）

李献云：你看你写的啊，"这样我就完蛋了"，是吧？（将患者所谈压力跟其自动化思维联系起来，引导他认识到自动化思维对他的影响。）

王军：对对对。

李献云：所以"这样我就完蛋了"，这是什么？（再次复述患者的想法，想让他说出来这是自动化思维。）

王军：因为我总是在拖着，别人在去学习。（这是患者的自动化思维。患者不跟随治疗师的思路走，而是在合理化自己的认知，即给出自己这样想的理由。这在治疗中很常见，因为自动化思维对于患者来说，那不是想法，而是事实。）

李献云："这样我就完蛋了"，这是不是想法呢？（继续直白地询问患者。）

王军：啊。

李献云：好。

王军：嗯，我就想适当减减，我上次也想减减药，但发现那个西泮不好减。（患者基于自己的担忧即自动化思维，要减药以减少睡眠时间。）

李献云：好，那咱们就看看啊，你氯硝西泮现在也一直吃着呢。（治疗师认为既然患者睡眠很好，也可以尝试减少并逐渐停服睡眠药，于是转而了解患者目前的服药情况，不再继续前面的干预策略。）

王军：嗯，不敢减，就是减完之后，好像那次就特别烦。（这是减药过程中常见的障碍。）

李献云：我看看，氯硝西泮你吃多大量？（了解患者目前的药物剂量。）

王军：0.5，0.5毫克，就是1/4片。

李献云：还吃什么药了？（了解患者目前服用的其他药物。）

王军：还吃那个，现在吃劳拉。

李献云：劳拉你吃多少？

王军：就是我睡觉之前都得吃，一片劳拉，半片、就 1/4 片氯硝。

李献云：然后还吃什么？

王军：药啊，所有的药，这是。

李献云：这是晚上吃的，是吧？

王军：对，晚上吃，这是睡前，然后晚上有的时候还吃德巴金一片。（患者前面谈到他觉得"自己无敌"后情绪变得亢奋，可能是医生给他开德巴金这一心境稳定剂的原因，尽管没诊断双相障碍，却怀疑他有双相的倾向。）

李献云：德巴金一片。

王军：然后早上吃两片来士普。

李献云：来士普两片。

王军：已经吃了快两个月了吧。

李献云：好，所以我们看看能不能动动这些药。（考虑到患者有减药需求，治疗师也认为有必要减药，于是提出建议。）

王军：我现在暂时我不打算动，我感觉我上次动了之后，就是如果我不吃那个劳拉的话，我就睡不着。（患者直接否定治疗师的建议。这也是临床常见现象，即治疗师给建议，患者拒绝。）

李献云：如果你不吃劳拉，你就睡不着，你认为。（复述患者的话，但加上"你认为"，以强调这是患者的想法。）

王军：对。

李献云：那当然，现在劳拉吃多久了？（了解服用时间。）

王军：劳拉就是包括那个什么？

李献云：劳拉跟氯硝吃多久了？

王军：吃了一个多月了吧。（患者服药时间已经足够长了，而且睡眠数量和质量没有问题。）

李献云：一个多月，所以我们恐怕得动这个药了，我觉得，你氯硝跟劳拉吃一个多月时间了，如果再久的话，容易出现睡眠药物成瘾，你觉得这是不是一个问题啊？（直接指出睡眠药物服用时间长可能导致的问题。）

王军：嗯，我之前吃的是那个劳拉。（患者继续解释服药情况，而非认可治疗师谈的问题。）

李献云：咱们看看试试，毫无疑问有的时候动你的药，你睡眠会不好。那你就要一直吃睡眠药下去？（认可减药可能导致的睡眠不好，以增加共情理解。转而了解患者的希望。）

王军：嗯。

李献云：你希望自己一直吃劳拉、氯硝西泮下去？（澄清患者的"嗯"代表的确切意思。）

王军：不是，我现在是，因为我上次动过氯硝，一下不吃之后，就感觉好像情绪不太好似的。（患者突然停药后有不好的体验。）

李献云：那是有这种感觉，这毫无疑问，动你的药肯定会对你有影响。（继续认可患者的体验。）

王军：嗯，对。

李献云：否则它就不会有成瘾的可能性了，你怎么想？从医学的角度，你不能长期这么吃，劳拉和氯硝不能这么长期吃。（进行成瘾药物的心理健康教育，并给出专业建议。）

王军：嗯，那反正我是想的是，就这段时间好像还比较稳定，可以试一试。

李献云：试一试减下来？（确认患者所谈"试一试"的方向是什么。）

王军：嗯。

李献云：好，非常好，你先减哪个？（认可并征询患者的意见。）

王军：我想先减氯硝。

李献云：先减氯硝，好。好不好？

王军：嗯。

李献云：先减氯硝，非常好，因为吃的 1/4 片，对吧？1/4 片，我们就试着？（继续征询患者的意见。）

王军：先减一半。

李献云：先减一半，减了一半之后就不再吃，你可能会有反应。（强调会有停药反应。）

王军：嗯，好。

李献云：面临心情不太好，你怎么办？减停药后，你的心情不太好主要表现是哪些？你准备怎么办？（了解患者具体的停药反应以及计划如何应对停药反应。）

王军：莫名其妙的烦躁吧，就那时候好像又给我爸打电话了，嗯，这一周就没怎么给他打电话。（患者的停药反应及应对方法。）

李献云：好，会有烦躁，你就会给你爸打电话。

王军：对。

李献云：你可以怎么帮自己，除了打电话以外？（跟患者一起想办法应对减停药过程中出现的烦躁。）

王军：除了打电话以外，（思考）看看电视连续剧，打打球，但是，反正做点儿简单的事情。（患者给出了很好的解决方法。）

李献云：好，非常好的方法，烦躁的时候做点儿事情，做点儿简单的事情，让整个人从那烦躁当中出来。（认可患者想到的解决方法。）

王军：嗯。

李献云：非常好，另外晚上困了再上床，不困不上床。（对患者进行睡眠卫生的心理健康教育。）

王军：嗯。

李献云：如果我们能在一周之内把氯硝减下来，在这个当中会有烦躁的情况，因为这个药容易成瘾，就是如此。咱们的目标是把它减下来。（趁热打铁，在理解的基础上强调减药的时间。）

王军：嗯，对，那我就减一半。

李献云：然后最后再……先减下来一半，然后再把它减没，这一周内先把它减下来，好不好？（继续趁热打铁，跟患者形成减药停药的约定。）

王军：对，成，好。

李献云：也就是说，尽可能时间不要拖得太长，我们要试一试，好不好？（确认跟患者的约定。）

王军：成。

李献云：这是吃的氯硝和劳拉，减停了氯硝以后，我们接着就要减劳拉了，好吗？（继续指出未来要减的药物。）

王军：嗯。

李献云：那我们就接着来看，除了我们减药以外，我们再来看看想法对我们的影响，是吧？（治疗师小结并过渡到认知方面。）

王军：嗯。

李献云：刚才说的那是感觉自己就要完蛋了啊。（直接将前面中断未谈的关键自动化思维提出来。）

王军：就每天早上醒来都是这感觉，可能有时候就躺着。（患者每天出现这类思维，出现的频率足以给患者带来明显不良影响，所以需要进行相应的认知调整。）

李献云：感觉自己什么也干不成，这也是想法，是吧？（继续指出患者其他的自动化思维。）

王军：对，躺着，但其实到了下午就感觉还行。（患者谈到的这个变化需要被治疗师注意到并记住。）

李献云：好，"我完蛋了，我这样下去很不好"，是吧？

王军：对，会被甩得越来越远。（患者的自动化思维。）

李献云：会被甩得越来越远，是吧？

王军：对对对。

李献云：好，你看你做的这个记录做得非常好啊，"他们在批评我"。（继续将患者的自动化思维指出来。）

王军：对，就因为有时候舍友他们就都醒了嘛，就看我可能还赖在那儿。

李献云：所以你看见没有，你睡觉是一个很简单的事情，你怎么看自己是不是很影响你的情绪？可以这么说吗？（对患者进行认知模型的心理健康教育。）

王军：但我，我我心里的想法。对，的确，但但是得有一个应该的一个，就原先我都是，比如说8点就起来了，就能起来，那会儿是。现在就是起不来，原先比如说到了8点……

李献云：原先就能起来，现在是起不来，对吧？（先认可患者的说法。）

王军：对。

李献云：好，不过咱们先不管能不能起来，我们就看这个想法。好，事件你写得很清楚，就是到……实际上你到几点来着，是？

王军：11点半。

李献云：到11点半起床，这是事件，是吧？（请患者在DTR表上写）写下来。然后你的想法就是"我完蛋了"，对吧？（使用自动化思维记录表，并请患者在表格内填写相应的内容。）

王军：嗯。

李献云：你认为"我完蛋了"，嗯，"这样我就完蛋了"。

王军：嗯。

李献云：然后"感觉自己什么也干不成"，往下写。（请患者继续写）然后这样下去，"我这样下去很不好，我会被甩得越来越远，我会被甩得越来越远，同学在批评我"，是吧？（请患者将其自动化思维写全。）

王军：嗯。

李献云：你的情绪就是紧张，是吧？

王军：对。

李献云：抑郁，还有烦躁，还有焦虑，身体上不舒服，还浑身出汗，是吧？（请患者写情绪和生理症状。）

王军：对。

李献云：好，写下来。生理上是浑身出汗，另外有的时候还会头疼，是吧？（患者继续写其生理症状。）

王军：我一直在那儿躺着，我就想这些事。

李献云：好，一直想，还有行为上是一直想，将行为写在这下面，一直想，一直躺着想。（确认患者的行为反应。）

王军：但那时候的确四肢都比较酸。（患者继续给出其生理症状。）

李献云：一直躺着、躺着想，写在这里，这是行为。好，当然出汗啊，这是生理上的不舒服，还有四肢，头疼，四肢酸，写下来。还有什么？

王军：嗯，就是那会儿就是，上周的这个时候就躺昏了就。

李献云：还躺昏了，所以我们就看到，事情就是一个简单的 11 点半起床，然后睡眠的时间跟以前还差不多，但你有这么多想法，一个人就有了这样的情绪和生理上的不舒服和行为上的这些特点。（治疗师指着写下来的内容小结患者的事件、自动化思维及相应的反应。）

王军：嗯。

李献云：好，所以你觉得是不是这些想法跟它们（指着写下来的情绪、行为和生理症状）有关系呢？你试着把你的想法跟你的身体上的不舒服连一连线。（鼓励患者通过连线形式理解自动化思维的影响。）

王军：（患者画连线）

李献云：你在这儿写得很清楚，这样连接起来对于你理解你的想法跟你身体上的不舒服和你的抑郁情绪之间的关系有帮助吗？（确认患者是否理解了刚才连线的价值。）

王军：我看看我这个，就是如果我能找到一个原因，比如说我就会平静一些，然后，因为我觉得……（患者并没有回答治疗师的话，并且患者的表达对于治疗师来说不清晰明了。）

李献云：你找到什么原因就可以平静一些？噢好，你是在这儿，对这个情况做个解释，是吧？（治疗师继续追问以弄明白患者的意思，同时看到了患者在旁边写的内容。）

王军：对对对。

李献云：你找的什么原因呢？

王军：找的就是我睡的太多，这这这这天正好睡了 12 小时。

李献云：哦，哦，你睡的太多的原因，哦，如果把睡的太多的原因能找出来，你就平静一些。噢，好，解释你睡得太多的原因，嗯，你找到了一个原因，就是你今天睡了 12 小时，比原来多了一小时、多了一些，那就是昨天太疲惫了。（把看到的患者写的内容清晰表达出来。）

王军：对对，可能锻炼打球有点儿累。

李献云：哦，好，当你觉得打球累了睡的多，你就会平静一些。这样做记录，有没有让你留意到当你觉得自己完蛋了的时候，你的情绪反应是什么样子？（引导患者对比发现，同样是睡的多，如果解释或想法不同，情绪反应就不同。）

王军：情绪反应是抑郁。

李献云：是抑郁。

王军：就感觉自己什么都干不成，就挺抑郁的。（患者的自动化思维与其情绪反应一致。）

李献云：哦，自己完蛋了，什么也干不成，所以就变成抑郁了。好，这是不是就让我们看清楚我们的想法跟我们的情绪反应的关系？当然你有另外一个解释的时候，就是"我昨天打球有点儿疲惫，所以今天睡的多，而不是自己完蛋啊、什么也干不成"的时候，你情绪就平静了，是吗？（继续对比，抓住机会继续对患者进行认知模型的心理健康教育。）

王军：对。

李献云：好。

王军：然后我是感觉，之所以是完蛋了，因为我总觉得好像得得得努力工作，得努力学习，然后才能、今后才能怎样怎样，我这睡这么多，其实还有我这么个想法。（患者的自动化思维与中间信念。）

李献云：好，所以睡这么多，那是努力工作、努力学习吗？（故意用反问的方式请患者对其睡的多这一现象给出看法。）

王军：睡这么多，我得努力工作，努力学习。（患者不跟随治疗师的意图做出相应表达。）

李献云：对，那你睡的这么多，表示什么？（继续追问，想让患者说出他是怎么看待睡的多的。）

王军：睡这么多，就表示……

李献云：表示什么意思啊？你得努力工作、努力学习，你对自己睡的多，你是什么看法？（治疗师转变提问方式，以利于患者回答问题。）

王军：就是反感，就是排斥它，其实。（患者给出他的情绪反应，但没有给出他的看法。）

李献云：就是睡的多表示什么？对于你说的得努力工作学习来说，你反感排斥睡的多，所以你把睡的多看成什么了？（继续转变提问方式，以了解患者对其睡的多的看法。）

王军：（看着写下来的内容）看成一种……

李献云：先不看那个了，自己想，你把睡的多看成什么了？（继续追问。）

王军：嗯，不好的事情。（患者的回答虽然出现了，但不够明了。）

李献云：怎么个不好的事情？

王军：就我就觉得应该每天睡 8 小时。（此处患者的中间信念或规则"应该陈述"出现了。）

李献云：噢，应该每天睡 8 小时。

王军：就感觉睡的多就……

李献云：睡的多怎么了？

王军：就被人落下了，别人都在努力向前跑。（患者的自动化思维跟前面所谈相似，但不是治疗师想要的内容。）

李献云：哦，睡的多就会被人落下。那你刚才说得努力工作、努力学习，睡的多就表示不努力工作、不努力学习，还是什么？对你来说。（将自己的猜测直白地表达出来，看患者是否认可。）

王军：对我来说，我也不知道努力工作、学习到底是一个什么量度算合适。（患者依然不追随治疗师的意图回答问题。）

李献云：那怎么就睡的多，就让你觉得得努力工作、努力学习了？（继续追问，想了解患者有无其他相关的自动化思维，除了会被人落下外。）

王军：就是，我就希望能努力、学习越多越好，那你睡就睡十来个小时，那肯定不好。（患者的推理过程初步出现，也是患者的自动化思维。）

李献云：噢，所以睡的多肯定不好，是吧？

王军：对。

李献云：那就是肯定不好，指的是不努力工作、不努力学习？（把治疗师的推测直接说出来，看患者是否认可这一未被说出来的自动化思维。）

王军：嗯。

李献云：好，这是不是还有一个想法？你是不是要写在这儿？（请患者将这一自动化思维写下来。）

王军：嗯。

李献云：好，所以就会被别人落下，会被落得越来越多、越来越远，是吧？（继续把患者由前面那一自动化思维推导出来的更多想法说出来，看患者是否认可。）

王军：对对对，对对对。

李献云：这才是让你情绪变得抑郁、焦虑的，既抑郁又焦虑，是这么说吧？（在自动化思维与患者的情绪反应之间建立桥梁。）

王军：嗯。

李献云：好，所以我们是不是要对这些想法做分析啊？（强调自动化思维需要被分析，并取得患者的认同。）

王军：嗯。

李献云：好，那么"我就完蛋了"。

王军：其实，这句话就是……

李献云：就是等于"我"……

王军：我不努力工作、不努力学习了。（患者认为睡的多不好，此结论与这里谈到的这个自动化思维有关。)

李献云：好，那就等于这些，才出来"我完蛋了，被落得越来越远"，就等于"我不努力工作、不能学习"，是吧？（复述患者谈的关键内容，并请患者确认。）

王军：嗯，对对对。

李献云：对这个想法的相信程度是多少？

王军：其实我还是……（患者如此说，估计患者想回答的是他现在的看法。）

李献云：睡醒的那一瞬间。（将患者的注意力拉回到那时那刻，就是刚睡醒的时候，他情绪最糟糕的时刻。）

王军：睡醒之后还是可以的。（而患者否认了治疗师的说法。）

李献云：相信程度，等于不努力工作不努力学习。（请患者继续回答他对自动化思维的相信程度。）

王军：这这这个想法，就单指这个想法，睡醒之后？

李献云：嗯，对。

王军：它是跟那个？（患者对治疗师的问题感到疑惑。）

李献云：就跟"我觉得自己完蛋了，自己被落下了、越来越远"那个。（治疗师继续给出解释。）

王军：还是想这个，睡觉多就等于不努力工作、不努力学习这个信念？（患者确认治疗师的意图。）

李献云：对，这个想法，对。

王军：就没了(笑)。（患者的回答出乎治疗师的意外。）

李献云：睡醒之后？（于是提出疑问。）

王军：睡醒了之后就，就感觉特精神了，就该、就吃饭去了，然后下午又该干吗干吗。（患者现在的解释跟之前谈的内容完全不同。）

李献云：那怎么会让你有这么多记录（作业）？让你有这么多的想法？（治疗师直接指出患者的矛盾之处，请患者说明。）

王军：就每天早上都会这么想。（患者又谈到自己会那么想，矛盾之处再次出现。）

李献云：对啊，那一瞬间，如果真的不想的话，你该干吗干吗了，那它不就不是问题了吗？（继续指出患者的矛盾之处，以搞明白问题出在哪里了。)

王军：嗯，所以我是，就是，但是，这个、这个信念会表现在其他方面。（患者试图转移注意力。）

李献云：不，因为你早晨起来你说睡眠的问题，你就会在那儿躺着想，然后在那儿焦虑抑郁烦躁，然后头疼出汗，四肢酸，那你那时候不相信它？（不给患者转移注意力的机会，指出患者当时出现的各种反应，引导患者就矛盾之处思考。）

王军：嗯，对，我相信它。

李献云：对呀，你那时候对这个的相信程度是多少呢？（继续追问患者的相信程度。）

王军：就那个时候？

李献云：对。

王军：我感觉就 90%、100%。（患者终于给出了我们希望获得的相信程度。出现上面的情况在临床上很常见，就是本以为一个简单的问题，却会绕来绕去。患者第一次接触认知行为治疗，不清楚治疗师的意图，只是随着自己的思维跑。）

李献云：哦，那把它写下来，对，现在就要的是你对它的相信程度是多少。

王军：我说就是到了下午，就是用另外的形式体现的。（患者的思路跑到其他时间段，所以才会给出"就没了"的回答。）

李献云：噢，下午是下午，好吧？（认可患者所谈。）

王军：对对。

李献云：上午的时候你是对它相信的，对吧？（治疗师不跟着患者的思路跑，继续确认患者的实际情况，以避免治疗师理解错误。）

王军：对。

李献云：那当时这些情绪反应的强烈程度，你把它打个分，也用 0 到 100，0 是一点儿都没有，100 是极点，分别是多少？你边写边说，告诉我。（请患者打分，目的是增强患者的直观认识，特别是在找到替代思维后，患者可以直观地体会到情绪的变化。）

王军：抑郁是 70。紧张是 50%。烦躁也烦，它还是 30%。焦虑跟抑郁我觉得差不多，60%。出汗有时候出，有时候没人的话……

李献云：出汗不用打分，生理反应不用给它打分了，就把情绪打分。我们就看到其实这样的一些想法对你的情绪是有影响的。（继续对患者进行认知模型的心理健康教育。）

王军：对对对。

李献云：好，所以我们是不是以后要学着怎么样转变这个想法？（提出转变想法这一干预策略，看患者是否认可。）

王军：啊，对。

李献云：如果不转变这个想法，一睁眼就这么想，然后不提醒自己的话，那是不是就会这样日复一日？（强调患者想法转变的重要性。）

王军：是。

李献云：好，那怎么转变这个想法，因为时间的关系我们俩没法深入谈了。不过你说到你下午的时候就不这么想了。（把治疗师前面听到的内容放在这里，试图快速找到患者的替代思维。）

王军：对。

李献云：所以下午的时候你会怎么想？（由于患者迟到导致治疗时间缩短，治疗师只能利用有限的时间引导患者转变思维。因此，治疗师在倾听患者谈话的时候要记住一些关键内容，在需要的时候才能用到患者的话。）

王军：对，下午我感觉我……就是对未来的压力嘛，就是感觉那个休息的时间要……（患者不跟着治疗师的思路走。）

李献云：要什么？

王军：因为我感觉，这个隐隐会感觉，在实战里头干不过别人。（患者的自动化思维。）

李献云：噢，好，那是另外一回事，跟这个主题好像没关系，是这么说吧？（治疗师意识到患者的思路跑了，直接将患者的思路打断。）

王军：其实还是竞争。（患者继续就自己的思路谈。）

李献云：好，那个我们先不管它，还针对这块来想，好不好？

王军：好，成。

李献云：所以我们没有谈完，我们没有谈完，我们回头再接着谈，因为今天时间的关系没谈完。我们知道其实是这样的一些想法让你变成那样了，而这些想法你看看它都偏哪个方向？（治疗师意识到如果就患者的思

第四章　第二次治疗：识别与挑战自动化思维·125

路谈下去时间会长，不能及时结束治疗，于是就打断患者，进行本次治疗的收尾工作，引导患者看到自动化思维的影响，并请患者看到自动化思维的特点。）

王军：好，成成成，成，那我就，您再给我几张纸，我把每一个事件都这么写一遍呗。（患者的注意力没有在治疗师所谈内容上。）

李献云：好，非常好，我再给你几张纸，你还得复印一下，好不好？（先顺着患者的话谈完，因为这个话题跟完成作业有关。）

王军：好，还有这个纸（指DTR表）。

李献云：这个纸给你，好。

王军：这个纸，我每个事件都能最后总的写一下，其实生活里就这么几个事件。

李献云：非常好啊，你就拿这个纸也能写，其实。我们下次接着谈，因为我们时间关系没有来得及把它谈完，好，总结一下咱今天谈的内容，虽然咱没谈完。（每次治疗结束前进行总结，这样做的目的是看患者通过这次治疗记住了多少关键内容以及遗漏了什么重要之处。通过总结也可以了解患者对自动化思维的看法，从而不用追问患者前面未回答的问题。）

王军：就首先一个事件的确在不同情况下，它的确，我会产生不同的想法。它那个，一个事件会产生几个想法，然后那几个想法呢，有些可能想法它是表面的想法，表面的一些想法，像这个其实是根源的想法，就想法也分表面和根源。（患者给出了自己对这次治疗关键内容的理解，非常好，虽然太过空泛抽象。）

李献云：嗯好，继续。

王军：然后这个根源的想法可能，可能会在你很多的事情里体现出来。（患者的这个理解也很不错，虽然依然抽象。）

李献云：好，很多事情能体现出你根源的想法来，不过，在早晨一醒来之后你有很多想法，"我睡觉多不好，睡觉多就等于不努力工作、不努力学习，就会被别人落下很远，我就完蛋了"。（鉴于患者的总结太过抽象，治疗师继续总结，以加深患者的认识和转变。）

王军：对对对。

李献云：然后正是因为这样的自动化思维的影响，你才有抑郁、紧张、烦躁的情绪，身体上才出汗、四肢酸痛，你行为上才会躺在床上想，是吧？（一有机会就对患者进行认知模型的心理健康教育，在总结的时候也是如此，给患者起到示范效应。）

王军：对对对。

李献云：好，所以我们就以后要谈，看看这些想法到底是不是事实，好吧？（指出下次要谈的内容，就是质疑挑战自动化思维。这里提前设置了下次的日程。）

王军：成，好。

李献云：好，那我们就这样，非常不错，你能留意自己，哪怕我们没有转变想法，你留意自己了之后，你说你这周有明显的变化，你好像也不用给你爸打电话了。（认可患者的认知察觉与其转变之间的关系。治疗师正是基于患者这周情况还可以，所以允许不转变思维就结束本次治疗；如果患者的情绪很糟糕，可能需要请患者等候，等待治疗师完成其他任务后再继续完成本次治疗，而不是直接就让患者带着糟糕的情绪回家。）

王军：噢，我觉得，对，反正，我觉得两方面吧，一方面跟自己那个主动换题目还是有关系的，就是你生活中有一些事件，它的确是，你得、你得去主动做，去去转变一下环境；然后第二个就是，我就感觉好像好多烦恼吧，我到最后都没啥行为（笑）。（患者留意到他的情绪转好与其行为改变之间的关系，后面又说"好多烦恼到最后没啥行为"，后面的话很容易让人理解成"虽然有烦恼，但不影响行为"，但也可能是"因为有烦恼，所以不动"。）

李献云：（笑）好，如果仅仅是烦恼，不影响你的行为，那倒就没啥。

王军：就没啥行为，就不愿意为这个烦恼做点儿什么。回头再说吧。（这里可以看到患者所谈"没啥行为"跟治疗师的理解不是一回事，所以在治疗中特别需要提醒治疗师的是，不要在患者语义不清晰时猜测患者话的含义又不说出来，那样会造成误解，给治疗带来困难。）

李献云：好，嗯，另外一点呢，别忘了我们吃的劳拉和氯硝时间长了，我们需要逐步减量，因为会成瘾。而你准备先减什么来着？（在结束之前把患者需要做的关键内容再提出来，以强调一下。）

王军：嗯，先减氯硝呗。

李献云：这周把氯硝减掉，当然会有一些烦躁，你也有应对的策略，好吧？

王军：啊，成。我也想减氯硝。

李献云：好，那我们就这样，我们约下周的时间。

王军：好，谢谢您！

李献云：不客气。

三、治疗回顾与反思

(一)心境检查

心境检查的方式可以多种多样。通常采用的是"你最近一周感觉怎样""你会用什么词来形容你这一周的心情""你会给自己最近一周的情绪打多少分？0分表示你的心情（或情绪）最差，10分表示最好，你会打几分""请给你最近一周总体的心情（或情绪状态）打个分"。当然，也可以把打分的范围变成0到100分；或者把打分的方向变成打分越高，表示心情越差。无论治疗师选择什么，在整个治疗中打分的范围或打分的方向需要保持一致，以免让治疗师或者患者感到糊涂。此外，还可以不用打分的方式进行心境检查，就像这次治疗一样。也可以请患者在接受治疗之前填写情绪自评问卷，通过自评问卷得分的变化来了解患者的情绪变化。随后治疗师会问"跟上周相比，您的心情变差了（或好转了），您觉得跟什么有关系"，以此把心境检查跟患者最近经历的事件或患者的自动化思维、行为联系起来，从而为接下来的日程设置或议题讨论提供素材。

无论以何种方式进行心境检查，治疗师需要清楚的是，心境检查的目的主要是为了以情绪变化作为切入点，以此来了解认知、行为或事件对患者的影响，从而为议题设置打下基础。此外，心境检查的另一个目的是让患者学会留意自己的情绪变化，学会通过情绪变化来找到影响自己的思维或行为，从而学会主动调控自己的情绪，不被负性情绪淹没。

在心境检查的时候，治疗师需要避免就患者出现的每一种情绪进行打分，因为那样会让患者和治疗师抓不住重点、更加茫然。治疗师如果想以患者的某个主要情绪来反映其整体情绪状态的话，请患者就这个主要的情绪进行打分即可。当然，在打分之前需要请患者先用具体的词汇来描述其主要情绪。如果患者习惯用颜色或天气来描述其情绪，那么治疗师需要请患者明确解释不同颜色或天气代表的确切含义，以方便治疗师理解和留意到患者的情绪变化，而非治疗师在脑海中自行猜测它的含义。

(二)作业检查与作业布置

作业检查的目的是了解患者是否把治疗所学内容在其实际生活中加以应用练习，以及在练习过程中的具体收获或遇到了什么障碍。因此，治疗师的作业检查不能过细、不能占用太长时间。一些治疗师针对患者的作业逐句逐字进行检查，并逐条指出其中存在的问题，这样既浪费时间，还容易打击患者做作业的积极性。如果作业是让患者练习用认知模型留意自己，那重点就是患者能否区分出事件或情形、自动化思维、情绪、行为和生理症状以及能否找到他的自动化思维。如果作业是练习调整认知，重点就是患者能否找出自动化思维以及适合的替代思维。如果作业是行为实验或活动计划表的话，就是行动之后的结果跟行动之前的预测相比有何不同。当然，如果患者在某个方面练习有困难的话，治疗师在治疗中就其困难的地方需要进行重点讨论，选择合适的时机(作业检查或是议题探讨时)教授其具体的方法来排除这一困难。如果患者在作业中遇到的困难值得作为一个议题探讨的话，就把它放入议题设置中，在治疗中做专门的探讨。

如果患者没有做作业或没有按要求做作业，重要的是了解其中的原因或障碍，而非批评患者或者给患者贴一个"阻抗""不配合治疗""懒惰"等标签。对于不做作业，患者方面的原因可能有多种。比如，"我就是不想动，我就是懒""我不想写字，我从小就不做作业""做了作业也没用""做作业会让我更加痛苦""我自己一个人做不好作业，既然做不好，还不如不做""不知道怎么做作业""作业太难、做不了""作业太简单、没必要做""忘了作业是什么""忘了做作业这件事""太忙、没时间做作业""最近自己身体不适或有病""家里出现了紧急特殊情况"，等等。治疗师需要跟患者了解后才能知道患者不做作业的具体原因，有些情况下患者不做作业是可以理解的，不需要特别讨论，比如，患者真的有特殊情况(生病、突发变故、在脑海中做作业等)导致了作业未做。患者未做作业的原因通常需要治疗师跟患者一起探讨来找出解决的办法。下面举几个例子说明这一点。

例如，"我就是不想动，我就是懒"，于是未做作业。治疗师需要结合患者的疾病诊断，给患者进行相应的心理健康教育，比如把患者得抑郁症前后的情况进行对比，让患者发现"不想动""感觉自己懒"是疾病的影响，而非表明患者就是这样的人。抑郁可以让人变成这样，如果继续任由抑郁这一疾病支配自己，结果就会背离患者的初衷。尝试在感觉懒、不想动的情况下去做作业，利用各种提醒，如设置自我内心提醒、贴条提醒、手机提醒、亲人朋友提醒甚至治疗师提醒等，想到自己前来治疗的目的是什么，鼓励自己去做做看，尝到做作业的甜头后就会愿意继续做作业了。当然治疗师也可以跟患者分享研究发现的疗效与做作业与否之间的关系的结果，从而推动患者去做作业。

例如，"我不想写字，我从小就不做作业"。如果患者厌烦做作业的话，治疗师需要转换措辞，请患者在生活中练习所学内容，就像学开车需要回家练习才能掌握一样。当然，练习的方式可以是写下来，也可以是用头脑回想，还可以是用手机把自己的思考录下来。重点是在生活中遇到类似的情况时，能够用所学方法重新思考或采取与之前不一样的行动，这些都是练习的过程。也许遇事当时不能用上所学方法，但事后能够用所学方法重新回想所经历的情形，在脑海中做事后推演，也是很好的练习。

例如，"做了作业也没用"。治疗师需要了解患者得出这样的结论的依据是什么，是曾经做了作业发现没用，还是没做之前就下断言。如果是前者，就需要给出具体的例子，看看问题出在哪里，是找自动化思维有困难、找不到关键的自动化思维、质疑挑战自动化思维有难度、找不出替代思维、替代思维缺乏针对性还是出现了新的自动化思维或新的情况干扰了患者等，只有找到了原因，并一起解决，才能引导患者发现并非是做作业没用。如果是后者，则请患者思考，如果尚未做作业，就抱定做作业没用的观点，于是不做作业，结果就只能是如此了；要想验证这个观点是否正确，唯一的验证方法就是去做作业，才能有依据说做作业有用还是没用。

例如，"做作业会让我更加痛苦"。这在一定程度上是实情，因为做作业就需要思考和面对让患者痛苦的情形和那些自动化思维，如果不去想它，情况反而会好一些。对此需要给予患者理解与共情。不过，不想它固然能少一些痛苦，既然如此，干吗患者不一直回避下去让自己不再痛苦，反而来寻求治疗呢？患者来寻求治疗的目的是什么？每次在治疗中患者跟治疗师探讨的时候是否也很痛苦？探讨结束后结果如何呢？是否痛苦一直存在无法消散呢？通过这样引导的方式让患者发现，做作业虽然痛苦，但这是唯一能够持久帮到自己的方法，从而推动愿意去做作业。

例如，"我自己一个人做不好作业，既然做不好，还不如不做"。这通常也是实情，一部分患者刚开始自己做作业时就是做不好，或者不如跟治疗师在一起治疗时做得好。不过，一个人要想把作业做好，有没有不做作业以外的方法？或者有没有一做就做得很好的方法？如果没有的话，刚开始做作业做得不好是否真的就不如不做呢？要想把作业做好唯一的方法是什么？

例如，"不知道怎么做作业""作业太难、做不了""作业太简单、没必要做"。如果这些都是实情的话，治疗师需要直接告知患者，如果下次遇到类似情况，在布置作业的时候直接告知治疗师，跟治疗师一起协商把作业变得难易适度，或者在离开治疗室之前跟治疗师了解如何完成作业。同时，治疗师在布置作业的时候需要征询患者的意见，看看作业是否适合患者，了解患者完成作业的可能性，并根据患者的反馈适度调整作业的数量和难易程度。为了保证患者知道怎么做作业，治疗师布置的作业应该是本次治疗或之前治疗谈过的内容，而不应该把治疗中从未谈过的内容作为作业布置下去，除非治疗师确认患者知道如何做此作业，比如每日快走 40分钟。当然，随着治疗次数的增多，由患者根据所谈内容自己给自己布置作业更合适，治疗师从中考虑患者所留作业的适合程度，必要的情况下提醒患者思考，再重新布置作业或修改作业的数量和难易程度。

例如，"忘了作业是什么""忘了做作业这件事"。这种情况下，跟患者一起商讨解决的方法，再如，患者可以将作业的内容记录在什么地方提醒自己，什么时间去写作业，以及为了写作业可以如何提醒自己等。不过，这两种情况下不做作业，还可能蕴含着前面所谈问题，如果是的话，一并找出来加以解决。

例如，"太忙，没时间做作业"。这听起来似乎合情合理。不过，再一思考就会发现漏洞所在。可以询问患者完成这个作业需要多长时间？患者每日的时间安排是怎样的？从而引导患者发现虽然忙碌，却也不是没有时间去做作业，只是因为前面的某个原因不做作业而已。如果患者真的很忙碌，则需要调整作业的数量或做作业的形式以适合患者忙碌的情形；此外，如果患者忙碌到没有一点儿空余时间，这可能也是一个需要讨论加以解决的问题。

对于患者不做作业，治疗师方面的原因也不少。比如，作业留了很多，作业很难，留的作业治疗师在治疗中根本没有谈过，作业布置得不明了以至于患者不知所云，患者当然不可能完成。这就需要治疗师留意并倾听患者的反馈，然后做出改变。作业是为了让患者练习所学内容，以便患者更好地生活、工作和人际交往，所以做作业不能占据患者太多的时间。

治疗师布置的作业可以是各种各样。比如，回去后回想治疗所谈主要内容并把它记录下来，回去后听全部或部分治疗录音，读推荐的书籍，做运动，做自助练习，调整认知，暴露，做行为试验，练习社交技能，检索相关文献资料，在网络上搜索相关内容，等等。无论如何，作业的内容通常需要跟治疗中所谈的内容或方法有关。治疗师需要根据治疗中对患者的了解，给患者布置适合的作业，或者请患者来布置他的作业，或者两人协商确定具体的作业。作业应该是个体化的，而非每个患者都是同样的作业，无论是内容还是形式上都需要个体化。

治疗师在跟患者一起布置作业后，需要确认患者完成作业的可能性。作业的量是否太多或难度太大让患者难以承受，如果是的话，则需要将作业分解成患者可以承受、切合实际的小作业。布置作业后需要询问患者在做作业的过程中可能存在哪些障碍，或者治疗师指出来发现的做作业的障碍，询问患者这个障碍是否存在，就患者存在的障碍一起思考解决的办法。

在CTS的第二部分"概念化、策略与技术"中，第11项"家庭作业"的具体评分标准如下：0＝治疗师没有尝试布置与认知治疗有关的家庭作业；2＝治疗师将家庭作业纳入治疗有明显的困难（如，没有检查上次的家庭作业，没有足够细致地解释家庭作业，布置的家庭作业不合适）；4＝治疗师检查了上次的家庭作业，并且布置了"标准"的、与此次治疗探讨的问题相关的认知治疗家庭作业。家庭作业解释得足够细致；6＝治疗师检查了上次的家庭作业，并为接下来一周认真安排了认知治疗方面的家庭作业。布置的作业看起来是"量身定制"的，有助于患者吸收新的观点、检验假设、体验治疗中讨论过的新行为等。

在CTS手册中，要求治疗师为患者布置家庭作业时要"量身定做"，以帮助患者在治疗以外的时间去检验其假设、融入新的看法或体验新的行为。治疗师也需要检查患者上次治疗的作业，布置新作业时给出理由，并询问患者对作业的反馈意见。在认知行为治疗中患者系统完成家庭作业非常重要，这是因为如果患者不能将治疗中学到的概念应用到他们现实的生活中，治疗就不会有进展。因此，家庭作业推动患者将学习转化为生活中的练习。家庭作业还提供了一个框架，以帮助患者收集数据和检验假设，从而修改其适应不良性认知，使这些认知更符合现实情况。因此，家庭作业鼓励患者将心理治疗领域的抽象概念和见解具体化，使心理治疗成为一个更加积极、更有参与感的过程。最后，家庭作业增强了患者的自我控制感，而非依赖治疗师。因此，在患者治疗结束后患者的状况依然能持续改善，家庭作业起着非常重要的作用。

布置家庭作业时，理想的策略如下。

1. 介绍做作业的原理。治疗师在治疗中强调做作业的重要性，即：向患者详细解释完成每个作业所带来的好处，以及定期提醒患者这些好处在帮助患者改善方面至关重要，以及让患者体会到这些好处并说出来。

2. 布置作业时，治疗师给每个患者的作业都是量身定制的。理想情况是，家庭作业应该跟此次治疗探讨的问题有逻辑关系，布置的作业既明确又具体，并写下来，治疗师和患者各持一份。布置作业通常是在一次治疗快结束时，但也会有所不同。常见的一些家庭作业如下：

(1)每天记录功能失调性思维以及相应的理性回应(即替代思维)；

(2)安排活动计划；

(3)评估掌握感和愉快感；

(4)复习治疗中谈到的重点内容清单；

(5)阅读与患者问题相关的书籍或文章；

(6)使用手腕计数器记录自动化思维出现的数目；

(7)听或复习治疗录音；

(8)写一个自传体概述；

(9)填写问卷，如功能不良性态度量表或抑郁问卷；

(10)画出每小时情绪变化的图表或图形，如焦虑、悲伤或愤怒；

(11)练习应对技巧，如练习分心或放松；

(12)尝试对患者来说可能有难度的新行为，如练习果断性，接触陌生人。

3. 了解患者做作业后的反馈和存在的困难。比如，治疗师可以这么询问患者的反馈："你体会做作业对你有用吗？""作业可以完成吗？""作业布置得清楚吗？"也可以在布置作业后，请患者想象在完成作业过程中可能出现的障碍，这往往是有帮助的，因为可以在患者离开之前一起找到克服障碍的方法。随着治疗的推进，在布置和设计家庭作业方面，患者应逐步发挥越来越大的作用，也就是说，随着治疗的推进，通常由患者给他自己布置作业。

4. 检查作业。治疗师如果不例行检查上次治疗布置的作业，患者就可能认为没有必要认真完成作业。在每次治疗的开头部分，治疗师和患者应讨论每个作业，治疗师也应就作业得出的结论或取得的进展进行总结。

(三)时间把控与合作性的治疗联盟

高效利用时间及控制好每次治疗的时长是认知行为治疗师需要特别关注的点，因为一次治疗的时间通常是 45 分钟，治疗师稍微休整后就需要开始为下一个患者提供治疗。这是第二次治疗，这个患者迟到一刻钟给本次治疗的时间控制带来了很大的挑战。鉴于不能因为这个患者的迟到影响到下一个患者的准时治疗，所以治疗师需要在 30 分钟左右结束此次治疗。治疗师需要在治疗的一开始就让患者知道这一点，而非不言不语把治疗的时间缩短或者在治疗快结束时才告诉患者。也就是说，治疗中出现的变动及其理由需要让患者提前知晓，这样才不会破坏治疗关系，增进合作性的治疗联盟。

治疗中会因为各种原因无法完成既定的治疗计划。由于此次治疗的时间缩短，本以为可以通过一次简短的认知治疗完成既定任务，但由于在作业检查阶段花费时间太长，议题讨论时插入了对镇静催眠药物的减药讨论，在寻找与主题相关的自动化思维时用时太长，快结尾时计划请患者谈出下午的不同想法来作为替代思维，但患者不追随治疗师的思路谈，而是谈了更多的负面思维，导致治疗师没有办法按计划完成认知重建部分，只能选择在时间接近 34 分钟时中途结束治疗。在结束治疗时也明确告知患者结束治疗的原因，并且强调下次治疗继续往下谈。这对于促进治疗关系是非常重要的。

治疗中的具体安排需要根据实际情况有一定的灵活性。如果患者的情况严重，治疗师预计不完成本次治疗患者的状况有可能变糟，治疗师就会在下一个患者来之前先暂时中断目前的治疗，请患者移步到其他地方等候，待完成其他约定的治疗后再把中断的治疗完成。如果患者即刻自杀的危险性高，不连续完成本次治疗患者的自杀危险性就无法降下来，那么也会在其他患者到来后，告知其他患者目前的状况并跟其他患者商量多等候一些时间，先处理好这个患者的问题；或者请其他工作人员陪着患者，避免他出现冲动自伤自杀行为，待完成约定的治疗任务后再处理这个患者的问题。

总之，在治疗过程中治疗师应该有足够的灵活性，综合权衡本次治疗剩余的时间长短、议题完成的进度、患者目前的总体状况等因素后，就治疗安排做出预判：是按既定计划到时间就结束治疗，还是需要做出额外处理。当然在这个过程中，治疗师需要留意自己的自动化思维对决策的不良影响。比如，我这样结束治疗太不负责任，患者对我会有不满，时间再长我都应该完成议题的讨论等，此时治疗师需要学着把自己的自动化思维看作需要检验的想法而非事实去看，这样才能降低被负性自动化思维误导的概率。同时，这样灵活务实的态度也可以让患者学习到，一些问题可以先搁置，继续该做什么还做什么。

（四）治疗干预方向的其他选择

如果治疗师有机会再做本次治疗的话，可以在很多地方做新的调整。可以在作业检查阶段早些干预以缩短时间，比如说，"因为时间限制我们不过多讨论作业的细节了，你写了作业，通过写作业有收获，非常好。接下来我们就来确定今天的议题"。可以在议题讨论阶段不讨论减药问题，留待以后讨论。可以在找自动化思维阶段不就"睡眠多"与"不努力学习"之间的联系做链接的话，直接就"这样我要完蛋了，我这样下去不好，就会被甩得越来越多"进行讨论，引导患者通过查看现状发现事实并非如此。可以在追问患者下午有什么不一样的想法的时候，提问更具体一些，比如，"不过，你说到你下午的时候就不这么想了，你也说感觉特精神了，就该吃饭去了，下午又该干吗就干吗，那个时候你是怎么看待自己睡的多这个事呢？"，也许患者就能直接把替代思维说出来。如果治疗师就上面谈到的某一个方面做出改变的话，有可能在35分钟内完成认知重建。

在CTS的第二部分"概念化、策略与技术"中的第9项"改变的策略"，这个条目关注治疗师用于改变的策略的质量，而不是评估如何有效地执行该策略或者改变是否真的发生。其具体评分标准如下：0＝治疗师没有选择认知－行为技术。2＝治疗师选择了认知－行为技术；然而整个推动改变的策略似乎含混不清，或者估计未来不能帮到患者。4＝治疗师有大致连贯的推动改变的策略，展现出合理的前景，并吸纳了认知－行为技术。6＝治疗师遵循连贯一致的推动改变的策略，这个策略非常有前景，并且融合了最适当的认知－行为技术。

在CTS手册中指出，在对一个问题进行认知概念化并发现关键的认知、行为之后，治疗师应该制定一个推动改变的策略。改变的策略在逻辑上应该与这个问题的认知概念化一致，并且选择对这一阶段的这个患者最有前景的认知－行为干预方法。认知治疗师有很多不同的治疗方法可供选择，如果治疗师没有基于案例认知概念化为患者制定一个总的治疗策略的话，治疗效果就会变得不确定，并且会出现很多"试错"。治疗师可以同时采用几个措施，但所有的措施都应该属于总的治疗计划中的一部分。改变的策略在逻辑上应该跟第8项"聚焦于特定的认知或行为"中讨论的问题的认知概念化一致。总体来说，推动改变的策略通常是将检验自动化思维、修正假设和改变行为这三类干预方法中的一个或多个技术整合在一起。

1. 检验自动化思维的理想技术：治疗师和患者一旦确定了一个关键的自动化思维，治疗师就会请患者暂时延缓对这个想法的确信程度（患者认为这个想法是正确的，不容否认），把这一想法看作有待检验的观点。治疗师和患者一起合作收集数据、评估证据并得出结论。这种检验方法是认知治疗得以应用的基础。治疗师帮助患者学习一种跟科学调查相似的思维过程。治疗师需要向患者说明一点，就是个体对现实的感知可能与现实本身不一样。患者学习设计一个试验，来检验其自动化思维的真实性。因此，患者学会方法去修改其适应不良性思维，就可以在治疗结束后继续从学会的方法中获益。患者可以用以下几种技术来检验自动化思维的真实性。

（1）检查现有证据。治疗师请患者回顾其既往经历来分别列出支持和反驳其观点的证据。在权衡了所有可用的证据后，患者经常会拒绝其自动化思维，发现它是错误的、不准确的或夸大的。

（2）设计试验。治疗师请患者设计一个试验来检验其观点。一旦将试验设计好了，患者就会有一个预测的结果，然后去收集数据。通常情况下，收集到的数据与患者预测的结果相矛盾，患者就会拒绝其自动化思维。

（3）引导性提问。当前两种方法不合适或不适用时，治疗师可以从自身经验中找出与患者观点相矛盾的证据。将这个证据以问题的形式提出来，这个提问会给患者制造出逻辑推理上的困境。例如，"在我的患者中，90％的人刚开始都说他们不会好转，但他们中大多数人后来确实好了。你根据什么就认为自己和他们不一样呢?"或者治疗师发出询问，以指出患者观点中的不合逻辑之处。例如，"你说你一直是个软弱的人。然而你也告诉我，在你抑郁之前你过得很好。你发现你的这种想法有什么矛盾之处吗?"

（4）给出负性概念的操作性定义和给术语下定义。有时作为检验自动化思维的一个步骤，治疗师和患者必须就患者的意思用特定的词或表达来给出一个更具体的定义。比如，一位患者不停地说"我是个懦夫"，为了检验这个想法，治疗师和患者首先要给出"懦夫"的定义并给出这一概念的具体参照。在这种情况下，治疗师和患者一起给出的"懦夫"的操作性定义是"在受到攻击时没为自己辩护"。在确定这一标准后，治疗师和患者一起核查过去的证据，以评估"懦夫"这个标签放在患者身上是否合适。这个探讨过程可以帮助患者认识到其自我评价的武断性，使患者在自我评价时选择更符合事实或常识的措辞，而非使用这样的负面术语。

（5）再归因。检验自动化思维最有效的技术之一是"再归因"。当患者因为不愉快事件不顾客观现实责备自己或内归因时，治疗师和患者可以回顾这一情况，找出可以解释此事件发生的其他因素，而不是仅仅看到患者方面的因素。这种技术也可以用来向患者说明他们遇到的一些问题(例如，注意力不集中)是一种抑郁症状，即归因于抑郁症状，而不是归因于永久性生理恶化的迹象。

（6）找出替代解决方案。当患者认为某个特定的问题无法解决时，治疗师可以与患者一起找出这个问题的其他解决方案，而这些方案是患者没有考虑到的。有时患者已经考虑了一个可行的解决方案，但认为它不可行或不可能有效而提前否决了它。所以，找替代方案时不要急于否定它，而是先把替代方案找出来。

2. 修正深层假设的理想技术：在修改深层假设时学着质疑很重要。最有效的方法就是，在确定了假设后，患者单独或与治疗师合作一起找出反对这一假设的证据。治疗师向患者提出一系列问题，以证明该假设的矛盾之处或问题。修改假设的另一个策略是，让治疗师和患者一起列出更改假设的利弊。一旦完成利弊的列表分析，治疗师和患者就可以对那些相互矛盾的方面进行讨论并做出权衡。一个方法就是让患者权衡此假设带来的长期和短期好处，从而利于形成新的假设。此外，许多假设是以"应该"形式表现出来的规则，即要求患者在特定情况下最好或应该做什么。可以用"反应预防"这个行为试验策略来修正这些"应该"规则。也就是说，一旦找到了"应该"假设，治疗师和患者就可以设计一个试验来做检验，即如果患者不遵守应该规则后会发生什么后果。在试验之前，患者对后果是什么样有自己的预测。然后去做试验，故意不按应该去做，之后对比预测的后果和实际的结果并展开讨论。通常，最好制定出一系列违反"应该"规则的等级任务，以便患者敢于去尝试那些让他不太害怕的改变。例如，认为自己"应该"一直工作的患者，可以尝试逐渐增加休闲活动的时间，看看结果会怎样。

3. 改变行为的理想技术：认知治疗中会使用各种行为技术来帮助患者更好地应对各种情形或人际问题。这些行为技术是"以行动为导向的"，就是为了处理具体的情况或变得更具适应性，让患者采取行动不断练习。因此，与严格的认知技术相比，行为技术更注重如何行动或应对，而不是如何看待或解释。行为技术的主要目标还包括修改功能不良性认知。例如，患者认为"我不再对任何东西有愉快感了"，就会在完成一系列行为作业后修改自己的这种自动化思维，因为安排的这些作业的目的就是为了增加患者快乐活动的数量和种类。因此，行为改变后的效果经常被用作促发认知变化的证据。在个案治疗的全过程中都会用到行为技术，但通常会在治疗的早期阶段集中使用。对于病情比较严重的抑郁症患者来说尤其是这样，因为这些患者不愿动、被动、愉快感缺乏、社交隔离、集中注意力困难。这里将行为技术简单介绍如下。

(1)活动计划表。治疗师使用活动计划表来帮助患者安排一天中每个小时的活动，患者随后把其每小时实际所做的活动记录下来。活动计划表通常是治疗抑郁症患者最早使用的技术之一。它常常可以有效对抗动机缺乏、绝望感和过度反思。

（2）掌控感和愉快感。活动计划表的目标之一是让患者在日常活动中获得更多的愉快感和更大的成就感或掌控感。要做到这一点，请患者用1～10分对每个完成的活动分别进行掌控感和愉快感的评分。通过这些评分，患者通常就可以发现实际情况与患者的观念相悖，即他们认为他们对任何东西不再有愉快感了，也不再能获得成就感了，但实际情况并非如此。

（3）布置等级任务。为了帮助一些患者开始从事有掌控感和愉快感的活动，治疗师必须将一项活动分解为几个子任务，从任务最简单的部分逐步到最复杂繁重的部分。这种循序渐进安排任务的方法允许抑郁症患者最终完成原本他们认为不可能完成或会压垮他们的任务。这些分级逐步去做的任务为患者提供了即刻和明确的反馈，即他们能成功或能做到。

（4）认知预演。有些患者很难去做需要连续多个步骤才能完成的任务，这往往与患者的注意力集中困难有关。"认知预演"技术就是请患者先在脑海中想象完成任务的每一个步骤。这种预演想象有助于患者将注意力集中在要做的任务上，也有助于治疗师发现潜在的困难或障碍，并跟患者一起想办法解决，因为这些障碍可能会使患者完成任务的难度增加。

（5）自力更生训练。治疗师可能需要教一些患者学会对其日常活动承担越来越多的责任，而不是依靠别人来照顾其所有需求。例如，患者可以从洗澡做起，然后整理床铺、打扫房子、自己做饭、购物等。这一责任还包括控制他们的情绪反应。给患者布置等级任务、进行果断性训练和做行为试验都可以是患者自力更生训练的组成部分。

（6）角色扮演。在认知治疗的背景下，角色扮演可以发挥如下作用：用来引出具体人际交往情形中的自动化思维；在有困难的社交场合练习新的认知应对；排练新的行为，以便人际互动更有效。作为角色扮演的一种变异，角色转换，往往能有效引导患者"进行现实检验"，来看看别人是如何看待其行为的，从而让患者学会看待自己时更有同情心或更客观。角色扮演也可以作为果断性训练的一部分，角色扮演有时需要治疗师的示范和指导，患者才可以学会。

（7）转移注意力技术。患者可以使用各种形式的转移注意力技术来暂时缓解痛苦或多种不良影响，包括缓解心境恶劣、焦虑和愤怒。可能通过身体活动、社交接触、工作、玩或视觉想象来实现注意力的转移。

评分时需要注意的是，在评估改变的策略这个项目时，评定者应主要关注特定技术对这次治疗中患者所展现的问题的恰当性。在决定技术的恰当性时，评定者应尽力去评估这些技术是否是推动患者改变的连贯策略的一部分，而推动患者改变的策略从逻辑上与治疗师对这个问题的认知概念化相一致。如果治疗师使用这些技术的理由不清晰，或者理由看起来不对，评定者应该给低分。如果理由看起来清晰且恰当，评定者应该给高分。评定者不应把用于改变的策略的质量（这是本条目关注的重点）与这些技术实施后如何有效（在第 10 项进行评估）或实际是否发生变化（这不是获得任何项目的高分所必需的）混淆在一起。

(五)聚焦

在认知行为治疗中聚焦很重要。认知行为治疗的形式要求，比如结构化、时间限制、日程设置等形式以及医患双方在第一次治疗时共同制定问题列表和明确治疗目标，有助于让每次治疗变得聚焦和高效。但在实际的治疗中，患者会有自己特别想谈的内容或者有随意交流的习惯（即想说什么就说什么，也许是受既往精神分析或动力学治疗的影响，也许是患者个人的交流风格），导致治疗中聚焦很困难。治疗师虽然有治疗的整体安排以及想了解的关键内容，但治疗师会自认为基于共情的需要不能打断患者的谈话，害怕打断患者的谈话会破坏治疗关系，认为只有完全跟随患者才能以患者为中心舒缓患者的情绪，治疗师也喜欢随意交流的方式，或者治疗师忘记了日程设置的内容或交流的主题，于是治疗很容易就变成谈着谈着离题十万八千里，不知不觉治疗时间就没了。这样自然就无法体现认知行为治疗所要求的聚焦。

为了帮助治疗能够聚焦在双方设置的议题上，治疗师应该在第一次治疗时就告知患者认知行为治疗大概的形式，让患者充分知晓认知行为治疗的结构化、日程设置和治疗的时间限制，就每次的议题跟患者达成共识，结成治疗联盟，才能相互提醒让交流更聚焦。此外，治疗师将每次的议题写下来放置在桌面上，让彼此心中有数不至于跑题太远，或者在离题时能够看到桌面上的议题安排而提醒自己回来。治疗师也可以通过确定治疗的每个阶段大体需要的时间限制，让自己多加练习在特定时间限制内完成阶段任务的能力。此外，治疗师也需要用认知行为治疗的方式觉察自己在此方面的自动化思维，尝试以恰当方式打断患者的随意交流或者改变自己既往心理治疗的随意模式，看看聚焦后的治疗是否像自己曾经以为的那样，这样就可以通过行为试验发现聚焦的好处和自动化思维对自己的误导，有更多的经验后就更愿意自觉地让治疗变得聚焦。

(六)关键或棘手思维的确定

通常情况下，最关键的自动化思维就是患者的棘手思维，因为棘手思维与信念更接近，处理起来难度大。在认知治疗中，总希望找到患者诸多自动化思维中最关键的那个想法，即关键或棘手思维，这样就可以通过讨论那个最关键的自动化思维来帮助患者形成适应性的替代思维，从而在更大程度上帮到患者。确定关键或棘手思维的方法通常有以下六种：一是请患者告诉你哪个想法对他的影响程度大，影响大者往往是关键或棘手思维；二是看患者给出的其对诸多自动化思维各自的相信程度，得分高者通常是关键或棘手思维；三是看患者给出的不同情绪反应的得分，请患者说出与其最强烈情绪反应有关的想法，这个想法是关键或棘手思维；四是请患者将其自动化思维与其情绪反应进行连线，患者最突出的那个情绪反应对应的自动化思维就最关键或最棘手；五是治疗师根据自己的临床经验做出专业判断；六是与患者核心信念相近的那个自动化思维往往是棘手思维。无论以哪种方式确定关键或棘手思维，都需要跟患者进行核实，以合作治疗联盟的方式确定下来并就此展开讨论。

有时最关键的自动化思维不一定是患者的棘手思维，关键的自动化思维可能是患者形成棘手思维最初的那个自动化思维。比如，在此次治疗中患者的棘手思维可能是"我就会被别人落下很远，我就完蛋了"，而在得出此结论之前患者的自动化思维是"我睡眠多不好"以及后来引导出的"睡眠多就等于不努力工作、不努力学习"，而后两个属于患者关键的自动化思维。有时在治疗中针对患者这一关键的自动化思维进行讨论，发现它不成立之后，棘手思维"我就会被别人落下很远，我就完蛋了"无须讨论就自动不成立了，这样处理可能事半功倍。当然此次治疗也可以针对"我就会被别人落下很远，我就完蛋了"进行讨论，不过因为棘手思维跟核心信念接近，讨论后发生明显改变的难度会大，这一点治疗师需要心中有数。

在 CTS 的第二部分"概念化、策略与技术"中，第 8 项"聚焦于关键的认知或行为"的评分标准如下：0＝治疗师没有尝试引出特定的思维、假设、表象、含义或行为。2＝治疗师运用恰当的技巧引出患者的认知或行为；但治疗师难以聚焦，或者聚焦于跟患者关键问题无关的认知或行为上。4＝治疗师聚焦在与目标问题相关的具体认知或行为上。但治疗师本可以聚焦在更关键的认知或行为上，以提供更大的进展承诺。6＝治疗师巧妙地聚焦于跟问题行为最相关的关键思维、假设或行为上，从而提供了相当大的进展承诺。

在 CTS 手册中指出，一旦治疗师和患者就目标问题达成一致，下一步治疗师就需要对患者为什么会在这一特定领域遇到困难进行认知概念化。为了认知概念化，治疗师必须提问和识别出与这个问题有关的关键自动化思维、深层的假设与行为应对等。这些特定的认知和行为是随后干预的目标。在治疗师帮助患者识别出其关键的自动化思维、假设、行为等的同时，高水平的认知治疗师会不断地对患者的问题进行认知概念化。通过这种认知概念化，治疗师将患者此种情况下的认知、情绪和行为整合到一个更广的框架中（即案例认知概念化表），以此来解释患者为什么在此特定的问题领域有困难。如果没有这个更广的框架（可能会被持续不断地修改），治疗师就像一个侦探，有很多线索却没法解开谜团。（不过，一旦将线索拼凑在一起，"犯罪"的性质就会清晰起来。）有了认知概念化，治疗师可以区分什么是至关重要的想法和行为以及次要的想法和行为。因此，认知概念化可以指导治疗师决定哪些自动化思维、假设或行为需要首先加以关注，哪些需要推迟到以后再处理。如果没有认知概念化，治疗师可能会以"试错"的方式选择要讨论的认知或行为，因此治疗的进展就会有限或不确定。

尽管通过观察一次治疗很难评估治疗师认知概念化的质量，但我们认为，从长远来看，它是决定认知治疗师水平最关键的因素之一。我们通过观察判断特定会话中治疗师关注的具体认知或行为是患者问题的核心点还是次要点，从而进一步推断治疗师认知概念化的质量。如果治疗师的认知概念化很差，那么对有经验的评定者来说，治疗师聚焦于特定的思维或行为的原理就不清晰。此外，如果认知概念化做得好，就会以一个统一的框架将目标问题、干预措施、作业等"整合在一起"。

治疗师引出自动化思维的理想策略有：

(1)推理提问。治疗师向患者提出一系列问题，目的是找出引发患者情绪反应的一些可能的原因，即找出相应的自动化思维。水平高的提问可以为患者提供一种内省策略，当治疗师不在身边时，患者以后也可以自己尝试使用。(请参阅下一章中有关引导性发现的示范举例。)

(2)想象。当患者能够找出触发其痛苦情绪反应的事件或情形时，治疗师可以建议患者通过想象来详细描述这种痛苦的情形。如果对患者来说这种想象或表象既真实又清晰，他们通常能够识别出他们当时的自动化思维。下面举例来说明此技术。

> 患者：我不能去打保龄球。每次进去，我都想逃跑。
>
> 治疗师：你还记得你进去保龄球馆当时出现的想法吗？
>
> 患者：不太记得。可能只是一些回忆，我不知道。
>
> 治疗师：我们来试着做个试验，看看我们是否能发现你当时在想什么。可以吗？
>
> 患者：我想可以。
>
> 治疗师：我想请你放松并闭上眼睛。现在想象你正在进入保龄球馆，请描述一下发生了什么。
>
> 患者：(描述进入小巷，拿到一张评分表等)我觉得我想出去，就是要离开。
>
> 治疗师：你现在脑子里在想什么？
>
> 患者：我在想"和我一起玩的人看到我玩得有多糟糕时就会嘲笑我"。
>
> 治疗师：你认为这种想法会导致你想逃离吗？
>
> 患者：会的。

(3)角色扮演。当诱发事件是人际互动时，角色扮演往往比想象能更有效地引出自动化思维。运用此策略时，治疗师扮演这一痛苦人际交往情形中的对方，而患者"扮演"他自己。如果患者能投入到角色扮演中，在治疗师的帮助下往往可以引出自动化思维。

(4)治疗中的情绪改变。治疗师可以将治疗中患者出现的任何情绪变化尽快指出来，紧接着治疗师询问患者，就在情绪变糟、泪水或愤怒等涌现之前或当时他在想什么。

（5）功能不良性思维记录表（DTR 表）。一旦患者熟悉此技术后，DTR表是确定自动化思维最简单的方法。通过家庭作业，患者在此表格的相应列中列出他出现的自动化思维。治疗师和患者在治疗中回顾这些想法。

重要的是，需要对这种引出自动化思维的过程与其他心理治疗中的"解释"加以区分。认知治疗师通常并不主动说出患者还没有提到的自动化思维，而在其他心理治疗中"解释"这种"洞察力"破坏了患者作为治疗合作者的角色，因为那样的话，患者在治疗师不在身边时就很难独自识别出这些想法。更重要的是，如果治疗师的"直觉"错了，患者就会被引入一条死胡同。有时当引出自动化思维的很多方法无效时，治疗师会在必要的情况下提供几种看起来合理的自动化思维，而非一种，以供患者选择适合他的自动化思维（这是一种多重选择技术）。

下面就其他心理治疗中的"洞察力"举例，从中可以看出它跟想象技术的不同，有时会误导患者。

> 患者：我不能去打保龄球。每次进去，我都想逃跑。
>
> 治疗师：为什么？
>
> 患者：我不知道，我只想离开。
>
> 治疗师：你是告诉自己"我希望我不要一个人打保龄球"吗？
>
> 患者：也许吧，我不太确定。
>
> 治疗师：嗯，也许你一直在想，保龄球并不能解决你生活中的问题。你是对的，但这只是个开始。

（6）确定事件的意义。有时治疗师引出自动化思维的各种巧妙尝试都不成功，治疗师就应该询问患者，以发现患者情绪反应出现前此事件对患者的具体意义。例如，每当患者与女友发生争执时，他就开始哭泣。尝试几种方法也无法确定患者当时具体的自动化思维，然而，在治疗师提出一系列问题来探讨这一事件对患者代表的含义后，发现患者总是将任何类型的争论或吵架与关系要结束联系起来。此意义就是患者哭之前对此事件的看法。

有时我们观察到患者的自动化思维似乎反映了其通常的模式。这些模式或规律，作为一组规则，指导患者在许多不同情况下的反应方式。我们将这些规则称为假设。例如，这些假设可能决定患者在判断自己和他人时考虑什么是"对"、什么是"错"。虽然患者有时可以很容易地识别出其自动化思维，但往往触及不到他们的深层假设。大多数人都不知道自己的"规则手册"。比如下面这些常见假设：

①为了快乐，无论我做什么都必须成功。

②没有爱情我活不下去。

当患者以绝对化的措辞把这些规则表达出来之后，就可以看出来这些规则不符合现实、被不恰当地使用或过度使用，这通常就容易导致抑郁、焦虑或偏执等精神障碍。我们给引发精神障碍的规则贴上"适应不良性的"标签。认知治疗的主要目标之一，特别是在治疗的后期，就是帮助患者识别和挑战那些影响其能力发挥的适应不良性假设，从而避免未来的精神障碍复发。

为了识别这些适应不良性假设，治疗师需通过仔细倾听以发现那些让患者在几种不同情形下均出现问题的共同点。然后治疗师将患者在不同情形下的自动化思维列出来，请患者将影响这些自动化思维出现的通用"规则"择出来。如果患者无法做到这一点，治疗师可以提出一个看似合理的假设，并给出与之相随的自动化思维，然后询问患者此假设"听起来是否很真实"。治疗师对此应持开放态度，认识到此假设有可能不适合患者，然后与患者合作找出一个更准确的深层"规则"。

在对此项目进行评分时需注意，此项目基本上涉及两个独立的过程。这个过程的第一步是使用适当的技术从患者那里引出自动化思维、深层假设和行为等。如果治疗师完全不能引出这些内容，那么应该评 0 分。如果治疗师使用适当的技术引出了这些想法和行为，那么至少应该评 2 分。这个过程的第二步是治疗师将这些认知和行为整合到患者问题的认知概念化中。此认知概念化可以解释患者哪些特定的认知或行为对此问题来说是次要的，就应该以后再讨论；也可以解释患者的哪些认知或行为是此问题的核心点，应该作为此次干预的重点。如果治疗师没有聚焦在一个特定的认知或行为上，此项目就应该评 2 分。或者说，如果治疗师讨论的重点与其认知概念化完全无关，此项目就应该评 2 分。如果治疗师关注的是一个相关的认知或行为，但评定者的认知概念化强烈提示治疗师聚焦于其他一些认知或行为上会更有成效，此项目应该评 4 分。如果治疗师的认知概念化和聚焦看起来不错，且有希望"达成既定目标"，此项目应该评 6 分。

请注意，对于这个项目，治疗师不需要做任何干预就能获得高分。高分唯一的要求是治疗师成功引出相关的想法或行为，将问题认知概念化，并确定干预的重点。

(七)患者说空话、套话、理论术语太多或说话太抽象时，如何应对

在治疗中，治疗师请患者小结、总结、回顾、反馈或设置议题时，甚至在议题讨论时，一些患者会不时说一些空话、套话、使用太多的理论术语或表达过于抽象，而这往往不是治疗需要的。治疗需要的是，患者能够在认知理论下结合自己的具体情况给出简要的概述，即既有认知理论又有患者的具体情况，从而体现出患者对于前面治疗所谈内容的理解掌握程度，以便治疗师根据情况调整下面的治疗安排和治疗节奏。

因此，面对患者空泛而笼统的言语表达，治疗师需要采用合适的方式引导患者，而非批评患者，这样才能让患者学会如何转变表达方式。比如，在此次治疗的最后总结时，患者说："就首先一个事件的确在不同情况下，它的确我会产生不同的想法。它那个，一个事件会产生几个想法，然后那几个想法呢，有些可能想法它是表面的想法，表面的一些想法，像这个其实是根源的想法，就想法也分表面和根源。然后这个根源的想法可能，可能会在你很多的事情里体现出来。"此时，治疗师可以概述患者所谈内容，并把它引到今天的具体议题上，如："好，很多事情能体现出你根源的想法来，不过，在早晨一醒来之后你有很多想法，'我睡觉多不好，睡觉多就等于不努力工作、不努力学习，就会被别人落下很远，我就完蛋了'，正是因为这样的自动化思维的影响，你才有抑郁、紧张、烦躁的情绪，身体上才会出汗、四肢酸痛，你行为上才会躺在床上想，是吧?"治疗师通过这样的示范表述引导患者学会如何表达更符合认知行为治疗的要求。

四、治疗记录

治疗记录
2017 年 6 月 11 日　　　　　　　　　　　　　　　　　　　　　Session 2

患者迟到近一刻钟，因为起床晚了。治疗时间缩短至 30 多分钟。

心境检查

患者这周总体状况还可以，记得上次治疗内容，也做了作业。患者随时把作业记录在手机上，然后再打印下来。

议题

睡眠问题

患者每天睡 10 小时，晚上 1:30 上床，早上 11:30 起床。以前也是睡这么长时间，晚上 12:30 上床，早上 8:00 起床，然后中午再睡一个多小时。现在每天醒后精力充沛，感觉挺好。

现在服用氯硝西泮 0.5mg/晚、劳拉西泮 1 片/晚，已经一个多月了。每晚还服用德巴金 1 片，早上服用来士普 2 片，已经两个月了。

治疗师强调长期服用睡眠药可能有成瘾的问题，建议患者考虑将睡眠药氯硝西泮和劳拉西泮逐渐减停。患者决定先停服氯硝西泮，一周内停服氯硝西泮。但患者认为停服氯硝西泮会出现烦躁，一起确定的解决办法如下：

患者说以前烦躁时总是跟爸爸打电话，现在可以出去活动活动，或者做些别的事情，让自己的烦躁劲过去。

患者的观念就是：我得努力工作、努力学习。应该每天睡 8 小时，如果睡的多就是不努力学习、就不好。睡的多就会被人落下很远。

事件：

上午 11:30 起床。

自动化思维（AT）：

这样我完蛋了，感觉自己什么也干不成；

我这样下去很不好；

续表

我会被甩得越来越远；

同学们在批评我；

我这样就等于不努力工作、不努力学习（90%～100%）。

反应：

情绪反应是紧张50%、抑郁70%、烦躁30%、焦虑60%；

生理反应是出汗、四肢酸、头痛；

行为是一直躺着想。

治疗师强调想法转变的重要性：因为想法影响情绪、生理反应和行为，如果不转变这个想法，就可能会日复一日如此下去。

患者下午时候的想法跟刚醒来时不一样，但依然有对未来的压力，隐隐感觉自己在实战里会干不过别人，还是竞争。

下次接着谈未完成的议题。

总结时强调想法影响患者。请患者回去思考他的这些想法偏向于哪个方向。

患者总结：一个事件会让我产生几个想法，有些是表面的想法，有些是根源的想法，根源的想法可能会在很多事情里体现出来。

治疗师再次强调想法的影响力。下次治疗接着谈，看看这些想法到底是不是事实。认可患者用CBT的方式观察他自己；主动去做出改变，对于减轻烦恼有帮助。

作业

将氯硝西泮逐渐减量并停药，试着自己应对减药的烦躁而非给父亲打电话；

患者继续用认知理论记录经历的事件，留意自动化思维的特点。

第五章

第三次治疗：挑战自动化思维

一、第三次认知行为治疗的总体框架

第三次治疗的大体框架跟第二次治疗相似，都是心境检查、上次治疗回顾、作业检查、日程设置、议题讨论、总结反馈和作业布置。治疗的时间通常为 45 分钟，但这次治疗的实际用时 48 分钟。

二、第三次认知行为治疗逐字稿与讲解

李献云：咱俩开始啊，总体来说这周怎么样？（进行心境检查。）

王军：这周还可以。

李献云：好，那简单回顾一下咱俩上次的内容，咱俩上次好像没完全谈完，是吧？（回顾上次治疗。）

王军：对，咱俩上次主要是针对这个起床这个问题，然后呢，首先把那个氯硝的量减了一半，然后没有什么不良的反应，现在。（患者一方面回顾上次治疗，同时也谈了减药这个作业的完成情况。患者害怕减药停药的副作用，但实际上并未发生患者所担心的情况，所以主动尝试改变很重要。）

李献云：嗯，减了一半之后没什么不良的反应，是吧？

王军：对。

李献云：然后你的睡眠时间、起床时间呢？（了解患者减安眠药是否影响睡眠。）

王军：还、还是那样。

李献云：还是那样啊。

王军：对，就是睡的可能比较多，有的时候，比如前一天比较累的话，就得睡 12 小时。

李献云：先减了一半，既然睡的多，你没有试着再把那一半给它减了？（继续检查作业，因为上次谈到过一周内减完氯硝西泮。）

王军：刚一周，我想下周再减。（可见患者对于减药小心翼翼的态度，这与患者的自动化思维有关。）

李献云：然后你要慢慢来减啊，也可以。（治疗师尊重患者的选择，给患者时间，不冒进，以促进合作联盟的稳固性。）

王军：对，或者说，再、再切一小片。

李献云：你还能切一小片吗？

王军：不是，因为我们那那个药的话，就是 0.5 毫克，那个是进口药，对，还能切。

李献云：还能切。

王军：对对对。

李献云：噢好，其实你可以试着看看，切或者不切，也可以试试看看怎么样。

王军：成，成。

李献云：好，嗯，现在等于吃的是？

王军：0.25。

李献云：0.25，啊，好，不错啊，至少减了一半的氯硝西泮了。那我们就知道这个情况了，那么上次我们谈到了睡觉的事儿，谈到了与你睡觉相关的什么样的想法？（在了解患者下一步的减药计划后，继续回顾上次治疗。）

王军：想法就是，自动的话，就是想这个睡的多就等于就无法努力工作，就是一想到这儿的话，其实我会自动、会去想自己什么也干不成，然后最后导致抑郁。（患者的回顾很好，把关键的自动化思维说出来了，也说出了自己的情绪反应。）

李献云：嗯，这是你这个思维的特点，是吧？

王军：对对对。

李献云：好，那我们今天就接着来谈一谈，还是你怎么想？（尽管上次治疗结尾设定了这次治疗的议题，治疗师依然征询患者的意见，以体现合作联盟。）

王军：先谈这个吧。（患者同意治疗师的议题设定。）

李献云：我们设定议题后就把它先放在这儿。（看到患者写了很多作业）你做了很多作业，是吧？（在治疗中有过渡很重要，即治疗师从一个内容过渡到另一个内容中间要有衔接，才能体现合作联盟的精神。过渡后治疗师认可患者付诸努力去做作业这一点。）

王军：嗯。

李献云：你写作业的时候和写作业后有什么样的发现吗？（设定议题后，治疗师引入作业检查。）

王军：发现，其实我还是，就是比较，就是唉，我这个人特别内心里头……怎么说？特别看不得别人比我自己强，尤其是觉得之前跟自己水平差不多的同学。然后就会，因为我，比如有时候在朋友圈里么，因为我复读两年之后呢，有的同学就已经毕业了，看着他们都挺开心的，就觉得他们可能是找到了一份这个前途很好的工作，前途好，又有钱。但是呢，我呢就差得都很远了。噢，我现在对这个课题呢，也没有之前那么绝望，但是凑、就这么凑合吧。但是呢，有时候仔细想想又挺不甘心，但是又挺无能为力的。（通过做作业患者反思出了自己的问题，并谈出了他的自动化思维。）

李献云：嗯嗯，所以你发现自己有这个特点，看到别人的时候会想到别人如何如何的好，然后想到自己的时候会想到自己差得很远，好像又改变不了，是吧？（复述患者所谈关键内容，体现倾听、共情和理解。）

王军：对，对。

李献云：好，还有别的发现吗？（作业检查的重点之一就是患者的发现或收获。）

王军：还有就是，如果要是，这种比较也有，比如说亢奋的时候，就比如说，那个，就比如说，我如果要是一个人、自己一个人慢慢学的话，那可能就是我没有看见我自认为的竞争对手的时候呢，我就能感觉自己有点儿进步。但是得排除那些，就是，就是有个同学叫小雄，他就是说，像跟我一组的，就在一个实验室，他就想去互联网公司、要买房子，我就感觉我就跟他比的话，就差远了。但同时我之前觉得我跟他应该是一样的，就是我们俩差不多。（患者谈到想法不同引发的反应不同。）

李献云：如果你一个人的时候，你觉得你跟他差不多。

王军：就没有这方面干扰。

李献云：你就会觉得自己就是？（启发患者抓出他的相关自动化思维。）

王军：就是能看见自己的进步。

李献云：然后一旦有别人在，"就会想到跟别人比，自己差得很远，自己也无能为力改变"。基本上都反映这个特点，还有什么别的特点吗？（继续抓住机会引导患者反思。）

王军：对对对，我还有特点就是，比如在交往的过程中我就是比较敏感，我就会想我受不受欢迎，我会不会说话。（患者的敏感特点和自动化思维。）

李献云：哦，好，发现了就是交往的时候敏感，想"我受不受欢迎，我会不会说话"，还有别的吗？

王军：如果，就是对于自己想要的东西吧，比如说想借个篮球什么的，就是这种，尤其是自己想要得到一些东西的时候，跟不熟的人的话，就顾虑挺多。（患者又谈出自己的问题所在。）

李献云：比方说顾虑什么？（试图引出患者的自动化思维。）

王军：对。（患者没回答治疗师的提问。）

李献云：顾虑的是什么？（治疗师继续追问其自动化思维。）

王军：顾虑是，就是可能会，我我的感觉就是，通过一个借球这个事，如果他们拒绝的话，他们可能会拒绝我整个人（笑）。（患者谈出来他的中间信念，患者的笑也反映了他反思到了自己的问题。）

李献云：哦，他们会拒绝你整个人。

王军：我，就觉得我整个人，我这个人可能是表达不行，或者说哪、哪方面不好。（患者的自我核心信念。）

李献云：噢，一个是"觉得他们会拒绝，如果他们拒绝了我，就表示我这个人不行"。（把患者的自动化思维和中间信念复述清楚。）

王军：对对对。

李献云：还有别的吗？（依然继续追问患者做作业的收获。）

152 · 拨开信念的迷雾：抑郁症认知行为治疗实录

王军：还有就是，那个组会，组会其实是，是关于这种他人和自我认可的一个问题，就是我在组会之前吧发现了一个问题，就是做实验发现了一个问题，但是呢，那时候我也想赶快改，但旁边一个同学，那实际情况上就是，那得重新做实验，那也已经不现实了。但是呢，我就非得想做完美了，就放不下，就逼自己逼得很累。（患者的中间信念。）

李献云：哦，所以什么样的想法影响你？要做完美，否则就放不下。（治疗师期望患者能把他的中间信念变换一种方式说得更清晰些。）

王军：就是我不想让……就那种，我想让，就是别人说我完美（笑）。（患者没有说出治疗师想要的内容。）

李献云：如果别人说你不完美会怎么样？（治疗师转换提问方式，继续追问假设形式的中间信念。）

王军：反正在那个时候，我就是，在在那个，就是在我发现问题的那个时刻，如果我脑子里就想的是做完美，不能让别人找到任何瑕疵。（患者依然没有回答治疗师想要的内容。）

李献云：让别人找到瑕疵后就会怎么样？〔治疗师继续转变提问方式，以获得患者的假设（中间信念）。〕

王军：我就会觉得，别人会说我这个人，就是做做事情啊怎么不好啊，怎么不认真哪。（患者终于说出影响他的想法了，但依然是自动化思维而非信念。）

李献云：嗯，说你这个人，别人会认为你这个人，说你这个人做事？

王军：不认真。

李献云：不认真。

王军：然后我呢，就每次都弄自己都挺累的，就是在一种特别疲惫、困倦的状态下坚持那么做，然后就、就容易就是走极端，就这个是行为上就走极端了。然后嗯，就是也巧了，就因为这个问题，还真的是因为这个问题，被我那个导师的老公喷，就是我们老师这个老公吧，他是挺挺急躁的嘛，就他可能会抓着一个小问题，然后一直不放，一直说你这个人。但我这个时候，我在当时我我认为他说的这个点对，但是他不能放大，就。（患者能从认知理论的角度认识到自己的问题，同时也能发现他人的问题，这很好。）

李献云：他怎么放大的？

王军：就是说，"哎呀，都不知道你们是怎么想的，就人家不都说了要这么改，你这感觉脑子有病似的"。

李献云：哦，他说不知道你们是怎么想的，你们脑子有病，然后你觉得他就把这个事儿放大了，是吧？（强化患者对他人的自动化思维特点的识别。）

王军：对。

李献云：噢，好。

王军：然后就在那儿特、特抱怨、特有怨气，然后我我出的这，我对他批评这个事，我的想法挺多，我一方面我就觉得，就有种感觉是，在他眼里头挺没用的；但是我也会想，我这个课题也刚刚接手嘛，然后我会觉得就是，他说的虽然对，但是话不应该这样说，每个人都会犯错误。然后有时候也会想，他说的就是屁话，我知道怎么做就可以了，就就事论事，别、别去就是说这个人。但我们，但其实他对别的同学也都这么说，也都是说着说着说到这个人上了。（患者面对老师的批评有自动化思维，也有替代思维，这很好。）

李献云：嗯，这是他的一个特点，是吧？

王军：对。

李献云：不过你能意识到学会就事论事，而不要上升到说这个人，就比较好一些。（强化患者有功能的认知。）

王军：对对。

李献云：好，好，真的不错啊，你做了好多作业，也从这些作业中发现了你的一些特点，对吧？（治疗师小结作业检查的重点，并未继续追问前面未完成的假设，因为治疗刚开始几次，不急于搞明白。）

王军：对。

李献云：唉，那这告诉我们什么呀？你觉得这个告诉我们俩点儿什么？就你做作业发现的这些特点。（治疗师继续启发患者概括作业中的发现。）

王军：嗯，我觉得特别重要一点就是，（指着写的作业）这个比较很、这个比较……我总觉得这个想法特别根深蒂固，就是。

李献云：好，这个想法特别根深蒂固，就是别人有进步，自己差得很远。（把患者谈的根深蒂固的想法具体说出来。）

王军：从高中那个，我第一次我觉得抑郁，就是这个想法就起来的。（患者谈到这个想法最早出现的时间。）

李献云：好，那也是我们以后一起工作的一个重点？（将患者关键的认知作为未来讨论的重点，并获得患者的认可。这个跟第一次治疗的问题列表中的内容吻合。）

王军：对对对。

李献云：好，我们就知道哪些问题是我们的重点，我们可以怎么样来努力，好不好？（治疗师进行小结，做好过渡，以便提出这次议题的探讨。）

王军：嗯。

李献云：那我们就继续上一次的内容往下谈？（治疗师直接谈出要讨论的议题。）

王军：嗯，好好好，成，好。

李献云：你怎么想？你有什么想法？（治疗师感觉患者有话要说，于是进行了解。）

王军：我想的是，因为我觉得这个起床这个问题，本质上其实还是一个就是我要、我要努力，我要不被落下这样一个事。（患者指出起床这个事背后的规则，即中间信念或假设。）

李献云：（患者手机铃声响起来了）你把你的手机调成静音。（注意到患者把手机放在录音笔旁边）你可能把它放得离你的录音笔远点儿，离那儿近的话，它会造成干扰。

王军：干扰？

李献云：对，到时候录进去的声音不清楚。好，我们是继续就睡觉这个事谈完，还是你怎么想？你是觉得它没有什么可谈的，还是说什么？（追问患者前面所谈那段话的确切意思，以便确定患者就议题设置是否还有别的想法。）

王军：觉得本质上是一样的。（患者没有直接给出治疗师想要的内容。）

李献云：既然本质上一样的，那我们就把它谈完。你这儿又写了另外一件事，好，如果我们谈完它之后还有时间，我们就把你写的另外一个事顺带着谈一谈，好不好？（治疗师直接确定议题，并征询患者的意见。）

王军：好。

李献云：好，那我们就接着上次的内容谈，（指着上次的治疗记录）这些是你的想法，你的自动化思维，对不对？你就看看你那些想法的特点，那些自动化思维的特点，"我完蛋了，自己什么也干不成"。（先开展认知歪曲的心理健康教育，以加强患者对其自动化思维的认知歪曲类别的认识。）

王军：对，我觉得就是，就是睡的多就等于我无法工作、无法学习，然后这个会导致就是……（患者不跟随治疗师的意图谈，而是谈他的这个自动化思维对他一系列自动化思维的影响，跟"不努力工作、不努力学习"意思相近。）

李献云：所以一个是对自己睡的多的看法，说"我睡的多不好，睡的多就等于我无法努力工作、努力学习"，然后引发的结论就是"觉得自己完蛋了，自己什么也干不成，这样下去就会很不好，我会跟别人差得越来越远，被别人甩得越来越远"。然后另一个想法就是同学……（将患者未表达清晰的自动化思维进行梳理，强化患者对其自动化思维的理解，同时启发患者的思考。）

王军：对对对，这个批评我这种老赖在床上的状态。（患者的自动化思维。）

李献云：嗯，那就更加让自己有这种感觉了。好，所以你看看这些想法，你觉得自己睡的多就等于不努力工作、不努力学习，你对它的相信程度是 90%～100%，然后你当时的情绪反应程度在 50%～70%，分别是 50%、60%、70%，紧张，烦躁，焦虑，还有郁闷。当然有出汗、四肢酸、头疼的生理症状，行为就是躺着想。我们来看一看，我们怎么样来把这个想法转变成一个更合理的想法。好，那"我睡的多，就等于不努力工作、不努力学习"。你怎么样来帮自己重新看这个自动化思维？（治疗师首先对患者进行情绪、生理症状和行为反应的心理健康教育，教授患者在识别自动化思维的基础上清晰地区别这三个方面。然后再跟患者一起进行自动化思维的质疑挑战。）

王军：就睡到自然醒，下午跟晚上的精力自然挺好的。（患者找出了反对的证据。）

李献云：噢好，所以你的，这你睡的多的时间，我们上次好像也谈过了，你睡的是 10 小时？（启发患者学会看事实，而非跟着他的自动化思维走。）

王军：嗯，那从 1 点睡到 11 点吧，差不多。

李献云：10 小时，你以前也是睡 10 小时？

王军：睡 9 小时吧。

李献云：睡 9 小时，好，所以你睡 10 小时之后，比原来多了一个小时，是这意思吧？（治疗师认可患者睡的多这个事实。）

王军：嗯。

李献云：那你睡的这 10 小时，是从什么时候开始变成这样的？（请患者回顾过去，以查看现实情况跟患者的自动化思维是否一致，这是找证据的过程。）

王军：嗯，跟吃那个药有关系，之前吃完那药，就没吃药之前就睡不着，就那个也就睡五六小时，而且睡不踏实。（患者不跟随治疗师的思路直接谈，而是介绍经过。这是患者的交流特点。）

李献云：好，那之前，以前的时候，没吃药之前，睡就睡五六小时，是吧？（贴着患者的思路走，以引导患者看到事实。）

王军：就再之前，因为那是焦虑状态的时候，嗯，再之前感觉得也睡个 8 小时左右。（患者谈到更早之前的睡眠时间。）

李献云：再之前你是睡 8 小时，是吧？

王军：对。

李献云：好，那么咱就分别看看在不同睡眠时间的那段日子，你的学习的状况。再之前你是每晚睡 8 小时的，那是哪年的事？（回顾过去，找寻证据，以引导患者看到实际情况来检验他的自动化思维。）

王军：嗯，想的是，我考研那会儿，就是感觉状态挺好的。

李献云：考研那会儿，是吧？

王军：嗯。

李献云：状态挺好的，那时候你努力学习的程度呢？（了解患者在状态挺好下的学习努力程度。）

王军：感觉每天就是，能有、有效率的，就是上午 2 小时，下午 2 小时，晚上 2 小时。

李献云：（边说边记）上午 2 小时，下午 2 小时，晚上 2 小时学习，是吧？（患者学习的时间是其努力程度的体现，将这一关键证据记录下来，以方便患者对比思考。）

王军：对对对。

李献云：好，这是当时的状况啊，持续了多长时间？（了解患者好的状态持续多长时间，以备后续讨论需要时使用。）

王军：考研半年吧。

李献云：持续半年，噢，是持续半年啊，好，那我们知道了。那你每晚睡五六小时的那段日子，是什么时候？是哪年？（治疗师继续引导患者寻找证据。）

王军：就是三四月的时候。

李献云：3—4月，是2017年，是吧？

王军：对。

李献云：那时候你学习是什么样子的？

王军：啊那时候挺焦虑的，就、也就一天看看书，两三小时吧。（患者给出了当时的努力程度。）

李献云：一天两三小时，是吧？看书。

王军：不到。

李献云：好，这是当时的情况，持续的就是两个月，是吧？（跟患者确认那种状态的持续时间。）

王军：对。

李献云：好，考研的具体时间呢？

王军：2016年的，那个6月到12月。

李献云：好，那现在的每天睡10小时，是从什么时候开始的？（继续找寻证据。）

王军：也就两周之前。

李献云：两周前，好，两周前的话，那就是6月，就6月开始，是吗？

王军：对，差不多。

李献云：你每天学习的时间是多长？（了解患者目前的实际努力程度。）

王军：现在我想想，其实有的时候也够6小时。（患者此时已经意识到了，自己实际的努力程度跟自己认为的不一样，所以他才说"有的时候也够 6 小时"。)

李献云：就是多长时间？大概加起来。

王军：五六小时。

李献云：五六小时。

王军：是，状态好，工作的时间。

李献云：工作的时间，好，（指着写下来的不同睡眠时间的日期、学习时间和持续时间）那么这是两周前的情况，持续了两周；这是三四月，持续了两个月啊；那 5 月呢？和一二月呢？（请患者回顾没有谈到的时间段的情况。）

王军：一二月的话，那个时候好像，因为一二月那时候放假，就是就写一些作业什么的。

李献云：一二月放假写作业。

王军：就把作业交了就成。

李献云：哦，那也没有什么特别的任务，是这意思吧？

王军：对对对。

李献云：没有可比性。那 5 月呢？

王军：5 月就是，在那个、在调整阶段，我感觉就是，那个时候也是，就有时候想跳楼啊什么的，那时候。

李献云：5 月是情绪不好的阶段，是吧？

王军：嗯。

李献云：那时候睡多长时间？（引导患者继续找寻证据。）

王军：那时候啊，有时候多，有时候少，感觉不稳定。（患者认为那段时间不能作为证据。）

李献云：不稳定。好，（指着写下来的内容）那么这样的一个状态让我们看到你学习的时间，是不是等于说每天睡 10 小时，比原来 8 小时的时候多 2 小时，比五六小时的时候多了四五小时，是不是就是不努力学习、不努力工作？（请患者面对证据重新思考其自动化思维是否是事实。）

王军：嗯，不是，其实还差不多。（患者的回答不够清晰明了，如果作为替代思维的话。）

李献云：你的意思是睡的多不等于不努力学习，是吧？（将患者的话改写成完整的替代思维，请患者确认。）

王军：对。

李献云：那你睡的多跟什么有关系呢？（继续请患者思考睡的多的影响因素。）

王军：还是跟药物有关系，那那这个药物还是跟自己就是每天的点滴的小的事情的处理有关系，因为你要不处处理好，就就一想别人比我好就焦虑，一焦虑的话，那浑身冒汗的劲儿又来了。（患者给出了其睡眠多的影响因素，同时也给出了其自动化思维与焦虑情绪的关系。）

李献云：嗯，所以主要跟药物有关系，也跟你自己的焦虑状态有关系，你焦虑会让你睡的多？（治疗师小结后提出了自己的疑问，请患者给出解释。）

王军：焦虑会让我睡得少。

李献云：那你说现在睡的多？（治疗师继续就自己认为的矛盾之处请患者解释。就不理解的地方，治疗师可以直接提出疑问，哪怕是对一些常识的不理解。这里让我们看到，这种提问既不会破坏治疗关系，也不会贬低治疗师的专业性。）

王军：就是因为睡得少，所以要吃那个氯硝。

李献云：噢，好，所以那时候是焦虑让你睡得少。

王军：对对。

李献云：于是你吃药让你的焦虑好起来，所以你现在睡的多了，你是这意思啊。

王军：是。

李献云：好，以前那时候是因为焦虑吃的药，不过现在是吃药导致你睡的多。（小结刚才所谈主要内容。）

王军：对对。

李献云：所以这告诉我们，假如将来你不需要药物的话，你的睡眠时间会怎么样？（请患者展望未来，希望患者看到睡眠时间在未来可能出现的变化。）

王军：哎呀，我就觉得有时候，我就说之前啊，如果不需要药物就特疲惫，因为休息不好嘛。（患者并不跟随治疗师的思路走，而是强调自己没服药前的状况。）

李献云：那毫无疑问。（认可患者的体会，以促进共情理解。）

160 · 拨开信念的迷雾：抑郁症认知行为治疗实录

王军：嗯，然后就每天好像就是想到一些，就受到一些刺激，比如刷朋友圈。（患者继续谈其服药治疗前的状态。）

李献云：就会受到刺激。

王军：（笑）

李献云：好，所以我们怎么看现在的一个状态合适？经过咱们这个讨论，你写出替代思维来，你觉得怎么说自己合适？针对你的自动化思维"我睡的多，就是不努力工作、不努力学习"，你可以怎么说？（抓住机会把患者拉回主题上来，请患者直接针对自动化思维给出前面谈到过的新的替代思维，以强化患者的认识。）

王军：这也不是睡的多，是睡到自然舒服的状态，才能让我更好的工作。（患者给出的替代思维没有直接针对原来的自动化思维。直接否认"睡的多"，不符合实际情况，因为找出替代思维不是让患者睁眼说瞎话；患者说"才能让我更好的工作"，没有针对"我不努力"这个说法进行替代。这说明找替代思维并不容易，即使有充足的证据证明其自动化思维不成立，患者也不一定能够将替代思维说到位，因为包括患者在内的每个人都很容易跟随自己的自动化思维走。如果患者的新思维不是原来自动化思维的替代思维的话，对患者情绪、行为和生理症状产生的改善效果就会大打折扣，所以需要形成对患者有帮助且与自动化思维相匹配的替代思维。）

李献云：嗯，所以你可以怎么说自己？是不是现在的你这样，就等于你没努力学习，你现在这两周真的没有努力学习？（继续引导患者结合实际情况思考替代思维。）

王军：没有，还基本上是在做事情的。（患者不直接回答是否努力，只是强调在做事情。）

李献云：好，你每天怎么过的？（为了帮助患者转变认识，继续找驳斥患者自动化思维的证据。）

王军：每天 11 点半或者 12 点醒，然后吃饭。吃完饭 1 点，吃完饭到实验室差不多……从 2 点、从 1 点半开始吧，或者从 2 点开始就开始做实验，或者是看资料，或者跟同学讨论，然后差不多到 5 点或者 5 点半，然后去吃饭。回来之后，吃完饭回来溜达会儿，或者看一集电视、电视剧（笑）、一两集电视剧，然后从 7 点半到 9 点半，反正晚上还会再工作 2 小时吧。（患者给出了反对其自动化思维的证据。）

李献云：好，所以告诉我们如何？你真的像你想的那样不努力？这加起来1点半到5点半，是多长时间？

王军：嗯，下午有4小时。

李献云：4小时，加上晚上2小时，那如何啊？（治疗师请患者直面反对的证据。）

王军：是，其实是，我总觉得有些同学的状态会更好。（患者不跟随治疗师的思路走，而是继续跟着其自动化思维走，转移至跟其他同学的比较上。）

李献云：先不管别人啊，先看自己。（把患者的思路拉回主题上来，治疗师不跟着患者的思路跑。）

王军：是，这个其实还可以。（患者的表述不明了。）

李献云：现在还可以，哪怕你那时候睡8小时的时候？（把患者认为最好的状态拿出来做对比，以促进患者的思维转变。）

王军：就其实也就差不多这个状态。

李献云：所以怎么说自己更合适？（继续追问患者的替代思维。）

王军：那睡睡得充足了，自然就有精神学习了。（患者在替代思维的表述方面依然没有变化。）

李献云：好，先写下来。好，实际情况呢？经过咱们这些分析，实际情况，你是你所说的不努力工作、不努力学习吗？（以退为进，在患者的替代思维的基础上继续追问进一步的替代思维。因为这实际上是患者第一次学着用认知治疗的方式找出替代思维，出现类似情况很正常。）

王军：反正我是挺努力的，但是就是我、我深层次有一个信念，就是就是我总觉得我在关键时刻比不过别人。但是平平时呢都得多多学点儿，但是平时一多呢，就达不到。（患者针对自己的"不努力"给出了替代思维，不过，同时又给出了新的自动化思维，以及在自动化思维影响下的自我要求和行为现实。患者反复提到比不过别人，这反映了患者的核心信念可能是"我不如别人"。他的补偿策略是"很努力"。这反映了患者的模式。）

李献云：还有一个新想法就是，"我在关键时刻比不过别人"，这是另外一个想法，就在这儿写下来。就要求"我平时应该多多努力"，是吧？（请患者将其谈到的自动化思维和中间信念写下来。）

王军：（边写边说）平时要努力，就就就一直在想努力。（这是患者的中间信念。)

李献云：这是你对自己的一个规则啊，在它影响下你才想努力的嘛，我们先不管它。不过就这件事来说，你现在的实际情况，是不努力工作、不努力学习还是什么？

王军：是，不、不是不努力。

李献云：所以现在的实际情况是什么样？（希望患者能够给出完整的句子来描述自己的实际努力情况，以作为替代思维。）

王军：是基本保持那个学习工作的状态。（患者给出的替代思维，说明患者依然没有领会治疗师的要求。这说明治疗师需要继续改变交流方式，以便患者能很好地找出替代思维。）

李献云：好，写下来。你说基本保持啊，你原来考研的时候，那时候跟现在学习花的时间差不多，所以你觉得考研那时候你算不算努力？（再以比较的方式让患者合理看待他自己现在的努力程度。）

王军：那时候挺算的。

李献云：那现在能不能算努力？（直接询问患者现在是否属于努力。）

王军：就考研那会儿，就我说说我的感觉、那个想法就是，考研那会觉得，那个目标特别直，然后现在觉得这个课题吧，然后今后找工作也就一般，一个这个感觉。（患者面对现实，依然不认为自己现在属于努力，而他的理由竟然是现在的课题和未来的工作一般，其思维逻辑的不合理性明显显现出来了。）

李献云：噢，好，这是那时候目标直。（先认可患者所谈内容，再逐步引导其发现不合理之处，以促进合作联盟。）

王军：性价比。

李献云：对，那时候是目标直，现在的目标好像有点儿来回飘，是吧？（就患者现在对其目标的看法给出治疗师的猜测，请患者确认。）

王军：对。

李献云：好，但努力这个东西如何？（在共情的基础上，追问患者努力的程度有无区别，尽管两个时期的目标不太一样。）

王军：就还都是蛮尽力的。（患者终于说出来了治疗师想让他说出来的替代思维。）

李献云：好，可不可以写下来？目标归目标，但至少你努力的程度如何？

王军：（写）

李献云：还是都是蛮尽力的，是吧？跟你考研的时候一样。

王军：嗯（继续写替代思维）。

李献云：好，如果你睡醒了，你第一反应，当时的自动化思维，觉得自己睡的多了，然后认为自己不努力工作、不努力学习，（指着患者新写的替代思维）你换成这样的一个新想法，你觉得你的情绪会有什么不一样？（此时治疗师将情形、自动化思维和替代思维放在一起，请患者体会用替代思维再看自己后会有什么变化。）

王军：嗯，就觉得会舒畅很多。

李献云：好，非常好啊。我们就来看看对这些新的想法的相信程度，你现在的相信程度是多少？经过咱们刚才的讨论之后。（询问患者对新想法的相信程度，可以帮助治疗师直观地了解前面探讨对患者产生的实际效果。）

王军：这个啊，60%。

李献云：哪个是？

王军：睡得足够了自然就有精神学习了啊。

李献云：这60%。

王军：（指着自己努力的替代思维）那个，现在基本保持50%。（由此可见，患者对这个替代思维的相信程度不高，依然有影响患者相信程度的障碍存在。）

李献云：50%。

王军：现在我感觉蛮尽力的，就是就是尽力，但是总觉得效果不太好。（患者把影响其相信程度的障碍说出来了。）

李献云：好，蛮尽力的，觉得效果不太好，这是另外一个啊。（先认可患者的说法，再进行引导，即在共情的基础上继续交流。）

王军：这是一套事情。

李献云：这是相似的，是吧？

王军：嗯。

李献云：噢，效果不太好，你指的是什么？（治疗师了解原因，一方面促进共情，另一方面也可以让治疗师更清楚地知晓患者思维推理的逻辑漏洞。）

王军：就是性价比，就感觉，就或者说，你对未来的一个期待，就是你努努力，努力半天能得到什么？（患者的思维推理漏洞出现了，也出现了新的自动化思维。）

李献云：噢，这是另外的一个，对未来你有一个期待，你觉得这么努力能得到什么？那么你预测自己的未来是什么样？（追问患者对未来的预期，了解其自动化思维的具体内容。）

王军：就能毕业（笑）。（这对于治疗师来说不够清晰。）

李献云：好，还有别的吗？（继续追问患者。）

王军：我觉得工作的话，反正大家都想挣多一点儿嘛，那感觉也挣不了太多。（患者的自动化思维变明了了。）

李献云：好，所以你对未来的预期，这个想法，这儿又有一个想法出来了，请把它说得更清楚一些。（请患者认识到这是想法，即自动化思维。）

王军：就是能毕业，但是挣得不会很多。（患者非常清楚地表达出来了。）

李献云：哦，"我未来能毕业，但挣得不会多"。写下来，在这儿。

王军：（写）

李献云：好，你看见没有，哪怕我们找出了替代思维，事实摆在这儿，（指着那些新说出来的自动化思维）你依然会被这些想法影响着，影响你对替代思维的相信程度。（小结那些自动化思维对患者的影响。）

王军：嗯。

李献云：可是就努力来说，你如何呢？（请患者学会面对事实说话，而非继续受自动化思维的干扰。）

王军：就是努力这个，是吧？就是。

李献云：嗯，你觉得原来你说自己睡的多，自己不努力，不努力工作，不努力学习，对吧？现在发现是自己尽力了。（复述患者的自动化思维与替代思维。）

王军：我觉得我我努力是百分之百的，但是，就是我会感觉自己被好多、就自己自身的条件束缚着，就比如疲惫感啊这种。就感觉，我也写过我那个疲惫感，其实是一种恐惧，恐惧就是，啊稍微有点儿累了，就觉得又无法工作，就是那个学习了。（患者认可自己的努力，但思维被其他自动化思维影响着。）

李献云：好，这是另外的一些东西在影响着你啊。（认可患者受到的影响。）

王军：对对。

李献云：好，我们先不管另外的东西，我们先试着就事论事，以后要学会，因为有好多东西纠缠在一起。（先认可患者，再引导患者学会一码归一码，学会摆脱很多自动化思维的干扰。）

王军：啊，是。

李献云：我们试着把它理出来，一个一个看，不被那些其他东西困扰着，（指着有关努力不努力的讨论）像我们谈这儿，我们就谈这儿，把别的东西放在一边，好吗？（引导患者学会将注意力放在目前讨论的主题上。）

王军：嗯，好。

李献云：如果冒出来很多其他想法，就把它们放在自动化思维那一列，不去管它们，就要讨论的这事先谈清楚啊。那如果我们有这样的第一想法，然后学会变成新的替代思维的话，根据实际情况产生一个新的替代思维的话，那你的情绪这块你觉得分别会有什么变化？（小结后继续引导患者体验替代思维下的情绪转变。）

王军：情绪，那会高兴。

李献云：情绪会变了，你的紧张啊、郁闷啊、烦躁啊、焦虑啊会变成什么？

王军：（写）

李献云：你写的是什么？

王军：嗯，平静和欣然。

李献云：平静和欣然啊。好，紧张会由50％变成多少？（请患者用数值表示情绪变化程度。）

王军：那就没有了。

李献云：紧张就没有了，那抑郁会变成多少？（继续通过数值让患者认识到替代思维带来的效果。）

王军：抑郁，可能多少还有点儿，20％吧。

李献云：好，你紧张写成0，抑郁变成20％，是吧？

166 · 拨开信念的迷雾：抑郁症认知行为治疗实录

王军：嗯。

李献云：好。然后烦躁呢？

王军：没有。

李献云：烦躁没了啊，焦虑呢？

王军：我觉得也没有什么。

李献云：噢，好，焦虑也都没了啊。那你的生理症状出汗呢？四肢酸疼、头疼呢？（继续引导患者发现替代思维带来的生理症状的变化。）

王军：可能四肢还会有点儿疼，但是酸可能会有，那是早上起来，反正它出汗不会的。

李献云：不会出汗，是吧？

王军：嗯。

李献云：然后酸还会有一些，是吧？

王军：嗯。

李献云：头疼？

王军：头痛应该就不会了。

李献云：头疼也就会没了，是吧？

王军：嗯。

李献云：那你会一直在那儿躺着想吗？行为上有什么变化？（继续引导患者发现替代思维对其行为产生的影响力。）

王军：如果还有点儿酸的话，就是那也不会，就是很舒服在那儿躺着。

李献云：噢，舒服地躺着啊。

王军：嗯。

李献云：好，在这儿我们停一停，总结一下，你总结一下。（请患者对这次治疗进行总结。）

王军：啊，其实这这些想法我脑子里是是有的，但是我不经常能给它勾，就是提出来。（患者不按治疗师的思路进行总结，而是谈到自己脑子里有替代思维，只是没有提出来。）

李献云：噢，好。（认可患者脑子里有替代思维这一点。）

王军：其实我有时候我也知道也许这样挺好，但是我有时候就尽力吧，我就怕就是这么一想，自己就懈怠。（患者谈出来自己之所以不能把脑子里已有的替代思维提出来，就跟这个认识有关，这也是患者的自动化思维。）

李献云：好，这儿还有一个。（治疗师捕捉到了这个认知上的障碍。）

王军：我一直就……

李献云："我这么一想就会懈怠"，是吧？（治疗师把阻碍患者替代思维出现的自动化思维清晰地说出来。）

王军：嗯。

李献云：这又产生一个新的自动化思维，是吧？

王军：嗯。

李献云：你写下来，"我这么一想我就会懈怠"，所以你自然就不敢让自己那么想，是吧？（把患者的自动化思维跟其头脑中不愿意选用替代思维的"精神行为"联系起来。）

王军：（笑）对。

李献云：那我们得尝试看看是不是这么一想你就懈怠了，是吧？（治疗师鼓励患者去尝试，从而发现事实是否跟患者认为的一样。）

王军：嗯。

李献云：咱们试试看，请继续把它总结完。（在讨论完插曲后，继续对本次治疗进行总结。）

王军：接着总结啊，嗯什么，就是这么想。（患者并不跟随治疗师的意思进行。）

李献云：你看看你总结一下，就咱这个讨论之后，你有什么收获呀、有什么困惑呀，你都可以在这里总结，或者你学到了什么呀。（治疗师给出引导，让患者知道如何进行治疗总结，因为患者还不熟悉治疗的流程和思路。）

王军：我觉得得把这些，就是好像这些东西它是事实，但是我我得把它经常提出来，就是让，但是我脑子里习惯于相信那些就是差的、不好的，然后让自己变得警惕。那样感觉、心里头感觉安全。但是过多那么想就，就，就是我发现我我做很多事情都都是这个套路，就是一件事情，我宁可把它想最坏，也不愿意把它想得更切实一些。而且有的时候想的，有的时候一高兴，又高兴得就忘乎所以（笑），就是把握不好就是在、就是这个客观的想法在脑子里停留的时间。（患者在治疗师的启发下，给出了

168 · 拨开信念的迷雾：抑郁症认知行为治疗实录

很好的总结，他发现了自己的思维惯性，就是把事情想得最坏，好让自己警惕，也发现自己很容易将想法当成事实看待；而且怕自己想得好了之后忘乎所以。）

李献云：这一点很好，你发现了自己这一点，是吧？（认可患者的总结。）

王军：嗯。

李献云：那我们知道，因为之所以你习惯于想得最坏，习惯于不好的想法，你觉得那样安全。（把患者所谈关键内容总结出来，以促进理解和共情，强化治疗联盟。）

王军：对。

李献云：然后切实的一些想法，你虽然脑子里有，你觉得这么想就会懈怠，所以自然就不敢想了。（继续把前面治疗所谈内容跟患者的总结联系起来，以促进患者对自己情况的理解。）

王军：对对对。

李献云：不过我们得试一试，看看我们由想得最坏、想得不好，转变成想得切实一些，会不会让我们变得懈怠，然后发现那种所谓的安全是不是真的安全？（鼓励患者认识到以为那样安全，只有试着转变后有了切实的体验才知道实际情况如何。）

王军：嗯，嗯。

李献云：我们是不是试试才知道？（强调尝试转变最重要。）

王军：嗯，嗯。

李献云：不过我们这次讨论后发现，如果你有了替代思维，想得切实一些，你整个人就变得不一样了、轻松一些了。（治疗师话锋一转，回到这次治疗的效果上来，引导患者发现转变带来的好处。）

王军：对对对。

李献云：情绪不一样，生理反应也不一样，行为也不一样。

王军：是，是。

李献云：如果我们想真地帮到自己的话，恐怕得学会让那些切实的想法在脑海当中停留的时间长一些。（鼓励患者练习使用替代思维。）

王军：对。

李献云：你看，我们只是针对其中的一个想法做了分析。

王军：嗯。

李献云：剩下这几个想法我们还没有分析，是不是我们就有了变化？我们再看看你剩下的那些想法，就是"我这样就完蛋了"，然后"感觉自己什么也干不成"，"这样下去很不好"。（强调一个想法的分析带来了变化，如果更多想法被分析改变之后，效果自然会有更大不同，于是顺势引入其他想法的探讨。）

王军：这是连锁反应。（患者强调这些自动化思维是前面讨论的那个自动化思维的连锁反应。也就是说，如果治疗中针对关键的自动化思维讨论之后，连锁反应的那些想法自然就很容易改变，所以在认知行为治疗中抓住关键的认知进行讨论很重要。具体请参见第四章第三部分的第六条。）

李献云：（指着纸上写的那些自动化思维）然后你就会被甩得很远等等，所以你觉得你这些想法属于什么？（引导患者发现其自动化思维的特点。）

王军：它属于一个演化的一个。（患者一如既往地不跟随治疗师的意图来谈。）

李献云：演化的一个反应。

王军：演化的一个反应。

李献云：演化的一个反应啊，到目前为止，这种情况发生了没有？你完蛋了，然后自己什么也干不成，然后这样下去自己就会很不好，然后自己就会甩得很远，这些发生了没有？（治疗师阐述得更明了一些，以启发患者发现其自动化思维的特点。）

王军：完蛋了，没有，但的确被有些同学甩远了，就是从那个高中比较的话。（患者一方面认为一些极端情况没发生，但另一方面依然会找到支持自己想法的证据。）

李献云：好，先不管那个，但目前就这个来说。（将患者的注意力拉回到现在的情形下，而非跟随患者去讨论跟高中同学的比较。）

王军：什么都干不成了，那不至于。（患者认识到他的想法的不成立。）

李献云：你这属于干吗了？（继续启发患者认识到其自动化思维的特点，即可能存在的认知歪曲的类别，以开展这方面的心理健康教育。）

王军：绝对化了。（患者终于认识到了其自动化思维的特点。）

170 · 拨开信念的迷雾：抑郁症认知行为治疗实录

李献云：绝对化，好，你要怎么写替代思维来提醒自己，"自己就完蛋了，自己什么也干不成，自己这样很不好，自己被甩得很远"，你怎么写替代思维？这些到现在为止没发生，是吧？（治疗师请患者给出替代思维；此时治疗师也可以进行认知歪曲类别的心理健康教育，让患者认识到他的这些思维太过极端化，并且属于预测未来的灾难化思维。）

王军：对对对。

李献云：而且是演化出来的，你怎么提醒自己更合理一些呀？（继续请患者给出替代思维。）

王军：就摆事实讲、摆事实，就是还是能工作 6 个小时，还在做具体的事情。（患者给出的替代思维跟前面相似，只是针对"自己什么也干不成"找出了替代思维，没有针对其他自动化思维来谈。）

李献云：这已经说过了，对吧？

王军：嗯。

李献云：然后是不是自己就完蛋了？对于"自己完蛋了，自己什么也干不成啊，自己这样下去很不好啊，自己被甩得很远的"，你觉得这些怎么说更合适？你真的能够预测到自己就是这样？（继续启发患者思考，以产生出替代思维。）

王军：那现在还在上学，也有个小课题做。（患者给出了反对其自动化思维的证据。）

李献云：嗯，现在在上学，有小课题做，读研究生，是吧？

王军：对。

李献云：好，是不是真的就什么都干不成，完蛋了，被别人甩得很远、很不好？（就患者提出的反对证据，启发他找出替代思维。）

王军：不是，其实读个研究生啊，确实在有进步的嘛。

李献云：好，所以怎么说替代思维？用切实的而不是用你这种习惯的不好的思维。（继续启发患者。）

王军：（写）

李献云：你写的是什么？（请患者把替代思维大声读出来，这样可以强化患者建立新的思维习惯。）

王军：我现在还读研，有课题做，虽然是一般的课题，但还是多少有些长进，所所以……

李献云：所以什么？（继续请患者将替代思维说完。）

王军：也不是什么都干不成。（患者终于说全了他的替代思维。）

李献云：好，写下来。

王军：（写）

李献云：那是不是完蛋了？（继续完成剩余的替代思维。）

王军：嗯，不至于。

李献云：好，要不要写下来？

王军：（写）

李献云：是不是被甩得很远？（针对患者的自动化思维，逐一产生替代思维很重要。）

王军：嗯，可能跟以前有差距，但是……可能跟以前有差距，但总体还在平均水平上。

李献云：好，所以你写的这些替代思维，切合你的实际不？（指着原来的自动化思维）跟它比起来。（通过对比，强化患者对替代思维的认识。）

王军：（指着替代思维）这个更契合。（此时患者跟治疗师非常同步。）

李献云：好，对这些替代思维的相信程度是多少？（了解患者对替代思维的相信程度对于治疗师来说非常重要，因为从第一个自动化思维讨论后产生的替代思维中就可以看见这一点。）

王军：这个好像 40％。

李献云：相信程度才 40％。

王军：嗯。

李献云：好，相信程度这么低，（指着原来的自动化思维）对它的相信程度是多少，现在？（了解患者对自动化思维的相信程度，而不急于找出对替代思维相信程度低的原因。）

王军：这个我觉得 10％或者 20％。（如果患者对替代思维的相信程度不高，且对原来自动化思维的相信程度也非常低的话，就没有必要通过继续讨论来提升患者对替代思维的相信程度。）

李献云：对它的相信程度是 10％～20％，原来对它的相信程度是多少？自己完蛋了，自己什么也干不成，自己被甩得很远？（因为这次治疗讨论之前治疗师没有询问患者对这些自动化思维的相信程度，所以这个时候补充了解。）

王军：那个有些、某些时刻特别相信。

李献云：就那醒来那一瞬间的时候相信程度有多少？（将患者的注意力聚焦在这次讨论的问题情形中。）

王军：80％到90％。

李献云：80％到90％，现在变成10％了，好。所以就会发现它有变化。（强调患者有了替代思维之后的变化。）

王军：嗯。

李献云：好，（指着替代思维）但现在对它的相信程度只有40％。

王军：嗯。

李献云：好，那对它的相信程度都变成40％之后，虽然相信程度不那么高，那你的情绪、行为、生理反应，你觉得会不会有什么变化吗？（继续引导患者发现替代思维形成之后带来的效果。）

王军：噢，那会。

李献云：会有什么变化？

王军：就肯定不会绝望了，总是有希望的。（患者给出的变化非常好。）

李献云：不绝望，总是有希望的。

王军：嗯，也不会有极端情绪。（患者能够发现替代思维的好处，这非常好。）

李献云：好，这就是有变化，是吧？

王军：对。

李献云：好，当你下一次遇到类似睡的多的情况，有这些想法，你能提醒自己用这些新的替代思维想的话，你就会有不同的变化，是吧？（强调把替代思维用在下一次的情形中，以加强练习。）

王军：对对。

李献云：那你对于自己不努力学习，睡的多不努力学习，嗯，不努力工作，对这个想法的相信程度会有什么变化？（到讨论结尾，治疗师再了解患者对最初的那个自动化思维的相信程度。）

王军：我觉得这是40％～50％吧。

李献云：40％～50％，依然有一些这个感觉，是吧？

王军：对对对，有这个感觉。

李献云：好，在这儿我们就总结一下，你自己觉得咱们做这样的分析，它带给你什么？（经过这么一番讨论后，继续请患者做出总结。）

王军：带给我就是，我觉得如果我，唉，我就，就它这个有好处，就是我去这么更切实地去想有好处，都愿意去、这么去想。（患者发现替代思维的好处后，就愿意使用替代思维。患者的总结很到位。）

李献云：我们一方面发现它的好处，带给我们的情绪、行为、生理上的变化。

王军：对。

李献云：我们也得去试一试看看，遇到类似这样想法的时候，学会提醒自己，好不好？（强调不断练习的重要性。）

王军：嗯，好。

李献云：（指着那些未被讨论的想法）当然还有一些想法在这儿，我们先不管它，学会把一些东西先放在那儿，我们先试试看看。（引导患者学会不一下子处理所有冒出来的想法，而是只处理那些关键点。）

王军：好的。

李献云：好，今天谈的内容有什么不清楚的地方吗？（直接询问患者对此次治疗的负性反馈，因为一般人通常不太愿意对治疗师表达不满或提出意见，所以需要治疗师直接询问。）

王军：今天，就是我觉得这 40％就是，有的时候我对就是这些未来的这个恐惧啊，包括课题啊好不好啊、自己的能力啊，因为这些我有怀疑，所以的话，可能这个就不是特别高。（患者没谈自己治疗后的困惑，而是给出了自己对替代思维相信程度不高的原因。）

李献云：相信程度不是那么高，是吧？

王军：对对对。

李献云：好，所以你的疑问是？（继续追问患者的疑惑。）

王军：疑问是，就是，就有长进还是有长进，但是总觉得好像跟别人比差特别远，就是最后只愿意跟自己比，就是我到底跟别人差的有多少，这个东西我可能还得再分析一下。（依然有自动化思维影响着患者。这一类的自动化思维反复出现，说明"我比别人差"可能是患者的核心信念。）

李献云：我们以后再说啊，因为你一直以来跟别人比，总觉得自己差得很远，不仅仅是在睡觉的时候有这种感觉，是吧？（认可患者的这个现状，鼓励他学会先放下来，一步一步来处理。）

王军：对，所有的，很多的。

李献云：经常一直有，我们慢慢来。

王军：嗯。

李献云：所以哪怕面对事实依然有这种感觉。［强调患者的感觉（即自动化思维）对患者的影响。］

王军：对。

李献云：你经常凭着你的感觉来评价自己，是吧？［指出患者的思维惯性（即情绪推理或者感情用事），请患者确认这一点。］

王军：对对，是。

李献云：这在认知行为治疗当中，我们把它叫作感情用事或者情绪推理，指的就是这个。所以你以后是不是也要提醒自己这一点呢？（抓住机会对患者进行认知歪曲的心理健康教育。）

王军：对，嗯。

李献云：哪怕我们的相信程度不那么高，在对新的想法相信程度不那么高的情况下依然有变化。所以我们继续看看以后我们会有什么样的变化，好吗？（继续强调替代思维引发的变化，并鼓励患者继续观察他未来的变化。）

王军：好。

李献云：另外一个我们没分析。（指出没分析的自动化思维。）

王军：对，没关系。

李献云：你自己可不可以试着分析分析？（将未分析的自动化思维作为作业布置下去，并征求患者的意见。）

王军：可以。

李献云：像我们今天这样，把你的情绪反应写出来，然后把对这个原来的想法的相信程度写出来，情绪反应的强烈程度写出来，包括你的生理反应、行为也写出来。然后找到替代思维，给出你对替代思维的相信程度有多少，然后看看有了替代思维之后，你的情绪啊、行为呀和生理上的不舒服又有什么变化。也再看看你对原来那个想法的相信程度会有什么变化，你试着做一做呗。（就患者的作业给出具体的指导，患者做作业使用的方法是这次治疗中使用的方法。）

王军： 成，嗯，好，对，好的。

李献云： 好，那我们就这样，我们俩约下次的时间。

王军： 好。

三、治疗回顾与反思

（一）功能不良性思维记录表（DTR 表）与引导性发现

这次治疗虽然是第三次治疗，严格意义上讲是第一次使用 DTR 表对患者进行认知治疗。在进行认知治疗时，通常使用表格下面的苏格拉底式提问对患者进行引导比较好，这样有助于患者在治疗后独自练习着使用 DTR 表来挑战质疑其自动化思维。这次治疗使用的主要技术就是表格下面找正反证据的方法，虽然这次治疗没有直接问患者："支持的证据是什么？反对的证据是什么？"

DTR 表格下面给出了很多方法，但并不是说挑战某一个自动化思维需要用到所有的方法才可以，如果某一个方法或某一两个方法使用后患者的自动化思维就得到了明显的松动，就可以。治疗师不可以把表格下面所有的方法都一次用在患者身上，因为这样很容易让讨论流于形式，不够深入，对患者的影响力就会有限。如果患者在做作业的时候，他把各种方法都自行尝试一遍，这是可以的。

第一次使用 DTR 表，通常由治疗师来承担书写的任务，以教授患者如何书写 DTR 表；随后的治疗再由患者来书写。但也可以一开始就由患者书写，就像本次治疗中这样；还可以部分由治疗师书写，部分由患者书写；或者患者在书写过程中遇到困难的时候，治疗师给予相应指导或替患者写下来。在治疗中患者书写 DTR 表中的关键内容，对于患者独自完成本次治疗的作业会有很大帮助。

在 CTS 的第二部分"概念化、策略与技术"中，第 7 项"引导性发现"的评分标准如下：0＝治疗师主要依靠辩论、说服或"说教"的方法。治疗师似乎在"盘问"患者，将患者置于戒备或防御的位置，或者将自己的观点强加于患者；2＝治疗师过多依靠说服和辩论而不是引导性发现。但治疗师的风格是支持性的，以至于患者没感到被攻击或不保持戒备心；4＝多数情况下治疗师通过引导性发现（如检查证据、考虑其他可能性、权衡利弊）而非辩论来帮助患者产生新的视角。恰当地运用提问技巧；6＝治疗师在治疗中特别善于运用引导性发现来探讨问题并帮助患者得出他的结论。在有技巧的提问和其他干预模式之间取得了出色的平衡。

在CTS手册中提到，引导性发现是合格的认知治疗师应该掌握的最基本策略。认知治疗师经常以讨论和提问的方式帮助患者形成新的视角，而其他心理治疗师多使用辩论或说教。认知治疗师尽量不"盘问"患者或不会将患者置于防御戒备的位置。我们观察到的现象是，跟试图通过辩论说服患者进行比较的话，如果让患者自己得出结论，患者更容易采纳新观点。在这种情形下，认知治疗师更像一个高水平的教师而非律师。他指导"学生"看到目前情形中存在的逻辑问题；通过找出互相矛盾的证据来检验学生的观点；收集更多必要的信息去检验一个假设；事先看到"学生"可能从未考虑过的新的替代思维，并在讨论后让学生自己得出有帮助的结论。用于改变认知和行为的技术，在很大程度上就属于这个最基本的策略范畴，即教育工作者所说的"引导性发现"或"启发"。因此，检验假设、经验主义、设计实验、归纳提问、权衡利弊等都是"引导性发现"中的具体技术。

治疗师的理想策略如下。

因为提问对于引导性发现至关重要，所以对提问治疗师需要予以特别关注。引导性发现往往是按一定的逻辑顺序提出措辞巧妙的问题，这样做非常有效。一个提问既可以使患者意识到一个特定领域存在的问题，还可以帮助治疗师了解患者对这个新的调查领域的反应，获得与这个问题有关的信息，从而能够对患者认为无法解决的问题形成可能的解决方案，并让患者在脑海中开始明确怀疑以前歪曲的结论。这里将提问在引导性发现中可能起到的作用概述如下：

1. 找到替代方法，以此鼓励患者启动决策过程。

2. 对于已经找到的各种替代方法，通过权衡利弊来帮助患者克服决策困难，避免理想化带来的干扰，从而缩窄选择范围。

3. 促使患者思考继续沿袭功能失调性行为的后果。

4. 对采取适应性行动带来的潜在好处展开讨论。

5. 搞清楚患者对某一特定事件或一组情形赋予的确切意义。

6. 帮助患者就适应不良性自我评价的标准给出定义（请参见第四章第三部分第四条下面第1点的第4小项中有关负性概念操作性定义技术的讨论）。

7. 让患者看到他得出的结论依据的是他选择地只关注负面信息。接下来举例说明这一点，这是一位抑郁症患者对自己在节食期间吃糖果的厌恶：

患者：我一点儿自制力都没有。

治疗师：你是根据什么这样说自己？

患者：有人给我糖果，我无法拒绝。

治疗师：你每天都吃糖果吗？

患者：不是，我就吃了一次。

治疗师：在最近一周，你都做了些什么来帮助自己坚持节食？

患者：嗯，我每次在商店看见糖果就想买，但我没买……另外，除了那次，我没有吃糖果，因为那次是别人给我的，我觉得我不能拒绝。

治疗师：如果让你计算一下这一周你控制自己不吃糖果的次数跟你吃糖果的次数，你会得出一个什么样的比例？

患者：大约 100∶1。

治疗师：也就是说，你 100 次控制住了自己，只有 1 次没有控制住自己，就是你一点儿自制力没有的表示？

患者：我想不是，不是一点儿也没有（微笑）。

8. 向患者介绍其贬低正面证据的情况。接下来举例说明如何引导患者认识到他忽视了他明显改善的证据。

患者：我在治疗方面真的没有取得任何进步。

治疗师：你离开医院回到大学上学，真的不需要有任何改善就可以？

患者：每天上学有什么了不起的？

治疗师：你这么说的依据是？

患者：去听这些课程很容易，因为所有人都很健康。

治疗师：当你前一段日子在医院接受治疗的时候，那时你是怎么想的？也觉得回去上课很容易？

患者：我当时想的是，我无法像大家一样回到学校上课，只能待在医院，和一群疯子在一起。

治疗师：这么说起来，你在治疗方面真的没有任何进步？

患者：那也不是。

治疗师：从这一番探讨中，你看你对自己的评价有什么特点？

患者：我总是贬低自己、看不到自己的进步。

9. 对于患者太早就不想谈的一些问题领域，治疗师需对继续讨论保持开放的态度，这样才有助于患者认识到其适应不良性模式。也就是说，在治疗中好的认知治疗师不是只提问或主要依靠提问。在一些情况下，治疗师也会用到其他干预方法，比如提供信息、和患者对质、做出解释以及进行自我暴露等，而非总是提问。对于治疗中的特定问题、特定的患者和特定的治疗点，需要在运用提问和其他干预方式之间保持平衡。通过观察患者的反应来评估某一干预措施的恰当性：它对合作联盟的影响；它能否促进患者的依从性；当然还有它能否成功帮助患者采纳新的观点。

引导患者思考和试图说服患者之间往往只是一线之差。在某些情况下，认知治疗师可能需要反复强调治疗师和患者都已经明确的某一方面。因此，判断治疗师是否以理想的引导性发现的方式开展治疗，主要不是依据治疗师是否着力强调或坚持某一观点，而是依据治疗师总体上是跟患者合作还是跟患者争论。接下来举例说明的是，治疗师通过提问让患者看到他的假设所带来的适应不良性后果，这个假设就是：一个人应该总是发挥自己的潜力。

患者：我认为我应该总是发挥自己的潜力。

治疗师：你是怎么考虑的要这样要求自己？

患者：否则我就浪费时间了。

治疗师：你要发挥自己的潜力，你的长期目标是什么？

患者：（长时间停顿）。我从来没有真正想过我的目标，我一直认为我应该这么做。

治疗师：现在想想，如果你不总是发挥自己的潜力，有什么好处吗？

患者：我想这让我很难放松或休假。

治疗师：那"你总是发挥自己的潜力"就能让你享受和放松？

患者：我从来没有真正这样想过。

治疗师：那你现在想想，也许我们可以试着让你允许自己不总是发挥自己的潜力。

新手治疗师在治疗中有时像压力山大的推销员，总是劝说患者应该采纳治疗师的观点。接下来将上面的理想范例跟新手治疗师最常见的错误进行对比。下面给出的就是新手治疗师的"高压"方法。

患者：我在学校再也做不了任何对的事了。

治疗师：那很容易理解。你抑郁很严重，人们抑郁的时候，就很难学习。

患者：我觉得我只是愚蠢。

治疗师：但你过去做得非常好呀，只是一年前你父亲去世了，你抑郁后才变得这样了。

患者：那是因为那时的工作比较容易。

治疗师：我可以肯定的是，你在学校必定做过对的事情。你现在可能是把自己的不好夸大了。

(二)认知歪曲类型的心理健康教育

在认知治疗中，对患者开展认知歪曲类型的心理健康教育可以有多种形式。有些治疗师喜欢把书中谈到的主要认知歪曲列出来，在一次或几次治疗中讲给患者听，进行心理健康教育。也有些治疗师像我一样在治疗中结合患者的具体实例穿插着进行认知歪曲类别的心理健康教育。两种方法各有利弊，通常来说，后者的针对性更强，因为后者是个体化开展心理健康教育，所以对患者的影响力会大一些。但也不能绝对，因为前者专门开展认知歪曲的心理健康教育，也许更有助于患者区别不同的认知歪曲类别。

开展认知歪曲的心理健康教育的重点是希望患者能够记住他常见的认知歪曲，在以后生活中遇到类似情况时，学会提醒自己这是认知歪曲，从而不跟着自动化思维走。一部分患者在学会这一点后，就能把自己跟其自动化思维隔离开，从而改变很大，并不需要再进行认知调整形成替代思维。但对于临床上的大部分患者来说，仅仅识别他的认知歪曲类别不能很有效地帮助到患者，所以更重要的是通过引导性发现进行认知重建，形成替代思维。

在进行认知歪曲的心理健康教育时，经常会发现患者的某一个认知可能属于多种认知歪曲类别，所以重要的不是让患者准确说出这一自动化思维所属的各种认知歪曲类别，而是让患者将其自动化思维归入某一认知歪曲类别后能够形成强化记忆，以后再出现类似的自动化思维时能够快速想起曾经谈过的认知歪曲归类，从而通过这样的思维过程不自觉地将其自动化思维隔离开。因此，在一定程度上讲，患者的自动化思维归类是否正确并不十分重要。比如，如果患者把预测未来的认知歪曲（我将来就完蛋了）说成了极端化思维，并无不可，因为归入后者也有一定的道理，"完蛋了"这个说法就很极端。治疗师不要在患者的认知歪曲归类是否正确上花费太多不必要的时间；如果遇到有强迫个性的患者，治疗师更需要特别注意避免出现此类问题。当然，如果治疗师本身就有强迫个性的话，就需要治疗师增加自我觉察，尝试在治疗中不那么追求精准或正确后，看看实际效果如何。

(三)替代思维形成途中的障碍

在治疗中患者经常会出现很多干扰治疗进程的自动化思维，所以治疗师需要时刻对这一点有所察觉，清楚目前这个时刻的任务是什么以及治疗走到这一步的重点是什么，这样才不会被患者新谈出来的自动化思维带着偏离主线。治疗师需要引导患者学会把那些新冒出来的自动化思维放在一边，除非不讨论这个想法就无法继续沿主线进行下去或者讨论这个新出现的想法对于撼动原来的自动化思维会很有帮助。

由于有新出现的自动化思维这一障碍，即使反驳原来自动化思维的证据很多，患者依然会相信其原来的自动化思维或者坚持相信自己的感觉，继续跟患者工作下去就会感觉很困难，治疗师可能会变得烦躁、着急、郁闷或者生气。此时治疗师需要留意自己的自动化思维的影响，学会提醒自己不跟着自己的自动化思维走，让自己能够冷静或耐心下来，避免接下来的工作忙中出乱。因此，在治疗中治疗师觉察自己的自动化思维是需要不断加强的。

如果经过讨论后，面对足够的反证据患者依然选择相信原来的自动化思维，此时治疗师不要急于说服患者去相信事实，而是继续了解患者这样选择的思维推理过程，这些往往跟患者的信念有关。在了解患者的逻辑推理后，认可患者的选择，同时鼓励患者尝试用替代思维去重新想和行动，通过亲自试验后的结果来告诉他自己相信哪个想法更合适。当然，如果患者拒绝尝试，也未尝不可，这提示我们还需要更多时间才能让患者深刻体会到自动化思维带给他的弊端。如果一味强调患者要相信替代思维，反而会激发患者更多的"阻抗"，就会欲速则不达。此时，慢下来，允许患者继续跟随自动化思维走，和患者一起看看继续这样下去患者到底会如何，未来才有可能继续帮到患者。

如果经过讨论之后，发现患者的自动化思维就是事实，而非认知歪曲，那接下来可能需要跟患者一起面对现实中的问题或困难找到解决办法或承受办法。如果现实问题无法解决，那重要的是如何引导患者转换思路，最终找出鼓励他自己承受目前困难或压力的话语，进行自我劝慰。也就是说，可以用到 DTR 表下面的提问"如果我继续这么想，结果会怎样？如果我转变想法，结果又会有什么不同？如果是我的好朋友遇到同样的问题，我会怎样劝慰他？那么试着用劝慰朋友的方法劝解劝解自己？"

(四)就质疑哪个自动化思维与患者无法达成共识

在治疗中，治疗师基于自己的临床观察，认为某个自动化思维更为关键需要探讨，可是患者想探讨另外一个自动化思维或者另外一个问题。面对此种不一致，治疗师需要跟患者协商解决分歧。也就是说，各自都需要给出各自的理由，通过商量来解决，最终确定要讨论的议题。通常是谁的理由更充分更合理，就以谁为准。如果患者非常坚持自己的意见，一定要讨论另一个自动化思维或者另一个问题，治疗师需要先尊重患者的选择，以患者为中心，毕竟患者更知晓自己的痛苦所在。即使退一步来说，患者的坚持属于固执己见，并不合适，只有针对患者要讨论的议题进行讨论后，才有可能让患者发现这一点，这样才能促进患者跟治疗师在以后的治疗中更加以合作的方式进行治疗，稳固治疗联盟，促进患者对治疗的依从性。同时，在治疗中这种协商解决分歧的方式，可以成为患者学习的模板，帮助患者学着处理人际交往中的分歧或矛盾。

（五）患者生活中遇事时替代思维出不来

尽管经过治疗后患者产生了新的适应性替代思维，但一旦遭遇事情或压力，情绪不好时患者旧有的思维模式还会出现，新的替代思维不能及时出现并给患者带来转变。这也是非常正常的现象，就像这次治疗中患者所谈一样。旧的思维模式已经形成，要想去除旧习通常不是一朝一夕的事情，需要不断练习才能让新的思维成为惯性或者模式，旧的思维才能逐步退出历史舞台。每一次旧的思维惯性出现后，都是患者练习新思维的好机会，刚开始的练习毫无疑问只能是事后练习，让患者做事后诸葛亮，随着事后推演次数的增多，慢慢当事情发生时患者才能用替代思维提醒自己，从而让新思维逐步替代旧思维，这需要一个反复练习的过程。除了事后练习之外，患者平常将替代思维写下来，记录在手机上或者卡片上，空闲时拿出来多看一看、念一念，那么替代思维就会更多地在患者脑海中驻留。

（六）治疗师非常认同患者的自动化思维或信念，怎么办

当治疗师的一些经历跟患者的人生经历相似时，治疗师的人生价值观跟患者接近时，或者治疗师就患者的情况感同身受不能保持中立或恰当距离的时候，治疗师往往会非常认同患者的自动化思维或信念。此时治疗师对患者进行认知治疗就会非常困难，因为治疗师都想不到更有功能的替代思维，自然就无法引导患者把思路变得宽或灵活一些。这也提示治疗师，面对此种情况时寻求同行帮助或者积极接受专家督导非常重要。此外，对于有困难的治疗案例，事后多听听自己的治疗录音，也能帮助治疗师发现问题所在。

在治疗当中遇到此种情况，导致治疗无法继续进行下去，可以跟患者实话实说，比如说："这个问题看起来现在讨论有很大的难度，我们先把

它放一放，先讨论其他相对不这么难的问题，随后再解决这个问题如何？"或者说："目前咱俩就这个问题的讨论陷入了死胡同，我们对这个问题的讨论先暂停，等治疗结束后我再想想、跟其他专家咨询一下解决办法，下次治疗再行讨论，如何？"面对治疗中出现的困难，治疗师跟患者坦诚相待，也可以让患者发现，只要是人，不管他是谁，都会有不懂不会的地方，这很正常。治疗师这样的示范效应同样可以影响到患者，让患者在生活中学会接纳自己的不足或缺点。

(七)认知行为技术的应用

在 CTS 的第二部分"概念化、策略与技术"中，第 10 项"认知—行为技术的应用"关注的是如何巧妙地使用这些技术，而不是这些技术相对于目标问题来说的恰当程度或改变是否真的发生。其具体评分标准如下：0＝治疗师没有运用任何认知—行为技术；2＝治疗师运用了认知—行为技术，但运用它们的方式有明显的瑕疵；4＝治疗师运用了认知—行为技术，技巧中等；6＝治疗师非常巧妙且机智地运用了认知—行为技术。

在 CTS 手册中指出，一旦治疗师计划了一个改变的策略，其中包含最恰当的认知行为技术，治疗师必须巧妙应用这些技术。即使是最有前景的改变策略，如果执行不当，也会失败。要具体说明的是，判断应用一个技术巧妙与否是极其困难的。显然，评估这个条目时需要大量的临床判断和经验，在这儿只能概述一些一般标准。治疗师应当流利使用这些技术，而不是笨拙地摸索或不熟悉这些技术；应当清晰明了地介绍这些技术，也就是用患者容易理解的语言来表达。并应系统地运用这些技术，一般来说，应用这些技术时既有开头（介绍、陈述问题和原理），又有中间阶段（讨论可能的解决方案或变化）和结尾（做出结论性总结和布置相关作业）。在治疗中治疗师应保持敏感性，及时留意患者是真心参与了改变的过程，还是只是顺从式地"走过场"。治疗师应该机智地向患者呈现自相矛盾的观点，让患者学会审视治疗师相互矛盾的观点，并进而学会审视他自己的观点。治疗师需要就患者做作业改变其观点或行为可能遇到的障碍做出预测，并一起找到解决办法。最后，治疗师应与患者合作，而不是辩论、盘问或给患者施压。

下面给出一个理想化的应用认知行为技术的例子，即展示治疗师如何设计一个试验来检验"我不能再专注于任何事情了"这个自动化思维。

> 患者：我不能再专注于任何事情了。
>
> 治疗师：你怎么能测试出这一点来？
>
> 患者：我想我可以试试读点儿东西。
>
> 治疗师：这是一份报纸。你通常读报纸的哪个部分？
>
> 患者：我过去常常喜欢读运动板块的文章。
>
> 治疗师：这里有一篇关于昨晚宾州篮球赛的文章。你认为你能专注地读它多长时间？
>
> 患者：我怀疑我能否读完第一段。
>
> 治疗师：让我们写下你的预测。（患者写"1 段"。）现在让我们来测试一下。持续读下去，直到你不能集中注意力为止。这个测试将为我们提供宝贵的信息。
>
> 患者：（阅读整篇文章。）我读完了。
>
> 治疗师：你读了多少段？
>
> 患者：我读完了。
>
> 治疗师：让我们把测试结果写下来。（患者写"8 段"。）你之前说你不能专注于任何事情。你现在还相信它吗？
>
> 患者：嗯，我的注意力没有以前那么好了。
>
> 治疗师：那可能是真的，但你保留了一些专注能力。现在让我们看看如何继续提高你的注意力。

重要的是，治疗师对患者的最初预测保持中立，不自动假定患者的看法是不准确的或歪曲的。因为在一些情况下，患者的看法可能是正确的。

特别要注意的是，在评估治疗师如何巧妙应用认知行为技术时，评定者很容易关注这些技术是否适合患者（这是 CTS 的第二部分"概念化、策略与技术"第 9 项要评估的条目）以及这些技术是否有效这两个问题，而这是需要评定者必须学会忽略的。有时治疗师非常巧妙地应用了这些技术，而患者极其僵化或固执，对此不会做出任何反应。在这种情况下，治疗师的灵活性、技巧和耐心依然可以让这个项目得分很高，虽然患者没改变。

还需要指出的是，此项目是指修改想法、假设和行为的具体技术的应用技巧（CTS 的第二部分"概念化、策略与技术"第 9 项描述的是那些技术），而不是指主要用于引出认知的技术（因为"引出"认知的技术在 CTS 的第二部分"概念化、策略与技术"第 8 项中评估）。

四、治疗记录

治疗记录	
2017 年 6 月 18 日	Session 3

心境检查

　　这周患者的总体状况还行。患者记得上次治疗内容，做了作业，做的作业同样很多。

　　患者的自我发现：

　　看同学毕业了，感觉同学们都很好，和人比，我差了很远，但是又感觉挺无能为力的。只有一个人学习的时候，才能看到自己的进步。

　　跟人交往时敏感，会想到我受不受欢迎、我会不会说话；顾虑挺多，向别人借球，就会想到他们会拒绝我，他们拒绝我是因为他们认为我这个人不行。

　　组会前准备报告，不做完美就放不下，于是非常努力，让自己很疲惫、困倦；想让人说我完美，不能让人找出瑕疵，就怕别人发现瑕疵后说我做事不认真。这次导师的爱人在会上批评我，他批评时上升到评价我这个人的程度，就感觉在他眼里我挺没用的。

议题

　　继续讨论上次治疗中的自动化思维

　　自动化思维：

　　我睡的多就等于不努力工作、不努力学习 90%～100%。

　　采用引导性发现收集相关信息，利于患者形成新的视角，同时促进共情理解：

　　现在每天睡 10 小时，是从 2 周前开始的，每天工作学习 5～6 小时。

续表

以前每天睡 5～6 小时，是从 2017 年的 3～4 月开始的，每天工作学习 2～3 小时。

再之前每天睡 8 小时，是在 2016 年 6～12 月，上午、下午和晚上各学习 2 小时，持续半年左右。

2017 年的一二月睡眠和学习如何？患者认为当时放假在家，只是做作业，不具代表性。2017 年的 5 月为调整阶段，情绪不好，想跳楼。

这样梳理后患者就发现：

睡的多不等于不努力学习、不努力工作，现在睡的多主要是吃药所致，即使如此，自己每天下午 1:30 开始做实验、看资料、与人讨论，一直到下午 5:30，持续 4 小时；晚上 7:30～9:30 再工作 2 小时。

替代思维：

睡的多自然就有精神学习了 60%；

我基本保持工作学习的状态 50%；

我蛮尽力的，与考研时相比 50%。

结果：

情绪变得平静、欣然；紧张 0%、抑郁 20%、烦躁 0%、焦虑 0%；

生理反应的出汗 0%、四肢酸痛 20%、头痛 0%；

行为就是舒服地躺着。

但患者对于后一种替代思维的相信程度低，影响因素如下：

觉得自己在关键时刻比不过别人，在平常就要多努力；总觉得现在努力的性价比低，努力后自己未来只能毕业，但挣得不会多；如果用替代思维那样看自己的话，我就会懈怠，尽管替代思维是事实，自己平时脑子里也有这个想法出现，但不占主要地位。

这些影响因素都是患者的自动化思维，于是鼓励患者尝试用替代思维想，看看是否真的就能让其懈怠，鼓励患者讨论时先把这些想法扔在一边，不去理会。

患者小结：

这些东西(替代思维)是事实，但我脑子里习惯于那些差的、不好的、让自己变得警惕的想法，那样感觉安全。我发现我做很多事情都是这个

续表

套路，遇到事情我宁愿想得最坏，也不愿想得更切实一些。把握不好客观的想法在脑子里停留的时间。

治疗师强调：

正是因为患者感觉这么一想就会让自己懈怠、想不好的让自己感觉安全，所以才会如此。这就是认知影响行为的典型写照。只有试一试才知道由"想得不好"转变为"想得切实一些"，会不会真的让其懈怠？原来那种所谓的安全是不是真安全？

如果替代思维想得切实一些的话，情绪、生理反应和行为就会不一样。替代思维更切合实际。

针对剩下的那些自动化思维，患者找出的替代思维如下：

那些想法属于连锁反应，还未发生；但患者认为依然被有些同学甩远了。我还在读研，有课题做，虽然是一般的课题，但多少有长进，不是什么也干不成，也不至于完蛋了，可能和一些人比有差距，但总体还在平均水平上。40％患者认为替代思维切合实际，但对其相信程度依然不高。

结果：

对原来 AT 的相信度降低；

这样我完蛋了，感觉自己什么也干不成，我这样下去很不好，我会被甩得越来越远，由 80％～90％变成 10％～20％的相信度；

我这样就等于不努力工作、不努力学习，由 90％～100％变成 40％～50％；

情绪上就不会绝望，总是有希望的，也不会有极端的情绪。

患者的收获：更切实地想对我有好处。学会把一些想法先放在那里不管。

患者对新的替代想法的相信程度 40％，就是因为对未来的恐惧，包括课题不好、怀疑自己的能力。比如，认为自己有长进，但是跟别人比，总觉得差得很远。

感情用事是患者常见的认知歪曲，患者需要学会提醒自己不再感情用事。

续表

作业
用 DTR 表的方式对写下来的那些自动化思维进行分析，找出替代思维，看看会有什么变化。

第六章

第四次治疗：识别与挑战自动化思维

一、第四次认知行为治疗的总体框架

第四次或之后认知行为治疗的框架跟前面的治疗相似，没有什么特别之处。通常一次治疗设置一到两个议题，最多不超过三个议题。如果治疗的议题不止一个，就需要治疗师跟患者一起设置议题的优先顺序及时间分配。一般情况下，一次治疗一个议题是合适的，这样就能够有充足的时间对设置的议题进行讨论，从而帮助患者转变思维、增进其思维的灵活性。

设置议题之后，需要治疗师和患者齐心协力完成既定的治疗任务，所以只有依托稳固的治疗联盟才可能让治疗变成两人的同步工作，而非治疗师一个人的事情。为了让治疗联盟更稳固，设置议题需要跟患者协商确定。在前面的几次治疗中，通常以治疗师为主、患者为辅的方式设置议题；随着治疗次数的增多，治疗师会将设置议题的主动权越来越多地交给患者，请患者来决定。治疗师会鼓励患者在治疗之前就考虑要跟治疗师谈些什么，然后在设置议题的时候主动跟治疗师提出来，从而能够让治疗的议题更符合患者的需求，解决患者迫切想解决的问题或者那些给患者带来不良影响或困扰较大的问题。

这次治疗实际用时 51 分钟。

二、第四次认知行为治疗逐字稿与讲解

王军：我总感觉这周有时候有点儿胸闷。

190 · 拨开信念的迷雾：抑郁症认知行为治疗实录

李献云：嗯，有点儿胸闷。（关注患者的不适，以促进共情理解。）

王军：因为我那个氯硝我停了一周了。（患者的躯体不适可能是停药反应。）

李献云：嗯，停氯硝了啊。

王军：对对，但有的时候劳拉一天有时候得吃，就是晚上每天都得吃一片，有时候白天也得多吃一片，就有些事儿了的话。今天是几号来的？（患者依然用劳拉西泮处理其身体不适。）

李献云：今天 15 日。好，（评估表）请在这个上面写上你的名字和日期，回头把年份也写上，省得我搞混。好，所以有点儿胸闷，然后至少把氯硝给停了。（治疗师认可患者的停药行为。）

王军：噢，对。

李献云：睡眠怎么样？（了解患者停药对睡眠的影响。）

王军：睡眠每天还是 10 小时。

李献云：每天还是 10 小时，好，所以停了氯硝西泮，并没有说睡眠时间变得短了，可不可以这么说？

王军：还真是没有。

李献云：好，（笑）还是 10 小时。那你说白天劳拉吃的多了。（了解患者在什么情况下服用劳拉西泮。）

王军：就是出了一件事，就是我们那个老师，就是啊，这也是我多想，就是我们那个老师中午、中午的时候来了一趟，看了一下我那工作，他说我做那个传感器有点儿粗糙，然后我就想了一堆。（患者认识到自己遇事多想了，这很好。）

李献云：噢，好，他这么一说你，就让你想了一堆啊。

王军：然后就中午回去有点儿觉也睡不好。（患者多想后引发的生理反应。）

李献云：噢好，那自己也写了写啊（看患者写的作业）。啊，那么想了一堆，觉也睡不好，所以就？

王军：吃了一片劳拉。

李献云：吃了一片，只吃了这一次？（了解患者在什么情况下服用劳拉西泮。）

王军：还有一次就是，我想，噢对，好像是。

李献云：好，唉，你以后想让自己遇到这种情况，想那一堆的时候也吃劳拉吗？（使用动机访谈的方式提升患者改变的动机，即治疗师希望患者停服镇静催眠药物。）

王军：那肯定不想啊。

李献云：好，所以我们以后可能更多地看看怎么样用不吃劳拉的方式帮到自己。（强调不吃劳拉西泮是以后治疗努力的方向之一。）

王军：嗯，对。（患者认可治疗师所谈内容。）

李献云：好，（看着患者写的作业）那你想了一堆什么让你心慌了？（治疗师了解引发患者生理症状的自动化思维。）

王军：就是这个，就是说这点儿小事我都做不好，连老师都不信任我了，我今后还怎么混呢（笑）？到组会又被老师喷我这个做得太 low 了，然后怎么办呢？然后就想这专业本来就不好挣钱，就就感觉没用了。（这些都是患者的自动化思维。）

李献云：（把患者作业中写的自动化思维读出来）就成了废人了，是吧？

王军：嗯，一句话就有这想法。

李献云：好，所以看见了没有，一句话引发你这么多想法，所以让自己心慌、紧张的啊。（抓住机会对患者进行认知模型的心理健康教育。）

王军：对对对。

李献云：而且还吃了劳拉。（引导患者认识到其自动化思维跟服用镇静催眠药物这一行为之间的关系。）

王军：嗯。

李献云：后来替代的思维是什么？（继续顺势检查作业。）

王军：嗯，就是说我还是能做一些事的，然后把那个有个问题说明白了，问题说明白了，老师还是就事论事地帮助我，我今后在这个组里，我的研究生活还是会稳定度过的，因为有这个项目，至少今天，因为我是周五说的，今天老师没喷我，就是也没什么事。如果有要求精度，如果要要求、如果要是要求精度，因为做传感器的要求精度嘛，我这个就一点儿也不 low 了；其实任何专业都是挣大钱难，但是，就就这么个意思。然后，但是平稳的生活是会有的，就是是，我是一个普通人，会有喜怒哀乐，也会有、都会有喜怒哀乐，有受打击的时候，也有得意的时候，怎么能说是个废人？（患者谈出了自己的替代思维。）

李献云：好，非常不错啊！所以能让自己试着用替换思维重新想，然后心情就平静下来了，是吧？（认可患者做的作业。）

王军：嗯，对。

李献云：所以如果你以后更多地用这种方式，跟服用劳拉的方式比，它会有什么不一样？（通过对比，引导患者认识到认知治疗带来的好处，促使患者愿意主动停止服用镇静催眠药物劳拉西泮，它也是抗焦虑药物。）

王军：这个方式其实就是，如果更多建立起来的话，那样能长久的稳定。（患者认识到了认知治疗的好处。）

李献云：好，那不错。这是我们说你最近一周的情况，也看了看你的作业。那回顾上次的内容呗。（顺势完成前面内容的小结后，过渡到上次治疗的回顾。）

王军：上次内容？（患者有疑惑。）

李献云：嗯，上次咱俩谈的内容。哎，你录完音，你回去听没听？（治疗师突然想起询问患者听治疗录音的情况。）

王军：我回去听了，我觉得录完音之后有些点还是挺重要的。（听录音对患者有帮助，很多患者有类似反馈。）

李献云：好，这些都是你的作业，是吧？（治疗师顺势继续检查作业。）

王军：就这个是上次那个，嗯。

李献云：这作业回头留给我瞅一瞅啊，这都是你的作业。（患者将上次治疗主要内容写下来了，并递给治疗师）回顾一下上次的内容，别光给我看，你来试着把上次内容说一说。（完成作业检查后，治疗师又回到上次治疗回顾上。）

王军：（思考一会儿）上次，上次咱们就是，根据这个睡觉这个事情，然后又抽出了一些其他的那个想法（又思考一会儿）。然后上次说到了，一个是，就自己可以按照这么一步一步，然后最后再从，再再回过来把这个、就是相信的程度写下来。然后就是，还有就是感情用事，这个有的时候自己脑子里不断地转那个感觉，有时候的确不是特别真实的。嗯。（患者的回顾与反思不错，但不够清晰明了。）

李献云：嗯，好，上次我们学着怎么样……其实上一次是在上上次的基础上我们把它分析完了。咱们知道其实情形很简单，事件很简单，而你自己想得那么复杂、想得那么多，才让自己的情绪变成什么样子，包括身体上有什么样不舒服的，包括行为做的什么的。（简要回顾上次治疗主要内容，强调想法对情绪、生理症状和行为的影响。认知理论需要在治疗中不断反复强化，患者才能真正将此理论应用于其生活中。）

王军：对，对，对。

李献云：跟我们的想法有关系，当我们试着对这些想法做重新分析、找出替代思维之后，找出相对更符合客观实际的替代思维之后，我们的情绪不一样了，身上的不舒服也有转变，行为也不一样了。当然在这个过程当中我们还产生了新的一些想法，我们都没管它。是吧？（强调替代思维给患者带来的转变，同时强化哪怕有一些想法造成干扰，也依然可以不理会，专注于要做的事情。）

王军：嗯，对对对。

李献云：好，而你也做了作业，你做作业的过程中有什么障碍吗？遇到什么困难了吗？（回顾完上次治疗后，了解患者做作业中的困惑。这一部分是作业检查的重点内容。）

王军：有的时候，反正我记得有一件事情，写着写着就就想明白了，就是。我那个同学，我可能拒绝一个同学他的请求吧，他可能不太高兴，然后我就想了，对，然后写着写着，而且我觉得就是，我不会强迫别人去做那些事情，然后就是觉得有的时候写一写，还是直接就能把把思维就是、就是更更客观的情况给写进来，啊。然后问题的话就是，就是，所以就是，但是不是说一累了，就身体状态一累了，就就习惯性地会、会就是去从那个自动化思维、就回到自动化思维，就是那个客观的思维需要精神好的时候去思、思考得出来。（患者谈到写作业的价值，同时谈到什么情况下易出现自动化思维以及什么情况下去找替代思维合适。患者这一情况很正常，因为患者刚接受了三次认知行为治疗，其中完整的认知治疗也只接受了一次，既往的思维模式就会反复出现，形成新的思维必然有难度。）

李献云：你觉得这是个困惑，还是你的一个体会？（虽然治疗师猜测患者上面这段话是谈体会，但患者是在治疗师询问疑惑之后说的这一段内容，于是治疗师询问患者的真实意图。如果患者有疑惑的话，会在此之后说出来。在治疗中，治疗师不要有猜测却不跟患者核实，就认为自己了解了患者所谈内容，因为那样很容易犯错误。）

王军： 我觉得这是个体会。

李献云： 好，很好。

王军： 我觉得也……

李献云： 毫无疑问要想出来替代思维、更客观的思维的话，整个人状态好一点儿的时候，想得更明白一些，是这么说吧？（认可患者的体会。）

王军： 对，就有精力了、有精神的时候，嗯，但是每天有精神的时候总是不多，而且还得去忙、忙这忙那的。（患者这么说也是实际情况。）

李献云： （笑）好，还有别的困惑吗？

王军： 然后，我觉得如果说事件的话，现在我是，可能这跟之前的想法也有关系，就是我属于那种、是那种工作狂那那个一类的。就是之前之所以挺抑郁的，一方面是老师总给我换课题，我觉得没事情、没长进；现在呢做上这个课题，又想做得有多好。但是呢一做就很累，可能硬做，就特别拼命地去做，没什么思路，也在那儿硬做，然后就每次都是把自己身体搞累了才停下来。我觉得这个肯定，因为其实我大三、大四虽然没吃药、状态比较好，但是我也是这种状态，其实我不是，其实我觉得那个时候也可能是有些想法在影响着自己。那段时间虽然没吃药，但是，嗯，还是有些想法都要拖出来的，嗯。（患者认识到自动化思维影响其行为，这一点非常好；同时从中可以看到患者过度努力的行为模式，即补偿策略。）

李献云： 嗯，好，所以你的意思是说，想让自己找出客观的思维来，就得精神好一些，而每天精神好的时候又不多，还有忙这忙那的时候，是吧？（治疗师小结患者所谈内容，以促进理解和共情，且有助于将彼此的注意力拉回主题上来。）

王军： 对，对。

李献云： 而自己一贯是拼命或者硬做，让自己累了才会停下来，你觉得这个模式不好。（治疗师继续小结，指出患者的行为模式。）

王军： 对对对，我觉得这个状态是可以改善的。（患者有改变的动机，非常好。）

李献云： 哦，非常不错啊，这是可以改善的啊。这是另外一个体会，好。做作业，还有别的体会吗？或者有想问的问题吗？（继续了解患者做作业过程中的收获或疑问。）

第六章　第四次治疗：识别与挑战自动化思维 • 195

王军：作业，是吧？

李献云：嗯。

王军：我觉得没什么，就是我觉得这个里头提的问题倒是，就是得这么问问自己，有些时候更客观一些。

李献云：好，非常不错。那我们俩就要决定今天谈什么了，你怎么想？（治疗师过渡到日程设置阶段。）

王军：今天？

李献云：嗯。

王军：今天我想谈一谈那个，有些这上面我写的就是，嗯，当时就能解决。噢，那就谈谈这个比较呗，就是一直想谈这个比较。（患者给出了自己想谈的议题，这也是患者持续存在的问题。）

李献云：一直想谈比较的事啊，好，想谈谈比较的事，因为时间的关系，我们可能只能谈一个，我们就只谈比较的事，其他的就先不谈，好吗？（跟患者敲定议题，体现合作联盟。）

王军：嗯。

李献云：唉，那在谈比较的事之前，我们先谈一下你吃睡眠药的事儿，好吗？（在谈议题之前，治疗师利用此机会先简单谈谈镇静催眠药物使用的问题，这个问题在治疗师看来很重要，因为患者长期使用镇静催眠药物易引发药物依赖的问题。）

王军：嗯。

李献云：劳拉跟氯硝西泮，你氯硝西泮停了一周了，你睡眠的时间还是一天十个小时，所以这个劳拉，你怎么想啊？

王军：劳拉啊，但是有的时候是，如果我能在晚上一点半以前睡着，我就不吃。（由此可见，患者对于劳拉西泮的心理依赖很明显。）

李献云：嗯，几点半之前睡着？

王军：一点、一点半以前。

李献云：一点半之前睡着。

王军：如果过了一点半我还得吃，要不然的话，的确影响第二天。（患者认为不服药会影响第二天的状态，这是患者的自动化思维。）

李献云：哦，好，你一周当中有几天是一点半之前睡着的？（对患者进行睡眠状况的评估。）

王军：两三天吧，哦，一点钟睡、一点半睡着的，那基本上五六天，因为我都是吃完药就。（患者已经习惯了吃劳拉西泮睡觉。）

李献云：你每天都吃药，现在？每天都吃一片劳拉，晚上睡觉之前？

王军：噢。

李献云：你接下来还想让自己每天都吃劳拉吗？（了解患者对于停服劳拉西泮的主观意愿。）

王军：那肯定不想，但是前提得是，就是，我不能整宿都睡不着。（患者有停服劳拉西泮的意愿，但认为那会让自己整宿都睡不着。这是患者的自动化思维。）

李献云：哦，所以你担心自己不吃劳拉，就会整宿睡不着。（认可患者的担忧，并不急于告知患者不一定会出现患者所担忧的情况。）

王军：因为就是，是，我当然希望不吃，但是就因因为我原来有过那个整宿都睡不着，睡不着，然后第二天就是、就黑白颠倒的那种状态，就只要避免这种状态就可以。（患者对既往失眠后引发的麻烦记忆犹新。）

李献云：所以你可以怎么样尝试一点呢？（鼓励患者自己想到尝试改变的方法。）

王军：那先吃半片什么的。

李献云：可不可以？

王军：哦。

李献云：试一试呗，我们看看，好吧，至少你把氯硝停完了，你发现你的睡眠时间依然是 10 小时。（治疗师小结，并认可患者的决定和既往所做出的改变，以增强患者改变的信心。）

王军：哦。

李献云：好，锻炼身体呢？（了解前面谈过的患者锻炼身体的执行情况。）

王军：这周因为我现在可能一有这个活了，就又脑子总是想着怎么能给它做好做好，然后锻炼身体的话，就累了走走路，然后就打球的时间也少。（患者谈出了自己在运动方面存在的问题。）

李献云：所以你计划怎么样做？因为你刚才说你对这种总是干累了才停下来的模式不满意，你觉得你要怎么着？（治疗师不给建议，而是了解患者自己的意愿和计划。）

王军：还是得给自己规定时间，在规定的时间该休息就休息。（患者给出了自己的决定。）

李献云：好，怎么规定什么时间？（趁热打铁进行追问，以促使患者能够落实下去。）

王军：规定工作到几点，然后几点去锻炼。

李献云：好不好？你自己回去做一个安排，你觉得这有问题吗？（鉴于患者的行动力比较强，所以治疗师不再对运动做更具体的探讨，由患者自由发挥安排他的运动。）

王军：没问题。

李献云：好，不是让自己搞累了才停下来，而是按照计划来做。好不好？（治疗师小结患者的模式，同时强调如何改变。）

王军：嗯。

李献云：好，那我们就来谈那个比较的事，你的比较指的什么？（治疗师直接切入此次治疗的议题。）

王军：其实这个事我现在突然就想明白了，就觉得他们即便比我强、比我好，就就算比如说就挣很多钱，但是其实对我也没有什么特别的影响。（这是患者的新想法，但是这个新想法跟前面所谈的自动化思维缺乏呼应，不属于原来自动化思维的替代思维。患者的"想明白"更可能是依然相信原来的自动化思维，用此新想法劝慰一下自己。当然患者有此劝慰比没有劝慰好，虽然不属于真正改变了他的想法。）

李献云：所以一下想明白了，那就不用谈了？（治疗师确认患者说自己"想明白了"的意图是什么。）

王军：每个人都是心平气和地在向前走，我觉得好像不用谈了。（患者不想谈这个跟人比较的问题。）

李献云：真的？你一直以来存在的跟别人比较，现在就突然间一下子就都想明白了、不用谈了？（再次跟患者确认讨论的议题，因为跟人比较是患者一直以来的问题。）

王军：不用，就是。

李献云：如果真的如此，那我们就可以不谈它，但是不是真的如此？上一次谈的时候也是谈到比较，是吧？（跟患者确认议题有无谈下去的必要性。）

王军：嗯，（思考）这肯定会反复的，我觉得我这么想就可以帮助我。（患者认为新想法对自己有帮助，但没有清楚地说明哪个新想法。）

李献云：嗯，怎么想？

王军：其实就是，每个人都在心平气和地去往前走，在完善自己的生活，去适应生活，然后就是他即便再好的话，其实本质上也影响不了、也影响不了我。（这是患者的新想法，跟前面所谈内容一致。）

李献云：（指着患者做的作业）那我们就来看看你这个例子，就以这个例子我们来谈谈一谈呗。我们来看看你是否真的能转变想法帮到自己，你说一说，你边说我边看，好吗？（结合患者所谈情况，治疗师想通过具体的例子来看看患者能否像他说的那样帮到自己，并征求患者的意见。）

王军：好。就是，他现在是，他反正去想去互联网公司挣钱买房，然后我就明显感觉到他有这个志向、有这个想法就比我强，然后他要超过我，然后我觉得他原本不应该比我强的，在我心里头，我不甘心，但是呢我又无能为力。和他在一起呢，我就感觉到压力，虽然我们还挺知心的，他还说他这个在北京买房的想法，他就跟我一个人说了。然后，然后我看他也挺拼的嘛，就做事情，然后这是我这些情绪。（患者说出了他的自动化思维，而患者却说这些是他的情绪。这是常见现象，把想法当作情绪，未来需要加强此方面的心理健康教育。）

李献云：你的情绪是紧张、焦虑、烦躁啊。（为了增强患者识别情绪的能力，治疗师将他在作业中写的情绪反应说出来。）

王军：对，我感觉到压力了，随时要被他超过。然后就是，经常的行为反应就是出汗跟坐立不安。然后就想的是，其实横向来看，我们都是在不断进步的嘛，在生活各个方面，他虽然比、比我强，在自然的交往上，他可能交往上的确自然一些，但他的确没有刻意要超过我，这是我相信的。他只是按照自己的生活方式，他只是按照自己的方式学习生活，嗯，每个人都取长补短，每个人心平气和地在在在下面往前走吧，在完善自己，适应生活，每个人性格不同，天赋不同，要说谁强谁弱，我会拥有美好的生活的，而且是自己去选择和创造的，当然这种生活也不是天堂，自己选的也不能保证是最好的，但每次经历都学到、学到的一些什么，就是即便学到也不能保持下次一定会选得不错。嗯嗯，就基本上这样。（患者既谈到他的自动化思维，也谈到了他转变后的新思维。上面的内容反映出患者在区别生理反应跟行为反应方面有困难，因为他说"行为反应是出汗跟坐立不安"，接下来及以后的治疗中需要对患者加强这方面的心理教育。）

李献云：嗯，当这么想了之后呢？（继续了解患者新想法出现后的效果。）

王军：我觉得就是，（指着作业）我觉得我画横线这个就是给我感触比较深，每个人他都是心平气和去往前走的，就是，其实别人也不能特别的刻意地能影响到自己，自己也没法刻意地去阻止别人，做不到，嗯然后就好一些。（患者的新想法出现后，情况好一些。）

李献云：情绪就好一些。（治疗师将患者的表述变得更清晰，用情绪好一些来表达。）

王军：就说，嗯，对。

李献云：紧张、焦虑、坐立不安有改善。

王军：但有时候跟他在一起的时候，就是在那个环境之下还会有这些想法。然后我就想就是，他再好，他其实也对我也没什么特别的影响。（由此可见，患者既有的思维模式还在，只是在此基础上加了一个自我劝慰的新思维，而非发现了他原来自动化思维的不合理之处。）

李献云：哦好，所以你就好一些啊。那么我们就一起来看看，一个是他这么说了，你觉得"他比我强，他要超过我，而且是觉得他随时要超过我了"，是吧？（治疗师小结一下，认可患者的好转，然后把患者的自动化思维表述出来。）

王军：嗯。

李献云："他原本不应该比我强的，然后我对此也无能为力"，这是你原来的自动化思维。

王军：嗯。

李献云：好，这样的自动化思维，"他比我强"，你后来转变成什么？你怎么说替代思维？（直接询问患者替代思维是什么，由此检验患者是否真的想明白了。）

王军：我觉得每个人都在不断进步，都在超越自己。（这的确是患者的新思维，但不是原来自动化思维的替代思维。）

李献云：嗯，"他比我强"呢，你对这个想法的相信程度原来是80%，是吧？（突然看到作业上写的是 40%，于是询问）唉，40% 是不是？（治疗师计划转换谈话的角度以启发患者。）

王军：不是，不是，（指 40%）它这个是我之后可能再写的。

李献云：噢 80%，"他比我强，他要超过我，他原本不应该比我强"，之前你对这些都是 80% 相信的，是吗？（确认患者之前对自动化思维的相信程度。）

王军：是，就是说我写完这些（指新想法）之后，我再回过头来看。（患者解释 40% 是如何来的。）

李献云：当他说了他要在北京买房，你对它的相信程度是多少？（读患者写下来的相信程度）80%，"他比我强，他要超过我"？

王军：也是 80%。

李献云：也是 80%。

王军：这个弱一点儿。

李献云：哪个？

王军：就他原本不应该比我强。

李献云：（读患者写下来的相信程度）这一相信程度只有 60%，是吧？

王军：对。

李献云：好，（指着前面所谈的三个想法）其实最影响你的恐怕是这三个想法。你说无能为力指的是什么？

王军：因为他比我强，我也超不过他，就说我无能为力。

李献云：啊，"我超不过他，我无能为力"，你对这个相信程度是百分之多少？

王军：无能为力，也 80%。

李献云：80%。自己超不过他，他比你强。那么我们就要对"他比你强"这个想法进行探讨，怎么样产生出替代思维出来，是不是？（跟患者确认需要探讨的关键思维，以达成一致。）

王军：嗯。

李献云：所以"他比我强"，你的替代思维是哪个呢？这里头的？（治疗师通过前面的铺垫后，再询问患者替代思维是哪个。）

王军：这可能说有点儿太笼统了，这儿写的，嗯。（患者认识到他的新思维的问题所在了。）

李献云：看起来你写的有些笼统，这说明你形成替代思维有难度。那我们试着来找一找，他比你强的支持的证据和反对的证据，以此来形成替代思维，好不好？（治疗师顺势跟患者确认讨论的主题和内容。）

王军：嗯。

李献云：他在哪些方面比你强？支持的证据有哪些？

王军：嗯，交往上他的确更受人欢迎，也更随和一些。（患者开始找支持的证据。）

李献云：好，写下来，在人际交往上是吧？

王军：嗯，更自然一些。

李献云：好，那他还有哪些方面比你强？

王军：然后目标更明确一些吧。

李献云：嗯，他目标更明确一些，在北京买房，上互联网公司。是吧？

王军：嗯，然后想得更长远一些。

李献云：想得更长远些，写下来。还有哪一些方面他比你强？

王军：做事情没我这么急躁。

李献云：做事情没你那么急躁，写下来。嗯，还有别的吗？

王军：身心状态比我好一些。

李献云：好，信心状态比你好，是吧？

王军：身心状态。

李献云：身心状态比你好啊。还有别的支持的证据吗？他比你强。

王军：更受大家欢迎，更自然一些。

李献云：他更受大家欢迎，（指着第一条支持的证据）那跟这个相似吗？（患者在找支持的证据时，经常会出现重复证据，即后面谈的证据在前面已经谈过。治疗师需要意识到这一点，并给患者指出来。）

王军：交往，差不多。

李献云：还有其他吗？

王军：比我也更能一张一弛的。

李献云：嗯，比你更？

王军：更会调节生活。

李献云：还有别的吗？（需要请患者找出尽可能多的支持证据，直至

202 · 拨开信念的迷雾：抑郁症认知行为治疗实录

找不出来为止。）

王军：唉，没了。

李献云：就这些他比你强的证据啊。好，在哪些方面他并不一定比你强？（在确认没有新的支持证据后，询问反对的证据。）

王军：有时候在打篮球啊（笑）。

李献云：打篮球，好，写下来。这是第一个，第二个反对的证据是什么？

王军：我做事情，哎呀，其实我就觉得我做事情是有韧性，但是有的时候这个韧性太强。（"但是"后面的内容反映了患者很容易否定反对的证据，因为每个人都很容易相信自己的自动化思维，找出支持的证据，并对反对的证据视而不见或者选择性忽视。此时治疗师需要不跟着患者的思路跑，这一点很重要。）

李献云：好，所以你做事的韧性比他强，是吧？（治疗师强调反对的证据。）

王军：但是我又觉得我这个韧性又让自己就很很疲惫。（患者受自动化思维的影响，很容易给出反对证据似乎不成立的理由。）

李献云：不，现在是不管你疲惫不疲惫，而是比较你们俩之间，他哪些方面比你强，以及你哪些方面比他强，或者并不比他差。（提醒患者关注目前讨论的主题是什么，不让患者偏离主题。）

王军：嗯嗯，其实论坚持的话也不比他差。（患者回到主题上来。）

李献云：好，那写下来。好，再继续想，就这么想。（鼓励患者继续思考反对的证据。）

王军：交往上，我跟我们宿舍的……这玩意儿没法比，他跟他们宿舍也很好，我跟我们宿舍同学也很好。（患者思维的灵活性被激发出来了。）

李献云：好，他跟他们宿舍同学很好，你跟你们宿舍同学也很好。好，继续想。（鼓励患者继续开动脑筋思考反对的证据。）

王军：嗯，其实我也是有目标的。

李献云：好，写下来。

王军：我的目标就是把这个课题做好。

李献云：好，把课题做好，是吧？

王军：对，选一个适当难度的，把它做好。其实我倒觉得我在跟老师的这种沟通方面比他好。

李献云：好，写下来。好，继续想。

王军：感觉他看待问题也有偏偏激的时候。（患者在鼓励下不断想到反对的证据。）

李献云：啊，他看问题也有偏激的时候，写下来，继续想。

王军：他也有承受不住的时候。

李献云：好，他也有承受不住的时候。接着。

王军：他其实做的也没、没那么好，就是普通的一个事情。

李献云：好，写下来。好，还有没有别的反对的证据？

王军：嗯，我觉得要是再想还会有。（患者能意识到反对的证据不止这些，很好。）

李献云：再想还会有啊，所以有很多反对的证据证明他并不比你强，可不可以这么说？

王军：嗯（思考一会儿），就是我觉得他至少不是我想象中那么厉害。（通过探讨患者的新认识出来了。）

李献云：哦，他至少不是你想象中那么厉害。我们再看看他比你强的那些方面，你给出的是什么证据来的？你一个一个看，他交往方面更自然些，然后更受同学欢迎，你怎么知道的这一点？（引导患者重新审视支持的证据，看支持的证据是否真的成立。）

王军：感觉很明显。（尽管患者的回答不那么清晰，也反映了患者的感情用事或情绪推理这个特点。）

李献云：怎么叫感觉很明显？（就不理解之处请患者做出澄清。）

王军：就是他，就我一般就说话比较少，但也不是不说。

李献云：嗯，你说话少，他说话怎么着？

王军：就可能相对多一点儿。

李献云：他说话相对多一些，说话少的人比说话多的人就一定不自然、更不受欢迎？（通过直接对比，引导患者反思其逻辑推理问题。）

王军：嗯，就是我心里头总觉得就是，我这种比较就是把别人都当成对手了，那样是不是不太好？（患者在这里转移话题，出现了新的自动化思维。）

李献云：不，我想问的是，你说话，从说话的语量上看。（治疗师不跟着患者的思路跑，而是继续谈之前想谈的问题，即启发患者思考。）

王军：那那倒无所谓。

李献云：他是话比你多，你比他少。

王军：我觉得他好像更能更享受这种交往。（患者继续转移话题，又出现了新的自动化思维。）

李献云：你觉得，是吧？（通过这样的复述启发患者认识到这只是他"觉得"而已，即有情绪推理或感情用事的认知歪曲。）

王军：唉，他也说，有的时候他就想问两下，想说两下。（但患者没有跟着治疗师的思路走。）

李献云：好，他想说两下，他就说两下，想问两下就问两下，所以他语量比你多，是不是就一定能说明他比你更自然、他更受欢迎？能不能得出这个结论来？（治疗师紧扣主题，继续利用对比的方式启发患者思考。）

王军：嗯，我觉得好像那样的人的确更可能……就分人吧，反正，有些可能就。（患者的情绪推理认知歪曲明显，就是跟着感觉走。）

李献云：所以你认为说话多的人更受欢迎，你都是更喜欢、更欢迎那些说话多的人？（治疗师继续转换提问方式，请患者结合自身经验来重新思考。）

王军：总觉得那样好，但也有时候也不是。（患者思维的灵活性出现了。）

李献云：总觉得那样好，有时也不是，怎么个有时也不是法儿？（继续启发患者。）

王军：就有的时候也是就是，话，（思考一会儿）说不好（笑）。

李献云：噢，如果这么说，你第一个证据怎么改写更合适一些，他比你更受欢迎，他人际交往的时候更自然些，怎么改写？你觉得这一定就是事实吗？（继续启发患者发现其支持的证据不成立。）

王军：（思考一会儿）就觉得他反正能从人际交往上能得到的这种欢乐比我多一些，就在。（患者的自动化思维。）

李献云：你是觉得，是吧？你有没有问过他啊？（希望患者能够发现"觉得"跟现实可能是不同的。）

王军：我问过他，他就是说，他就是想跟人聊几句，就就是，好像有些人就本能地就有那个冲动，就见到一个，唉，看人就想跟人说两句，或者说，就想想说。

李献云：噢，这一点他跟你不一样，他见人想说，你见人没有这种冲动、想说话的冲动，那能不能根据这个就说他比你强呢？（继续启发患者重新思考。）

王军：对，我就觉得有些，有些人他天生这方面就……就是我觉得他那样的话好像能交到更多的朋友，能获得更多的资源。（患者的自动化思维。）

李献云：你是这样觉得啊，是不是果真如此呢？

王军：啊，反正肯定不绝对，这个。

李献云：就你俩比起来，他比你获得的资源更多，他的朋友比你多？（就患者新出现的自动化思维进行提问。）

王军：哦，那肯定要多一点儿。

李献云：你怎么知道的？你刚才说你跟宿舍同学关系也很好，他跟他宿舍同学关系也很好，怎么就他比你的资源多了？（请患者学会看事实而非凭感觉。）

王军：就他的确，他那个可能在街上走着，同学认识的都多一些，很有可能。

李献云：哦，认识的同学比你多一些。如果这么说，是他认识的同学比你多，在这方面，他比你强一些，那能不能说他就比你更受欢迎、然后人际交往更自然？（认可患者所说合理之处，但就不合理之处继续追问。）

王军：就我觉得我好像有时候在交往，不，他在交往上好像也、有时候也尴尬，就是尴尬都都正常吧，反正。（患者的思维又出现了一定的灵活性。）

李献云：好，他在人际交往的时候也会尴尬。

王军：对（笑），就是，跟人打招呼，别人没理他，都会感觉尴尬。可能人就、后来就说笑就过去了，我可能就就把这些就是放在心里头，放的时间比较长。（患者谈到自己跟同学在人际交往方面的区别。）

李献云：所以这告诉我们什么影响我们，都会出现打招呼、人家不理的情况，是吧？

王军：嗯，对，可能还是在交往上的这种应对。

李献云：你之所以放在心里比较长，你怎么想自己？如果别人不跟你打招呼，或者你怎么想对方？

王军：嗯，那他可能不太重视我这个人（笑）。（患者在人际交往中容易出现的自动化思维。）

李献云：他可能不太重视你，你觉得你那个……

王军：想法是对的。

李献云：想法是对的啊，你觉得你同学他会不会像你一样也这么想？"他不太重视我这个人"。（启发患者发现他跟同学在自动化思维方面的不同，尽管经历都相似。）

王军：他想就是没看见或怎么样。

李献云：好，所以是什么影响一个人的心情？

王军：对每个事情那个想法、解释。（患者结合具体情况理解了认知对其情绪的影响。）

李献云：好，那能不能说明这个人就不受欢迎？（治疗师进一步追问。）

王军：噢，那倒不是。

李献云：是吧？

王军：嗯。

李献云：所以你觉得证明他比你强的第一个证据有什么？（治疗师期望患者发现这一证据存在的问题。）

王军：有时候可能在有些想法上的确更……在交往上有些，他对待交往上的一些想法更切实一些。（患者的新想法更符合实际情况，也更适合作为证据。）

李献云：好，他对待交往上有些想法更切实一些，（指着患者原来写的第一条支持的证据）所以你可不可以这样说？

王军：那我就这么说，是吧？

李献云：嗯，唉，如果要作为一个支持他比你强的证据，（指着原来的证据和现在新出现的想法）你觉得哪个更有说服力啊？

王军：（指着新出现的想法）这个。

李献云：（指着患者原来写的第一个支持的证据）而这个属于什么？交往上更自然，更受欢迎。

王军：属于我自己想出来的。（患者发现这属于想法而非事实。）

李献云：好，你觉得你这个证据是不是客观的证据？比方说你们班里做了个调查，你们同学之间做一个调查，调查出来他是最受欢迎的人，你就是最不受欢迎的人？（治疗师故意用夸大的表达方式来启发患者思考。）

王军：那肯定不会。基本上把那选票什么的，大家都差不多，那差也不会差太远。（患者学着基于事实思考了。）

李献云：哦，选票大家都差不多，那说明什么？那说明是不是他就更受欢迎、你就更不受欢迎一些？（继续启发患者思考。）

王军：就我觉得肯定可能，如果要投票的话，我可能会比他少，但是也不会特别差。（患者发现两人的差距并不像其以为的那样。）

李献云：好，所以这是第一个证据，就讨论到这儿，再接着看你其他支持的证据。（就支持的证据逐一进行审核讨论，使其不成立。）

王军：目标更明确一些。（患者的支持证据属于他的自动化思维，就像第一个支持的证据一样。）

李献云：他的目标是买房、上互联网公司工作，就比你的目标，要把目前的课题做好，选一个适当难度的课题做好，这两个目标，真的他的目标就更明确，你的目标更不明确？（治疗师把患者和其同学的目标放在一起产生对比的效果，再询问患者。）

王军：其实我的目标更明确。（患者自然就否定了其自动化思维。）

李献云：另外目标明确不明确，能不能说明一个人比另外一个人就强，或者就怎么样？（继续启发患者。）

王军：要这么说，但目标，这好像，总是目标明确的人好像更成功一些。（患者"但"后面的内容依然是他想强调的地方。）

李献云：目标更明确一些，更容易成功一些，是吧？（治疗师先认可患者说的合理之处，继续促进共情。）

王军：嗯。

李献云：好，你说他说要将来在北京上互联网公司工作，然后在北京买房。

王军：嗯。

李献云：你说的是把眼前的课题做好，选一个适当难度的。（治疗师继续把患者和其同学的目标放在一起形成对比效应。）

王军：嗯。

208 · 拨开信念的迷雾：抑郁症认知行为治疗实录

李献云：那么你们俩目前的角色是什么？（请患者结合其现阶段学生这个角色来思考各自目标的恰当性。）

王军：目前的角色？（治疗师的话题转换让患者出乎意料，导致患者有疑惑。）

李献云：角色，角色是什么呢？

王军：噢，学生嘛。

李献云：是学生，那什么样的目标跟学生这个角色是相匹配的？（继续启发患者思考。）

王军：是，就是我总觉得，你看啊，像第三个，他想得更长远一些，就是我觉得他会……这个目标，然后他会……那作为学生，我都要选出什么样的课题。（思考一会儿）有可能，就这事，现在我觉得研究生好多就是，学生的目标跟老师的目标不一样，老师就是想多出成果，或者做前沿一些东西，学生就想着多、多会用一些工作上、今后可能用的工具，就少一些就是特别深入的探索。（治疗师的问题让患者有困惑，患者谈到了导师跟研究生目标的不同，而非跟随治疗师的思路想。）

李献云：嗯，那能不能说哪个人的目标就比哪个人的目标更强一些，或者谁比谁更强一些，能不能这么说？（治疗师只好转而询问患者，能不能依据目标不同就推导出强弱的结果来。）

王军：目标更强一些？（患者依然不能理解治疗师的用意。）

李献云：或者学生的目标跟老师的目标不一样，能不能说谁比谁更强？（治疗师就患者的疑惑转换提问方式，以方便患者理解。）

王军：嗯，没有，就是不一样。

李献云：那俩同学之间的目标不太一样，能不能说谁比谁更强？（治疗师由老师推导到同学，继续启发患者思考。）

王军：嗯，就是我小时候的那个经验，就感觉他们，我都觉得我生命、生活中好像总有这么一个人会压着我，就是全面压制我，就是。（患者的自动化思维，即感情用事或情绪推理的认知歪曲。）

李献云：（指着纸上写下来的内容）其实我们没有对这个自动化思维找出替代思维来，不过你回去想一想，看看这些支持的证据跟这些反对的证据，再想一想，看看怎么能产生一个更合理的替代思维，针对"他比我强"，好不好？（由于治疗时间已经接近 47 分钟，治疗师不再继续完成讨论，而是把剩余的分析作为一个作业布置下去，并征求患者的意见。）

王军：好。

李献云：想一想，我们没谈完，也许我们下次继续接着谈。请总结一下咱今天谈的内容。（治疗师约定下次治疗可能的议题，并请患者总结这次治疗的主要内容。）

王军：哇，都超了。

李献云：时间超了，很快，是吧？

王军：很快，嗯，然后，就我觉得我反对的这些都是、都是事实，但是的确可能在支持的这这一片，我把有些事情可能夸大了。（患者的总结很到位，认识到他的支持证据有夸大的成分。）

李献云：好，所以支持的证据你拿的不是事实，是这么说吧？

王军：就是我觉得可能会放大了，或者说不、不准确。（患者认识到支持的证据的夸大或不准确。）

李献云：别忘了这一点啊，所以以后提醒我们什么？（引导患者把治疗中所谈方法用于生活中，这也是在布置作业。）

王军：以后提醒，就是看别人吧，不能带着放大镜去看别人。（患者的提醒很好。）

李献云：看别人是带着放大镜去看他，那看自己的时候呢？（引导患者发现他看别人跟看自己的不同。）

王军：就缩小，是。（此时患者完全跟治疗师的意图同步。）

李献云：是这么说吧？

王军：嗯。

李献云：好，今天我们继续是通过找证据、找正反证据来看看我们认定的那个想法是不是事实，然后你发现我们找支持的证据、找反对的证据的时候不太一样，反对的证据你能就事实来说，是吧？（治疗师进行剩余的内容总结，以继续强调关键内容。）

王军：对对，客观事实。

李献云：而支持的证据就是你自己的感觉，是主观感觉，你的主观感觉就是带着放大镜把别人的一些东西给它夸大、放大。（总结的时候最好用到患者的原话，以促进共情和理解。）

王军：对，是。

210 · 拨开信念的迷雾：抑郁症认知行为治疗实录

李献云：我们要学着怎么样让自己在找支持的证据的时候，也学会实事求是，而不是去放大、夸大、凭感觉说，好不好？（强调患者要学着转变的方面。）

王军：好。

李献云：我们下次再接着谈。（继续约定下次治疗的议题。）

王军：嗯。

李献云：你还会给自己留什么作业呢？（继续询问患者还想留什么作业，以促进合作联盟。）

王军：作业，作业，我觉得一个就是，那个规定好时间、控制时间去学习。然后我觉得，然后把这个找，找每一个对应的替代思维，就是就对应上。（患者结合此次治疗给自己留了恰当的作业，其中一个作业是议题讨论前就确定好的，患者还记得。这非常好。）

李献云：好，就像咱这样的方式把它分析完，然后写一个替代思维，"他比我强"，然后变成他怎么样，是吧？"他跟我之间，然后他随时会超过我"，这个的替代思维是什么？然后"他不应该比我强"，这个的替代思维该怎么说？然后"自己无能为力"，又该怎么找替代思维？就用这样的方式一步一步试着把它分析完，好不好？（把患者的作业布置得更加具体化。）

王军：好的，对。

李献云：好，那今天谈这内容有什么困惑的地方吗？（询问患者的负反馈。）

王军：困惑没有，我觉得我有点儿信心了（笑）。（患者对治疗给出了正反馈。）

李献云：有点儿信心了。

王军：就是好像还是得，就是给它具体展开。

李献云：好，好不好？

王军：对，具体展开。

李献云：那你谈到你要制订一个计划，别把自己搞得那么累。（继续把患者的作业具体化。）

王军：对。

李献云：也把运动加上去，我们前面也谈到一点，劳拉得什么？（治疗师把治疗一开始谈的内容放在这里，也是患者的作业之一。)

王军：减半。

李献云：减半，你看看怎么样？好不好？

王军：好。

李献云：那我们约下次的治疗时间。

王军：好。

三、治疗回顾与反思

(一)治疗的结构化不可更改

认知行为治疗是结构化的心理治疗，但这种结构化需要治疗师根据治疗中出现的具体情况灵活进行，而非刻板地必须完成一个步骤后再进行下一个步骤。比如说，一次治疗通常以心境检查开始，但是如果患者一到治疗室就跟你谈上次治疗的内容或者作业完成的情况，也是可以的。再比如，治疗师本来要设置议题，突然想起一个内容需要先谈一下，也是可以的。在完成这些任务之后再顺势进行心境检查，而非打断患者一定要按既定的顺序进行。

有些患者因为自身的种种原因非常反感认知行为治疗的结构化，对于此类患者，治疗师需要根据患者的反馈做些调整，让治疗的结构化不那么明显，或者将治疗的结构化转化为无形的结构化。治疗师在治疗中先重点倾听患者的诉说，跟着患者所关注的问题走，以患者能接受的形式开展心理治疗，以此达到建立良好治疗关系的目的，待治疗关系稳固后再跟患者协商调整治疗的形式；或者治疗师先以非结构化的方式进行心理治疗，待患者发现这样的随意交流虽然让彼此没有压力或压力变小，可是对于患者的帮助却不大，从而愿意跟治疗师做出结构化治疗的尝试。当然，治疗师不要轻易断定患者不喜欢结构化的治疗，先主动放弃认知行为治疗的结构化特点，让治疗失去了认知行为治疗该有的特色。

无论结构化的心理治疗还是化结构于无形的心理治疗，关心、倾听、专注、理解、尊重患者都是治疗师的基本功。这就需要治疗师不时用患者的原话进行小结、提问、复述，治疗师通过治疗中的语言和非语言表达让患者感受到来自治疗师的专注、理解、尊重与关心，才能有助于患者跟治疗师建立良好的治疗联盟，这是随后进行结构化治疗的基石。

(二)治疗师的关注点是什么

在治疗中治疗师需要明确自己的角色定位。有些治疗师在治疗中因为想着下一步该做什么、这次治疗想要完成的任务或者患者这个自动化思维的替代思维是什么，而没有关注患者眼前所谈内容，变成患者和治疗师各谈各的，这是治疗中特别忌讳出现的情况。在治疗中治疗师的主要作用是启发患者思考而非替患者思考，这样提醒自己有助于治疗师关注患者所谈内容。

在治疗中，治疗师跟患者保持同步很重要，关注患者的言语情绪变化和此阶段的主要任务，同时治疗师还需要分出一部分精力进行自我觉察。在治疗中，治疗师的头脑一方面关注患者的语言和非语言表达，从中发现患者所谈关键内容，并快速做出评估或干预的回应；另一方面关注此次治疗的主题、此阶段的任务，让治疗围绕重点进行下去；同时治疗师要留意自己，留意自己的功能不良性自动化思维及相应的情绪、行为反应，不让功能不良性思维影响治疗的进程或方向。只有这样治疗师才能有效帮助到患者，也才能真正地理解、关心患者，让治疗关系变得更加稳固；也只有这样，治疗师才能尽早发现治疗中遇到的困难并思考可能的解决办法，如寻求督导、向同行咨询或者发现治疗无效需要及时转诊等。

在治疗中对于患者所谈关键内容，特别是对于此次治疗有价值的内容，治疗师通常会有所回应，比如复述一下或做出相应的提问。但如果患者所谈内容是前面谈过的内容，或跟本次治疗关系不大，或跟此阶段任务关系不大，治疗师往往需要学会不回应，这样才能让治疗的重点突出、更加聚焦和高效。比如，患者在治疗中谈到"我都觉得我生命、生活中好像总有这么一个人会压着我，就是全面压制我"，治疗师就没有做出回应，因为患者谈到的这个内容跟治疗师当前的任务关系不大，治疗师当前的任务是启发患者思考"两人的目标不一样能否说明一个人比另一个人强"。

(三)替代思维从何而来

认知治疗是通过苏格拉底式提问来启发患者重新思考其自动化思维，

从而让患者发现其自动化思维的逻辑推理漏洞、不合理、不符合事实或不严谨之处，或者发现其自动化思维实际上将其置于更加痛苦、更加适应不良的境遇，而非帮助自己实现想实现的目标。在此基础上，患者才能够产生出更恰当、更合理、更符合事实或更严谨的替代思维，或者产生出让其痛苦少一些的替代思维，或者找出有助于患者面对现实去行动、去实现其想要实现的目标的替代思维，最终导致其情绪、行为和生理症状的改善。

在形成替代思维的过程中，治疗师需要根据具体情况灵活调整应对之策。在探讨形成替代思维的过程中，如果治疗师能够提前觉察到患者自动化思维存在的问题，从而恰当提问以帮助患者形成替代思维，这样最好。如果治疗师一开始并不清楚患者的自动化思维是否是事实，治疗师就需要围绕患者这一自动化思维产生的具体情形或事件进行追问，以了解更多细节和前因后果，才能让治疗师和患者均发现原来的自动化思维的不成立之处，有助于患者形成替代思维。如果治疗师跟患者的认知同步，即治疗师非常认可患者的自动化思维，通常此种情况下治疗师就无法有效帮到患者，治疗师就需要能够觉察到这一点，跟患者商量暂停此问题的探讨，待治疗师寻求帮助后在随后的治疗中再加以探讨。

替代思维通常出自患者的头脑，虽然是在治疗师的引导下形成的，但绝非是由治疗师替患者想出来一个新的认知。如果治疗师无论如何都无法启发患者开动脑筋形成替代思维，治疗师也可以给出几个不同的替代思维供患者选择，看患者如何选择或者在此基础上给出什么新的替代思维。但治疗师不要只给出一个替代思维供患者选择，因为这样不利于促发患者思维的灵活性。

(四)患者的思维模式是传统教育惹的祸

这个患者就有遇事往糟糕方面想的特点，似乎符合我们常说的"人无远虑，必有近忧""凡事做最坏的打算"或"未雨绸缪"，人往糟糕方面想似乎符合我们国家一直以来的教育传统。有些患者认为其他人不可信、从不跟人掏心掏肺，这似乎也符合我们常说的"世道艰险、人心险恶""逢人只说三分话，不可全抛一片心""防人之心不可无"。果真是传统教育导致人的思维模式异常？那在传统教育下，是否所有人都有如此思维模式呢？答案当然是"否"！这也就是说，人的思维模式的形成恐怕跟其成长经历以及其父母对他的养育方式有着更直接的关系。这提示遇到患者的认知歪曲，治疗师不要一味简单归因于传统文化或学校教育这个大环境所致，更要引导患者看到家庭内部的小氛围是如何影响患者后天习得的，从而推动患者愿意重新学习改变。当然，这样做并非是为了全盘接受传统文化中的糟粕或否定大环境对人的影响，而是引导患者学会无论如何人可以学着照顾好自己，无论现实社会是什么情况；也只有先学会照顾好自己，才有能力、有机会去改良这个有着诸多不足的社会。

(五)面对治疗中情绪波动剧烈的患者，怎么办

在治疗中患者的情绪波动剧烈，往往是治疗师抓出患者自动化思维的关键点，此时的自动化思维被称作"热认知"(hot cognition)。所以面对情绪起伏大的患者，比如，患者突然感到抑郁、悲伤、愤怒、委屈、激动等，可以给他一些时间，递纸巾给患者，握住患者的手或前臂，必要时拥抱患者，当时或待患者情绪稍平稳后再去了解患者的自动化思维。这通常是治疗中治疗师要做的事情。如果在治疗中患者急性焦虑、恐惧发作，留意到患者的发作并抓出自动化思维后，认可患者极其难受的情况，尽可能继续治疗中该做的事情，这很重要。因为这样可以让患者发现，面对急性焦虑发作，可以该做什么还做什么，而不需要停下来或者转移注意力，患者所担忧的情况也不会真的发生(失控、发疯、心脏病发作或晕倒等)。当然，如果患者的焦虑、恐惧发作很严重，为了让患者能继续谈下去，可以引导患者做适当的放松训练，然后再继续之前讨论的内容。

在治疗中治疗师不要害怕患者的情绪变化，因为患者每次的情绪变化都给治疗师更多机会去了解患者，也给患者更多机会去了解自己和练习所学方法。如果在治疗即将结束时患者的情绪出现明显变化，可以把这一情绪变化或新冒出来的话题作为作业布置下去，请患者用所学方法进行分析。如果患者无法用所学方法自我解决其情绪变糟的问题，也可以留待下次治疗时再讨论。当然，如果患者的情绪变化涉及患者的自伤、自杀行为或者可能的伤害他人的行为时，治疗师则需要安排接下来的时间或在随后合适的时间尽早就患者的情况做专门的处理。并且，在处理之前采取各种可能的措施确保患者或他人人身安全，以尽可能降低人身伤害事件发生的概率。

(六)治疗中需要面向患者反复做认知模型的心理健康教育吗

尽管认知模型很容易理解，即人很容易从概念上知道认知治疗强调的是认知或思维对人情绪、行为和生理症状的影响，即认知是更关键的因素，但一旦遇到自身具体情形时，人很容易迷失，也很容易看不到其想法或认知在其中的关键作用。所以，在治疗中治疗师会抓住一切可能的机会对患者进行认知模型的心理健康教育，这一点非常重要，这样有助于患者学会用认知模型去观察自己。并且研究发现，在认知行为治疗中，患者越理解认知理论，越能从治疗中获益，治疗的效果就越好。在这个案例的治疗中，治疗师总是抓住机会对患者进行认知模型的心理健康教育，包括教授患者理解什么是情绪、什么是生理症状、什么是行为以及什么是自动化思维。

治疗师对患者进行上述心理健康教育，重要的是把握好治疗的节奏，结合患者的具体情况在合适的时机开展。这种心理健康教育不同于通常的说教，而是因势利导，治疗师的话通常不多，但很有用，把患者的思路紧紧地吸引在认知模型上或关键问题上，起到四两拨千斤的作用。所以，治疗师在关键时刻一定要能够慢下来，而非急于求成。

(七)在 45 分钟的时间内患者找不出替代思维，怎么办

一般进行认知治疗，总希望患者能够找出替代思维，从而舒缓其情绪、减轻躯体不适、引导其形成适应性行为。但有些患者就是无法在 45 分钟内找出替代思维，无论这种情况主要是患者的原因还是治疗师的原因。此时，治疗师也不必急于找一个替代思维来匆忙结束治疗，或者为了找出替代思维而将治疗变得过长让彼此都很疲劳。治疗师可以慢下来，先进行本次治疗的总结，以给患者更多思考时间，留待下次治疗再讨论或者将未完成的部分作为作业布置下去。此次治疗就是这样一个例子，患者并未在治疗师的引导下产生出替代思维，在进行本次治疗的总结时，患者依然有收获。

四、治疗记录

治疗记录	
2017 年 6 月 25 日	Session 4

心境检查

　　患者这周有些心慌，已停服氯硝西泮一周，每天依然睡 10 小时。每天晚上仍服用一片劳拉西泮。患者记得上次治疗内容，也写了作业，发现心慌与其自动化思维有关。患者的体会是：写下来作业有助于自己重新思考那些想法，帮助出现替代思维；但是只有精神好的时候才行。患者觉得自己每天精神好的时候不多，又是想做得完美，就拼命做，硬做，搞累了才停下来。忙起来不锻炼身体。患者认识到这是可以改善的，可以做计划改变这一惯性。

　　对于停服劳拉西泮，患者的计划是：如果凌晨 1：30 之前睡着，就不吃劳拉西泮。目前每周有五六天能够在凌晨 1：30 之前睡着，同时每天晚上服用一片劳拉西泮。结合患者停服氯硝西泮的经验，激发患者改变的动机，患者决定将每晚的劳拉西泮减至半片，有计划锻炼身体，保持良好的睡眠卫生习惯。

议题

　　与人比较的情况

　　针对作业中反映的与人比较的情况进行分析。

　　情形：

　　小雄说他想去互联网公司工作，要在北京买房。

　　AT：

　　他比我强 80％；

　　他要超过我 80％；

　　他原本不应该比我强 60％；

　　我无能为力 80％。

续表

反应：

紧张 70％、焦虑 80％、烦躁 90％；

坐立不安 60％、出汗；

想让他倒霉。

作业中找出的替代思维如下：

横向来看我们都在不断进步，在自然交往上他虽然比我强，但他的确没有刻意要超过我，他只是按照自己的方式在学习生活，80％；

每个人都要相互取长补短，每个人心平气和地向前走，都在完善自己，适应生活，80％；

每个人的性格不同、天赋不同，不要说谁强谁弱，我会拥有美好的生活，而且是自己选择和创造的，80％。

结果：

紧张 10％、焦虑 10％、烦躁 10％；

坐立不安 10％；

感觉随时要被超过了 10％；

玩一会儿，休息一会儿，然后工作去。

行为：

心平气和地解决眼下的问题。

治疗中就"他比我强 80％"进行探讨。

支持的证据：

1. 他在交往上更自然一些，更受大家欢迎；

2. 他目标更明确一些；

3. 他想得更长远一些；

4. 他做事情没有我这么急躁；

5. 他身心状态比我好一些；

6. 他比我更会调节生活。

反对的证据：

1. 我打篮球比他强；

2. 论坚持也不比他差；

3. 他跟他宿舍同学很好，我跟我宿舍同学关系也很好； 4. 其实我也是有目标的，我的目标就是把课题做好，而且难度适中； 5. 在跟老师沟通方面比他好； 6. 他看问题也有偏激的时候； 7. 他也有承受不住的时候； 8. 他做的也没有那么好，都是普通的事情。 就支持的证据逐一进行再探讨，发现： 第一条支持的证据需改成：他在交往方面的想法更切实一些。 患者发现支持的证据都是凭自己的感觉来判断，不准确，放大了；而反对的证据都是事实；看自己的时候缩小了自己的能力。 这次治疗没探讨完，请患者回去后思考如何再分析那些支持的证据，并找出替代思维。对剩余的 AT 进行类似分析，找出替代思维。 患者反馈：这样的方式对自己有帮助。
作业
按治疗所谈改变自己的工作惯性，制订计划，不让自己那么累，并且锻炼身体，减少睡眠药劳拉西泮的用量； 再分析"他比我强"支持的证据，找出替代思维； 分析剩余的 AT，找出替代思维。

第七章

第五次治疗：挑战自动化思维

一、第五次认知行为治疗的总体框架

由于第四次治疗没有形成替代思维，在第四次治疗的结尾已经确定了第五次治疗的议题，所以第五次治疗需要继续上次治疗的议题继续讨论。这就要求患者和治疗师都记得上次治疗所谈内容，并在上次治疗的基础上进行交流。基于这些，此次治疗的上次治疗回顾和作业检查很重要，因为它可以为这次治疗做好前期铺垫。

当然，这并不意味着第五次治疗就一定要按既定计划进行。如果患者通过做作业已经找出了很好的替代思维，或者患者又出现了其他更为紧急的情况需要优先解决，那么也可以重新设置日程，然后就新设定的议题进行讨论。因此，在治疗中治疗师既要有坚持又要有灵活性，才能让治疗进展顺利。对于没有完成的既定议题，如果因为一些原因没有继续谈，在未来的某次治疗中还需要继续找出来谈完，除非这个问题已经解决或者患者坚决不肯继续谈下去。治疗师需要做好治疗记录，知道治疗进展到哪里、遗留哪些问题还需解决，在合适的时机提出来跟患者一起解决完遗留问题。

这次治疗实际用时 52 分钟。

二、第五次认知行为治疗逐字稿与讲解

王军：我昨天看了王大夫。

李献云：昨天看王大夫，王大夫怎么说？

王军：王大夫，嗯，说在生活中有、都有进步，然后还给您画了三个大拇指。

李献云：还画了三个大拇指。跟大夫谈，你有什么收获呢？

王军：就是跟我说了一个，就是我组会开完之后，就感觉生活特别空虚。然后他就说这个这个生活空虚这个是一个问题。现在是，反正就是，周末在家里待着的话也没什么事情做，然后就是，就一没事做就容易瞎担心。（患者谈到其自动化思维即"瞎担心"的内容对他的影响，这反映了患者广泛性焦虑障碍 GAD 的特点。）

李献云：好，一没事做就瞎担心啊，说得很好。

王军：就想。

李献云：所以瞎担心什么？（了解患者的自动化思维。）

王军：今后工作呀，挣多少啊。（患者谈出来的自动化思维不够清晰。）

李献云：所以这是你的想法啊，嗯，你的担心，担心自己工作挣多少。你那挣多少，你的答案是往哪个方向的？是答案是挣得多还是挣得少？还是？（治疗师请患者将其自动化思维具体化。）

王军：就反正挣不了太多，但是也别太少。（前者是引发患者不良情绪的自动化思维，后者是患者的期望。）

李献云：在这样的担心下，挣不了太多，人就变得如何了？（了解患者自动化思维下的反应。）

王军：就焦虑，就。

李献云：所以焦虑跟什么有关系？（抓住机会对患者进行认知模型的心理健康教育。）

王军：的确是这种判断。

李献云：跟那个判断有关系，跟你的瞎担心有关系，是吗？（明确患者的认知对他的影响。）

王军：嗯。

李献云：好，这我们知道了。不过总体来说这一周你觉得你怎么样？（进行心境检查。）

王军：这周周一到周五还行。

李献云：周一到周五还行。

王军：因为能有具体的事情做吧。（有事情做，心情通常会好一些。大部分人都是如此。）

李献云：好，那我们知道了啊。有什么特别的事情发生吗，这段日子？（了解患者有无特殊情况发生。）

王军：就是周五的时候，那个同学那个方向定了，觉得他那个比我能挣钱(笑)，还是我之前放弃的那个方向，然后就又、就、就觉得又比不过人家了(笑)，人家就这个，就是比如说，他知道那个……我就得比如说，我做一个东西我都想好了，或者说这东西我认为能做成、风险小一点儿的，我就选择做它。他们那可能是边做边探索那个性质的，反正就是有，就思路还得等调研，或者说边查边有思路那个样子。我呢就希望说我能看得着一个大体的一个东西。就是，王大夫说我这个就是抗压能力比别人弱一点儿。（患者的自动化思维影响他的行为模式。）

李献云：好，不管王大夫怎么说，用我们 CBT 的方式，这跟什么有关系？（引导患者用认知模型去重新看待自己。）

王军：那还是跟想法有关系。

李献云：好，非常好啊！那就回顾一下上次说的内容，上次咱俩谈了什么？（进行上次治疗回顾。）

王军：上次？

李献云：嗯。

王军：上次谈的就是，就是梳理那个、那个那个就他比我强，然后那个把具体的那个支持的观点都列了一遍，然后反对的观点也列了一遍。然后这个去找这个支持的更客观的说法。

李献云：嗯，所以我们梳理完这个啊，我们当然没有找出替代思维出来，你回去做作业做的是什么？（顺势进行作业检查。）

王军：做的就是、就找这个，跟这个对应的这个是替代思维。

李献云：好，你简单说一下你做的这个作业、找到的替代思维。

王军：他交往上更自然些，受大家欢迎，然后他交往上的想法更切实。然后第二个点是，他的目标更明确一些，然后我。（患者复述作业的细节。）

李献云：不，先不说那么仔细，你说说做作业给你有什么收获或者体会，或者有什么难度，或者有什么困惑？（治疗师打断患者，将作业检查的重点不放在细节上。）

王军：就是我做这个作业都是我早上一醒来精力比较好的时候做的。但是，就是情绪一不好之后呢，我有时候就、就容易去忘了它，或者说就就感觉不信了。（患者谈到选择做作业的时间以及情绪对其替代思维相信程度的影响。这是实际情况，也是很多患者常见的情况。情绪不好的时候，往往是负性自动化思维影响患者的时候，那时患者更相信负性自动化思维，自然就不会相信新产生的替代思维了。当精力比较好的时候或者心情好的时候，患者头脑的灵活性更大，就能看到反面的证据、产生替代思维和更相信替代思维。这是人之常情。）

李献云：你就不太相信你做的这个作业的内容了，是吧？

王军：嗯。

李献云：好，这是一个，心情好的时候做（作业）相信，然后心情绪不好的时候就不信了。还有别的收获、困惑吗？（治疗师只是回应、复述一下患者所谈内容，以示认可，没有做特别的回应。如果治疗师在这里给予患者认可、正常化的同时，再指明患者需要多练习才能逐步相信替代思维的话，会更好。比如说："你发现早上醒来精力好的时候做作业效果好，这是非常好的发现，那以后做作业就要选择精力好的早上时间段。此外，你发现心情不好的时候就忘了替代思维或者不相信替代思维，那说明在你心情不好的时候需要多用替代思维刻意提醒自己，并用替代思维多劝导自己，是吗？"）

王军：嗯，还没有别的了。

李献云：嗯，没有别的了。好，那我们就继续上次的内容来谈。（作业检查完成后，过渡到议题设置阶段，同时征询患者的同意。）

王军：嗯。

李献云：那我们继续上次内容来谈，我们找了一些支持的证据，找了一些反对的证据，你又做了一些分析，对吧？（治疗师结合患者的作业继续上次治疗的议题，以开始这次治疗的探讨，这样让上次治疗、这次的作业和这次治疗之间有一个衔接。）

王军：嗯。

李献云：然后你基于你支持的证据，你原来认为他比你强，是这意思吧？（先把自动化思维提出来，以便主题聚焦。）

王军：对。

李献云：好，不过你做完分析之后，你的替代思维是什么呢？（了解患者在作业中是否找到了适合的替代思维，如果患者的替代思维很适合，也许这次治疗就需要转换话题；如果患者的替代思维不适合，继续探讨这一话题才更合适。）

王军：就是，我可能更愿意稳扎稳打吧，把现实能实现的事情做好，嗯，我总是觉得不满足（苦笑）。就是这感觉。（患者给出的替代思维跟要讨论的自动化思维之间缺乏呼应，换句话说，这不是原来自动化思维的替代思维，只是一种自我劝解。这说明继续这一议题的讨论很有必要。）

李献云：好，你更愿意稳扎稳打，把现实的事情做好。

王军：对，对。

李献云：你不满足的是什么？（顺势追问患者，以了解他是否真正改变了想法。）

王军：觉得他好像还是比我强的那个，做的好像还是比我好。（患者依然相信其自动化思维，并未真正形成适合的替代思维。）

李献云：哪些方面是他比你强的？（治疗师了解支持的证据。）

王军：就是我觉得他敢做、敢想，那个东西我不敢。

李献云：他敢做敢想，他比你强。好，他还有哪些方面比你强？（继续了解支持的证据。）

王军：他抗、抗击压力那个，就是反正这事我没敢干，就是他反正还还挺想干的，反正今后觉得今后那个能挣钱。

李献云：好，你不敢干的事情他敢干，是吧？（将患者谈到的支持证据补充进来。）

王军：对对对。

李献云：好，这是一个。就是说，那我们试着把它写下来啊，你不敢干的他敢干，是吧？

王军：（患者写）就是我畏惧的，他，对。

李献云：把它标清楚，你畏惧的是哪个他敢干了？（请患者将支持的证据具体化，这样可以帮助患者和治疗师厘清思绪，发现所谓支持的证据实际上是不合理的。）

224 · 拨开信念的迷雾：抑郁症认知行为治疗实录

王军：就具体的事情？

李献云：嗯。

王军：（写）

李献云：（读患者写下来的内容）做神经网络课题啊，好。

王军：做探索性的课题。

李献云：还有什么？（继续请患者给出支持的证据。）

王军：就是他他觉得他能行，能能更好，就是，因为他的目标就比我高一个层次。（这些依然是患者的自动化思维。）

李献云：怎么叫他的目标比你高一层次？（请患者谈出他这样想的逻辑推理过程。）

王军：那买房啊，那些我都没敢想过。

李献云：好，他买房的目标啊，你没敢想过，是吧？

王军：嗯。

李献云：好，写下来。

王军：（写）

李献云：还有别的吗？（继续请患者给出支持的证据。）

王军：也就这样。

李献云：就这两啊。

王军：他追求女友就追了一年吧，现在也同意了，我就感觉是就没他那么执着。（患者又给出了支持的证据，虽然具体，但缺乏逻辑关系。）

李献云：好，他追求女友追求一年，现在同意了。你先写上他追求女友追求一年同意了。

王军：（写）嗯。

李献云：你没他执着，是吗？怎么就感觉？

王军：我就感觉就差不多就可以了。

李献云：你怎么就叫差不多就可以了？（患者前面的叙述对于治疗师来说不够清晰，于是请患者给出进一步的解释。）

王军：就是我就觉得没没他要求那么高，就这个事情。（患者的表述依然不是那么明了。）

李献云：我没听懂，他追求女友追求一年就同意，怎么叫你没他要求那么高，怎么就跟你连在一起了？（治疗师继续追问，以搞清楚患者的真实意思以及患者想要表达的逻辑关系，同时这种澄清也可以促进患者对自己的了解。)

王军：就我觉得他女友可能条件更好一点儿啊，我女友就条件更一般一点儿啊。(患者的自动化思维出现了。)

李献云：他追求一年同意了，说明他女友条件比你女友，他女友条件更好，你女友条件一般？(治疗师故意把患者谈到的支持证据跟其新出现的自动化思维联系起来，以启发患者思考。)

王军：嗯，这个不能是因果关系，就是。(患者自然就发现了其中的逻辑不合理。)

李献云：那是什么？(继续追问患者。治疗师在治疗中反复发出询问，以启发患者思考。在认知治疗中经常会用到提问这一方法。)

王军：他追求的，就他他敢追求那个自己特别喜欢的那个女友吧。

李献云：他敢追求自己特别喜欢的女友，是吧？

王军：嗯。

李献云：好，你不敢？(就患者可能存在的漏洞进行提问。)

王军：我就是，嗯，就是，就得看一看自己那个水平什么的，就心里头就、就不会把目标定得特别高。

李献云：他女友是所有的人都喜欢的？(治疗师故意用夸张的方式表达。)

王军：那倒不是。

李献云：他女友也是你喜欢的，你不敢追？(继续以夸张的方式了解情况。)

王军：那也不是，就是。

李献云：看来他的女朋友也不是人见人爱那种，也不是你喜欢的那种，那怎么就是他敢追，你不敢追？那我就没完全理解。(小结前面所谈内容，请患者澄清。)

王军：就我觉得他女朋友比我女朋友好一些。(患者的自动化思维又出现了。)

李献云：那写下来，他追求女朋友执着，他女朋友比你女朋友好一些，还有别的他比你强的吗？(将新出现的自动化思维作为支持的证据放进去。)

王军：嗯，没有了。

李献云：没有了。这三点你觉得他比你强，（指着上次治疗列下来的支持证据）支持的证据除了这几个以外，又加了三点。好，上一次咱们就这些分析到哪儿了？（请患者回忆支持证据探讨到哪里，可以从中了解上次治疗在患者脑海中留有多少记忆。）

王军：分析到第一。

李献云：第一个咱们说的是什么？（治疗师的用意与上面相似。此外，还可以减少重复，让讨论衔接流畅。）

王军：就是说到，就是他在交往方面的想法其实更切实一些。

李献云：更切实一些，那么第一个支持证据就是他更受欢迎，他更自然些，然后更受大家欢迎，这个成立不成立？（请患者思考第一个支持证据的逻辑关系。）

王军：那他如果想法更切实一些的话，他的确更受欢迎一些。

李献云：那怎么我就没……想法更切实一些，怎么就跟更受欢迎连在一起？你得试着把这道理讲给我听，让我明白。（治疗师继续请患者给出其逻辑推理过程，这样容易引导患者发现其逻辑推理漏洞，当然也有助于治疗师接下来的启发。）

王军：啊？

李献云：怎么个逻辑？（就患者的疑惑加以解释，以帮助患者理解治疗师的意图。）

王军：就他，比如说更关心，就跟同学之间更、更愿意照顾别人的感受吧。（患者这样的表述依然是笼统的评判，属于患者的自动化思维，跟其第一条支持的证据一样。）

李献云：比方说哪天他做了什么事情，照顾别人的感受了？（引导他拿具体事例来说明。）

王军：比如说那个同宿舍同学要走了，他就那个特别留恋啊，表示、说会想他的。（患者拿出具体的例子来了，非常好，这才是探讨自动化思维所需的证据。）

李献云：嗯，就是同学要走了，他说留恋、会想同学的，是吧？

王军：而且跟人关系好像更更亲切一点儿。（患者给出他的自动化思维，即对同学的评判。）

李献云：好。

王军：就给人的距离更近一点儿。（这也是患者的自动化思维。）

李献云：嗯，然后你在同学要走的时候，你怎么说的？（不对其对同学评判的自动化思维直接进行挑战，而是了解他面对同学离开会有什么表现，以促使患者学会看事实而非跟着感觉走。那个感觉就是他对自己的评判，即他更关键的自动化思维。）

王军：分人。我要是关系特别好的，我也觉得挺舍不得的。（患者给出了他面对同学离开时的反应。）

李献云：好，所以他任何一个人走的时候，他都会这么说？（故意用夸大的方式表达，以引发患者思考。）

王军：嗯，那倒不会。嗯，那倒不会。

李献云：那倒不会，那是什么呀？（继续追问，引导患者表达更清晰些。）

王军：其实那个人其实也是，我跟那个人、我要是跟他住一个宿舍，他那人挺健谈的，也挺、我也觉得就是挺舍不得的（笑）。（患者说到要离开的同学的人格特质以及自己的反应，非常好。）

李献云：你也挺舍不得的，所以怎么就说明他在交往上更自然？你刚才举的这个例子说，如果你跟他住一宿舍，他要走，你也会这么说。（小结患者所谈内容，继续引导患者思考。）

王军：对对对。

李献云：然后他跟那个人住一宿舍，那个人走的时候，他也这么说的，怎么就是他交往上更自然、更受欢迎一些？而你就……你举这例子，我就没明白你这个道理。所以问题出在哪里呢？（把治疗师发现的矛盾点摆在一起，继续追问患者。）

王军：就我都觉得我自己一个人很难就是像您这样去、去这个挺客观地发问的吧。（患者的回应说明患者有很好的反思能力，也接受这种引导或提问，治疗师在治疗中就可以大胆使用提问这一方法。）

李献云：唉，这么发问完之后，你这一条成立不成立，成为他比你强的证据？（前面患者没有回答治疗师的问题，治疗师就继续追问。）

王军：就会降降一些。

李献云：就会降一些啊。

228 • 拨开信念的迷雾：抑郁症认知行为治疗实录

王军：对，对，是。

李献云：嗯？（治疗师故意用疑问的语气，请患者表述更清楚些。）

王军：对对对，因为有些人，我也挺、跟那个人关系也挺好的，然后走了也是挺舍不得的。

李献云：好，所以这个证据需要把它怎么着了？

王军：对，这个证据啊，这个证据就……

李献云：这个证据还能成立吗？他在交往上更自然些、更受人欢迎一些。（治疗师需要引导患者发现他信以为真的支持证据其实并不成立。）

王军：嗯，不能。

李献云：那可不可以打个叉？（患者打叉）继续看第二个证据，用这样类似的方式看。（治疗师希望通过第一个支持证据的重新探讨，可以引导患者学会用类似的方式批驳其他支持的证据。）

王军：嗯，其实我要是说今后搞硬件工作，做这个课题也还是可以的。（患者没有跟随治疗师的意图进行第二个证据的探讨，而是谈到了其他方面。）

李献云：先看第二个证据，他目标更明确一些。（治疗师直接将患者的注意力拉回到第二个支持证据的探讨上来。）

王军：他就是父母有给他一定压力，他就也想买房，然后为了挣更更多的钱，就要说去互联网公司，然后就想做相关的课题。

李献云：好，所以他这个怎么就说明他比你强了？（患者就第二个支持的证据给出了具体的例子，这一点非常好。治疗师此处想引导患者思考目标不同能否说明对方比他强。）

王军：我就觉得我比他弱，我就觉得。（患者的自动化思维，这属于情绪推理或者感情用事的认知歪曲类别。）

李献云：你觉得你比他弱，你有这种感觉啊，在这个事情上怎么就反映出他比你强来了？（特别强调这是他的感觉，然后引导患者学会看实际情况。）

王军：就是我我感觉我定目标就是，别人比如说，我认为他定的这是高目标，我就定的比他低一点儿目标，那就是我的目标。（患者的自动化思维。）

李献云：什么就叫高目标？这个目标的高低是怎么判定的？别人的目

标高，你的目标低，那目标的高低是怎么区分呢？（了解患者的逻辑推理，即确定目标高低的依据是什么，这样可以引导患者有新的发现。）

王军：嗯，看志向，志向买房（笑）。

李献云：哦，志向买房就算是高，是吗？（把患者的逻辑关系明确表述出来。）

王军：就是高，嗯。

李献云：然后志向不买房，就算低。

王军：我的志向现在就是活下来。

李献云：啊，你的志向是什么？

王军：能自食其力。有时候能活下来，就感觉。（患者明确说出了自己的目标。）

李献云：自食其力，活下来，是吧？

王军：嗯。

李献云：（指着所写内容）这就叫目标高，那就叫目标低。好，如果把它变成目标高、这个变成目标低的话，那怎么就跟能力挂上钩了？（治疗师先认可患者的目标高低之分，然后引导患者说出目标高低与能力高低之间的逻辑关系。）

王军：（思考）就是我就觉得心里的力量就不足（笑），就是自己就觉得低别人一等，那就。（患者的自动化思维，依然是情绪推理的认知歪曲。）

李献云：你觉得低别人一等，唉，那通常人会不会说买房的人的能力就比，目标是买房的人的能力，就比目标是自食其力、活下来的人的能力低，通常人会不会这么说？通常人怎么评判能力？（由于患者拿情绪推理作为逻辑推理，于是引导患者思考通常评判一个人能力的依据。）

王军：他为别人、对企业做了多少贡献。（患者给出的评判依据不适合学生这个角色。）

李献云：现在是一个学生的话，评判能力，用什么评判？（继续引导患者就学生身份做出思考。）

王军：凭分数啊，还有就是课题做得怎么样啊。（患者给出了适合学生的能力评判标准。）

李献云：好，那能不能凭一个人未来的目标来判断能力？（引导患者思考远期目标能否成为能力评判的标准。此处，治疗师的提问跨度有些

230 · 拨开信念的迷雾：抑郁症认知行为治疗实录

大，如果治疗师先就两人的学习成绩得分、课题进展进行提问，在患者发现这些方面并不比对方差之后，再提出这个问题可能效果更好。）

王军：因为我之前有个同学也是就志向特远大，结果人家也真的是做得挺好，我就觉得自己（笑）。（患者不直接回答问题，而是给出支持自己观点的证据。患者跑题了，因为此处讨论的重点不是患者的其他同学。）

李献云：哦，好。你之前有同学志向特远大、做得挺好，有没有同学志向特远大、做得跟你那个同学不一样的？（引导患者发现更多反面的例子。）

王军：做的跟我同学不一样的？（患者没理解治疗师的用意。）

李献云：你所有有远大志向的同学都做得挺好的？（治疗师把意图表述更清晰些。）

王军：嗯，那那倒不是（笑）。

李献云：那不是，那是什么？（治疗师希望患者把"不是"的情况表述得更明了一些。）

王军：那是什么？（患者又一次没理解治疗师的意图，这说明在治疗过程中治疗师的言语表达简单明了、不产生歧义非常重要。）

李献云：对呀，你所有有远大志向的同学，最终的发展都是什么样子了？（直接询问患者志向远大者的实际现状。）

王军：就还是得看他做得怎么样。（患者的这一回答非常好。）

李献云：所以是不是所有有远大志向的人能力都挺好的？（治疗师切中议题的重点进行提问。）

王军：就是，这这是，就是说，如果要是匹配的话，就越来越有志向；如果发现能力跟实力不匹配的话，那目标就会降下来。就是最终还得看、看能力，或者说，最终是看能力。（患者思维的定式有突破，开始有了一定的灵活性。）

李献云：所以能力是靠目标来决定的？（聚焦回到主题上来。）

王军：不不不，靠具体的方法，还有想法，还有思路。（患者终于认识到目标高低跟能力之间不是正相关。）

李献云：那你呢，他的目标是买房，你的目标是自食其力、活下来，就说明他的能力比你高，你的能力比他低？（把患者之前的逻辑推理放在这里，乘胜追击启发患者思考。）

王军： 心里头是有这种落差的。（患者依然倾向于其惯性思维。）

李献云： 其他人会不会也这么认为啊？认为一个人有买房的目标，他就能力强，一个人想自食其力养活自己，这就能力低？（于是引导患者跳出自己的圈子，站在其他人的角度来重看，因为人的特点就是当局者迷、旁观者清。）

王军： 不会，那不会。

李献云： 那你要不要让自己一直这样认为？

王军： 一直哪个样？（治疗师上面的表述不够清晰，导致患者没理解治疗师的问题。）

李献云： 这样一直根据目标不同就觉得自己能力低啊？（治疗师表述得更明了些。）

王军： 那莫名其妙的就我觉得就就形成了，就是我之前我做事情都把这个结果想得特别坏。（患者谈到了他的思维定式，以及这样一种状态已成为一种惯性，不自觉的状态。）

李献云： 先别跑那么远，就现在，这个，别跑那么远，就这个事情。（将患者的注意力拉回主题上来。）

王军： 这事您这么一说，就我就动摇，反正就是别人肯定不会说。但我、我觉得我们都差不多，为什么我就非得是自食其力？不能想得更远一点儿呢？噢（笑），就我们都差不多。（面对彼此的目标不同，患者依然是在比较，因为他的核心信念"自己不如人、自己不行"在起作用，与人比较就是他的补偿策略，尽管理智上知道彼此都差不多。）

李献云： 你们两个都差不多，所以这个目标不同能不能成为一个人能力比别人高或者低的证据？第二个证据。（继续请患者思考其证据的不成立性。）

王军： （思考）嗯，是。

李献云： 是什么？是他确实能力比你高的证据？（患者的回答不够清晰，治疗师进行追问。）

王军： 他能力比我高的证据，就是他有那个能力，然后或者说，他能力是比我、有些方面是比我高一点儿。（患者的思路没有放在正在谈的第二个证据的批驳上，而是强调其惯性思维。）

李献云： 目标能不能成为，他的目标跟你的目标比较，这个第二个证据，别跑题，就只说第二个证据，能不能成为一个人能力高低的证据？（将患者的注意力拉回主题上来。）

王军：就是这个单指，那不会。

李献云：那这个证据可以怎么着了？（此阶段的任务是批驳患者支持的证据，所以治疗师会明确请患者对其支持的证据给出讨论后的结论，这是非常重要的。）

王军：他目标的确比我高，但是它跟能力又没有什么关系。（患者的表述非常好，表示前面的探讨确实到位了。）

李献云：这可不可以把它？这个证据要怎么着？（患者打叉）好，那看第三个。

王军：想得更长远一些。（患者给出的支持证据都是患者的想法、评判。）

李献云：他想得更长远一些。

王军：（笑）我想得更，我也想得挺远的。（经过前面的探讨，患者思维的灵活性体现出来了。）

李献云：所以想得长远、不长远能不能成为一个证据？（患者打叉）你自己就给它打叉了，是吧？

王军：嗯。

李献云：理由？（进一步了解患者的思维过程，而不是简单否定就够了，因为思维的灵活性需要反复练习才能形成并维持下来。）

王军：有些人想得很长远的，那他不专注于现在、眼下这些事也没用。

李献云：好，非常好。第四个。

王军：做事情没有……

李献云：这个证据怎么看，跟能力有什么关系？（继续引导患者思考。）

王军：他也是这么一点一点地做，哎呀，我要说我急躁的话，都是一阵一阵的，他也是。（患者思维的灵活性确实被激发出来了。）

李献云：他也是一阵一阵的，你也是一阵一阵的，那跟能力有没有关系呢？这急躁跟能力有没有关系呢？

王军：（笑）我还是觉得他比较稳。（患者的自动化思维，即情绪推理的认知歪曲。）

李献云：你还是觉得什么？

王军：他做事情比较稳。

李献云：你觉得他做事情比较稳。

王军：其实我整理整理那些材料什么的，我也可以。（前面治疗师只是复述患者的话，患者就可以有新的发现。）

李献云：所以告诉我们什么？这能不能成为一个能力高低的证据？

王军：但我现在就，我现在在，一个人那屋里，因为我现在做实验，那样的话我感觉别人给我的干扰会少很多（笑），嗯，所以我做事情就稳一些了（笑）。（治疗师以为经过前面的探讨，患者就能发现这个证据不成立，但患者没有跟着治疗师的思路走，而是脱离主题。患者在治疗中经常跑题。）

李献云：先不管那个，先看这个证据，不管现在如何，就看这个证据本身能不能成为他能力比你强的证据？（依然是把脱离主题的患者直接拉回来。）

王军：这个本身就、就等于他他能力比我强（笑）。（患者依然认为这是支持的证据。）

李献云：这个本身就等于他能力比你强？（治疗师复述患者的话，并提出疑问。）

王军：就你看这个人做事情不太着急，有恒心。（患者给出的是其自动化思维。）

李献云：不太着急，有恒心。（治疗师复述患者的话，继续鼓励患者说下去。）

王军：然后，然后有困难了找方法，但是呢，即使走、走弯了呢，也没什么事。

李献云：好，所以他哪些方面做得比你强了？同样的事情，你们俩都做了，他比你做得强？（在了解患者的思路后，请患者给出具体的实例。）

王军：我觉得我比如说遇到不会了吧，就比较慌，我这事儿感觉干不成、没思路，他好像没那么恐惧似的。（这些依然都是患者的想法，患者拿情绪反应作为评判能力的依据。）

李献云：他遇到不会的，他会怎么着？（于是治疗师请患者给出对方遇到不会的情况时的表现。）

王军：其实他也是先，先先先找自己能不能解决，实在解决不了，求人。

李献云：嗯，他是解决不了求人，是吧？

王军：再解决不了，那就跟老师说呗。

李献云：好，他是这样，你呢？（在了解患者同学的表现后，再询问患者类似情况下的表现。）

王军：就我也是这样。

李献云：那怎么就变成他？

王军：但我总觉得我就不会的时候心里特别着急。（患者谈他在不会情况下的情绪表现，这属于人之常情。情绪表现跟能力无关，这是需要引导患者逐渐意识到的。）

李献云：他不会的时候心里特别……你不会的时候心里特别着急啊，你不会的时候；他不会的时候，他心里一点儿都不急？（治疗师把患者的情绪反应说出来，并故意用夸大的方式进行对比，以引导患者再思考。）

王军：不是（笑）。

李献云：那是什么样子，他不会的时候？（追问患者，请他回想对方在不会情况下的具体表现。）

王军：他也在那儿吭哧看，看来看去地找东西。

李献云：所以他心里急不急？（引导患者根据对方的表现来反推对方的情绪反应。）

王军：也急。

李献云：所以第四个证据如何？你不会的时候心里着急，他不会（的时候）吭哧吭哧也急，那怎么就变成他没你那么急躁了？（小结前面的讨论，请患者发现其推理不合逻辑之处。）

王军：不知道（笑）。

李献云：嗯？（治疗师通过语气疑问词请患者思考。）

王军：可能就是我脑子里固有的观念。（经过上面的讨论后患者已经有反思。）

李献云：固有的观念能不能作为一个证据？（请患者认识到想法、观念不能作为证据。）

王军： 就是，除非我明显感觉这个人比我差很多，否则的话，我就觉得这个人比较强。（患者的自动化思维和惯性信念。）

李献云： 好，你就有这种感觉，但它能不能成为一个证据？（继续强化患者的认识，就是感觉不能成为证据。）

王军： 不能。

李献云： 那你可以把这个证据如何了？

王军：（在第四个证据上打叉）就像刚才我看这个东西，我说，唉，"怎么别人写这么好啊？"然后想想是自个儿写的（笑）。（患者意识到自己的惯性思维了。）

李献云： 是吧，嗯，继续，第五个证据，是什么？

王军： 身心状态比我好。他那天也失眠，然后……

李献云： 所以怎么就叫他身心状态比你好了？（请患者给出具体的实例。）

王军： 我就觉得我挺差的，这状态，就每天就得睡 10～11 小时才能把精力恢复了，然后一无所事事的时候就特别烦躁，也不愿意去调节。（患者给出的依然是其自动化思维，虽然也给出了其睡眠时间这个实例。）

李献云： 嗯，他呢？（请患者给出对方的现状。）

王军： 他可能这个跟别人聊聊天啊、放松，我现在也、反正微信也没事跟那些就是我原先觉得自己、明显比我差的同学在那儿聊（笑），但是可能我想法有问题。（患者在给出对方的现状后，发现自己跟对方差不多，虽然一直以来的惯性都是跟不如自己的人接触。）

李献云： 所以这能不能说明他身心状态就比你好一些？（治疗师切中主题询问患者。）

王军：（叹气）反正他也有他那个比较困难的时候。（患者不直接回答问题，而是转换话题。）

李献云： 他也有比较困难的时候。好，那么哪怕他身心状态比你好一些，能不能说明他能力就比你强？（继续切题追问患者，而非跟着患者所谈的内容跑。）

王军： 我就觉得他好像比我自信一点儿，对有点儿事。（患者情绪推理的自动化思维，依然是其模式的体现。）

李献云： 那能不能说明他能力比你强呢？（继续追问患者这样的想法证

据是否成立。）

王军：我觉得自信就有些事情他就敢去做一下。然后其实也就那么回事，然后就……

李献云：实际上他做了什么比你做得好？你们俩同时都做了，他比你做得好，说明他能力强？你给出这样的例子来。（患者的回答让治疗师意识到患者依然认可这一证据，于是请患者给出具体的事例来说明这一点。）

王军：实际？

李献云：嗯，你俩作为同学，你做了，他也做了，然后他做得比你好的证据，哪个情况能得出这样的结论？

王军：没有说条件完全一样的时候。（患者不给出这方面的例子。）

李献云：没有说条件跟你一样的时候，那老师有没有给出评语说他的能力比你强？（于是治疗师转换思路继续追问，以拓展患者的视角。）

王军：也没有。

李献云：同学有没有给出评语说他的能力比你强？（再请患者给出证据。）

王军：但是我一直这么觉得。（患者不回答治疗师的提问，而是继续给出他的惯性感觉。）

李献云：好，你一直这么觉得，你给出的这些证据，哪个真正说明他比你强了？（治疗师认可患者的感觉，并请患者学会看证据。）

王军：比我更会调节生活，就这一点倒是值得向他学习吧。（患者的自动化思维。）

李献云：那他比你会调节生活，比方说他做什么了，比你更会调节生活？（治疗师继续引导患者学会看实际例子。）

王军：他受打击的时候，他特别愿意找人倾诉啊，其实我也找人倾诉，实在不行的时候。（当就具体情况进行比较的时候，患者就会发现对方跟自己的相似性。）

李献云：好，那怎么他就比你强呢？（希望患者发现其证据不成立。）

王军：他，他也反正，但是我总觉得我比他程度更严重一点儿。（但患者依然是受其自动化思维的影响。）

李献云：所以哪个是说明他比你强了？

王军：就我比他严重一点儿，他就比我强。（患者依然把自动化思维作为支持的证据。)

李献云：在哪方面你比他严重一些？（继续请患者给出具体的实例。）

王军：就是打击啊这种，还有志向啊（笑），就是我就觉得他……（患者依然是给出其感觉而非现实例子。）

李献云：那你把这些一一分析完，看哪个说明他比你强了，刚才你把前四个都打了叉了，第五个你会怎么说？把它分析完。（治疗时间已经超过四十分钟，于是治疗师请患者看前面讨论的结果后再思考这个证据。）

王军：他的确有状态不好的时候，而且就这几周就状态不好。（患者给出了具体的情况。）

李献云：好，他有状态不好的时候，这几周状态也不好。所以就这几周，你们俩，他的状态跟你的状态，你们俩谁的状态好一些？（治疗师请患者对比彼此的状态。）

王军：我觉得我如果有一些具体的目标、具体的事情，也跟他差不多。因为前一阵是他有一些具体的事，具体的要做的事。现在是他一下那个被老师否定了，他状态不太好，但是他现在也找到新的方向了。（患者发现彼此的身心状态是动态变动的。）

李献云：好，他现在找到了新的方向，但他被老师否定的时候状态不太好。（复述患者所说关键内容。）

王军：嗯，老师，对。

李献云：那告诉我们什么？能不能根据一个人的身心状态说明一个人比另一个人的能力强，或者一个人不如另一个人？（把患者的逻辑推理放在一起，请患者思考。）

王军：嗯，反正前些日子我是一直没定方向，受老师这个波动影响的确比较大。（患者不直接回答问题，而是提出自己的状态变动。）

李献云：嗯，那是多久之前的事？（先了解患者的状态变动。）

王军：已经是一个月之前的事了。

李献云：那个持续多长时间？

王军：老师其实一开始一直没给我定方向，我从寒假到5月吧。

李献云：嗯，那个时候你的状态一直很差？（确认患者当时的状态。）

王军：啊，对。

李献云：持续多长时间？

王军：最差那会儿也就两个月左右吧。

李献云：持续两个月左右，好，那剩下的时间呢？（不仅了解患者状态差的时候，也了解患者状态不差的时候，以此引发患者反思。）

王军：剩下的时间？

李献云：除了那两个月以外，你剩下的时间你的状态怎么样？

王军：要有具体的事情做的话，都还OK。

李献云：好，那你的同学呢？你们做同学多久了？（在了解完患者的情况之后，请患者回想其同学的状况。）

王军：做同学，我们从本科就是同学。

李献云：好，本科就是同学，所以本科四年。

王军：噢，他在别的班。

李献云：嗯，本科四年到现在都多少年了？

王军：我反正就，因为我认识他也就大二吧，四年。

李献云：四年的时间啊，这四年的时间，你状态好的时候有多长时间？（先确认患者状态好的时间长短。）

王军：我状态好的时候，两年吧。

李献云：两年状态好的时候啊，那他呢？（追问患者同学状态好的时间。）

王军：那不知道。

李献云：那你怎么知道，他四年的情况你不知道，你怎么知道他的身心状态比你好呢？（请患者思考其推理是否有依据。）

王军：（思考沉默）

李献云：你们在一起四年，他的状态你不知道，你怎么得出来他的身心状态比你好？

王军：啊，我就现在觉得又瘦，现在特别消瘦。（患者继续不直接就治疗师的问题进行回应，而是顾左右而言他，依据感觉来谈，并把它作为依据。）

李献云：不，先别跑那么远。这两人要比，怎么比？你们有四年在一起的时间。你知道你有两年状态好的时候、两年状态不好的时候。然后他的情况你不知道，怎么比？怎么就知道他的身心状态比你好了？（治疗师为了将患者的注意力拉回来，将前面的内容做一个小结，然后请患者直面并思考。）

王军：好像总觉得就我这个经历吧，所有人都比较好似的。（患者情绪推理的认知歪曲非常明显。）

李献云：你总觉得，但实际上你跟他身心状态的比较，需要怎么比呢？（治疗师认可患者的感觉，但请患者思考两人比较的客观依据。）

王军：跟他没法比。

李献云：那你这种感觉能不能变成一个证据？（还是想启发患者认识到感觉不能成为证据。）

王军：证据肯定……（患者的表述不完整，也不明了。）

李献云：感觉能不能成一个证据？（继续追问，引导患者就感觉不能成为证据形成一个清晰的表述。）

王军：就是提供不了证据，但是又特别信。（患者虽然认可治疗师的观点，但依然有其惯性，改变这个惯性不可能很快就实现。这也是治疗师需要提醒自己的地方，不能冒进求快。）

李献云：你要不要继续这样？在提供不了证据的情况下就特别信自己的感觉？（试图引导患者认识到他需要学会放弃这一思维惯性。）

王军：那我信什么呢？就是信我特别好，也……（患者并不跟着治疗师的思路走，而是马上将思路转向另一个极端，即相信自己特别好，而不是继续就这个证据是否成立进行探讨。）

李献云：不，（指着所谈的证据）这个，这个能不能、能不能成为一个证据？（将患者的注意力拉回来。）

王军：这个肯定不能成为一个证据。（患者的注意力被拉回来了。）

李献云：好，那可以对它怎么着了？（试图引导患者主动对这个证据打叉。）

王军：反正它不是个证据。

李献云：不是个证据，那把它该怎么办？

王军：就没法证明它是对还是错啊。（患者跟治疗师的意图不同步。）

李献云：没法儿证明它是对还是错，没法证明的一个证据，那能不能成为证据证明"他比你强"？（治疗师根据患者的话，启发患者认识到此证据跟议题"他比我强"无关。）

王军：你知道，但是看表面，就你看他每天可能工作了 7 小时，我就

240 · 拨开信念的迷雾：抑郁症认知行为治疗实录

5 小时，我就从这个推测，旁敲侧击。（患者又一次转移话题，而非聚焦在要讨论的内容上。这说明患者非常相信其自动化思维"他比我强"，也说明这个自动化思维非常接近他的核心信念。）

李献云：好，这是一个新的支持证据，"他每天工作 7 小时，我工作 5 小时"，是吧？（治疗师认可患者提出的新证据。）

王军：对，我就工作……他有时候工作比方说 7 小时。

李献云：好，这写下来，那我们待会儿再说啊。嗯，（指着之前讨论的证据）这个证据作为支持他比你强的证据成立不成立？我们现在还没说完，第五个证据。（治疗师在认可患者提出的新证据后，依然将患者的注意力拉回到之前讨论的证据上。）

王军：这个就反正，这个这个不成立。（患者终于重新认识了第五个证据。）

李献云：不成立啊，那接着看第六个证据。

王军：我调节生活可能，反正我也没事跟同学聊天，跟女朋友聊聊天。（患者看到第六个证据，就能想到不支持第六个证据的例子，思维有一定的弹性。）

李献云：所以咱能不能说？

王军：反正比不出来。

李献云：比不出来，那能不能作为证据来说他比你强？

王军：反正比不出来，就是我这边感觉的话，一般感觉他那边乐了吧，这也不能作为证据吧（笑），那不一定。（患者认识到不能比较的情况，不能作为"他比我强"的证据。）

李献云：不一定啊，然后第七个是什么？

王军：本身我这课题就 low。（由此可见，患者提出的支持证据几乎都是患者的想法而非客观事实。）

李献云：能不能这么评价课题？

王军：我做个传感器。

李献云：课题有没有什么叫 low，什么叫 high 的？课题有一个 low 和 high 之分？

王军：就他那个更更热门嘛，更是时代的发展的方向，就是更火，应用更广，可能具体是这两点。（患者对其课题的评价跟社会现状有一定的契合，此时治疗师需要能够发现患者这一认识的逻辑推理漏洞。）

李献云：你那传感器就没什么用，是这意思？你研究的是个冷门儿？（了解患者的课题，同时启发患者在回答的过程中产生新的认识。）

王军：就没它那么、应用那么广，没它那么火，至少。

李献云：所以这是课题的 low 和 high 啊，那能不能根据课题的热门与否就这么说？（将患者所谈放在一起，展示患者的推理问题。）

王军：肯定（笑），就仔细一想是不能这么说。（患者认识到了他的推理漏洞。）

李献云：好，不能这么说课题的 low 和 high，既然不能这么说，那课题的所谓 low 和 high 能不能变成一个能力差、能力低、能力强的证据？（继续引导患者认识到这个证据跟要谈的自动化思维无关。）

王军：课题反正，那是我感觉，我退回来（笑），就是、就是不做它，觉得他那个太难了。（患者继续跑题，不跟着治疗师的思路谈下去，而是一如既往地谈他的感觉。）

李献云：前面我们谈过了，感觉能不能成为一个证据？

王军：就是那个课题本身其实没没没对没错，但是我就是想，我本来做那个课题，然后我觉得这个太难了，他敢做，就是比我强。（患者给出了新的支持证据，即患者的感觉。）

李献云：好，所以这个是你的感觉，别忘了前面我们对感觉的讨论。（指着正在讨论的证据）我们还回头接着谈这个证据，课题的 low 和 high 能不能成为一个能力……

王军：（在第七个证据上打叉）

李献云：那你把它打叉了啊，第七个证据，这第七个说完了。该第八个证据了。

王军：没了，这个就是之前那个了。

李献云：之前那个证据了。好，所以我们再回来谈，他在跟人交往的时候想得更切实一些，那能不能说明一个人的能力？（治疗师期望患者能一眼就发现这个证据的不合理性。）

王军：我觉得一个人的能力就是他能不能，他的想法能不能更更更实事求是一些。（患者还是追随自己的逻辑思路，并没有认识到其中的不合理性。）

242 · 拨开信念的迷雾：抑郁症认知行为治疗实录

李献云：哦，他在所有人际交往的时候，想法都比你实事求是一些？（把患者所谈情况跟其逻辑推理放在一起，以启发患者思考。）

王军：这又没法证明。

李献云：所以又没法证明，那没法证明的东西能不能成为一个能力强弱的证据？（期望患者认识到哪些不能成为证据。）

王军：我觉得这么说的话，能证明的东西就很少了。

李献云：好，所以这个证据如何？虽然是从第一个证据推导出来的，但它如何？（治疗师未接患者的话，期望患者能够就这个证据先谈完。）

王军：就是要这么说的话，哪些是我真正能证明的东西呢？（患者依然继续未被治疗师接起来的话题。）

李献云：好，这才是值得问你的啊，所以这个证据你要怎么着了？（治疗师认可患者的疑问，但还是试图把患者的注意力拉回来，以完成这个证据的讨论。）

王军：对，我就在想，那好多东西都没法证明，那哪些能证明呢？（患者依然接着谈自己的困惑，治疗师几次试图把患者的注意力拉回来，均未成功。这说明治疗师需要首先关注患者想要谈的这个困惑，才能引导患者继续谈下去。）

李献云：那哪些客观的实际证实他能力比你强，提出来这样的证据，你有没有？（于是接着患者的困惑发出疑问，请患者给出客观证据而非想法、判断。）

王军：（沉默）

李献云：有吗？包括你后来补充的这些，有哪些个客观实际去证实他确实就比你强、成为证实他能力强的证据？（继续引导患者思考。）

王军：因为我觉得这这个算是，这个是，比如说工作时间上。（患者找到了客观证据。）

李献云：工作时间上，5小时跟六七小时，是吧？

王军：7小时。

李献云：他7小时，这是不是能力的差异？这是时间上他比你长，能不能说明能力？（启发患者认识到有差异或者有不同，不一定就代表着能力不同。）

王军：因为我这5小时反正就是比较比较、就是比较有效率，对我来讲比较高。像他那 7 小时我也不知道，反正反正他在那儿坐着，能能能在那儿看。（患者的这段描述给治疗师更多引导患者重新思考的信息。）

李献云：那能不能说明能力，说明工作 5 小时的人比工作 7 小时的能力低？

王军：绝对，不能这么绝对，但是我看到他效率什么还挺高的。（患者有新的发现，但惯性思维依然占优势。）

李献云：你看他效率挺高，你也说你工作 5 小时效率高，那我们能不能说工作 5 小时的人比工作 7 小时的能力低？（小结患者的话，并把其逻辑推理放在这里，继续启发患者思考。）

王军：我干完这 5 小时，我实在是干不下去了。（患者依然延续自己的特点。）

李献云：好，这能不能说明你的能力不如他？工作时间长短能不能？（治疗师切题提问患者。）

王军：这又不绝对。（患者有反思。）

李献云：好，又不绝对。

王军：其实不绝对的。

李献云：好，那再看别的这些证据呢？

王军：就我的女友肯定有他的女友那个没有的，嗯，那个他女友肯定有我女友没有的，就我女友肯定有，放在一起，比他女友是有优势的，就比来比去，没有，永远是有相交的一些东西。（患者有新的认识，非常好。）

李献云：好，那能不能就是说他的女友就比你女友好一些？或者说你的女友就比他的女友好一些？（继续切题追问患者。）

王军：要具体一点就是，他女友比我女友高、比我女友高一些、拔一些吧，然后就没有。（患者给出一些客观的事实。）

李献云：没有其他证据，就是他的女友比你的高一些，高就是拔一些，就高一些，是吧？（复述患者的话。）

王军：（笑）没法说。

李献云：那除了这个个子高矮，除了这个比较以外，就没别的了？（启发患者学会就实际情况进行对比。）

王军：性格上他女友更高冷一些（笑），但有的时候逗的时候也挺逗

244 • 拨开信念的迷雾：抑郁症认知行为治疗实录

的。我女友，嗯，唉，深入了解之后都不好说，我也不了解她。（患者开始有具体情况的对比，而非凭着感觉，从而发现他并不了解对方的女友。）

李献云：所以告诉我们什么？你深入了解他女友了吗？

王军：没有（笑）。

李献云：所以怎么就得出他女友比你女友好一些？我们因为时间的关系又到了快结束的时候了，我们又没法继续聊了，我们还没找出替代思维出来。不过告诉我们什么？总结咱今天谈的内容。（治疗师发出疑问后，因为时间关系，治疗师结束议题的探讨，进入到治疗总结阶段。）

王军：（叹气）就是怎么去证明它呢？（患者还沉浸在自己的困惑中，这让治疗师不清楚患者是否进入到这次治疗的总结阶段。）

李献云：咱今天谈了些什么？咱今天谈的是怎么去证明他比你强。咱今天重点就谈怎么证明他比你强？（治疗师将患者的注意力拉回治疗总结上来，并请患者澄清前面所谈内容。）

王军：就我举的这些，我认为他比我强的依据是真的吗？（患者发出的疑问非常好，这也是这次治疗的重点内容。）

李献云：好，咱今天谈的是这一点，不是证明他比你强，而是咱们谈了你认为他比你强的那些证据，是不是真的证明了你的观点、你的自动化思维。（治疗师把治疗总结说得更明了些。）

王军：肯定没有啊（笑）。

李献云：所以告诉我们什么？

王军：哎呀，我们这些好多看似有依据的感觉吧经不起推敲，经不起推敲。（患者的收获很好。）

李献云：好，写下来，往下一点儿写。这样好提醒你。（请患者把关键内容记录下来。）

王军：（写）

李献云：推敲之后呢？你说看似有……（继续引导患者把其收获表述完整。）

王军：推敲之后就不那么肯定了。

李献云：好，写下来。

王军：（写）

李献云：这是咱俩一起来推敲一下你的那些证据，你认为他比你强的证据，我们俩一起推敲了一下，推敲完了就发现它跟你认定的情况不是一回事儿，我们以后可能要更多地提醒自己那种感觉到底是不是真的，或者是不是经得起推敲的，好不好？

王军：嗯。

李献云：好，所以你会给自己留什么作业呢？（治疗师请患者给自己布置作业，以增强患者自我练习的积极性。）

王军：我上次写的就是想找到那个它们一个替代性的思维。

李献云：所以作业就是，你要继续找替代性的思维，就针对"他比你强"，看怎么来描述你们俩之间的这个能力的问题。

王军：来描述，是吧？

李献云：对，你怎么说合适？你原来说他比你强，对吧？（治疗师把患者的作业具体化，避免模糊不清。）

王军：嗯。

李献云：所以你可以怎么说你和他的能力的比较？

王军：嗯，对，我觉得这描述挺重要的。

李献云：好吗？我们看看能不能描述出来，别忘了咱们曾经也找了一些反对的证据。（提醒患者找替代思维时把反对证据考虑进去。）

王军：噢，好。

李献云：好。那下一次我们约的时间还是四点？

王军：嗯。

李献云：请把这张纸复印，你留复印件，我留原件。然后这几张纸是你上次的作业，我还给你。这是你这次写的作业，我看一看。

王军：好，谢谢！

李献云：不客气。

三、治疗回顾与反思

(一)完不成既定治疗任务怎么办

这次治疗有些超时，51分钟左右，却依然未能跟患者一起找出替代思维来。加上上次治疗，总共两次治疗，讨论的是"小雄说他想去互联网公司工作，要在北京买房"这一情形下的自动化思维"他比我强"，试图通过正反证据的寻找和支持证据的重新探讨让患者找出合理的替代思维，但没有实现既定的治疗目的。尽管那些支持的证据在他人看起来均不成立，替代思维呼之欲出了，但患者就是凭着自己的感觉相信其自动化思维，这说明患者惯性思维的强大，更说明这个自动化思维跟评估时猜测的患者的核心信念"自己不如人、自己不行、自己不够好"非常贴近，这更证实了治疗师对患者核心信念的猜测是正确的。

因为讨论的自动化思维跟核心信念是如此接近，探讨起来自然就会有难度，因为核心信念是患者信以为真理的东西，不是那么轻易就可以被影响、被改变。如果治疗师心中对此有数，面对既定结果探讨不出来这一情况就会不急不躁，允许患者和自己慢慢来。如果治疗师没有认识到这一点，就会有很强的挫败感，或者轻易放弃这个话题的探讨，或者会无限制地延长治疗时间，导致彼此都很疲倦，即使最终得到了替代思维，患者的相信程度也不会高，治疗的效果就不会像预期的那么好。因此，案例概念化是治疗的主线，它指引治疗师的治疗思路和节奏。无论如何，在治疗中遇到困难时，治疗师需要提醒自己，学会慢下来甚至暂停，就像比赛中间叫暂停一样，允许与预期不符合的情况出现，学会开动脑筋调动患者的潜力和积极性去反思，然后逐步解决目前治疗中存在的困难，因为解铃还须系铃人，而不是治疗师绞尽脑汁去替患者思考解决办法。

当然，如果治疗师一开始就意识到这次治疗探讨的自动化思维跟患者的核心信念太接近，跟患者商量，引导患者挑选其他自动化思维先行挑战，避开锋芒，待患者积累经验掌握了认知行为治疗的方法后再挑战跟核心信念接近的自动化思维，可能是一个不错的策略。不过，有时跟患者核心信念接近的自动化思维对患者的不良影响太强烈，会让治疗师和患者无迂回的机会，只能选择这个话题进行讨论。

（二）支持的证据都是患者的想法怎么办

在用找正反证据的方式帮助患者认知重建的过程中，治疗师希望患者能够找出具体的实例或者事实作为证据。为了帮助患者这样思考，可以在请患者思考支持的证据有哪些时，加上一些提醒，比如说："我们一起来找找证据，看看支持你这个想法的证据有哪些。那么曾经发生的哪些事情或者哪些事实证明你的这个想法是对的?"这样可能有助于患者将注意力放在那些事实上而非放在想法上。但在临床工作中,患者经常会将想法作为事实放在支持的证据里面,因为在患者看来这些都是事实。所以,在找出支持的证据后,经常需要引导患者逐一重看支持的证据,引导患者认识到想法不能成为证据或者他的那些想法不是事实。

在一些案例中患者给出的支持证据几乎都是其想法,这就需要治疗师和患者逐一对这些想法进行讨论,就像这个案例中一样。治疗师可能需要几次治疗的时间才能完成支持证据的审核探讨工作,在完成支持证据的审核后再结合找到的反对证据,引导患者产生出替代思维。当然,治疗师也可以先简单处理这些支持的证据,引导患者发现这些证据不是事实、只是患者的想法,所以不能成为支持的证据,然后结合反对的证据,请患者构思出合适的替代思维。之后在随后的一次或几次治疗中就那些支持的证据逐一进行分析,发现所谓的支持证据的替代思维,以帮助逐步厘清思绪。

(三)患者总是跑题怎么办

在这次治疗中,患者脱离主题的情况反复出现,给人感觉有些混乱,治疗师总是需要提醒患者回到主题上来,治疗师稍不留意,就会被患者带着偏离方向。患者容易脱离主题的因素主要有以下八种:第一,认知行为治疗讨论的主题往往是那些对患者造成不良影响大且深的情形、想法或行为,面对并探讨思考这样的内容往往会让患者感觉不舒服甚至相当痛苦,所以患者脱离主题、谈论其他方面是人之常情。第二,认知行为治疗采用的是引导式发现,启发患者开动脑筋思考,这个过程很辛苦、也有难度,人就会自觉或不自觉地往相对容易的方面想,从而跑题。第三,在治疗中患者的惯性思维依然占据优势,由于惯性思维的作用,患者自然就会想到那些符合其自动化思维的方面,而不愿意去思考那些与其自动化思维不一致的情况,从而不断跑题。第四,任何人在感到被质疑、挑战的时候,都会试图维护自己的立场、观点,不顺着确定的议题和思路思考,从而跑题,这是人之常情。因此治疗师跟患者交流的方式让患者不或少感到被质疑或者不处于防御的位置,这很重要。第五,患者有随意交流的习惯,容易让谈话缺乏焦点。第六,曾经接受过精神分析或动力学咨询,养成了随意交流的咨询模式。第七,治疗师在治疗一开始的时候就任由患者随意交流，或者没有发现患者跑题，直至跑题特别严重才意识到。第八，治疗师自己缺乏聚焦，谈到哪儿是哪儿，患者也就容易这样。

认知行为治疗确实不同于催眠、精神分析或动力学治疗，不可能让治疗信马由缰，而是希望患者通过一次治疗学会一些能够切实帮助到他的方法。所以当患者离题的时候治疗师需要及时发现，并将患者的注意力拉回主题上来。

在认知行为治疗中，无论是挑战患者的自动化思维还是制订行动计划、安排行为试验，建立很好的合作性治疗联盟是前提，这样才能打消患者的戒备之心，让议题探讨成为患者想要的东西；也才能让患者认识到这样的质疑、这样的安排是为了让其学会方法获益，是借助联盟之力来实现他一个人无法完成的目标。这样才能在患者离题拉回患者时相对容易，从而在治疗中形成合力。当然，有时患者离题，简单的打断拉回不能解决问题，治疗师需要就患者当时的思考或困惑做出回应，以帮助患者发现其思维的不合理性，才能再将患者的注意力拉回主题上来。

(四)治疗师总是提问会不会让患者反感

在认知行为治疗中经常用到的就是苏格拉底式提问，也就是引导性发现，即治疗师希望通过一个又一个提问让患者自己发现其思维的不合理性，从而形成合理且对其有帮助的替代思维，再导致其症状的改善和功能的恢复。的确，治疗师反复提问，会让一部分患者(特别是人格明显偏离或人格障碍的患者)感觉被怀疑、被否定或被挑战，认为治疗师不信任自己、故意让自己出丑、认为自己幼稚、跟其他人站在一起或者治疗简单粗暴缺乏同理心等，从而排斥治疗，甚至不愿意继续接受治疗。因此，对于这一部分患者治疗师就要根据患者的具体情况做出调整，而非像此次治疗那样做出一个又一个的提问。

建立稳固的合作性治疗联盟是进行苏格拉底式提问的前提，而治疗师和患者就每次的议题设置和治疗目标达成一致也是非常重要，这样患者才能理解治疗师这样做的用意并同意治疗师这样做，才不会被上段所提到的那类自动化思维牵着走。从上次和这次治疗中患者的反馈就可以知道，这个患者不反感苏格拉底式提问，反而认为这样的提问对自己有帮助，治疗联盟也很稳固，这是治疗师在治疗中反复提问启发患者思考的基础。当然，如果治疗师在治疗中留意到患者面对提问有很多不舒服，表现得焦躁不安或者有反感情绪，可以直接跟患者确认患者的反馈，并告知患者，让患者意识到在治疗中他可以直接告诉治疗师他的感受，他有权决定不谈什么话题、何时谈论什么话题或者不以某种方式交流，治疗师会根据他的反馈做出适当的调整。

当患者说不想谈某个话题或者不想以某种形式交流的时候，治疗师要认真对待并做出回应。比方说："你能告诉我这些很好，让我有机会及时做出调整。我们就可以现在不谈它，等以后你想谈的时候或者需要谈的时候再谈。在随后的交流中请继续将你的感受及时告诉我，好让我做出转变。"以此方式体现对患者的尊重、理解和关心，促进稳固治疗联盟的建立和维持，同时也可以为患者提供一个模板，倾听理解不同意见并做出调整是很正常的，也是可以学着做到的，对自己不会有伤害或不良影响。因此，在治疗中治疗师要有足够的敏感性，及时捕捉到患者的反应并询问患者的反馈，然后根据患者的反馈及时做出调整。

此外，虽然提问是引导性发现的关键形式，但实际上互相探讨问题不只是可以提问。比如分享一些与讨论主题相关的信息，治疗师进行必要的自我暴露，一起检索或做实验去发现一些跟既定认识不一样之处，多给患者时间叙述相关内容等，这些也是引导性发现的有力形式。治疗师需要在提问与其他表达形式之间取得一个平衡，判断这种平衡是否合适依据的标准就是患者的感受或治疗能否顺利进行下去。

(五)如果找出的支持证据都成立，该怎么办

如果患者找出的支持证据最终都确认是支持其自动化思维的证据，也没有找到反对的证据，这样就说明患者的自动化思维是事实。比如，最终的证据都证实"他就是比我强"，此种情况下，通常可以有两种考虑：一是这个问题如何解决，即思考如何提升患者的能力让彼此的差距缩小，这可以通过问题解决、技能训练来处理；二是继续就这个自动化思维做文章，比如，引导患者发现"他确实比我强，但是……"，而"但是"后面引导患者发现其独特的优势或特殊之处、世界上的普遍现象（人比人气死人，这种人比人没有必要，各有各的活法，各有各的作用）、跟不如自己的人比较又有什么不同等。治疗师还可以用自动化思维记录表下面的问题启发患者

发现继续沿用自动化思维想下去的坏处，即"继续这样想自己，对自己有什么影响？如果转变思维看自己，又会对自己有什么影响？那么自己选择怎么想才是对自己有帮助的？"或者"如果是自己的好朋友或亲人处于这种情况，你会怎样劝导他？可否用这些话来劝导自己？"总之，在治疗中治疗师的思路需要有足够的灵活性，才能引导患者有不一样的发现，发现绝处可以逢生、柳暗可以花明、曲径可以通幽，从而带动患者思维变得更灵活。

（六）患者不跟着治疗师的思路走是不是就是阻抗

患者有情绪推理的认知歪曲，自然就会跟着其思维惯性或感觉走，而非直视事实。在治疗中治疗师提问后患者不理会治疗师的问题，继续谈自己想谈的内容，似乎听而不闻治疗师的问题。治疗师很容易据此就认为患者不愿意直面事实或更正其错误，患者这是在阻抗，患者就只愿意沉溺在他的世界里，他一定从这样的思维模式中获益。如果治疗师对此现象是这样的自动化思维，就会干扰治疗师对患者的态度和治疗进程。所以，在治疗中治疗师需要时刻留意自己的自动化思维，而不是任由自动化思维控制自己在治疗中的言行。

患者来接受治疗却不跟随治疗师的思路思考，这是很常见的现象，因为任何人都是愿意按照自己的思路想问题，何况是因为焦虑或抑郁障碍就诊的患者。患者的负性或功能不良性自动化思维影响着患者，患者就会不自觉地跟随它去思考，不等于患者不愿面对或者有阻抗。尽管患者主动就诊不完全等同于患者想主动改变，但触发或增强患者改变的动机正是治疗师的职责。在患者的既往经历中，他的某些人生经历让他有理由那样想，那样想也肯定或多或少对他有过帮助，比如认为别人比自己强，患者于是很努力去提升自己，这样确实帮助患者既往取得进步。患者从过去走到现在，那样想对他的帮助如果依然是利大于弊的话，患者就不会来找我们治疗了。患者主动来找我们治疗，就说明继续那样想给患者带来了明显的不利影响。正视患者出现的问题、寻求解决的办法而不对患者妄下论断或贴标签，这一点对于治疗师来说很重要。

（七）如果患者总是跟比他强的人比，或者总是找不可能实现的目标，怎么办

如果患者总是跟那些比自己强的人比较，拒绝跟比自己差的人进行比较，从而让自己自惭形秽、郁闷消沉的话，则需要询问患者来做心理治疗的目标是什么，即了解患者最终希望自己成为什么样的人或者想过什么样的人生或生活。从而让患者认识到，如果要实现既定的治疗目标、未来成为希望中的人或者过那样的生活的话，这样不停地跟比自己强的人比较，那样看低自己是否真的对自己有帮助？如果没有帮助的话，跟哪些人比较或者怎么样重新看自己有助于实现自己想要的目标？通过类似问题的探讨，让患者发现其跟人比较的惯性带给他的危害，从而愿意主动学着转变。当然在这个过程中，患者可能不相信这样的尝试转变会有帮助，治疗师则需要鼓励患者做个试验看看到底哪种方式能帮到自己，促使患者迈出改变的步伐。只有放弃或转变既有的比较习惯，才能让患者发现这种改变带来的好处。

如果患者设定的未来目标看起来不靠谱，如成为某个著名的政治人物、学界泰斗、商界精英、影视明星、赚非常多的钱、娶或嫁某类人物等，此时对治疗师而言重要的是不打击患者，不是告知患者他这些都是痴人说梦、是不可能实现的，而是引导患者认识到有这些梦想很好，人就是要有梦想才好。然后继续引导患者思考，为了未来成为那样的人，目前怎么做患者才会离那个梦想近一些？这样跟患者一起找到方法帮助他过好眼下的日子、缓解目前的症状。无论如何，有梦想都是可喜可贺的。

当然，如果患者拒绝这样尝试或者拒绝这样想，那也是患者的选择，治疗师需要尊重患者的选择，而不是把自己的意愿强加给患者。做到这一点，就需要治疗师觉察自己的灾难化自动化思维，不跟着自动化思维跑。治疗师需要给患者更多时间去发现其目前状况带给他的弊端，从而在不久的未来愿意并有勇气下定决心转变。每个患者康复或痊愈的节奏不同，治疗师需要意识到这一点，并对此给予充分的尊重。

（八）认知案例概念化的进一步完善

基于这五次的治疗，治疗师可以将评估时的初步案例认知概念化做些调整，进一步修改和完善案例认知概念化。具体完善的内容如下。

核心信念：自己不如人，自己不行，自己不够好；自己挺懦弱？

中间信念：跟人比较后我要有优越感才可以，我要比别人强才行。我只有非常努力才能避免比别人差。只有跟比自己差的人在一起，我才显得比人强。

补偿策略：非常努力；敏感，跟人比较；回避；跟比自己差的人在一起。

情形：

小雄说他想去互联网公司，要在北京买房。

AT：

他比我强；

他要超过我；

他原本不应该比我强；

但我无能为力。

反应：

紧张、焦虑、烦躁；

坐立不安、出汗；

想让他倒霉。

四、治疗记录

治疗记录	
2017 年 7 月 2 日	Session 5
心境检查	
患者的劳拉西泮用量减不下来，患者去看了医生。患者总是感觉生活空虚；总是担心，担心以后的工作和收入问题。患者记得上次治疗内容，也做了作业。	

续表

议题
继续上次治疗，重新分析支持的证据 　　患者补充的支持证据如下： 　　1. 我不敢干的他敢干，就是做神经网络的课题； 　　2. 他买房的目标，我没敢想过； 　　3. 他追女友追求一年同意了，他女友比我女友好一些； 　　4. 我每天工作 5 小时，他每天工作 7 小时。 　　逐一就上次治疗谈到的及上面的支持证据进行探讨，引导患者发现那些证据并不成立，不能成为评判一个人能力高低的客观证据。引导患者发现所有的支持证据都是凭感觉给出来的，并非是客观事实，也跟能力无关。比如，患者认为小雄的志向是买房，就目标高；患者的志向是自食其力、活下来，就目标低。哪怕目标比较可以说高低，不能根据一个人的目标高低就认定一个人的能力高低。 　　患者认为小雄的身心状态比他好。实际上患者跟小雄接触 4 年，小雄的身心状态好不好患者并不知道，只知道患者自己状态好的时间是 2 年。不能据此就认定小雄的身心状态比患者好。 　　患者认为小雄的课题比自己高级，自己的课题低级。启发患者认识到课题到底没有高低之分。 　　患者认识到很多看似有道理的感觉经不起推敲，推敲之后就不那么肯定了，因为那些属于患者的想法而非事实。 　　这次讨论依然没有形成替代思维（已连续 2 次治疗），但患者依然有收获。
作业
继续思考治疗所谈内容，找出替代思维。

第八章

第六次治疗：挑战自动化思维

一、第六次认知行为治疗的总体框架

前两次治疗未能通过探讨"他比我强"这一自动化思维形成替代思维，所以第六次治疗需要继续此议题的讨论，除非患者在家庭作业中形成了恰当的替代思维。患者共病 GAD，一次治疗未探讨完某个议题，暂停下来等待下次治疗时继续，这对于焦虑的患者来说是非常重要的，因为这可以让患者学会在痛苦中该做什么还做什么。

有前两次治疗做基础，也许形成替代思维用不了一次治疗的时间，可以在日程设置时安排另一个议题进入治疗日程，比如不仅完成这个自动化思维的探讨，还探讨这一情形下剩余的其他自动化思维或者探讨新的困难情形。这次治疗用时 46 分钟。

二、第六次认知行为治疗逐字稿与讲解

李献云：好，总体来说这周怎么样？（心境检查。）

王军：这周还可以。我觉得主要是因为一个事情，就是我们周五开组会，然后老师批评了那个小雄，说他这个课题没有思路。（这段话反映了患者的特点，即别人被批评后患者的心情就会不错。）

李献云：嗯嗯。

王军：然后我认为这是两方面的原因，一个是老师开这个课题本身跨度就比较大。我们这老师也是没有这方面的基础，然后看见一边之前小雄

讲那个 nature（论文）就特别高兴，但是呢，（手机响）不好意思！（处理手机事情后）但是呢，这个、这个老师也没有什么思路么。小雄他，就是老师有点儿急躁，老师本身就有点儿急躁，然后就让我们看看，有思路，我们呢这方面，他那个课题基础也不够，其实。然后我就觉得可能最开始呢，我想的就是老师给我什么课题我都要做出来，但其实老师也就是想让我了解了解。然后小雄他要学软件、买房子，这跨度也比较大，其实我呢也没有必要硬跟着自己、硬跟着他，其实也不是我不行的表现。（患者有新想法出现，这很好，虽然不是基于合理的分析，而是基于对方被老师批评后产生的。）

李献云：噢，好！

王军：我现在就觉得我这个，其实我之前做的事情都是比较稳扎稳打的，就是本专业之前用过学过的知识，有一个具体的东西。嗯，所以我就觉得，嗯，就至少这件事情上，我觉得这个事件给我的启发还是蛮大的。（患者对其课题的看法有改变，这很好。）

李献云：嗯，好，就老师批评了小雄没思路之后，让你想到了你跟他之前的一些比较，是吧？（顺势将患者的思路拉回上次治疗后的作业检查上。）

王军：对对对。

李献云：好，之前的比较就是他想进互联网，他想在北京买房，让你觉得自己能力不如他。

王军：对，对。

李献云：好，那么最终你的替代思维是什么呢？（检查患者作业完成情况。）

王军：最终我的替代思维是，（思考）就是我不是逃跑，而是选择力所能及的方向。（患者有新想法出现，但替代思维跟其自动化思维不匹配。）

李献云：我没完全（理解），你原来是认为自己这个人不如他，对不对？

王军：嗯，对。

李献云：所以你刚才说的替代思维怎么来替换这个"我不如他"？（直接指出患者的替代思维需跟其自动化思维相对应。）

王军：（沉默）

李献云：那让我们先把上一次的内容回顾一下，看看上次的主要内容后再想替代思维。（考虑患者的难度，给患者时间后再思考。）

王军：替代思维？

李献云：嗯。

王军：替代思维上次还是没有找出来。

李献云：对，上次我们是讨论他比你强，对吧？

王军：对对对。

李献云：我们找出了支持的证据、反对的证据，我们后来又接着分析了一遍，所以替代思维是什么呢？（基于患者的反应，治疗师判断患者记得上次治疗的内容，于是就简单回顾后重点去了解患者做作业的情况，即患者形成的替代思维。）

王军：我觉得就是……

李献云：那咱们上一次谈的是什么呀？

王军：就是……（翻找作业）

李献云：你回去有没有就咱们谈的内容做个整理呢？

王军：我上次没有。

李献云：上次咱好像是继续上上次的内容吧？

王军：对对对。

李献云：咱继续上上次的内容，谈的是什么呢？好像当时写的东西并不是特别多。

王军：嗯，是，就写了一点儿好像。

李献云：对，但咱讨论的内容挺多的吧？

王军：对。

李献云：你没有对咱讨论的内容做个总结，回去后听录音了吗？

王军：上次没听。

李献云：这是怎么个情况？

王军：因为上次是，一方面，就周一到周四比较忙，然后周五呢出现这个事情，然后就觉得可以，就觉得那个整体上……（这是患者不做作业的常见理由，比如，忙以及新的事件发生后感觉好一些。）

李献云：周五就出现老师批评他的事儿了，是吧？

王军：对对对。（思考）我明白您的意思，就是换一个很准确的替代性思维。

李献云：对呀，结合上次咱俩谈的内容，咱俩就这个"他比我强"，我们又对什么进行了讨论，讨论之后，我们依然没讨论完，回去让你继续思考，然后写出替代思维来。（治疗师试图结合回顾上次治疗主要内容把作业检查说得更明确一些。）

王军：描述，就是描述一下他这个人，上次是那个，就描述一下就是他比我强到底强在哪儿。

李献云：这是让你回去写的吧？

王军：对对对，就是描述。

李献云：而咱俩上次谈的内容呢？（回顾上次治疗主要内容。）

王军：谈的内容好像还是这种比较。（患者的回答太过简单。）

李献云：我们是不是看了你找的那些支持的证据，我们又继续往下看，到底支持不支持他比你强。（治疗师把上次治疗内容回顾具体化。）

王军：嗯。

李献云：我们就这个讨论的结果呢？（指着上次的记录）我们讨论的是不是都是这些东西呀？

王军：嗯，对。

李献云：所以讨论的结果是什么？你最后对一些东西都打了叉了，是吧？（治疗师期望患者能够说出来替代思维及其形成替代思维的过程。由于治疗师提问后又增加了一个问题，导致患者的回答重点放在了后一个问题上。治疗师前面也有同样的情况，这是需要治疗师提醒自己改变的方面，即治疗师养成一次只问一个问题的习惯。）

王军：对。

李献云：那讨论的结果是什么？

王军：（沉默）

李献云：（指着上次讨论的记录）这是不是咱上次讨论的内容呀？（继续启发患者回想上次治疗内容。）

王军：对对对。

李献云：（继续指着上次讨论的记录）还包括下面这些。所以咱俩讨论的是什么？你也没听录音，也没回去总结，只是老师批评了他，说他没思路之后，你才有了一个新的认识，是吧？（治疗师指出患者有新的想法与那个同学被老师批评有关，而非基于理性思考的结果。)

王军：嗯。

李献云：不过你怎么想，你觉得以后每次都要让对方受到批评，然后才让自己有新的思路，还是？我们的目的是干吗？假如上一次老师要表扬他呢？假如上一次老师表扬他有思路呢？(治疗师启发患者思考，引导他认识到主动思考的好处，而非依赖于外界情形的变化。)

王军：嗯(思考)。

李献云：假如周五开周会老师表扬他，说小雄做课题有思路的话，你会怎么样？(继续引导患者发现其固有模式对他的影响。)

王军：那我可能就不太高兴了(笑)。

李献云：所以，你真的要让自己这样？(试图增强患者改变的动机。)

王军：(沉默)不过就感觉这个事吧，它那个还是挺让我觉得就是……就是我觉得我通过这个事就觉得这些东西，比如说他的那个目标更明确一些，我就觉得他这也不能算，他只能说是目标跨度大一些或者怎么样，他也不是说一定就……(患者的确对支持的证据有新的思考，但依然缺乏有针对性的分析。)

李献云：咱上次谈的内容你不太记得了，也没听你的录音，替代思维也没有找出来，也没写作业，可不可以这么说？(继续总结患者的情况。)

王军：嗯。

李献云：你怎么想这个事情？

王军：嗯。

李献云：以前你其实花那么多的时间和精力去做作业，这次你不做了，你怎么有这么大的跨度变化？原来你记得不，每次你写那么多，现在变成不做了。这是怎么个情况？(在患者不回答相应问题后，继续了解患者不做作业的原因。)

王军：嗯，因为我总觉得上次谈完之后，就是去、去往另一个方向去说吧，我就觉得，就是你把这些写下来之后，你去反驳它。(患者的回答不切题。)

李献云：嗯。那怎么个情况？以前的时候你写那么一打厚厚的资料当作业啊，现在你既不听录音也不写，当然你说周一到周四你都忙；以前你周一到周四都是闲着没事干？(继续追问患者不做作业的原因，不跟着患者谈的内容跑。）

王军：不是。

李献云：那是怎么个变化？怎么有这么大的变化？

王军：（沉默）

李献云：你以前也是周一到周四忙，对吧？

王军：嗯。

李献云：那你就写那么多作业，现在你也是忙，你就不写，这是怎么个情况？我想理解有这么大变化的原因。每个人不一样，你是怎么想的让你有这么大的变化？（患者不写作业，治疗师需要知道其中的原因，这样才能预防以后类似情况的发生。当然治疗师对此有猜测，比如患者因为对方被老师批评，心情转好，无须再通过写作业帮自己；或者患者认为这个作业无须分析，因为有了新的想法；或者作业太简单没有必要分析等。治疗师的猜测不等于患者真实的原因，治疗师依然需要对此加以了解。这样治疗师也可以为患者树立学习的模板，有猜测就可以去了解，而非让猜测一直留在脑海里。）

王军：嗯，那、那次是我周六就是赶了赶时间多做了一些。然后基本上周三就把那个组会那些东西都弄完了，我觉得好像比较踏实、比较稳。然后上星期是周六、周六日在家里休息了，就没干别的，然后周一到周四就绷得比较紧。（患者给出了之前的状况以及时间安排，由此可知，患者有做作业的时间。患者没有直接说这次没做作业的原因。）

李献云：嗯嗯，因为咱每次是周日谈，对吧？

王军：对。

李献云：那以前你的作业是什么时候写呢？（了解患者既往做作业的时间。）

王军：以前都是每天写一点儿。

李献云：每天写一点儿。

王军：之前有一些时候是，有些时候就是周六写。

李献云：就是来之前头一天写，是吗？

王军：对。

李献云：那这一次怎么就？（继续追问患者没做作业的原因。）

王军：我有一个原因就是那个，现在我做的这个，我之所以带电脑回

260 · 拨开信念的迷雾：抑郁症认知行为治疗实录

来，还是想多做做那个课题，因为课题现在我遇到这个比较感兴趣的一个东西，就画画电路什么的。我反正原先我也有这个倾向，就是我好像这课题愿意做了，就、然后就一股脑非得逼自己特别好或者怎么样，就可能就是别的东西就愿意先放一放。（患者终于给出了他未做作业的原因，即主要是忙着课题的事情，这跟治疗师的猜测不一致。可见，有猜测，就需要询问，而非直接相信自己的猜测。）

李献云：嗯，就放一放别的东西。

王军：然后而且周五也觉得好像这个事件有了，心里头就一下就比较舒服了（笑），就、就觉得上次好像就是在谈那个，就这些就感觉……我也是感觉这些就不太那么信了，但是……（患者谈到的未做作业的这一原因跟治疗师的猜测一致。）

李献云：就是两个，一个是上次谈完之后，对原来那个想法就不太信了，对吧？（治疗师把患者不做作业的原因小结一下。）

王军：对，因为……

李献云：第二个呢就是老师也批评了他，所以你更不相信原来那个想法了。

王军：对。

李献云：所以也就不做作业了。

王军：（笑）

李献云：还有一个你说的是什么？只要你一做上课题……

王军：就觉得感兴趣、有点儿意思的……

李献云：就不愿意做这个作业了，是吧？

王军：因为我觉得精力总是现在特别疲惫。（精力疲惫也是患者不做作业的原因之一，由此可知，患者不做作业也是多因素所致，治疗师不能简单化理解。）

李献云：嗯，所以有几个因素，你觉得你不做作业跟你的想法有没有关系？（治疗师期望患者看到他不做作业这个行为跟其想法之间的关系，而非仅仅看到外界因素。）

王军：有关系。因为之前觉得这东西特别烦恼我，然后现在感觉小雄这个事情啊不太烦恼我了，我就把自己那课题先追一追、做一做。（患者的这种情况也是人之常情，当认为事情给自己造成困扰时，愿意做作业帮助自己；当困扰解除了，不管什么情况导致的解除，自然就不愿意再花精力去做作业。）

李献云：因为它烦恼你的时候啊……

王军：对对对。

李献云：它烦恼你的时候，你就愿意做作业，让自己好一些。然后不烦恼你的时候，就不愿意做它，其实这也是人之常情。（治疗师对此给予共情理解，以促进治疗联盟。）

王军：嗯。

李献云：除了烦恼你，你愿意做；你烦恼的时候，你是怎么看待做作业这个任务的，你愿意做？不烦恼的时候，你又是怎么想的，让你不做作业的？（治疗师了解患者选择做作业与选择不做作业时，对于做作业这一任务分别有什么不同看法，这样可以让患者认识到自动化思维的不同是关键因素。）

王军：烦恼的时候我就是，因为它总是这些情绪上来了，我就特别难受，我根本做不下事，我就愿花时间说分析分析。然后呢……（患者还是给出上面所谈理由，没有切题回答治疗师的问题。）

李献云：嗯，烦恼的时候你认为花时间分析会让你怎么样，你愿意花时间分析？（治疗师把问题变得更清晰些，以方便患者回答。）

王军：比如上周我写的这些事，对有些事就、就感觉就，反正分析分析能舒服一下，能。因为有些事，我觉得就是不随着大脑的那个自己的想法在那儿乱跳还是好的！但是比如说现在，嗯，这个事出来又特别兴奋了（笑）。嗯。（患者能认识到分析后转变思维带来的好处，但患者后半句表述不清晰。）

李献云：什么事出来？（治疗师追问，以清楚地了解患者后半句的意思，这可能是治疗师想了解的想法之一。）

王军：就是觉得就是这些，就是这些，就是觉得就有这些想法的时候……（患者的表述依然不清晰。）

李献云：嗯，有哪些想法的时候就兴奋？

王军：就是这些，比如之前我觉得他做那课题神经网络，特别不了解，神乎其神的，然后其实老师也是在摸索的，小雄无形地也让自己变成房奴了，其实，就也不觉得他志向是多高远（笑）。（患者新出现的想法同样有极端化的色彩，贬低了小雄，所以患者变得兴奋。）

李献云：噢，好，所以又是这样的想法产生了之后让自己兴奋起来了。（强调想法引发了患者的情绪兴奋。）

王军：啊，又觉得就放松一些了，就觉得他没那么、对我没有那么大的威胁了。其实，我们现在对老师的套路也是有了解的，但现在很多很火的概念，其实它都是，如果之前就比如学计算机的什么的，也了解这个领域，那我觉得做得比较好，就是、就是有基础去做。如果没有基础的话，像老师之前那么忽悠我这个课题那个课题，嗯，然后我就选了，我最后就选了一个实验室有基础的东西，我觉得这样反而比较好。然后我也不觉得，就是说我这个就比较 low，我觉得我这个更切实。（患者针对原来支持的证据形成了新的替代思维。）

李献云：好，所以你往往当一些事件发生的时候，你会让自己的想法有所转变，是吧？（治疗师把患者想法的转变跟事件联系起来，请患者看清楚这一点。）

王军：对呀。

李献云：所以我想问的是，你希望每次都有一些外界的事件发生，让自己思想转变呢？还是不仅仅依靠外界的事件让自己思想转变？（了解患者的意图，以增强患者改变的动机。）

王军：我现在想的是，就是，我当然希望我情绪能稳、稳定住，就那个事件对我影响小一些。但是我还觉得，就是我在生活里头能不能多一些放松的、就是不那么老紧绷着自己的那个状态。这可能是两条路吧。（患者的治疗目的很明确。）

李献云：好，好。怎么实现在生活当中不那么老紧绷着、放松一些呢？（治疗师试图让患者在做作业跟其治疗目的之间建立联系。）

王军：就是，（思考）比如说，给自己安排些什么活动啊。（患者将重点放在了安排活动让自己放松上。）

李献云：那咱们就回顾上一次治疗，发现你没听录音，也没写作业啊，你觉得这告诉我们点儿什么？继续沿着这条路可以让我们生活不那么老紧绷着，还是什么？假如我们以后也不写作业了，也不听治疗（录音）了，就能让生活不那么老紧绷着、放松？（经过前面的讨论，此时治疗师回到之前的重点上来，就是希望患者认识到不做作业、不复习治疗所谈内容跟其治疗的目的是背离的，以增强患者做作业的动机。因为之前治疗师试图让患者发现做不做作业跟其自动化思维有关，这一尝试不成功。）

王军：（思考并沉默一会儿）

李献云：你怎么想啊？（给患者思考时间后再了解。）

王军：反正我得试一试！就是写写作业，试试看。（患者的回答正是治疗师希望的。）

李献云：好，你说得非常好。这个目的完全能理解，因为生活老是那么绷着不放松，你自己也很紧张。（认可患者的观点，并通过复述来促进理解和共情。）

王军：嗯，嗯。

李献云：你想让自己转变，对吧？

王军：嗯。

李献云：你说这种转变能不能它突然就变了？是不是得一点一滴练啊？（强调治疗的转变、实现治疗目的需要从点滴练习做起。）

王军：嗯，嗯。

李献云：而你说的那个表现也是人之常情，就是"我特难受的时候、什么都做不了的时候，我做做这个练习"，烦恼的时候做做练习似乎让自己好一些，那愿意。当烦恼不明显的时候，就把作业练习扔在一边了，也是人之常情。在这样的人之常情下，能提醒自己去练，能提醒自己去练习咱谈的内容，是不是也是一个很重要的方面呢？（此处既认可患者在前面所谈的做作业与不做作业的情况，同时强调患者需要提醒自己去练习，特别是在烦恼不明显的时候。）

王军：嗯。

李献云：如果我们平常不练习，痛苦时临时抱佛脚，有效果，但效果不会那么大。之所以这么说，你觉得我的用意在哪儿？（继续强调日常练习的重要性。）

王军：嗯，啊，还是去做作业，然后没准会有新的发现。（患者的回应非常好。）

李献云：你得做一做作业，才能有新的发现，对吧？

王军：嗯。

李献云：而你看我们到现在，就小雄的例子当中的一个问题，我们已

264 · 拨开信念的迷雾：抑郁症认知行为治疗实录

经谈了两次治疗的时间还没谈完呢。（在作业检查后回到这几次治疗所谈内容上，一方面强调转变并不容易，另一方面将话题引导到这次的日程设置上。）

王军：嗯。

李献云：我本来寄希望于你自己回去能把替代思维写出来，你觉得你的替代思维写出来了吗？

王军：（思考）就针对这些点的，是吧？

李献云：对，针对他比你强这个自动化思维，你到底该怎么样来客观地看待他和你，是他比你强，还是如何看？这个有没有一个新的替代思维？（回应患者的思考，引导患者重新认识替代思维与自动化思维的关系。）

王军：（沉默）我觉得这些就能……（患者并未认识到他的新思考实际上并非是替代思维。）

李献云：老师一批评他，他就不比你强了？老师如果星期五的时候表扬他，他就变得比你强了？（治疗师把事件不同患者的认识不同，放在这里对比，以引发患者思考。）

王军：（笑）

李献云：你笑什么？

王军：（沉默好一会儿）

李献云：你笑什么呢？

王军：嗯。

李献云：你笑的是什么？"嗯"是想表达什么？

王军：可能是会这个样子。（患者认可治疗师前面的话。）

李献云：你要不要这样吗？（引导患者认识到依靠外界发生的事件来改善情绪的弊端。）

王军：嗯，不想这样。

李献云：如果你想这样，咱就可以继续这样，反正老师批评他的时候，你就感觉好一些；老师表扬他的时候，你就让自己心情糟糕。（将对比放在一起，以启发患者思考后改变。）

王军：但是我觉得那样可能……（叹气）

李献云：所有的人都像你这样？你们老师底下几个人？（继续趁机引

导患者看到现实中有人跟他不同。）

王军：十个人。

李献云：十个人当中，那九个人都是像你这样，如果表扬张三，剩下的九个人就都感觉糟糕；如果批评张三，其他九个人都感觉好？（采用夸张的表述，希望患者看到身边的榜样，以增强他转变的动机。）

王军：不是，有的人还挺淡定，不管怎么着都比较淡定。

李献云：好，你想让自己怎么着？

王军：还是淡定起来。

李献云：好，这是你想要让自己淡定起来，不是因为老师批评他了，让自己感觉好，老师表扬他了，让自己感觉糟，是吗？（治疗师确认患者的意图。）

王军：嗯，对！

李献云：好！那咱今天就继续谈上次遗留的问题，看看找到替代思维后能否让你学着淡定。（设置议题，此时治疗时间已过去 22 分钟，比通常议题设定的时间晚。如果治疗师在治疗开始阶段将患者未写作业的原因讨论设置为议题之一，在议题部分进行前面部分的讨论会比较好。）

王军：嗯。

李献云：接着谈他比你强，那结合咱们以前谈的那些内容，你怎么看待你和他？你和小雄。然后怎么样说他比你强更合适？

王军：（沉默）

李献云：所以咱们从前两次治疗一直讨论到这次治疗，你怎么想？讨论的就是那些内容。结合咱讨论的内容，你怎么想？（治疗师期望患者能够把前两次治疗所谈内容结合起来思考。）

王军：（思考）就觉得，有些点，他的确是有优点，那一点我也不可能否认。（针对"他比我强"这个自动化思维，让患者找替代思维，患者会以为是要否定对方的优点。）

李献云：好，他哪些方面有优点？（治疗师请患者说出对方的优点，引导他认识到认知治疗找出替代思维并非是否认事实。）

王军：就是对人比较热情啊、有礼貌啊。

李献云：好。还有哪些？

王军：然后也是比较上进的。

266 · 拨开信念的迷雾：抑郁症认知行为治疗实录

李献云：嗯。

王军：有很多优点，他也有，我也有（笑）。（患者在谈出对方优点的时候，发现自己具备同样的优点。）

李献云：嗯，他某些方面有优点，刚才你说的他对人热情、有礼貌，比较上进，这些是他有你也有的，还是只是他有？

王军：我觉得我也有。

李献云：啊，这些优点你也有，是吗？

王军：对。

李献云：好。还有别的吗？怎么看待你和他？

王军：我现在可能想的是，我跟他有一些共同的优点。

李献云：噢，还有别的吗？

王军：然后之前有一些共同的误区，其实。

李献云：之前也有一些共同的误区，嗯，比方说……（在谈完两人的优点后，请患者举例说明误区有哪些，从而引导患者认识到其认知的不合理性。）

王军：比方说，对这个今后挣多少的误区吧，（思考）我觉得这个社会需要各种各样的人才，不是说挣得最多的就得怎么样，就得、就一定要、就非得要那个样。（患者没有直接说出他的认知误区，而是说出自我修改后的认识。）

李献云：好，嗯，你以前认为挣得多就一定怎么着？（引导患者把之前的认知误区说出来。）

王军：就一定是最好的、最适合自己的。

李献云：嗯嗯，你俩都有这样的认为？

王军：嗯，我觉得是，我觉得要不然我没这样的认为，也不可能这么纠结于这些事。

李献云：他也有这个认为？

王军：对。

李献云：你怎么知道的？（了解患者这样说同学是自我猜测还是有事实依据。）

王军：因为他跟我说，他去完兼职之后，他跟我说，有钱就有地位。

李献云：他说有钱就有地位，好，所以你俩有共同的一些优点，也有一些共同的误区。你发现你认为挣得多才有用、才最适合自己，他也觉得有钱就有地位。

王军：我感觉我是喜欢跟人攀比。我倒不是说非得有钱就有地位。我可能就、特点就是，我这个小圈子里头，我不能做最差的，或者说不能有人感觉、我感觉有人在我头顶上（笑），这可能是我的特点。（这是患者的规则或中间信念，总是跟人攀比是患者的补偿策略。）

李献云：嗯，这是你俩共同的一个误区吗？

王军：我觉得这个，他觉得有钱就有地位，是他的误区。可能我觉得我这个，这个不愿意看见别人好、比我强，这是我的这个误区。（患者的中间信念。）

李献云：噢，好。自己不愿意看到别人比你强，是吧？

王军：对。

李献云：这是自己的误区。好，你刚才说他有他的优点，你有你的优点，你们俩有共同的优点，也有各自的误区，是吧？

王军：对。

李献云：还有别的吗？就你俩。（鼓励患者把两人的优点和不足都说出来。）

王军：暂时没什么别的了。

李献云：所以你说他有他的优点，你也有，你们俩也有各自的误区。那怎么说他比你强呢？通过我们以前找的那些支持的证据、反对的证据，怎么说你俩合适？

王军：（思考）我觉得这好像越来越没法单纯地说就是，这个人、一个人比自己强，或者一个人比自己弱。（这是患者的替代思维，但有些宽泛，缺乏具体化和有针对性。）

李献云：没法单纯地说一个人比自己强，理由是什么？（请患者说出理由，就是为了强化他的理性分析。）

王军：理由就像我刚才说的，你看我们有共同的优点，也有各自的那些不一样的误区。（思考一会儿）既有的时候是互相帮助，也是有的时候是互相有点儿较劲呗。

李献云：就是每个人有自己的优点、有自己的缺点，没法单纯的比较，是吗？

王军：嗯，因为就像我刚才说的就是，我们俩有、有一些优点的确是相似的，有些缺点是我有、他没有，有些缺点是他有、我没有！

李献云：嗯，好！两人的优点有些是相似的，有些缺点是你有他没有，或者他有你没有，是吗？

王军：嗯。

李献云：好。所以没法做出谁比谁强的一个……

王军：没法做这个、这个结论。

李献云：嗯？

王军：谁比谁强。

李献云：好。没法单纯地比较谁比谁强，是吧？

王军：对。

李献云：所以你怎么，既然有了没法单纯地说谁比谁强，就他比你强这个自动化思维，你可以怎么样说？（通过前面的讨论，治疗师希望患者把他前面的替代思维说得更有针对性。）

王军：就是有些方面我们俩有共同的优点，但是缺点的话，他有他的不足，我有我的不足，都得自己去克服自己的不足。（患者的替代思维依然没有就他和对方之间强弱做出更清晰的描述。）

李献云：噢，好。你们俩有共同的优点，缺点方面他有他的缺点，你有你的缺点，是吧？

王军：对。

李献云：那有没有不一样的一些优点呢？（为了帮助患者形成更有针对性的替代思维，治疗师继续启发患者看到彼此之间的不同。）

王军：不一样的优点啊？

李献云：嗯。

王军：（思考）我感觉我做事踏实，他做事也挺踏实。但是他也……你看他这个目标定的可能也是比较、比较功利呗（笑），或者，怎么说呢？（患者依然在就以前治疗所谈支持的证据进行讨论。）

李献云：那么，那只有共同的优点，没有彼此不一样的优点？（启发患者思考两人之间不同的优点。）

王军：不一样的优点，肯定有。我想一下啊。（沉默一会儿）嗯，他做事有时候也挺踏实，他是一点一点做，我也是一点一点做。好像还真，优点的话还真差不多(笑)。(患者看到的依然是两人共同拥有的优点。)

李献云：所以你俩主要是优点差不多，缺点是他有他的缺点，你有你的缺点，是吧？

王军：嗯。

李献云：好，所以没法比较你们两人谁比谁强、谁比谁弱，是这意思吗？(即使继续引导下来患者也没有新的比较结果出现，于是治疗师小结所谈内容。)

王军：不能简单地这么说。

李献云：好。(边说边写)所以替代思维变成，就是不能简单地说他比你强，是这么说吗？(治疗师把替代思维具体化，看患者是否认可。有时需要这样给出具体的替代思维。)

王军：嗯(思考)，那肯定是这样，因为他有他的缺点，我有我的缺点。而优点的话，我们两有些东西就比较相似，那怎么能单纯地、就简单地说他比我强呢？(患者认可治疗师具体化后的替代思维。)

李献云：好。(指着新的想法)你对这个说法、新说法的相信程度是多少？

王军：80％。

李献云：80％啊。原来你说他比你强，你对它的相信程度原来是多少来着？看以前的记录。

王军：也是80％。

李献云：80％，经过这么讨论之后，你对原来那个想法的相信程度变成多少了？

王军：20％。

李献云：20％，由80％变成20％了，是吧？

王军：嗯。

李献云：所以如果你用这个新的想法去重新看小雄计划去互联网公司和在北京买房，你的情绪反应会有什么变化？紧张、焦虑、烦躁啊、坐立不安啊？

王军：就降到百分之二三十了吧。

李献云：那些情绪反应都会降到百分之二三十？(通过患者对替代思维和自动化思维的相信程度以及情绪严重程度的变化打分，让患者直观地感受到认知重建所带来的效果。）

王军：对对对。

李献云：好，所以这里请做个总结，把我们这次治疗讨论的内容做个总结，告诉我们什么？

王军：嗯，那个事情还得抽出来分析分析。（患者认识到理性分析的重要性。）

李献云：是吗？

王军：嗯。

李献云：所以你的焦虑呀、紧张、烦躁、坐立不安就都会降到百分之二三十，而你今天一开始讨论的时候，你说目标是怎么能让自己生活不那么紧绷着、能放松。你也说你自己有一个特点，就喜欢跟人攀比，不能有人在你顶上（患者笑），然后不愿看到别人比自己强，是不是？（治疗师把这次治疗带来的变化、患者期望的治疗目标以及患者的规则（中间信念）放在一起，请患者思考。）

王军：可能那个比我强是自己想的，就是说没有经过分析，无缘无故就觉得自己比别个假象。（患者的确有反思，这一点非常重要。）

李献云：是吗？你经常会有这种假象的认识，从而让自己紧绷着？（把患者的自动化思维跟他的身体反应联系起来，以增强患者的自我觉察。）

王军：而且我其实原来觉得，小雄说有钱就有地位是一个特别正确的，因为他找到了一个想法，他去实习了，人家还去实习了，然后就发现这一点。（实际上）不可能呀，你得做一些贡献啊，或者说一步一个脚印地干事情呀，你才能那个有、有尊重。（笑）那哪儿是有钱就有地位的？（患者对既往他的看法有反思。）

李献云：并非像我们认为的那样，或者他认为的那样有钱就有地位。

王军：对。

李献云：一个人得做出、一步一步地做出一些事情来，才能获得他应有的尊重和地位。

王军：对，对，而且这个尊重应该是自己发自内心对自己的尊重。

李献云：好。所以要想让自己放松下来、不那么紧绷着，你觉得我们要不要做这种练习呀？（治疗师把患者的治疗目标跟做作业放在一起，请患者自己回答是否需要练习。)

王军：(笑)先得试试。(患者认可自己需要加以练习。)

李献云：是吗？

王军：嗯，是。

李献云：好，这是我们通过讨论，我们花了差不多三次治疗的时间，找出一个替代思维来，我们也对那些支持的证据重新看，在上次的时候，上次我们重新分析那些支持的证据。而且你也找了很多反对的证据，是吧？(治疗师做这次治疗的总结。)

王军：嗯。

李献云：通过分析之后，其实你说自己没有办法单纯地跟他进行比较说谁强谁弱。

王军：对。

李献云：因为你们俩可能有共同的优点，也有些各自的缺点和不足。

王军：对对对。

李献云：单纯地比较谁强谁弱，恐怕不能这么说。

王军：对对对。

李献云：那么通过那件事，他说他要买房，他说他要进互联网公司，是吧？(引导患者回到具体情形下思考其自动化思维的不合理性。)

王军：对。

李献云：他只是这么说了，而你从来没考虑过这样的东西。

王军：对。

李献云：那就能不能据此推断出来他就比你强了？

王军：因为他有买房的压力(笑)。

李献云：好，他有买房的压力。

王军：那也是父母给他的。

李献云：那能不能说他就比你强？

王军：这个事情属于个人的想法，仅仅是不同而已，我觉得没有说谁强谁弱。(患者能够看到原来情形下自动化思维的不合理性，很好。)

李献云：好，别忘了这一点。你从来没考虑过要买房，你也从来没考过要去互联网公司，是吧？

王军：对，对。

272 · 拨开信念的迷雾：抑郁症认知行为治疗实录

李献云：而他既考虑要去互联网公司，也要考虑买房。

王军：因为我们都是按照、凭兴趣去做事情。

李献云：好，也就是说，你刚才说得很好，各有各的观点，各有各的想法。观念和想法……（继续引导患者思考。）

王军：不同不代表哪个就是高、强弱（说完后写下来）。嗯。（患者的认识很到位。）

李献云：不同不代表强弱，是吧？

王军：对。

李献云：很好。观念和想法的不同不能代表强和弱。（治疗师强化患者的新认识。）

王军：对！

李献云：好，那我们对第一个想法他比你强，我们做了这么详细的分析之后才找出了替代思维。对于这一情形下的其他自动化思维，尽管这次治疗我们没一起做分析，但以前你也对其他的想法做了一些分析。（治疗师期望患者对其他的自动化思维能够在不分析的情况下找出替代思维。）

王军：嗯。

李献云：你现在能看着那些想法，你拿着那些想法，你能产生出一些替代思维吗？尽管我们没有做分析。

王军：这些想法啊？

李献云：嗯，看看能不能产生出替代思维出来？

王军："他要超过我"（笑），他有他的想法，我有我的想法。嗯，怎么说呢？因为你要想超过的话，就得需要一个尺度。而仿佛金钱是最好的尺度，但其实不是这样的。（患者有思考。）

李献云：而你说"他要超过你，我这个人不行"，你也都写了很多支持的证据，是吗？

王军：对。

李献云：所以替代思维可以这么说呀？针对他要超过你，你怎么说他要超过你合适？

王军：（沉思）（41分钟）

李献云：这么粗略地看是不是有难度？（主动询问患者在找替代思维方面的困难。）

第八章 第六次治疗：挑战自动化思维 • 273

王军：嗯。

李献云：回去结合咱们这三次谈的内容，你可不可以把这两个想法的替代思维写出来？就是结合这几次讨论的内容，你再听听录音，看怎么样让自己写出一个替代思维来，好不好？这是作业了啊。（治疗师直接把未分析的自动化思维作为作业布置下去，并征求患者的意见，以体现合作性治疗联盟的精神。）

王军：嗯，好，可以。

李献云：那么今天谈这么多内容，稍微总结一下你的收获呗。（在治疗结束前请患者对治疗给出反馈，先了解患者的正性反馈。）

王军：我觉得"他比我强"还真是，就细细分析，就是他有他的优点，我也有我的优点。而且有的是共性的地方，有些事还真是……对，有的时候不能觉得他所有的东西都是对的，别人所有东西都是对的，得去自己辨别。要不然的话，就满、满眼睛都是觉得别人比自己强的东西了，就别人好像说的做的都是对的。这个得自己去，这怎么说呢？这就是得成长、得体验(笑)。（患者的认知收获很到位。）

李献云：好，这就是今天谈的那些内容的收获，是吗？

王军：嗯。

李献云：那有什么困惑吗？（主动询问患者的负反馈，因为患者一般不愿意把负反馈说出来，所以通常需要治疗师直接询问。）

王军：困惑的话，嗯，我挺纳闷，为什么每次就是咱俩这儿谈的时候跟自己回去想的时候状态就不太一样？自己回想的时候，想想，容易钻到牛角尖里头去。（患者的这个负反馈在治疗中很常见，这也正说明患者事后做作业练习的重要性。）

李献云：好，如果想想就钻牛角尖的时候，可不可以把自己的一些想法给它弄出来呢？（鼓励患者用认知行为治疗的方式重新思考自己遇到的情况。）

王军：写下来还是？

李献云：你觉得呢？

王军：就写下来。（写下来通常有助于患者厘清思绪。）

李献云：写下来，我们看看那牛角尖钻哪儿去了，对不对？

王军：嗯，成。

李献云： 好不好？

王军： 好。

李献云： 所以多练习才能让自己掌握认知行为治疗的方法。（强调方法需要多加练习才能掌握。）

王军： 嗯，可以。

李献云： 没有别的捷径，只有多练习。

王军： 啊，这练习还给它写下来？

李献云： 写下来。

王军： 那成。

李献云： 我们看一看，写下来跟单纯自己在脑子里想那有什么不一样？（治疗师鼓励患者留意写下来与单纯脑子里想之间的区别。）

王军： 可以。

李献云： 好，我知道了，作业是找这两个想法的替代思维，然后再遇到钻牛角尖的情况，分析的时候把它写下来，看看是什么，好吗？（把患者的作业汇总在一起，强化患者做作业的重要性。此时也可以请患者把他要做的作业重新说一遍。）

王军： 好。

李献云： 好。那你说那个药现在怎么样了？（继续了解患者用药治疗的情况。）

王军： 药的话，我现在还是两片来士普、一片劳拉。

李献云： 劳拉减量了吗？

王军： 没减。

李献云： 你怎么想？

王军： 就是，我现在就觉得生活有时候老特别疲惫。（患者有疲惫的感觉，同时还服用劳拉西泮，这说明减药的重要性。）

李献云： 嗯，那当然了，你每天两片来士普、一片劳拉，晚上吃，是吧？你晚上睡觉的时间还是那样？

王军： 对，就是总爱昏睡。（患者的情况更加说明需要将劳拉西泮的药量逐步减少并停药。）

李献云： 所以你要不要把劳拉西泮动一动啊？

王军： 我再减成 0.5 毫克吧。

李献云： 你现在吃的是 1 毫克？

王军： 1 毫克那个量。

李献云： 好好，那就变成 0.5 毫克，可不可以？

王军： 嗯，可以。

李献云： 好，我们看一看啊。好，锻炼身体呢？（了解患者的运动情况。）

王军： 每天晚上就是特别累的话，要走走路，去操场走几圈，现在不会运动量过大，但是肯定得走走。（患者有运动，虽然离治疗师的要求有距离。）

李献云： 可以继续锻炼身体，你做得非常好！那每天花 40 分钟左右的时间快走，好吗？（鼓励并强化患者的运动。）

王军： 可以，好！

李献云： 好！我们就这样，下次我们继续谈。

王军： 好的。

三、治疗回顾与反思

(一)日程或议题设置的时间

通常需要在前 10 分钟左右完成治疗的日程设置，而并非像这次治疗这样。治疗的议题设置得太晚，这是此次治疗最明显的不足。如果治疗师在作业检查之后，发现患者没写作业、没听录音是一个值得探讨的问题，于是把作业检查中发现的问题做一个小结，将它作为可选议题设置进这次治疗的日程，就可以避免这一不足。当然，如果作业中发现的问题通过简单讨论就能解决，则无须设置专门的议题展开讨论。如果治疗师预计此问题不是简单几句话的探讨就能解决的，则需要设置为治疗所谈议题。恰当地设置日程很重要。

(二)就议题设置，患者和治疗师有分歧怎么办

如果患者认为某一问题已解决无须再讨论，而治疗师认为这个问题仍然需要作为议题进行讨论才能真正解决的话，治疗师则需要结合患者的具

体情况引导患者认识到讨论这一议题的必要性，通过协商最终两人都认可这是一个需要讨论的问题，从而设置进治疗日程中。就像这次治疗的议题设置一样，本来小雄被老师批评后，患者已经感觉很好，患者一时全盘否定小雄，似乎之前的讨论议题无须再进行，而治疗师却启发患者看到他的模式（小雄被批评与被表扬患者的反应不同），并结合患者的治疗目的激发患者改变的动机，从而就议题设置达成一致。心理治疗依靠的是合作联盟，治疗师只能是患者自我改变路途中的一根拐杖，协助患者做出他所期望的转变，最终患者可以扔掉拐杖独自前行或者大部分时间不需要这根拐杖也能走好自己的路，如果有分歧，则需要协商解决。

当然，如果患者就是不同意继续探讨某个问题，治疗师则要有足够的灵活性，表明态度，同意先不探讨这个问题或者表示如果未来需要探讨这个问题的时候再探讨也可以。治疗师不要因为不能探讨某个问题，就把不探讨这个问题的严重性放大，认为这个问题不解决其他问题就无法进行下去，或者把患者看成"阻抗""不依从治疗"或"逃避"。因为患者此时的不同意探讨不等于以后也不同意探讨，哪怕不探讨这个问题也不等于患者不可以通过其他问题的探讨来学会自行处理这个问题。因此，在治疗过程中治疗师需要时刻觉察自己的自动化思维对治疗言行的不良影响，学会不被自动化思维误导。有分歧，觉察自动化思维。

认知行为治疗特别强调治疗师与患者之间自始至终建立合作性的治疗联盟，这就意味着，治疗师和患者之间是平等合作的关系，或者说是两个专家一起工作的方式，而非专家对患者的关系。因为治疗师是熟悉心理学、精神病学和认知行为治疗的专家，患者是深刻知道自己痛苦的专家，只有两个专家平等合作才能真正帮助患者以健康的方式走出痛苦，也才能在未来治疗师这个专家不在的情况下，使患者也能独自处理自己的痛苦问题。在CTS第一部分"通用治疗技能"中，第5项评估的就是治疗师和患者之间的合作程度，因为只有合作才能形成联盟，从而对抗患者的精神障碍这一共同的敌人，两人只有齐心协力才能在与这个敌人的斗争中取得胜利。有分歧，更需要平等合作。

在CTS手册中指出，这种合作方法至少有三个目标。第一，合作有助于确保患者和治疗师在治疗过程中的每一点都目标一致，这样工作的时候就不会相互掣肘。第二，这个合作过程能最大限度地降低患者的阻抗，因为一旦患者将治疗师视为竞争对手、入侵者、控制者或支配者，往往患者就会表现出阻抗。第三，合作联盟有助于防止患者和治疗师之间出现误解。这种误解会让治疗走进死胡同，也会让患者误解治疗师一直试图传达的真正意思。也就是说，只有合作才能让患者和治疗师在治疗细节的处理上形成合力而非分散使劲，使患者切实感受到治疗师始终跟他站在一起并准备为他提供所需的帮助，也才能减少患者对治疗师言行的误解，比如认为治疗师想控制自己、治疗师在伤害自己、治疗师不理解自己、治疗师只是为了完成治疗任务并不真正关心自己等。治疗中类似的误解越少，治疗才越能顺利取得进展，特别是患者有人格障碍时。

CTS评估手册中指出，合作主要体现在四个方面：一是治疗师与患者之间的和谐一致。治疗师跟患者以团队的形式一起工作，让患者感到舒服，患者就没有过度的防御之心和过分的自我压抑；在治疗中治疗师与患者的人际互动既温暖又充满共情理解，而且治疗师能根据患者的需求与愿望相应调整治疗的风格与形式。二是治疗师能够在治疗的结构化与患者的自主性之间取得平衡。鉴于认知行为治疗是有时间限制的结构化的治疗，治疗师必然会在治疗中给予患者指导并施加结构化的框架。与此同时，治疗师还能给患者选择权，引导患者承担改变的责任，并且治疗师在治疗中还能恰当地做出决定。比如，就何时需要倾听、何时需要总结发问、何时直面询问患者、何时收回自己的建议、何时直接给出建议、何时等待患者做出决定等情形下体现治疗师在授权与做出决定之间的平衡。三是治疗师能够将治疗聚焦在患者和治疗师均认为重要的问题上。治疗师和患者的目标一致是合作联盟的重要体现，要想让两人的目标一致，就要在治疗中关注那些患者和治疗师均认为重要的问题；否则就会出现治疗中两人目标不一致的情况，两人分散施力，自然就无法形成合力，无法形成合作性的治疗联盟。四是在治疗中治疗师向患者解释要采用的各个干预方法的原理，以去除患者心中有关心理治疗的神秘色彩。这样才能使患者尽可能理解治疗中所用的方法，从而自觉自愿地跟治疗师形成合力。如果治疗师单方面地采用某一方法，而患者对此毫不知晓，就很难体现二人之间的合作精神。另外，研究也发现，患者越理解治疗的原理，就越合作，治疗的效果也越好。

在CTS量表中，第5项"合作"条目的具体评分标准如下：0＝治疗师没有尝试与患者建立合作关系；2＝治疗师尝试与患者建立合作关系，但在界定患者认为重要的问题或建立和谐关系方面有困难；4＝治疗师能够与患者建立合作关系，聚焦于患者和治疗师都认为重要的问题上，并建立了和谐的治疗关系；6＝合作关系看起来很出色，治疗师尽可能鼓励患者在治疗中发挥积极作用（如给予患者选择权），以至于他们能够作为"团队"发挥作用。

（三）如何判断患者的替代思维是否合适

针对这个患者的自动化思维"他比我强"，患者在对方被老师批评后出现的新想法是"我没有必要硬跟着他，其实也不是我不行的表现"，那这个新想法能不能作为替代思维呢？判断替代思维是否合适，关键要看自动化思维强调的是什么？如果替代思维针对自动化思维所强调的主要内容有回应、相匹配、有不同的解释、立足于事实、合理且有助于患者心情好转，那么就可以成为替代思维。比如"他比我强"这个自动化思维强调的是两人比较后的强弱，而患者新出现的想法对此没有回应或解释，虽然"没必要跟着他、不是我不行"也是立足于事实、合理且对患者有帮助，但它跟自动化思维不匹配，没有撼动患者容易跟人比较的模式，所以对患者产生的积极影响不够有力，不适合做替代思维。而且患者这一新想法产生的背景依然是对方被批评之后，这是患者通常模式的体现。即，一个人被批评，就全盘否定对方、抬高自己；一个人被表扬，则全盘认可对方、贬低自己。

在本次治疗中，患者随后说的"我不是逃跑，而是选择力所能及的方向""没法单纯地说一个人比自己强或者一个人比自己弱"，也不能作为替代思维，因为前者跟自动化思维不匹配，后者太过笼统，没有直接针对患者和小雄的比较做出说明。治疗师特别需要注意这一点，因为患者很容易笼统地相信一些大家都相信的道理，但具体到患者自身具体情况时，则不相信。"他有他的缺点，我有我的缺点。而优点的话，我们俩有些东西就比较相似，那怎么能简单地说他比我强呢？"患者后来说的这句话则是非常好的替代思维，因为它既跟自动化思维相匹配、呼应了自动化思维的关键内容，又有不同的解释、立足于事实、合理且对患者有帮助。

治疗师之所以在替代思维上较真、不轻易让讨论滑过去，目的就是希望这样的探讨有助于增强患者思维的灵活性、合理性，以便患者以后也能够学着这样帮助自己。所以讨论的时候就需要治疗师对患者的自动化思维和替代思维的相关性及时做出判断，才能决定是否需要继续引导患者深入探讨下去，以找到更适合的替代思维。像这位患者的治疗，用了三次治疗的时间就一个情形下的自动化思维进行讨论才找出了恰当的替代思维，而一旦形成适合患者的替代思维之后，就对患者产生明显的积极影响，不仅让自动化思维不成立，而且对于患者"我不如人"的核心信念、"跟人攀比"的补偿策略以及中间信念"不能有人在我头顶上""我周围的人不能比我强"这一模式有撼动。因此，找出恰当的替代思维是认知治疗的重点。

(四)治疗节奏的把握

在认知治疗中特别强调治疗的节奏与有效利用时间，这也是 CTS 第一部分"通用治疗技能"中评估的一个条目。在治疗中治疗师要在充分考虑患者目前的理解接受能力的情况下，尽可能完成治疗预期的任务、实现预期的目标。治疗师在这几次治疗中，能根据患者的 GAD 诊断、目前状况并结合所谈议题的难度，允许治疗慢下来，在提出问题后给患者沉默、重新思考的时间，看似治疗进度慢，实则是稳中求进，从而让治疗节奏适合患者并更加有效。治疗节奏应适合特定的患者。

在治疗中治疗师的节奏太慢或者太快都是常见的现象。比如，治疗师对于患者已经掌握的内容反复做解释或说明，为了案例认知概念化或者形成改变策略收集了过多不必要的信息，治疗师从一个主题到另一个主题转换太快导致患者不知所云，在患者没完全理解前一个议题的情况下就转换到下一个主题，在没有收集足够多的资料以形成案例认知概念化的情况下就匆忙落实干预措施(例如，就患者某一问题情形没有从事件、认知、情绪行为生理反应的角度形成认知概念化的新认识，就匆忙开展干预)，在治疗中为了赶时间有些步骤治疗师能省就省，治疗师用力牵着患者做出改变，等等。为了避免在治疗中出现这些常见的问题，治疗师就需要练习自我察觉，也需要在治疗之后进行自我反思或自我督导、接受同伴督导或专家督导，从而帮助自己做出转变。接受专业督导有助于让治疗节奏更适合患者。

在 CTS 评估手册中特别强调，治疗师要对治疗有足够的控制，限制旁枝末节问题的讨论时间，打断无关问题的探讨，恰当地调整治疗节奏，从而最有效地利用治疗时间。每次治疗的日程设置有助于治疗师限制无关紧要的议题进入治疗日程中，而设置好的日程就为治疗师提供了一个讨论的框架，这些都有助于治疗师有效利用治疗时间。所以治疗师在治疗中需要根据日程设置监督治疗的进程，一旦发现有偏离主题的情况，则尽早礼貌打断，将患者或者自己拉回议题上来。此外，因为日程是两人一起设置的，治疗师也可以请患者在发现讨论离题后，主动提醒治疗师或者患者自己回到主题上来，以合作性治疗联盟的形式完成既定的治疗计划。当然，对于治疗中计划完成而实则没有完成的任务，则需要两人一起再做出重新设置，将其布置为作业或下次治疗的议题。

在 CTS 中，第 6 项"治疗节奏与有效利用时间"的具体评分标准如下：0＝治疗师没有尝试系统安排治疗时间，治疗显得毫无目的；2＝治疗有一些方向，但治疗师在结构化和治疗节奏上有明显的问题（例如，几乎没有结构化，在结构化方面缺乏灵活性，治疗节奏太慢，治疗节奏过快）；4＝治疗师在有效利用时间方面相当成功，治疗师恰当地控制了讨论的进程与治疗节奏；6＝治疗师在治疗中巧妙地避开次要的和无益的讨论，快速调整治疗节奏以适合患者，从而有效利用时间。

（五）治疗师对治疗效果的期望值太高怎么办

在治疗中治疗师通常会对每次治疗的效果有期望，如果达不到既定效果或完不成既定的任务，就会有很强的挫败感，甚至让自己深陷自责之中。此时，治疗师需要根据初始访谈评估的结果以及目前讨论议题的难易程度，将自己对治疗的期望值调整到一个合适的水平。也就是说，如果患者得病的历史较长，人格方面有明显偏离或障碍，患有不止一种精神障碍，患者自我改变的意愿不强甚至缺乏，治疗往往需要的时间就长；如果反过来，患者得病的时间短，人格基本保持正常，仅有一种精神障碍，自我改变的意愿强烈，则治疗需要的时间就短。在每次治疗中，如果讨论的自动化思维与患者信念的关联性不强，往往一次治疗就可以找出替代思维；如果讨论的自动化思维就是信念的变异的话，讨论起来难度就会增大。所以治疗师只有在对患者进行准确的案例认知概念化后，才能对患者的治疗效果有合理的期望值，才能让自己在治疗中保持不急躁、不气馁的心态，始终跟患者一起逐步推进治疗。

治疗师有时会期望自己一语点醒梦中人，有时确实可以有如此大的治疗效果，比如患者的问题并不严重，或者患者自我改变的意识非常强烈、行动力强且正处于蓄势待发的阶段，治疗师在患者困惑的关键之处给予点拨，自然就会对患者有巨大的影响力。但临床上更常见的情况是，患者在认知和行为上的改变均需要一点一滴来，需要一步一个脚印往前走，在量的积累的基础上才会出现质的飞跃。当然，有了质的飞跃之后依然会有反弹和病情的波动，再继续一步一个脚印，积累后形成新的飞跃，从而呈现出螺旋式或阶梯式进步。几乎很少有患者是在接受治疗之后以直线的速度好转的。治疗师和患者对进步的过程需要有清晰的认识。

(六)如果比较的对象比患者强或者跟患者处于伯仲之间，怎么办

如果患者习惯于跟人比较，总是觉得自己比人差、别人比自己强，认知行为治疗并不是一定要引导患者产生"他比我差"或"我比他强"的替代思维，除非患者比较的对象确实比患者差。因为俗语常说"山外有山，人外有人""强中自有强中手"，又说"人比人得死，货比货得扔""天生我材必有用"，所以如果患者比较的对象跟患者相差无几或就是比患者强，替代思维一方面需要认可这一点，同时引导患者跳出既有的思维定式，看到在其他领域患者跟比较对象差不多甚至强的方面，或者引导患者看到，哪怕各方面患者都不如比较对象，但作为这个社会、某个团体和家庭中的一分子，患者的价值在哪里，从而形成适合患者的替代思维。当然，这就需要治疗师切实相信"任何人或任何事物都有其存在的价值或意义"这一点，才能引导患者去拓宽思路。在认知重建过程中，辩证思维很重要。

(七)患者的转变

在前几次治疗中这位患者很容易脱离主题谈其他方面，需要治疗师反复引导他才能聚焦在关键问题上继续讨论。但在这次治疗中，患者跑题的情况非常少，尽管依然有针对一些问题不做回答的情况。这就说明，在治疗中发现讨论偏离主线时，治疗师及时将患者拉回来有助于患者养成聚焦在关键问题上讨论的习惯。所以，治疗师不要害怕打断患者无关的讨论会影响到治疗关系和对患者的共情理解。当然，治疗师需要以不评判、陈述

事实、婉转解释理由的方式恰当打断患者，而非武断地指责患者。经过恰当引导，患者就可以改变。

(八)患者药物治疗方案的调整

对于患者的一些不适主诉，需要考虑药物副作用的影响，而不能仅认为是心理因素所致，比如患者的睡眠时间长和疲惫感就可能与劳拉西泮的催眠和肌肉松弛副作用有关。如果由单纯的心理治疗师提供认知行为治疗，有关患者药物治疗方案的调整需要由精神科医生来完成，这是因为国内心理治疗师没有处方权，也不太了解药物的适应症与用法。但此治疗关系中的认知行为治疗师是精神科医生，就可以根据患者的具体情况对其药物治疗做出调整。鉴于患者还同时接受另一名精神科医生的药物治疗，治疗师也会建议患者跟其精神科医生密切配合，将药物调整到一个合适的剂量，并逐渐停服不必要的镇静催眠药或抗焦虑药物。

四、治疗记录

治疗记录	
2017 年 6 月 4 日	Session 6

心境检查

患者这周还可以。周五组会老师批评了小雄，说他课题没有思路，于是患者感觉好一些。患者的新想法：让我觉得我没有必要跟小雄比，我之前做的事情都是稳扎稳打的，都是本专业以前学过的东西。这件事情给我的启发还是挺多的。

患者作业中"他比我强"的替代思维：我不是逃跑，而是选择力所能及的方向。

患者没有听上次治疗录音；周一到周四比较忙，周五出现老师批评小雄的事情，感觉好，就没有像之前那样做作业。

针对未完成作业，了解影响因素，同时增强患者主动做作业来进行自我改变的动机。周五的事情一发生，患者就感觉好了很多，于是一股

续表

脑地做课题。患者情绪不好、根本做不了事时，就愿意做作业。因为分析能舒服一下，不随着大脑自己的想法乱跳。不烦恼时不分析。现在患者不觉得自己的想法有多 low，觉得更切实。

患者的目标：怎么让自己淡定下来而非依据老师对别人的批评或表扬出现情绪波动？怎么能不那么老紧绷着？

引导患者发现听录音、写作业才有助于患者的生活不那么紧绷着、放松下来，强调转变需要一步一步的练习才能实现。

议题

继续上次治疗的议题"他比我强"

患者发现小雄某些方面的优点自己也有，比如他对人热情、有礼貌、比较上进。两人有一些共同的误区，比如他认为有钱就有地位，患者觉得挣钱多少决定一个人的地位。

患者发现：我喜欢和人攀比，不能有人站在我头顶上。实际上社会需要各种各样的人才，不一定挣得多就最好、最适合自己。我不愿意看到别人比我强，这是我的误区。没法单纯地说一个人比自己强还是弱。理由是各有各的优缺点，两人的优点有些相似，缺点是他有他的、我有我的缺点。

替代思维：

我俩有共同的优点，缺点是他有他的不足，我有我的不足，不能简单地说他比我强 80%。

结果：

"他比我强"的相信度由 80% 变成 20%；情绪反应均降至 20%～30%，原来是 70%～90%。

对"他要买房和进互联网公司，而你没有这个想法，能否说明他比你强？"这一问题的应答是，这个事仅仅是个人的想法，不能说明谁强谁弱。观念和想法的不同不能代表强弱。

对于剩余的自动化思维，患者认为"他要超过我"，似乎金钱是一个衡量的尺度，但细想也不是。

续表

患者的收获：

不是他比我强，他有他的优点，我也有我的优点；有些是共性的地方。有时不能觉得别人所有的东西都是对的，得自己去辨别体验；要不然满眼都是别人比自己强的东西了，得自己去辨别，得成长，得体验。

患者的困惑：

在这儿谈跟自己回去想不一样，自己回去想容易钻牛角尖里。

治疗师强调多练习，看自己钻牛角尖跟什么想法有关，学着用今天讨论的方法去分析。

其他讨论：现在每天两片来士普、一片劳拉西泮（1mg），后者没有减量。现在容易疲倦，老是昏睡。鼓励患者试着将劳拉西泮减量看看有什么变化。每天晚上去操场走几圈，锻炼锻炼身体，继续每天 40 分钟的锻炼。

作业

找出其他自动化思维的替代思维；

如果自己分析时再钻牛角尖，看看什么想法影响自己，记录下来并做出分析。

第九章

第七次治疗：识别与挑战自动化思维

一、第七次认知行为治疗的总体框架

在这个患者目前阶段的治疗中认知治疗依然是重点，计划通过不断地强化让患者学会留意并改变他的自动化思维，从而持续改善症状。如果不出现特殊情况的话，治疗就会继续之前内容的探讨，重点依然是放在患者的问题列表相关议题上，特别是跟人比较及自卑心方面。

这次治疗用时 43 分钟。

二、第七次认知行为治疗逐字稿与讲解

李献云：这是你写的作业，是吧？

王军：对，这是，就是替代性思维那段。

李献云：噢，好。

王军：他要超过我。

李献云：所以做了作业啊。那总体来说这周心情如何？（做心境检查。）

王军：总体来说，这周是这样，我是觉得，嗯（思考），我觉得我那个我这个人的、我这个人的特点其实就是这个样子，就是、就是如果我看得见的话，他要挣得多，比我过得好，就是超过我，就觉得特别焦虑。但一旦我觉得，唉，他有挣得少、比我惨，就是我超过他，就会特别的爽。（笑）（患者谈的是他的适应不良性规则，却没有就心境检查做出回应。如

果治疗师询问的时候更具体一些，也许患者会有回应，比如"请简单说一下这周你的心情总体如何"。）

李献云： 嗯嗯。

王军： 就是这种，有的时候情绪就处在这两种……

李献云： 来回地变化。

王军： 来回地变化之中。

李献云： 噢，那你想不想让自己这样子？（抓住机会增强患者改变的动机。）

王军： 当然是不想，我想让自己稳定一下，这样的话能控制自己。

李献云： 好。那总体来说这一周你心情怎么样？你做的这个分析发现自己有这个特点，你觉得你这周总体心情怎样？（继续心境检查。）

王军： 有笔吗？

李献云： 笔，我就只有一支了。

王军：（找笔）

李献云： 所以总体来说，这一周做了这个分析之后，总体心情如何？（就心境检查继续追问患者。）

王军： 做了这个分析之后？

李献云： 这周总体心情？（第四次进行心境检查。如果患者不回答某个关键问题，治疗师需要心中有数，并做好相关询问。）

王军： 我觉得（思考一会儿），这个、还是这个事件会给我影响比较大。（患者依然不回应其总体的情绪状态，且强调事件影响他而非认知。）

李献云： 还是事件给你影响比较大。

王军：（笑）是，对。

李献云： 所以你觉得事件对你产生影响，你看见他挣得多、比你过得好，对你产生的影响大？

王军： 就是一个事件会让我觉得我又……就是说，他会可能挣得比我少一点儿，过得比我惨一点儿，我超过他，就是这个事件它会，就是……因为……

李献云： 所以，你觉得如果你挣得比他多，你过得比他好，这个事件就会让你好一些。

王军： 对，我可能觉得就是（思考一会儿）……低人一等，就是如果特别焦虑的话。（患者的自动化思维。）

李献云：好，焦虑，那是觉得自己低人一等。所以总体来说，这一周的心情怎样？（边说边写）（第五次进行心境检查。）

王军：然后高人一等的时候又觉得又、就又、情绪又大起大伏的。（患者强调的是情绪的起伏大。）

李献云：好，当他比你挣得多，比你过得好，你觉得你比他低人一等；如果你要反过来的话，你就高人一等，情绪就爽了啊。

王军：对对对。

李献云：这是你发现自己的一个特点。那这一周你总体来说你的心情如何？（第六次进行心境检查。）

王军：这周我的心情啊？

李献云：嗯。

王军：嗯，我觉得（笑）好像还是有事件，因为小雄那个他可能要去做机构去了那种感觉。然后，就怎么说呢？我手头上要有具体的事情，我可以去，而且我想研究生做什么，不是……也是跟那个学长他们交流完之后就是说去，就觉得研究生课题做什么，跟今后工作做什么，尤其是我们这个专业没有什么必然关系，就是能把手头的事情做好就做好。（患者依然习惯于谈具体的事情，而非谈简短谈其总体的心情如何。）

李献云：所以这周心情怎么样？（治疗师就心境检查反复多次询问，这是第七次询问。面对容易谈具体事情的患者，治疗师做心境检查的时候应给出更多的限定，即采用封闭式提问，效果可能会比较好。比如说"你刚才谈到了情绪的起伏大，不过请用一句话简短地说一下你这一周总体的心情"，这样提问可能有助于患者直接回答问题。）

王军：心情还挺好的。（患者终于切题回答了问题。）

李献云：好，所以心情还挺好，是吧？

王军：对。

李献云：就是专注于把手头的事情做好，因为觉得研究生做什么跟以后做什么没什么关系。（治疗师复述患者前面谈的且对治疗有帮助的关键内容。）

王军：对。还有一点我感觉就是，因为一开始大家都觉得小雄那个挺好，然后就有点儿小抱团的感觉。就因为我跟另外一个人都是做传感器的，跟他的交流就多一点儿，就感觉有点儿比如就觉得排斥他一点儿，心里会好一点儿(笑)。(患者的表述对于治疗师来说不是特别清晰明了。)

李献云：好，一个是你们抱团，如果排斥跟你不一样的小雄的话，就会好一些，是吧？(就疑问请患者做出澄清。)

王军：对对对。

李献云：好，那我们知道了。好，那简单回顾上次的内容呗。(过渡到回顾上次治疗内容上。)

王军：好，上次主要您让我继续那个，因为上次就找到了这个、这个问题(指着上次的记录)。上次就是我们不是谈这个，就是他比我强，然后找到替换性的思维是，其实是我们两个有共同的一些优点，也有各自不一样的缺点，也有一些共同的误区。尤其是这周我也感觉到，就对未来，其实未来不可能一下像我们想象那么好，但也不至于说低人一等之后就能差那么多，这个，这个是。(患者对上次治疗的主要内容回顾得清楚明了。)

李献云：嗯嗯，这是上次谈的内容，是吧？

王军：嗯，然后上次，对，就是把那个、把那个他比我强，就有一个替代性思维了，他有他的不足，我也有我的不足，我们有共同的优点，不能简单说他比我强。嗯。

李献云：嗯嗯，所以这样有替代思维之后，整个状况也会好一些？(治疗师抓住机会对患者进行心理健康教育，即强调替代思维带给患者的影响。)

王军：对，是，我觉得是好一些。就是，是。

李献云：你一边说"是"，还一边点头，你想说的？你还有什么想说的没说出来吗？(了解患者躯体语言所传递的信息。)

王军：就我觉得，就是这些事情对我影响特别大，我就觉得好像就是3月特别崩的时候，其实就是……(患者依然跟前面一样强调事情对自己的影响，因此，抓住机会对患者进行认知模型的心理健康教育是需要持续开展的工作。)

李献云：就是什么？

王军：两方面。一方面是环境，另一方面的确每个人在相同的环境里那个想法差别特别大。像我们有个师兄就是、就是、就是自己出去找实习，然后老师批就也不来，他就能、能应对老师这个批评。就是我是觉得，嗯，就是有思路，就真正要是想看起来能超过别人，或者说我要超过的话，其实是有一个、有一个思路的不同，也不是说运气啊或者巧合，而这个思路是可以学习的。但有些性格上的东西又不太好学习。（患者看到身边同学有新的思考，内心也很矛盾，但表达不够清晰明了。）

李献云：我没完全理解。你说一个是环境，一个是想法，你能看到在同样的环境当中，人的想法不一样，同一个事件对他的影响就不一样，对吧？（抓住复述的机会对患者进行认知模型的心理健康教育。）

王军：对，对对对。

李献云：你说有思路，有思路是指的是什么？

王军：有思路就是比如说做具体……就我们那师兄，虽然我们老师挺严的吧，但是他呢就是从自己的那个角度出发，他在找一个好工作，然后他就自己出去，不管老师怎么说他不在什么的，他就从心里头好像没什么影响似的。然后每周组会，就是想好这一周汇报什么的，算一下用多长时间，有的时候就半天就搞定一周的事（笑）。然后这就是他的思路。然后像我们有些思路就是，就在那儿堆砌时间（笑）。就是我觉得这可能就是，这才是真正的……就是说超过谁，就他要超过我，或我要超过别人，其实更核心的就是思路，做事情的思路。（由此可知，患者的逻辑推理有问题，措辞相对独特。）

李献云：做事情的思路，那真正影响你的是事情、环境，还是你的想法呢？你觉得？（引导患者用认知模型思考。）

王军：就是我觉得一个事情发生了，就我就很容易就是走两个极端，就想法上。要么偏向这个极端，要么偏向另外一个极端。就一个事情发生，一个小的刺激可能很不稳定。（患者继续强调自己的两个极端变化。）

李献云：所以让你往两个极端来回跑，是吧？

王军：嗯，对。

李献云：你发现这个特点了。

王军：这是我的特点。

李献云：你希望不希望自己保持这个特点？（了解患者的目标。）

王军：不希望，我觉得……

李献云：那它给你带来什么，你不希望保持这个特点？（继续增强患者的改变动机。）

290 · 拨开信念的迷雾：抑郁症认知行为治疗实录

王军： 首先就是，其实你要说，感觉好的时候都还好；但是感觉不好的时候，一掉进去就掉到深渊里了。（患者认识到了其模式的弊端。）

李献云： 噢。

王军： 这是不好。

李献云： 所以你很习惯于往两个极端跑，要么好，要么不好。

王军： 对，要么特别好，要么特别不好，这样的思维习惯。（患者认识到了自己的思维习惯。）

李献云： 这样的思维习惯会让自己情绪来回摆、掉进深渊里头，是吧？（小结患者思维惯性带给患者的不利影响。）

王军： 嗯，对对对。

李献云： 好，所以结合你的这个特点，咱俩今天谈，你怎么想今天谈的内容？（过渡到日程设置。）

王军： 我觉得（沉默），（指着所写的作业）就是这个"我不行"，我觉得里头有很多就是，我可能就那个优点有些可能是……

李献云： 所以我们今天谈"我这人不行"，先针对"我这人不行"我们一起来谈一谈？（跟患者协商确定这次治疗的议题。）

王军： 噢，对对对。

李献云： 好，那非常好啊。这是我们知道我们要谈"我这人不行"啊，你对这个想法的相信程度是多少？

王军： 我觉得就是，如果我在那个深渊里的话，我可能总是脑子就在那儿想着这个。（患者没有直接回答相信程度，而是强调在具体情形下就会一直这样想。）

李献云： 哪天发生的一个让你跌入深渊这么想的时候？（引导患者具体化到某个情形下。）

王军： 就是遇到困难的时候。（患者的回答虽然比之前具体了一些，但依然不够具体。）

李献云： 遇到困难的时候。哪天遇到哪个困难的时候，你就这么想？（治疗师继续引导患者具体化。）

王军： 周四我画那板子可能、肯定是有很多地方不太好，要让老师修改。我呢就想做到完美，就不让老师说，但其实这也不可能。（患者将引发其自动化思维出现的情形具体化了，并且说出了自己的补偿策略，即追求完美。)

李献云：周四什么时候？

王军：周四，因为我们周五开组会嘛。

李献云：嗯，周四上午还是下午？

王军：周四中午吧。

李献云：周四中午，你画板子的时候，是吧？

王军：对。

李献云：画电路板子？

王军：对。

李献云：嗯，然后怎么着了？

王军：我第一次画，我就特别想给它画好。但是呢我也很清楚，第一次画呢，把这些东西熟练熟练就可以了。但是呢给老师呈现的东西也不能就只是把线都接好，也得适当地该注意注意，但是这一注意就没边了！就容易让自己陷在那种就是既想追求特别完美，但实际也清楚第一次画有可能做不好，然后就不好给自己定边界。因为这事其实没有个经验的积累很难去……就是，嗯，或者说很难去做到特别完美。那现在我回想肯定是，给自己比如说要有一个思路，比如说我做到一二三四五，我先列出来，然后我再具体去画。但是我当时就容易……就是说我着急，我特别想给它求完美，然后就先不想……在那儿硬画了，然后就特别疲惫，所以疲惫之后觉得又达不到特别好的效果，然后这个时候脑子就开始觉得哎呀我不行、这都不行。（患者谈出其具体情形下的补偿策略和自动化思维。）

李献云：好，所以这时候着急，是吧？

王军：疲惫。

李献云：情绪上有着急，身体上有疲惫，还有别的吗？

王军：疲惫，然后就觉得老师会批评我，就是这是什么情绪？这是焦虑吧。（患者的自动化思维。）

李献云："老师会批评我"，嗯，情绪是焦虑。还有别的想法吗？（继续了解患者的自动化思维。）

王军：然后就觉得这么点儿的小事情，我怎么都搞不定。（患者的自动化思维。）

李献云：（书写）"这么点儿小事情我都搞不定"，是吧？

王军：对。

李献云：还有别的没有？

王军：然后就没什么了。

李献云：还有"我这人不行"，是吧？

王军：嗯。

李献云：所以又着急、又疲惫，情绪除了着急以外，还有别的吗？周四中午的时候。（在了解完自动化思维之后，继续了解患者的情绪变化。）

王军：就还有点儿抑郁，我觉得。就是躺在那儿休息的时候都休息不好。（患者既给出情绪反应，还给出了生理反应。）

李献云：躺下休息都休息不好，是吧？

王军：对。

李献云：嗯，还有别的行为反应没有？

王军：没有什么了。

李献云：很好。你看这事情很简单，对吧？（在了解完这一情形下患者的认知、情绪和生理反应后，进行小结。）

王军：对。

李献云：就是画电路板的时候，特别想第一次就把它画的完美，然后呢也清楚画不好，可是想到"老师会批评自己，这么点儿小事情都搞不定，我这人不行"，就变得着急啊。

王军：对。

李献云：着急的程度，0到100％？（对患者的情绪反应强烈程度进行评估，以方便患者直观地感受其模式和治疗后的变化。）

王军：85％（笑）。

李献云：85％。然后抑郁的程度呢？

王军：抑郁我觉得有个55％吧。

李献云：抑郁的程度并不高，是吧？

王军：对对对。

李献云：好，"老师会批评自己，这么点儿小事都搞不定，我这人不行"，对这几个想法的相信程度分别是多少？当时。（同样评估患者对自动化思维的相信程度。）

王军：当时我觉得老师批评自己，60％。

李献云： 60％。

王军： 这点儿小事，75％呗。

李献云： 75％，是吧。"我这人不行"？当时。

王军： 也75％。

李献云： 75％，好。所以我们就来看看"我这人不行"这个想法，这是你在作业中写的，我们来看看，先看看"我这人不行"，然后回头再说其他的想法。（治疗师在治疗中就下一步做什么征求患者的意见，以充分体现治疗联盟的合作精神。）

王军： 好。

李献云： 那么，"我这人不行"，这是你写的一些支持的证据和反对的证据，把它分别说一说。

王军：（思考一会儿）就是这个问题，我没有想到解决办法。

李献云： 嗯。

王军： 好，这应该是一个小问题。我可能又是哪里做错了，我怎么总是做错，就这些小问题都错了，因为画电路有的东西很细节，连这点都没有思路。然后有的时候是逻辑混乱，然后就是要每画、每向前走一小步，都要花很大的心思，就反复纠结一些东西，但感觉也没有什么依据。然后不读文献，光拍脑袋不能解决，因为有的时候吧……（患者给出的支持证据都是其自动化思维。）

李献云： 好，这是你写的支持的证据，一共写了八条。

王军： 八条，就是。

李献云： 好。下面这些是什么？

王军： 这些是、就是就是就是反驳吧。

李献云： 反驳支持的证据。

王军： 就是反驳支持的证据。

李献云： 这是写了支持的证据，我们先看你写的反对的证据，待会儿再看看（支持的证据）。

王军： 我正在一个一个问题的解决，也挺努力的。嗯，我之前也解决过一些问题，我也有过挺不错的成绩，也读懂了一些文献，我也有思路并按照思路走，在过程中调整，然后处理数据起来也很快的，还是会理解和总结问题及方法的，还是能通过实践反思有所收获的，还是能有一定分析问题能力的，然后所有人都是在生活中不断体会进步的。然后我有很多朋友，我也很乐于助人，然后锻炼身体，也能保护好自己。然后爱聊天，有时候就是说自己的观点。

李献云：嗯，好，这是找出来的，反对的证据找的多一些；支持的证据找了，找出来，然后又重新对支持的证据做了一些分析，是吧？（治疗师把患者作业中写的内容做了一下总结。）

王军：就是一些反驳吧，或者说……

李献云：好，你是怎么反驳的？

王军：就是我有解决问题的，它不说没有找到方法么，但是不能每次都那么着急，都是需要时间和精力。然后小的问题思路错了，就是思路错了也很麻烦，大的问题一旦思路对了也慢慢迎刃而解了。然后就是做错了，就是错了，那是可能第一时间的情绪反应。但是随着时间的推移的话，有些问题是能解决的，慢慢地接触接触就明白了。

李献云：好，你继续。

王军：然后思路上大体上有，但是具体细节的把握，就是有的时候思路上有，但是嘣叽（突然的意思）在做的过程中遇到一个新问题，那也是很正常的，不可能说都想得很很全。然后，有时候逻辑是因果关系，这个其实也不能简单地说就是逻辑混乱啊，给自己扣那么一个大帽子。然后就是如果思路对了，向前走，还是不是很累的。现在可以跟读文献并思考，的确也是这么做，就是遇到一个问题，一开始就容易吓着自己，或者说想特别赶紧给它解决，而不想这个事情可能需要一段时间或者说循序渐进，老师也不会那么强求。是给自己很多的压力，然后一旦这情绪上来了就又想完美，然后呢又达不到（笑），然后又达不到又接、不接受自己。（由此可见，患者的反驳做得不错。）

李献云：好。

王军：就这个状态。

李献云：好，非常好啊！所以你找了一些支持的证据，找了一些反对的证据，然后提醒自己怎么样去思考，是吧？（就患者做得好的方面给予认可。）

王军：嗯。

李献云：你也发现自己一开始做一个事情的时候自己总想追求完美，

而实际情况在第一次做事情的时候，不大可能做到完美。（治疗师对于患者的自我觉察和提醒给予认可。）

王军：对，然后又觉得老师好像第一次要求就很高。（患者的自动化思维。）

李献云：好，所以你会觉得老师第一次要求就会很高，还感觉自己这个人不行，对不对？（治疗师将患者补充的自动化思维跟其关键的认知联系起来。）

王军：对，最后就因为达不到期望，最后就变成了这个人不行（笑）。

李献云：好，所以你可以怎么说？通过这样的分析啊，那你可以怎么说自己？尽管第一次做事情依然想追求完美，但知道自己不可能画的那么好，你可以怎么？当自己感觉自己这个人不行的时候，通过这样的分析，你可以怎么说自己？（治疗师把患者做得好的方面提出来，请患者找出替代思维。）

王军：（思考）就是，随着时间的积累我会越来越好的。（患者给出的新思维虽然对患者有帮助，但不属于"我这人不行"的替代思维，而是受这一自动化思维影响后的自我劝慰。）

李献云：嗯，不，除了时间积累外，就目前来说，你第一次做事情，就是画电路板，第一次做事情，你也知道你想追求完美，但也不可能画得特别好，当你觉得自己这个人不行时，你可以怎么样重新评价自己才有助于自己画下去，并看到时间积累后的结果？（治疗师把患者的思路拉回来，请其结合自动化思维思考符合现实的替代思维。）

王军：是我要替换"我这个人不行"？

李献云：嗯，对。"我这人不行"，你有这种感觉，觉得自己这人不行，通过你做的分析，你觉得实际上真的是你这个人不行，还是怎么说？（治疗师继续引导患者学会看其分析的结果，给出相应的替代思维。）

王军：实际上是我的想法太偏激了。（患者对其自动化思维的特点有认识。）

李献云：想法太偏激了啊。嗯，人怎么样？你这个人如何？（治疗师继续引导患者结合实际情况给出对自己的评价。）

王军：人还是……

李献云：行还是不行，还是怎么说？（治疗师就替代思维继续追问。）

296 · 拨开信念的迷雾：抑郁症认知行为治疗实录

王军：跟所有人一样。（患者依然是不给出明确的替代思维。）

李献云：是什么样子？跟所有人一样的话。（治疗师继续追问。）

王军：循序渐进地进步的。（患者的新想法依然不是替代思维，而是跟前面的那个新想法一样，均属于自动化思维影响下的产物。）

李献云：好！写在这儿（给患者拿纸）。（治疗师决定先停一停，请患者把这些新想法写出来。）

王军：（写）就是想法有点儿偏激，人还是一样。

李献云：好，写下来。

王军：（写）

李献云：好，非常好，这是你这个人，还是跟大多数人一样需要循序渐进的，所以对你这个人，觉得"我这个人不行"，可以怎么说？怎么说"我这个人不行"，除了说需要循序渐进以外。（治疗师继续追问替代思维。）

王军：（沉默）（由此可见这个自动化思维对患者的影响之深，因为这一自动化思维贴近患者的核心信念。）

李献云：一旦你遇到困难，做事情不如你想象得那么完美的时候，你就会感觉到自己这个人不行，对不对？（治疗师将情形和自动化思维拿出来，提醒患者反思。）

王军：对。

李献云：所以怎么评价你这个人更合适你？

王军：（沉默）我这个人做事有点儿急躁。（患者的新想法依然不是替代思维。）

李献云：嗯，"我这人做事有点儿急躁"。

王军：对，但是做着做着还是……

李献云：还是什么？

王军：能出成果的。（患者对自我的新看法。）

李献云：那好。

王军：那怎么？

李献云："我这人做事有点儿急躁"。

王军：（边说边写）也是能出成果的！

李献云：那你这个人呢？是行还是不行？还是行和不行之间的某种什

么状态？（继续引导患者重新看待自己。）

王军：肯定是行和不行之间的某种状态（笑）。（患者对自己有了新的认识。）

李献云：那是什么，是行还是不行，你觉得自己不行、这人不行。所以实际上你是什么？（继续把患者的自动化思维提出来，启发患者思考。）

王军：就没有自己想象的，就相当于自己那想象，那个急躁的那个劲儿来讲，就相对就不行了。但是你要是从整体上做事情……（患者在启发下的反思很不错。）

李献云：对呀。

王军：还是都做出来了。（患者对自我的新认识。）

李献云：所以怎么样说自己？这个人如何？（治疗师继续追问患者的替代思维。）

王军：但大部分事情都做出来了。

李献云：所以，你把大部分事情做出来了，那么你这个人如何？（治疗师耐心地反复引导患者思考替代思维。）

王军：那我就得抛弃我这种完美的这种、对自己完美的这种追求。那这样看还是可以的。（患者的替代思维终于出现了。）

李献云：噢！那写下来，需要抛弃自己对完美的追求，是吧？

王军：嗯（写）。

李献云：好，对这个新想法的相信程度，"自己还是可以的"，是多少？（了解患者对替代思维的相信程度，以判断前面的探讨是否到位。）

王军：嗯，80％。

李献云：80％。

王军：对。

李献云：对原来那个想法，"自己这个人不行"，会变成多少？（治疗师了解患者对原来自动化思维的相信程度。）

王军：40％。（患者的这个自动化思维贴近核心信念，能降低到这个程度已经很不错了。）

李献云：40％。好，那我们就看到我们的想法是怎么样误导我们的，我们怎么样学会转变这个想法，是吧？你觉得如果你看到自己还是可以的话，你的情绪会有什么变化呢？（继续引导患者看到想法转变后情绪的改善。)

王军：那肯定没那么着急了（笑）。我觉得着急的情况能降到 30%，抑郁的话也会 40% 吧，应该是吧。

李献云：40%，好。那疲倦跟躺在那儿……

王军：休息不好。

李献云：会有什么变化？

王军：疲倦也可能好一些。

李献云：疲倦会好一些，写下来，（指着 DTR 表最右列）写在这边，疲倦会好一些。

王军：对，疲倦会好一些。（写）休息也会好点儿，休息会更安心一些。

李献云：好，这时我们在这儿稍微停一停，我们只是针对其中的一个想法做了分析，然后你的情绪跟身体上的感觉和行为也会有转变，也会好一些，是吧？（治疗师在完成自动化思维的挑战后进行小结。）

王军：嗯，嗯。

李献云：这在找出替代思维之后，你发现自己追求完美的想法太明显，然后呢也发现自己的想法太过极端、偏激，是吧？（治疗师强化患者对其补偿策略和思维惯性的认识。）

王军：嗯。

李献云：好。那基于我们前面这个分析，你怎么分析剩下来的两个想法？"老师会批评我""这么点儿小事都做不好，都搞不定"。你先分析哪个呀？（治疗师引导患者独自分析剩余的自动化思维。）

王军："老师会……"，"这么点儿小事都搞不定吧"，对我影响会大一些。

李献云：好，怎么说"这么点小事都搞不定"？经过咱们前面那些讨论的话，你现在还坚信自己这点儿小事都搞不定吗？

王军：我没、我没觉得这么点儿小事都搞不定，我觉得……

李献云：你觉得是什么？

王军：我把思路列、列下来，写下来，没准就挺好（笑）。

李献云：好，所以"我这点儿小事都搞不定"可以怎么替代？

王军：我把自己的思路写下来，那是方法，我既然这点小事搞不定，嗯，我把思路写下来，这点小事就能搞清。（患者的替代思维出来了。）

李献云：好，写下来。

王军：（写）

李献云：你对这个想法的相信程度是多少，现在？

王军：85％。

李献云：85％啊，对原来那个想法的相信程度，从75％会变成多少？

王军：40％吧。

李献云：40％，还是相信程度蛮高的。好，所以哪些让你很相信？（"我这点儿小事都搞不定"这个自动化思维相对具体，患者的相信程度没有显著降低，因此需要了解影响因素，如果可能的话，帮助患者做出分析。）

王军：什么？

李献云：你"我这点儿小事都搞不定"，你不是从75％降到40％了吗，那还是蛮相信的，对不对？

王军：嗯，就是，唉，如果那个劲上来了就特别相信，啊。

李献云：所以你准备让自己凭着那个劲儿来相信自己，还是要干吗？（继续抓住机会提升患者改变的动机。）

王军：把思路写下来就会踏实非常多。

李献云：好，我想问，你以前有没有总是感觉这点小事都搞不定，结果证实如何？（治疗师引导患者回顾既往经历，认识到其感觉并非是事实。）

王军：就是做得还行（笑）。

李献云：实际情况是做得还行，能举些例子吗？（请患者给出具体的反对证据，这样有助于患者在事实面前改变对自动化思维的相信程度。）

王军：就是，举一些例子，其实……

李献云：曾经做过的哪些事，你都是做的时候感觉自己这点儿小事都搞不定？

王军：（思考）那比如说，我觉得做那个 BR 比赛，本身那个事它就有一些难度，嗯，然后呢我就一直在那儿做，就是其实做得挺好，但是始终有这些压力在那儿。或者说，换句话来说，我觉得有时候我在那儿使劲做的动力就是这压力。

李献云：噢，做的动力就是这压力，好，所以……

王军：就这个也让我挺痛苦的。（患者的叙述不够清晰明了。）

李献云：怎么个痛苦？你写在这儿啊，这还有一个事情，就是做的动力。（治疗师请患者做出解释，而不是把自己的猜测或推理说出来。）

王军：（写……）

李献云：好，那压力是什么？

王军：就是这些难受的感觉，这些想法，就觉得自己不行，就要证明自己行。（患者的中间信念出来了，努力做，做到完美，以证明自己行。）

李献云：觉得自己不行，这点儿小事干不好，是压力。这个压力正好是你的动力，是吧？写下来。

王军：对，对（写……）。

李献云：让自己去证明自己还行。（治疗师对此给予共情理解。）

王军：对。

李献云：好，所以面对这种情况，你觉得如果它真的是你的动力的话，那咱这么一改变，你不就没动力了？（治疗师预想到改变后的困难，向患者提出来。）

王军：是，就是（笑）我觉得就追求完美那个劲也是我的动力，就是。（患者感到被治疗师理解。）

李献云：好，追求完美也是你的动力，写下来！

王军：（写……）就包括超过别人，我觉得我一旦超过别人就带有优越感，也是我的动力，就带有优越感的。（这也是患者的中间信念。）

李献云：超过别人带有优越感，也是动力，是吧？

王军：嗯（写……）。

李献云：我们先把这些放在这儿，我们就知道你还有这样一个遗留的问题。它本来是你的动力。我刚才是要回顾，因为你对这种这点小事都干不好、搞不定，我们讨论之后，你还是对它相信程度有40%，对吧？（治疗师在了解患者的中间信念后，继续回到之前讨论的议题上。）

王军：你知道我为什么，我本来想写30%，但是我觉得好像现在我情绪有点儿上来了（笑），就是有点儿又高兴了，所以我就故意地给它就提到40%。因为我是觉得可能现在可能……（患者故意将其对原来自动化思维的相信程度提高。）

李献云：现在哪些事情让你觉得你自己这点小事都搞不定？（继续了解支持自动化思维的证据。）

王军：就是凡是跟我的、我认为的那个完美是有关系，我想想，比如说焊电路，比如说我觉得有的时候任何事情，就只要是别人给我安排的，我没有做到自己、符合自己、给自己那个要求的，我都觉得挺糟糕的。（患者的信念在影响着他。）

李献云：哦，任何事情只要没做到……

王军：自己认为满意了。

李献云：只要没做到自己认为满意了，就会觉得自己搞不定，是吧？（治疗师把患者的规则及相应的自动化思维直接说出来。）

王军：嗯。

李献云：那么，你有这种感觉，是吧？

王军：对。

李献云：实际情况呢？（治疗师引导患者看实际情况。）

王军：实际情况，得跟横向去对比对比。

李献云：横向对比呢？

王军：横向对比的话，（思考）其实大部分做得还行，但是我心里头总是挺自卑的（笑）。（患者把现实情况说出来了，而且也把他在信念影响下的状况说出来了。）

李献云：所以你虽然大部分做得还行，你心里自卑啊。好，哪些事你做完了，虽然感觉搞不定，但大部分做得还行？（治疗师引导患者看反对的证据。）

王军：那个，比如说那 BR 比赛，我在做的过程中特别痛苦（笑），但是最后结果也是得了二等奖。

李献云：也是 BR 比赛，是吧？

王军：嗯。

李献云：还有什么？

王军：然后，而且老师也说不错。然后就是我做毕设那会儿也是，过程有时候也是挺痛苦的，总觉得怎么这也不行。但是一点点做，其实效果都是挺好的，而且也超过了大……毕设也超过了大部分人。但是就是心里头总是觉得好像没达到自己那个理想的那个效果。

李献云：噢，这是。还有什么？

王军：然后，包括这回那个这老师频繁给我换课题，就是他每、他每给我换每一个新的领域，反正我都使劲儿读，我觉得现在还看做成那个情况已经算够可以的。但是当时就是觉得好像换一个题，我就得重新读新文献。对，对，得给它做出来。就是对自己的这个……

李献云：好，继续想还有什么？证明自己其实感觉自己搞不定，但实际上还可以。（治疗师继续引导患者学会看事实。）

王军：我（思考）……包括高考其实都是，我第一次高考，其实考得挺好的，但当时就考完之后都特别崩溃。

李献云：嗯，好，所以有很多事，是这么说吧？

王军：对。

李献云：所以告诉我什么？（治疗师在引导患者看清事实后，询问患者的反思结果。）

王军：就是这感受跟事实不一样。（患者的新认识。）

李献云：好，写下来，可不可以？自己的感受和事实不一样。

王军：（写……）但是你知道，我就觉得，现在就感觉这个要想获得成功，必须得跟这不好的感受得绑在一起。（这是患者的功能不良性假设，即中间信念。）

李献云：写下来，要想获得成功……

王军：（写……）

李献云：这都是一个啊，不过我们先把它放在这儿，这些都不谈，知道它有一些障碍。那这样的，那你意识到事实跟你的感受不一致，对吧？（治疗师将患者的注意力从中间信念的探讨引回到原来的主题上。）

王军：是。

李献云：事实是你可以搞定。所以你这么想的话，你觉得你会对自己搞不定这点小事的相信程度从75％会变成多少？尽管也是会见……（引导患者重新思考其对自动化思维的相信程度。）

王军：20％。

李献云：那把它写下来。好。那如果有新的想法出来啊，那你的着急呀、抑郁呀、疲倦啊、疲惫呀，包括躺下不能好好休息呀，这些情况会有什么变化？（引导患者看到想法转变后的情绪、行为改善。）

王军：那就很舒服了，那就着急，因为我认为我其实搞得定，10％。抑郁就没了，休息就会很好。

李献云：休息就会很好，是吧？

王军：嗯。

李献云：疲惫呢？

王军：疲惫，疲惫会、也会小一些。

李献云：噢，好，另一个想法，我们没有时间分析，"老师会批评我"，你自己回去看看怎么样用同样的方式找到替代思维，好吗？（将剩余的自动化思维作为作业布置下去。）

王军：成，好。

李献云：你看看你的替代思维是什么？好吗？

王军：好。

李献云：那在这儿总结一下咱俩今天说的内容。（治疗师请患者做治疗总结，以了解患者对治疗的反馈。）

王军：（思考）就是列举了一下我这个感受跟事实它不一样的这些事件。然后我又深信不疑地觉得这种不好的感受跟这个成功又是在一起的。但是，但一旦我就是发现，（指着写下来的内容）如果能抛弃那些、那些想法，去、去看见这些想法的时候，的确会很、就舒服一些。然后这个事情本身也、其实这个事情本身并没有那么难，难的是、就是自己对它这个事情的很多偏见（笑）。（患者的总结虽然有些啰唆，但其中的一些内容很好。）

李献云：好，事情本身没那么难，难的是自己对事情的偏见，是吗？（治疗师复述患者总结中的主要内容。）

王军：嗯。

李献云：所以对今天谈的内容有什么困惑吗？（了解患者对治疗的负性反馈。）

王军：没有什么困惑。

李献云：你的作业，除了刚才说的分析那个想法之外，"老师会批评你"，找出替代思维，是吧？（继续完成作业的布置。）

王军：嗯。

李献云：你会给自己还留什么作业吗？

王军：就是关于这个大起大落这个、这个想法吧，就这个……嗯。

李献云：你要让自己再思考一下？

王军：然后还有一个想法，就始终觉得我不配好的东西。（患者的自动化思维。）

李献云：所以你想要自己继续分析哪个？（就布置作业继续征求患者的意见。）

王军：就是"我不配"吧！这个我觉得，因为我觉得如果要是始终想着不配的话，又想着超越别人，因为人都是有一种平等的感觉嘛，如果始终有"我不配"的这个想法的话，始终心里都不会平衡的。

李献云：好，所以你分析分析"我不配"在什么情况下你会出现这种想法，然后情绪会变成什么样子，用咱们今天学的方式分析一下，好不好？

王军：好，成，成！

李献云：那我们就这样，我们俩约下次的时间。变成周二或者周三傍晚？

王军：周二傍晚，好吗？

李献云：周二傍晚，就是周二 25 日的 4 点半，你觉得如何？

王军：25 日，成！

三、治疗回顾与反思

（一）此次治疗的不足

在治疗一开始就进行了作业检查，在作业检查过渡到心境检查的过程中，治疗师没有询问患者做作业的收获或困惑，特别是没有了解患者做作业过程中存在的困难。这是此次治疗明显有待提高的地方。如果知晓了患者做作业遇到的困难，在进行日程设置的时候，就可以提议把这些困惑或困难作为议题之一进行探讨。如果治疗师这么做的话，就会更好一些。

另外，设定的议题是对"我这人不行"进行讨论，后面在讨论完这个自动化思维后，又探讨了另一个自动化思维，中间的过渡不够清晰。如果治疗师说："我们本来计划探讨'我这人不行'这个想法，现在这个想法探讨完了，我们还有一些时间，就这个情形下的另一个自动化思维我们一起探讨一下、找出替代思维如何？"如果治疗师这样做出过渡性解释的话，即以合作性治疗联盟的形式增加议题，在征求患者意见后确定添加议题，更符合认知行为治疗合作联盟的要求。

(二)患者不切题回答怎么办

在心境检查阶段，这个患者的模式是叙述事件的细节过程而非简要描述其情绪状态，需要反复多次提问才能获得相关信息。面对此类患者，治疗师需要清楚地知道此阶段的任务，在未完成任务的情况下不轻易转换话题，或者思路不跟着患者所谈内容跑。此外，治疗师主动调整提问方式，让治疗师的提问意图更清晰明了，才能有助于患者切题回答问题。对于患者不切题回答的关键问题，不要轻易放过。

在产生替代思维阶段，患者很容易受其自动化思维的影响形成"冒牌的"替代思维，治疗师对此需保持警觉，并进一步引导患者基于事实而非依然根据感觉思考，不在这个阶段过早中断探讨，以免让"冒牌的"替代思维蒙混过关。当然在这个过程中，治疗师既不能轻言放弃也不能急于求成，需一步一步引导患者思考，因为任何人在事实面前都会或多或少地发生改变，从而改变其原来的认识。治疗师需要坚信这一点。在治疗中发现患者跑题时，尽快将患者的注意力婉转、自然且态度坚决地拉回来到所谈主题上，这样才能让治疗聚焦于重点。对于不切题的替代思维，需要继续引导患者思考，直到找出恰当的替代思维为止。

(三)自动化思维贴近核心信念，在治疗初期是不是不适合作为议题进行讨论

在这次治疗中，"我这人不行"这个自动化思维跟患者的核心信念非常接近，通常讨论起来会有相当大的难度，特别是在治疗初期阶段。当然先行讨论其他自动化思维会相对容易一些，但这个想法是患者想探讨的，也是患者非常关键的认知，在治疗中不做探讨不合适，即使是在治疗的初期阶段。

为了探讨此自动化思维，引导患者回到特定的情形下思考是非常重要的。此治疗就是先将患者引入特定的情形下，并引出其他自动化思维、情绪和行为反应，然后结合患者的作业进行讨论。在讨论修改完这个自动化

思维后，又对另一个相关自动化思维做了探讨，形成替代思维，从而引导患者学会发现其思维惯性，品尝转变惯性想法带来的效果，从而增强其改变的动机。简言之，在治疗初期对作为自动化思维出现的核心信念进行讨论时，需要回到具体的情形下加以探讨。

（四）患者反复提到其情绪的大起大伏，会不会是双相障碍患者

第一次接触的评估结果及随后的几次治疗都没有发现患者符合躁狂或轻躁狂发作的诊断标准，且一直为他看病的精神科医生也不认为患者有双相障碍，所以到目前为止，患者不是双相障碍患者。

即使患者有双相障碍，除了用心境稳定剂稳定患者的情绪外，治疗指南推荐使用认知行为治疗来预防双相障碍患者病情的波动、转相或复发。一些人会担心这样对患者进行认知重建，会让抑郁发作的双相障碍患者转变为轻躁狂、躁狂发作或者让轻躁狂、躁狂发作的双相障碍患者转为抑郁发作。其实这里反映了人们对认知重建形成替代思维的一个认识误区，就是把替代思维简单地看成是积极思维或反向思维。认知治疗中的认知重建，无论是对抑郁期患者的自我贬低性思维还是对躁狂期患者的自我夸大性思维，都是引导患者学会根据事实再思考，也就是学会既不夸大也不贬低，让患者的替代思维既合乎现实情况又对患者有帮助，怎么可能促发患者转相呢？躁狂或轻躁狂发作，最常见的表现是自我膨胀或夸大；抑郁发作最常见的表现是自我否定或贬低，二者的症状表现虽然不同，但二者的共同之处就是，同一个患者无论是处于躁狂相还是抑郁相，其核心信念相似，都是对自我的过度否定或不认可，完全与事实不符。

（五）患者情绪好转不再继续治疗，怎么办

随着治疗初期在自动化思维层面和行为层面工作的推进，患者一般经过五六次或更多的连续治疗，其症状就会明显改善，痛苦感就会减轻甚至消失。此时患者对治疗的需求自然就会减少，相当一部分患者就不再寻求继续治疗，这是常见现象。出现这种现象往往与人的"好了伤疤忘了疼"这个特点有关，当然还有很多其他因素影响患者不继续治疗。这些影响因素如下：在痛苦感强烈时患者愿意改变，痛苦感减轻后就不再想面对那些痛苦的经历，回避一时是一时；患者没有意识到不继续治疗可能带来的不良

后果；患者的疾病特点导致患者过早脱离治疗，比如焦虑、强迫或创伤患者，不愿继续面对治疗所需的暴露或直面痛苦，习惯性回避；患者对治疗的效果、治疗改善的速度不满意；患者另外找到了他认为更好的治疗师或治疗方法；患者因为各种其他客观因素不再继续治疗，比如路途遥远、经济压力、学习压力、工作压力或居住地变化等。患者不再继续治疗的影响因素众多，治疗师需要仔细思考甚至在询问患者后才能做到心中有数。

对于专业人员来说，我们知道治疗初期取得的改善很有可能是暂时的，因为患者并没有完全掌握这一方法，也没有调整那些功能不良性的信念，自然在将来遇到压力性事件或多个不良情形挤压时其精神障碍会再次加重或袭来。为了降低患者过早中断治疗的概率，治疗师可以根据患者的病情特点，在治疗一开始就跟患者简要解释治疗大致需要的时间、频率以及过早中断治疗可能出现的不良后果，让患者做到心中有数，有助于减少患者过早中断治疗情况的发生。此外，在治疗的过程中始终注意增强合作性治疗联盟，让患者深切地体会到治疗师以患者为中心的特点，推进治疗的时候不冒进、不超出患者的心理承受力且在跟患者协商达成一致后再进行；对于患者不愿意讨论的内容或不愿意做的练习，能够在了解理由后予以接纳，同时恰当地使用动机访谈的技术帮助患者理清治疗目标，激发患者改变的动机，循序渐进。这往往有助于减少患者过早中断治疗情况的发生。避免患者早期中断治疗，治疗师需要在治疗早期做更多工作。

对于患者过早中断治疗，治疗师也不必因此妄自菲薄并产生很深的挫败感。如果治疗师的挫败感强烈，重要的是从患者那里了解患者不继续治疗的原因。如果真的是患者对治疗不满意，那接下来思考治疗中需要提高改善的地方有哪些才是对策，妄自菲薄解决不了患者不满意的问题。如果是其他原因，妄自菲薄不仅于事无补，反而挫伤工作的积极性。也别忘了，个体有自我成长和改善的内在力量，也许一部分患者经过短暂的治疗之后形成了良性循环，就逐步走出了精神疾病的阴影。如果个体病情加重或者复发，他依然有可能再次找我们治疗，那时抓住机会帮助患者、让患者认识到完成既定治疗任务的重要性即可。面对早期中断治疗的患者，既不妄自菲薄，也不灾难化思维。

（六）如果这位患者的导师也批评他"你这点儿小事都搞不定"，该怎么办

患者会认为自己"这点儿小事都搞不定"，他的导师也有可能跟他有类似的看法，当然，如果在患者这么想自己的情况下导师再这样说他，毫无疑问会让他更加自卑、郁闷和难受。此时治疗师的职责依然是引领患者学会看事实，而非仅凭自己的感觉或某个人的评价就否定自己。引导患者学会看到导师以外其他人对他的评价，以及导师对其他同学的评价、不同时期或不同情形下导师的评价，当然也引领他看到自己在不同时期、不同情形下自己做事的能力如何，从而形成对自己更为客观、更有功能的评价。如果现实情况就是证实患者这点儿小事都搞不定、其他人都可以搞定，那么引领患者看到任何人都有其局限性和专长，不因此妄加打击自己，重度是学会如何借助外力帮自己解决这个小事或再学习提高自己解决这个小事的能力。

（七）患者排斥认知治疗的结构化、程序化，怎么办

如果患者明确表示不愿意接受结构化、程序化的心理治疗，那么在治疗的开始治疗师需要调整治疗方式以适合患者，让治疗的结构化、程序化痕迹不明显，使认知行为治疗类似于自然谈话。当然，这样的调整对于一部分治疗师来说非常有难度。如果是后者，坦诚地告知患者认知行为治疗的格式要求以及自己习惯的工作模式，请患者做出选择"是否愿意先尝试一下结构化的认知行为治疗？如果发现真的不适合自己，再去找其他治疗师也可以。"也许通过尝试，患者就有机会发现这种结构化、程序化的治疗适合他，从而愿意接受此种形式的治疗。如果患者坚决抵制结构化的认知行为治疗，而且治疗师调整治疗形式有难度，那就将患者转介给其他适合患者的治疗师。

如果患者的需求就是自由谈谈，不想那样格式化地去改变自己，治疗师当然需要尊重患者的需求，先自由交流，让患者有机会倾吐内心苦恼，宣泄负面情绪。在宣泄的过程中慢慢引导患者发现仅仅有这样的宣泄是不够的，还需要如何想办法走出来，促使患者主动提出想学改变的方法，此时再将结构化的认知行为治疗推介给患者，也许能让患者发现结构化治疗的好处。因此，根据患者的需求对治疗做出调整，因势利导，才能让认知

行为治疗真正服务于患者。

（八）患者一直以来认为"归因于自己不够好是自己前进的动力"，怎么办

确实我们的文化背景特别强调在自己身上找原因，比如，曾子曰："吾日三省吾身——为人谋而不忠乎？与朋友交而不信乎？传不习乎？"在儒家影响下中国人特别强调自我反思或反省的重要性，当然这种反思通常就是找自己的毛病和不足，以帮助自己改变。如果反思、归因于自己不够好确实能帮助自己生活、学习、工作、人际交往和自我追求越来越好，那也未尝不可；如果反思之后，只是让自己更加痛苦、越来越消沉、失望、失去了前进的动力甚至不敢向前的话，那又当如何呢？是继续这一模式还是学着改变？所以，面对患者这样说，治疗师需要询问患者目前的状况，看看现实是否真的像他说的那样，归因于自己不够好在此阶段是否依然是其前进的动力，答案如果是"否"的话，这样就通过事实让患者认识到不能继续保持此习惯，需要主动做出调整，尽管这一习惯过去能促使患者前进。

（九）患者太感性，不适合接受认知行为治疗

有人说人是感性动物；也有人说人是理性动物；还有人说人是感性与理性的结合。无论怎么说，人作为高级社会动物，有其感性的方面，也有其理性的方面，无论一个人是理性占上风（理智型）还是感性占上风（感性型），任何人都可以被事实影响和改变，这是毋庸置疑的事实，否则我们人类社会一直强调的摆事实讲道理就彻底行不通了。所以哪怕患者说他很感性，治疗师也需要引导患者回顾和寻找事实，让患者将发现的事实呈现出来，促使患者发现其认知的不合理性、功能不良性或适应不良性，从而主动帮助他自己转变。

引导感性患者学会找证据、找事实并改变认知，前提是建立良好稳固的合作性治疗联盟，这样患者才能体会治疗师的用心和用意，切实知道治疗师是在跟自己一起努力解决问题或者帮助自己找出走出痛苦的方法，才愿意在治疗师的引导下去重新思考，让找证据变得更充分，从而更有说服力。

如果患者是理性型，引导患者看清事实之后就很容易转变认知了。不过，有些理智型的患者常不敢面对自己歪曲的自动化思维或不合理信念，或

者会不自觉地美化自己的想法，这就会给挑战认知带来困难。因为一开始就找不到合适的歪曲认知去工作。这一步往往是治疗师工作的难点，需要治疗师运用交流技巧帮助患者卸除心理防御，引导患者学会直面其心理活动。

也就是说，认知行为治疗适合各种愿意改变自己的人，无论他是一个感性的人、理性的人，还是一个有时感性、有时理性的人。

（十）自动化思维的挑战与信念的调整的区别是什么？什么时候挑战信念

自动化思维通常是在特定情形下出现的，而信念是去情形化的，所以自动化思维讨论时非常具体，找出来的证据也是一些具体情形下的事实；而信念找的证据往往是一些概括性的事实，当然这并不是说信念不可以拿特定情形下的具体事实作为证据。信念的调整一般放在治疗的中后期，通常是在患者的症状明显改善后且患者有调整信念的需求时进行。而在治疗的初期和中期，一般以质疑挑战自动化思维为主。

（十一）间隔多长时间开展一次治疗合适

通常一周一次认知行为治疗，也有研究发现在疾病早期特别是严重的时候，一周两次甚至三次治疗对患者的帮助会大。通常来说，一周一次的治疗即可，这样患者有更多的练习机会。如果刚开始治疗间隔的时间太长，患者容易遗忘治疗所谈内容且不做作业，效果反而不好。随着治疗起效，患者的症状明显改善，才会在治疗的后期逐渐延长两次治疗之间的间隔时间，以利于患者有更多的练习机会。

间隔多长时间开展一次认知行为治疗需要治疗师根据患者的病情、支付能力、患者的选择及其他相关因素权衡后做出决定，没有一定之规。当然，如果是急性期或衰退期的精神分裂症患者，通常两次治疗之间间隔的时间会短，每次治疗的时间也不会太长。而且需要特别挑选患者愿意交流的时间为患者提供心理治疗，或者在患者遇到问题之后尽快为患者提供认知行为治疗，引导患者发现认知行为治疗能帮到自己，从而愿意学习应用认知行为治疗来帮助自己。

（十二）以何种形式布置治疗作业合适

在治疗的前几次，通常是治疗师给患者布置作业。但随着治疗的推进，治疗师会请患者结合此次治疗的内容给他自己布置作业。患者将作业布置得越具体越好，就像这次治疗一样。因为由患者给他自己布置作业，完成作业的可能性越大；布置的作业越具体，也越容易完成。特别指出的是，通过患者给自己布置作业，治疗师也可以从中看到患者是否抓住了这次治疗的重点内容，这也是收集患者反馈的好时机。

四、治疗记录

<table>
<tr><td colspan="2" align="center">治疗记录</td></tr>
<tr><td>2017 年 7 月 16 日</td><td align="right">Session 7</td></tr>
<tr><td colspan="2">心境检查</td></tr>
<tr><td colspan="2">　　患者这周心情还可以，就是有时感觉低人一等，有时又觉得高人一筹，情绪大起大伏。患者认识到把手头的事情做好，心情就挺好。感觉研究生内部有小集团，患者和另外一个都在做相似的事情，就会排斥不一样的小雄。
　　患者回顾上次治疗内容清晰，做了作业。但还是觉得事情对自己的影响特别大。认为影响情绪的有环境和想法两个因素。</td></tr>
<tr><td colspan="2">议题</td></tr>
<tr><td colspan="2">探讨作业上写的"我这个人不行"
事件：
周四中午，画电路板子特别想第一次就画好，第一次画不好。
自动化思维：
老师会批评我 60%；
这么点儿小事情我都搞不定 75%；
我这个人不行 75%；
反应：
着急 85%；
抑郁 55%；
疲惫；</td></tr>
</table>

续表

躺下休息，都休息不好。

任何事情只要没做到自己满意，就认为自己搞不定，"我这人不行"。实际上大部分我做得还行，但心里挺自卑的。

"我这个人不行"75%；

作业中写了支持的证据、反对的证据和批驳支持证据的内容，在治疗中反复引导患者学会重新看事实后评价自己。

替代思维：

自己的想法有些偏激，我这个人和大部分人一样需要循序渐进。

我这人做事有点儿急躁，但是也能出成果。抛弃对自己完美的追求，这样看还是可以的80%。

结果：

我这个人不行40%；

着急30%；

抑郁40%；

疲惫会消除一些；

躺下休息会安心一些。

接下来分析：这么点儿小事情我都搞不定(75%)。

替代思维：

我把思路写下来，这些小事就能搞定(85%)，我的这个感受和事实不一样。

结果：

这么点儿小事情我都搞不定 40%（再探讨后变成 20%），一遇到困难就会这么想，但实际情况并非如此。

反对的证据：

1.BR 比赛获得二等奖，老师评价好；

2. 毕业设计超过大部分人；

3. 频繁换课题，每次我都使劲读文献；

4. 第一次高考也考得不错。

疲惫减轻；

第九章　第七次治疗：识别与挑战自动化思维 · 313

续表

抑郁 0%；

很好地休息。

患者在讨论中发现的问题：患者本来认为做的动力有时就是觉得"自己不行"这个压力，实际上追求完美是其动力，超过别人带来优越感是动力。想成功就必须和不好的感受捆绑在一起。

针对上述问题，请患者先放一放，以后再讨论。

患者的总结：

事情本身没那么难，难的是自己对事情的偏见。

作业
找正反证据分析并找出"老师会批评我"的替代思维； 就常出现的"我不配"进行分析，找出替代思维。

注：工作时用的自动化思维记录表。

自动化思维记录表

指导语：当你注意到自己心情不好时，问自己："我此时脑子里在想什么？"然后尽快把这些想法或图像记在自动化思维栏内。

日期/时间	情景	自动化思维	情绪、生理或行为	替代思维	结果
	1. 发生什么事件、出现什么想法、白日梦或回忆之后你感到不愉快、伤心或烦恼？ 2. 处在什么环境你感到不愉快、伤心或烦恼？ 3. 你有什么不舒服的躯体感觉你感到不愉快、伤心或烦恼？	1. 你脑子里冒出什么想法或图像？ 2. 当时你对每个想法或图像的相信程度是多少？（0～100%）	1. 当时你有什么情绪反应（悲伤/焦虑/愤怒等）？ 2. 情绪反应的强烈程度（0～100%）？ 3. 你当时是怎么说或做的？ 4. 身体上有什么不舒服？	1. （选择性）你的自动化思维属于哪类认知歪曲？ 2. 使用表下面的问题构想出一个更合理的想法来替换自动化思维。你对每种替代思维的相信程度是？（0～100%）	1. 现在你对第三列自动化思维的相信程度？ 2. 现在有什么情绪、生理反应？情绪强度是多少？（0～100%）？ 3. 你会做什么（或你做了什么）？ 4. 身体上的不舒服有什么变化？
同回中午	画电路，孩子特别耐等，第一次完成的（完美）但也清楚第一次可能画不好	老师会批评我 60% 这么对事情知道都搞不定 75%（40%）连自己人不得 75%（40%）	肯定 85% 30% 10% 疲惫 55% 烦躁 40% 0% 躺下休息 却休息不好	想法有些偏激，人和大多人一样循序渐进。虽说有人似乎石无息默，但是也是能地成采息地地特况见关的过程，这样看是可以的。（80%）我把思路子理顺这些小事就能搞定（80%）连感受和数不一样。	疲惫中能消除一些休息后立立一当，很好休息。疲惫感减轻。

用下述问题帮助自己改变自动化思维：

(1) 支持自动化思维的证据有哪些？不支持的证据有哪些？　　(2) 是否有其他的解释？

(3) 如果自动化思维是对的，最坏会发生什么？我能挺过去吗？最好会发生什么？最可能出现的结局是什么？

(4) 我相信这一自动化思维的话，结果会怎样？我相信替代思维后，结果又会有怎样？　(5) 对此我应该做什么？

(6) 如果_____（朋友的名字）处在这个情景且有这种想法，我会对他/她说什么？

第十章

第八次治疗：案例认知概念化之信念与补偿策略

一、第八次认知行为治疗的总体框架

经过前面七次每周一次的治疗，患者已基本学会了识别和转变功能不良性自动化思维的方法，也能够恰当调整其行为，症状获得了很大改善。鉴于患者在第七次治疗中已谈到"自己不行"这个核心信念和"追求完美"的补偿策略，因此随着治疗的推进，治疗师计划在恰当时候探索其信念及相关成长经历，以完善患者的案例认知概念化，同时促进患者对其疾病的理解与改变。如果患者在这次治疗前有新的事件发生且对其情绪影响大，则这次治疗继续使用功能不良性思维记录表调整患者的自动化思维；如果没有，则进行信念方面的探索。

在这次治疗中，患者一上来就谈到了他"追求完美"和"逼迫自己"的补偿策略，以及"一定要做好"的中间信念和"自己不如人、没价值"的核心信念，并提出了自己的议题设置，跟治疗师的计划不谋而合，只是有些超前，于是治疗师结合患者的需求顺势提出议题建议，并和患者达成一致，就是探讨患者的信念及影响患者信念形成的因素。

从初始访谈到第八次治疗，患者的贝克绝望量表(BHS)、贝克焦虑问卷(BAI)、贝克抑郁问卷(BDI)的自评量表总分如表 10-1，可见随着治疗的推进，患者各个量表分的总分在波动中呈现下降趋势。

第十章　第八次治疗：案例认知概念化之信念与补偿策略 • 315

表 10-1　每次治疗前患者的情绪自评量表总分

Session（治疗次数）	0	1	2	3	4	5	6	7	8
BHS（贝克绝望量表）	14	3	4	6	5	13	3	10	1
BAI（贝克焦虑问卷）	21	9	9	9	21	21	15	8	2
BDI（贝克抑郁问卷）	21	9	9	17	13	16	9	3	4

这次治疗用时 46 分钟。这次治疗跟上一次治疗间隔的时间是九天，而非通常的一周。

二、第八次认知行为治疗逐字稿与讲解

王军：我们上周谈的就是根据我这个人不行，然后呢说了一个事件，然后去找那替代性的思维。然后呢，这回呢主要是、就是觉得，老去、我去告诉自己抛弃自己对自己完美的追求，这样看来还是可以的。就是得清楚自己的有些想法的特点。那么告诉自己能……（患者一上来直接回顾上次治疗，也谈到练习的效果，非常好。）

李献云：提醒自己不再追求完美，也可以做到，是吧？（强化患者的收获。）

王军：嗯，对对对，这样能好一些。

李献云：这是上次的回顾，对吧？

王军：对对，然后，然后说了一下这个"我不配"的这个。（患者继续谈作业检查。）

李献云：你做的作业，对吧？

王军：做的作业。然后，就是有的时候呢，我觉得跟别人比较呢，也是情景，就看见别人表面上看别人比我过得好，然后呢我自动地就会想呢，这个我不配有更好、那样更好的生活，然后呢，如果要是别人找了更好的工作，我会、自动会想那样子工作压力也很大，而我一定是受不了的。嗯，然后呢这个沮丧跟抑郁就都有，因为就默认自己会比别人差一点儿。啊，然后呢，在这里头的呢，我就觉得，然后就是支持的和反对的……（患者谈到不同情形下患者出现的自动化思维，说明患者学会了用认知模型去重看自己，并能够用找证据的方式去检验其自动化思维。）

李献云：嗯，做这样的分析啊，先不说那么多细节，你做这个分析后得出来的结论，最后还是原来的看法，觉得自己不配拥有更好的生活？还是得出什么不一样的一个想法？（直接引导患者谈出替代思维，而非过多谈论做作业的细节经过。）

王军：就是，我觉得我的想法就是，得提醒自己，有时候是有些好高骛远，然后呢容易把自己看扁。这样呢，实际上那生活的品质跟大部分人来讲还都是差不多的。（患者有新想法出现，对患者来说这个新想法有一定的帮助，但不是其自动化思维的替代思维。）

李献云：好，所以你到底配不配拥有更好的生活呢？（治疗师直接针对自动化思维做出询问。）

王军：（沉默）（由此可知，患者找出替代思维有难度。）

李献云：分析完之后，你觉得自己依然是不配拥有更好的生活？还是说……

王军：（沉默）我觉得就是，就这些想法会把我带到一个不配拥有那种好的生活的那个思维的沟里头。然后（笑）就是我能清楚，但，嗯，然后……（患者能认识到自动化思维带来的坏处，但难以给出替代思维。这在临床上很常见，因为自动化思维是患者多年习惯的产物，很难一下子改变。）

李献云：你能清楚这个想法把你带沟里了。

王军：就是我能清楚带沟里头，但是我……

李献云：但对于怎么找到替代思维出来，你有点儿……

王军：哦，我现在那个，对，我现在就是我没有说那么肯定。（患者对呼之欲出的替代思维并不确信，这是自然的，也就不会说出来或者说出来有困难。）

李献云：没那么肯定，就说"我就配"。

王军：对，不是说特别坚定，或者说，嗯，就是我只能就是说，哎，之前那么想那么不好的那么着的确不对。（患者已认识到自动化思维的不合理性，但还是不适应用替代思维来看自己。）

李献云：噢，好，知道提醒自己那么想把自己带沟里了，是吧？

王军：对，那么想的确不对，而且那样想就容易，那样想往往是这个样子，就是越想自己差，然后觉得不太好，然后到最后反过头来，就非得说自己特别好，那样反而就、就走到好高骛远的那个、那个、那个、那个面上了。（从这段话可以看出，患者认识到自动化思维带来的不良影响，也就是只有追求特别好、好高骛远，才能避免认为自己不配。这是在中间信念影响下采取的好高骛远的补偿策略。）

李献云： 噢，就两个极端，要不就自己特别差，然后不配，要不就觉得自己特别好，好高骛远。（小结患者所谈的主要内容。）

王军： 对，因为我觉得我不配，我那心里是难受的，我心里难受。我要平衡这种难受，然后我就一定又想了，就自己要高兴的事有多好多好，然后达不到一种比较稳定的一个状态。（患者把"我不配"引发的情绪和生理感受说出来了，并谈出了自己的补偿策略，以让自己感觉好。）

李献云： 所以让自己在两个极端之间摆动，是吧？

王军： 对。

李献云： 好，那留意到这一点了，做这个分析也非常不错啊！还做了另外一个分析，是吧？（继续进行作业检查。）

王军： 这个是，这是我听那个录音时候做的笔记，然后还说老师会批评我。嗯，我是，想法就是，我觉得批评这东西啊，还是我对自己有完美的倾向，有些事情容易钻牛角尖，然后，但是呢，这个我能把老师的意思呀都弄明白，这个点我是清楚的。我还是比较，就每次开组会我也录下来，然后我也重新听一遍。然后我也用这种方式，我觉得只要能把老师的意思弄明白了，然后自己呢就即使弄明白老师意思，自己呢，自己的思考有完美的倾向的话，也会把自己整得很累，然后从而会觉得压力也很大，然后这些老师的批评会自己就扣在自己身上，或者说有的时候是自己对自己的要求不切实际，然后会觉得别人在批评自己，就是自己对自己的那个要求，就是有完美的倾向、有不切实际的东西、有绝对化的东西，就是说我一定要做好，但是这个好到底是做到什么程度？我的课题做到什么程度，比如说某一个环节，其实只要有理有据的，只要找出依据来，只、只要能，就可以了。因为越好越好就没有边了，最后整得自己也很疲惫，然后整得不好，就跟我们上次说的那个画电路似的，没边了。（患者认识到追求完美、越好越好这个补偿策略带来的不利影响，因为实际上达不到完美，自己都不满意，自然就变得敏感，认为批评是针对自己的；或者非常努力搞得自己很累。敏感和过分努力是患者的补偿策略，"我一定要做好"

318 · 拨开信念的迷雾：抑郁症认知行为治疗实录

是患者的中间信念。)

李献云：好，这是对于做作业的一些感悟，是吧？

王军：对。

李献云：我们一起回顾了上次治疗，你也做了作业，所以总体来说这周情况，这一周跟上一周比有什么变化呢？(治疗师小结后过渡到心境检查。)

王军：这周啊，这周……嗯。

李献云：你的评估表呢？

王军：(递给医生评估表)这周的确好一点儿。这周，当然也是，放假了也是稍微舒服一些。嗯，然后整体(沉默)，就是得提醒自己，自己的有些想法的确是有、有偏差的。之前如果硬信那种想法的话，就是、就、就会最后身体就累了，身体累了，就那么靠身体的疲劳来停下来，所以就是，这也是我疲劳的一个根源。(患者认识到情绪和身体状态的改善与练习自我提醒转变想法之间的关系，原来的自动化思维驱使自己不停地努力，从而很疲劳。)

李献云：嗯，好，如果特别相信自己原来的那些想法会让自己心情变糟、身体累，疲劳了、承受不了才会停下来。(总结患者所谈关键内容。)

王军：对。

李献云：与其这样，你想变成什么？(了解患者的目标，从而让治疗更符合患者的需求，增强治疗联盟和治疗动机。)

王军：嗯，就是肯定是、就是我这个想法让自己……是没那么极端，而是平稳地去、去发展自己，而不是就是一直在逼迫和强迫自己。因为那个逼迫的想法本身它就有很多的问题。(患者的目标很清晰。)

李献云：嗯嗯，好，所以逼迫和强迫自己让自己身体容易疲劳，是吧？

王军：对。

李献云：你也说逼迫和强迫自己，这本身就有问题，你的想法是什么才让你逼迫和强迫自己的？(引导患者思考与逼迫自己这个行为有关的认知或假设。)

王军：这个想法？

李献云：嗯。

王军：就是一定要做好。（患者的中间信念。）

李献云：好，所以你发现自己有这样的一个人生规则，就是"一定要做好"，是吧？（提出这是患者的人生规则。）

王军：对对。

李献云：所以一定要做好，而做不好对你来说代表着什么意思，你要逼迫、强迫自己直到自己身体疲惫为止？（试图探究这个规则下面的核心信念，促使患者对自己有更多的了解。）

王军：就是、就会否定我这个整个人。（患者模糊地谈出了其核心信念，但不清晰明了。）

李献云：做不好就会否定整个人，是吧？

王军：对。

李献云：好。你就发现自己这个特点了，那你以后会提醒自己什么？（治疗师就患者的模式强化患者做自我提醒。但治疗师这个提问有些早了，打乱了引出患者核心信念的计划。如果将这句提问放在引出核心信念之后，比较合适。过早进行干预，在不该干预的阶段进行干预，是治疗中常见的现象，需要治疗师对治疗阶段有清晰的认识和把控。治疗师是在问出这句话之后才发现问得有些早。）

王军：这个想法本身就不对。（患者对这个规则有批判，非常好。）

李献云：好。

王军：这个想法本身就、就、就片面。

李献云：好。所以你要求自己要做好，一定要做好，认为做不好就否定整个人，你就觉得自己怎么了？否定整个人的话。（继续请患者将其核心信念清楚地说出来。如果此句放在前面会好，即不说"好。你就发现自己这个特点了，那你以后会提醒自己什么？"，而是紧跟着这句话，主线才更突出。）

王军：嗯，什么意思？

李献云：你说一旦做不好，就会否定整个人，你就会怎么样评价自己啊，表示否定整个人呢？（当患者不明白时，治疗师需要调整交流措辞，以让患者理解后回答。）

王军：就会觉得自己没有这个价值。（患者清楚地将其核心信念说出来了。）

320 • 拨开信念的迷雾：抑郁症认知行为治疗实录

李献云：就会觉得自己没价值，是吧？（重复患者所谈关键内容，即其核心信念。）

王军：嗯。

李献云：一旦做不好自己就没价值，噢，所以你才追求完美，逼迫自己，然后让自己身体疲劳了，最后才不得已停下来。（治疗师小结前面所谈主要内容：把核心信念和补偿策略联系在一起，这就是患者的中间信念；并说出由此造成的后果。）

王军：对！其实，就我们上次说的那些、排除的那些、有一些别的干扰，也是这些东西，就是上次说的就是，做这些事情时觉得自己不行的这些压力，其实是我的动力。（患者在治疗师小结后对自己的问题有了更清晰的认识，虽然其表述不够明了。）

李献云：好，所以这些，上次我们分析当中出现的那些干扰因素，正好也是刚才谈的内容的体现，是吧？（把患者的表达变得更清晰明了。）

王军：对对对。

李献云：好，那咱俩今天谈什么呢？（顺势以合作联盟的方式进入这次治疗的日程设置阶段。）

王军：今天啊，今天我想（思考）。

李献云：你怎么想的？

王军：我，这个我觉得值得一说。（患者谈出了自己对于议题设置的看法，但依然不太清晰明了。）

李献云：哪个值得一说？（鼓励患者表述更清晰一些。关键时刻需要慢下来，请患者清晰表达）

王军：就是这个，嗯，就是我的这个做事情的动力！嗯。（患者明确说出自己想探讨的议题。）

李献云：嗯。

王军：嗯，（思考）比如说就是，比如说来了一个任务之后，我是特别想做好，但是一做不好就非得去想这个（笑），我整个人都不好（笑）！就是，不过如果认识到了，还得把它的代替的思维找到。你看就是，我说现在我一定要做好，做不好我整个人都没有价值，然后就这句话，我怎么找一个替代的思维？（这些是患者的中间信念。患者认识到自己的这个认知（中间信念）有问题，希望找到替代认知，即找到新的中间信念。患者的目

第十章　第八次治疗：案例认知概念化之信念与补偿策略·321

标很明确。)

李献云：非常好，你想来探讨这块内容，是吗？(治疗师认可患者的需求。)

王军：因为这个其实我一直觉得，原先一直觉得这么想挺好的，觉得。但是我现在看来它有它的弊端在。(患者发现了其原有的中间信念的弊端，这很好。)

李献云：好，那我们先……当然我们怎么样找到一个替代思维非常好啊，不过你觉得我们现在是不是一下子要走到那一步呢，还是先搞清楚到底你自己怎么就形成这样的一个模式了？然后搞清楚这个模式跟哪些因素有关系？它以前到底带给你什么好处，让你以前用这样的一个模式来要求自己？而现在它带给你的是什么？是不是还具备那些好处？这次治疗我们先谈这些，谈完这些之后未来再来谈怎么样转变，你觉得如何？(在认可患者提出的议题的基础上，治疗师就议题设置提出自己的观点，给出相应的理由并征求患者的意见，体现的是合作联盟。)

王军：嗯，可以，嗯，可以。(以合作联盟的方式患者和治疗师就议题设置达成了共识。)

李献云：那我们就来看看，你怎么个人生经历让你很容易否定自己整个人，一旦做不好自己就(感觉)没价值，并让这样的规则成为自己的动力，是吗？(治疗师更清晰地提出议题。)

王军：嗯。

李献云：觉得自己不行，自己没价值，自己这个人不好，你觉得你的哪些经历让你形成这样的一个自我认识并成为你的动力的？(了解与患者的自我核心信念有关的童年经历，以完善案例认知概念化，同时帮助患者更好地理解自己的问题。)

王军：(思考相当长的时间)我觉得这个，这个在我过去那时间里头，这种情况出现最多、就最明显那次，还是我第一次高考的时候，就是那个班里头，嗯，可能压力有，就是我可能习惯于这样安慰自己，只要我不是最差的就成。(患者回顾的是其自我核心信念被激活的经历，而非相关童年经历。)

李献云：第一次高考之后，你就安慰自己。(尽管患者所谈上述内容看起来跟主题不太相关，但治疗师采取的策略是不去打断患者的思路，而

322 • 拨开信念的迷雾：抑郁症认知行为治疗实录

是小结患者所谈主要内容，以鼓励患者谈出更多相关经历。因为激活回忆需要个体具备身体感受方面的一些条件才可能。）

王军：或者说，我记得中考时候就是，那个时候就是，那结果反而考得特别好，中考。就是，怎么说呢？就是，嗯，我这个模式就像追求一个我只要不是最差，但其实呢特别拼命的，其实水平或者说付出的努力已经远远超过了就是、嗯、就是最差的那个、就那个程度，但是就是心里头不踏实（笑）。就是一种、应对一种不安的一种方式。（患者谈到从初中开始就非常努力以避免其成为最差的那个人，以应对担心成为最差的那个人的焦虑不安。由此可见，特别拼命或非常努力是患者的补偿策略，"自己最差"可能是患者的自我核心信念。这个模式在初中已经开始了。）

李献云：噢，所以你应对不安的方式就是想让自己只要不是最差的就行。（复述患者所谈主要内容，以鼓励患者继续谈下去。）

王军：然后还特别拼命（笑）。然后我在想，我特别拼命，又不差、又不当、只要不当最差的，这样我就心里感觉、感觉踏实。但实际上现在，嗯，对。（"特别拼命"的补偿策略就是为了避免核心信念"自己最差"为真。患者没有谈出与其自我核心信念相关的童年经历，只是更多地谈到了他的中间信念和补偿策略。）

李献云：那你这样的模式是怎么来的呢？你刚才说中考的时候你就是这样的模式，高考的时候也是这样的模式啊，怎么来的？想到自己只要不是最差的就行，然后又让自己特别拼命。（治疗师小结患者所谈关键内容，然后询问其相关的童年期经历，利于治疗师的案例认知概念化，同时引导患者加深对自己的理解。）

王军：（思考）怎么来的？习惯。（患者的回答很好，确实是逐渐养成的习惯，尽管没有直接回答治疗师想要的内容。）

李献云：这习惯从哪儿来的？习惯总是有一个、有一个起始的阶段，然后慢慢形成的。你这个习惯是从什么时候开始的？（治疗师根据患者所用"习惯"这个词的字面意思，引导患者继续回忆和思考。这里如果把询问"从什么时候开始的？"换成"你这习惯跟小时候什么经历有关？"，可能更好。）

王军：（思考）嗯，我具体也说不上，但是的确中考那会儿是最明显。（患者的这种反应很常见，患者通常都是只记得信念被激活的经历，而想不起与信念有关的儿时经历。）

李献云：中考的时候是最明显，所以你觉得是……

王军：我印象最深的。

李献云：是从初中的时候开始，还是从小学的时候开始，就对自己进行自我安慰，只要不是最差的就行？或者是从更小的时候，你家里人……（治疗师进一步引导患者回忆可能相关的童年经历，先了解可能的发生时间。这里如果先问具体小时候发生了什么特别的事情而非询问发生时间，可能比较好。中间信念形成于童年后期而非童年早期，治疗师这样询问不太恰当。）

王军：（思考）我觉得这种感觉吧，好像就是现在我不确定，那只能说是感觉了，因为那时我太小了。就是我从小跟小朋友玩吧，我就觉得自己好像在人群里头是比较边缘化的这种感觉。虽然也融得进去，但是总觉得是、是老末（笑），或者说是那被带着玩的。嗯。（患者还是谈到了相关的童年经历，从小被带着玩，感觉是老末、被边缘化，后者是患者的自动化思维。）

李献云：嗯，还有别的吗？（继续引导患者回忆。）

王军：我觉得这是我感觉比较深的。

李献云：嗯，那会让你怎么看自己呀？从小的时候和朋友玩，你是被边缘化的老末，是吧？（治疗师试图把其童年经历跟其对自我的核心信念建立联系，引导患者认识到个人经历对其信念形成的影响。）

王军：嗯。

李献云：那时候你会觉得自己怎么样？（在患者没有回答的情况下，治疗师稍微变换提问方式后继续询问。）

王军：嗯（沉默）。

李献云：就是你小的时候，在人群中玩的时候。（治疗师把患者引回当时的情形，以利于患者的回忆。）

王军：就是有点儿不爽，但是还是忍了（笑）。（患者首先回忆起的是当时的情绪反应，而非治疗师想要的核心信念。）

李献云：不爽，是吧？

王军：对，然后就是……

李献云：那你不爽的是？（治疗师根据患者情绪反应，引出其当时的自动化思维。)

王军: 然后自己不够被别人尊重,就总是需要去迎合别人。(患者当时的自动化思维出现了,"迎合别人"是其补偿策略。)

李献云: 噢,不爽的是自己不够被别人尊重,总是需要迎合别人,是吧?

王军: 嗯,对。

李献云: 你迎合别人的目的是,当时?(治疗师通过患者迎合别人的行为来了解患者当时想避免发生的情形,或者说,了解患者认为如果不迎合别人的话,就会发生什么糟糕的结果。以此让患者把其行为模式与其核心信念建立联系,认识到核心信念带给他的不良影响,同时清晰地知道他所奉行的中间信念或规则。)

王军: 就是,因为我觉得小孩玩,现在回过头来看,都有一些孩子王就,但是我就肯定不是那种,就可能是跟着一块儿玩的。所以为了有大家那种归属感吧,或者说为了在一起,而这个为了融入这个集体吧,而必须得(思考)去牺牲掉自己的一些主见啊什么的。("为了融入集体,就得牺牲掉自己的主见"这是患者的规则或中间信念的一部分。)

李献云: 嗯,那你指的是牺牲掉主见就是迎合别人,是吧?(治疗师跟患者核实自己的理解是否到位。)

王军: 对。

李献云: 如果你不牺牲掉自己的主见啊,会怎么样呢?(治疗师继续之前的提问,只是根据刚才谈论的内容稍微转换了措辞。)

王军: 就感觉比较孤独。(患者给出的依然是其情绪反应。)

李献云: 如果不牺牲自己的主见,你认为别人会怎么对你,你就比较孤独了?(治疗师又一次转换提问方式后继续之前的提问,了解患者的认知。)

王军: 就会想着,就别人都得按照我的意思去做(笑)。哎,对(思考),可能就是小的时候吧,既想跟大家融在一起,但是呢又不想失掉自我,但是呢跟别人一争执啊,也学不会跟别人怎么去商量,就是商量交换意见。就是,那索性就不商量(笑),就自己就是处于那种感觉孤独的一些状态,你能理解吗?(患者之所以害怕争执,是因为他认为自己学不会跟人商量交换意见。)

李献云：我没有完全理解。（治疗师实话实说，希望患者介绍得更清楚些。）

王军：就是说，嗯，想，为什么会？如果不附和就会孤独，因为想让别人理解自己，但是当时会感觉周围有些人都比较横，或者说他们有他们的主意。为了，就是，但是跟那些小伙伴说吧，他们，就感觉他们的力量更足一些。嗯，就是，好像就是，那小孩都、就是争执么，就争执就解决这些问题，但是就感觉争不过他们。（患者当时的自动化思维影响着其出现孤独的情绪反应，当然患者认为周围人横、力量更足，这是患者对他人的核心信念。）

李献云：嗯嗯，你小时候有这样的经历，让你曾经跟别人争执争不过他们？（了解患者是否真的经历过跟小伙伴发生争执的情况。）

王军：就我就感觉就争不过他们，就是宁可就退一步。（患者的自动化思维影响他，而非实际的经历。患者对他人的看法和对自己的看法影响着他，他就采取了回避的行为。）

李献云：嗯，还有别的吗？

王军：然后，嗯，然后我就觉得好像在高中也是，高中就是好像也是争不过，好像就跟特别多的同学融不到一起，就靠拼命学习去、去这个、去这个、去想要超过他们，或者说想得到关注。（患者的自动化思维和中间信念影响着他，拼命努力超过别人是患者的中间信念。核心信念的形成是基于童年早期的经历，无论是跟小朋友玩，还是初中高中经历，都是患者核心信念和中间信念影响的结果。）

李献云：嗯，所以你刚才说从小和朋友玩的时候，自己是被带着玩的，是那种老末，被边缘化的，感觉自己不够被尊重，总是去迎合别人。你迎合别人是你所说的牺牲掉主见去迎合别人，然后好换取融入集体。假如你就真的进入不了那个集体，那意味着什么，你要牺牲掉主见去迎合别人呢？（治疗师小结前面所谈内容，引发患者思考，使患者认识到其核心信念对他产生的影响。）

王军：就那种被……那种孤独感就特别让人受不了。（患者继续强调他的情绪反应而非核心信念，因为对患者来说情绪体验更深刻。这也是患者核心信念的一种变形表述。）

李献云：好。那种孤独感，你就会有孤独感，会让你怎么看自己，你自己有那种孤独感?(继续追问其核心信念。)

王军:哦,孤独感,就觉得自己好像跟别人不太一样,自己好像有点儿问题。(患者谈出了他的认知,接近但还没有触及其深层的核心信念。)

李献云:(写)噢,自己和别人不一样,有点儿问题,是吧?

王军:嗯。

李献云:还有别的吗?除了这个。

王军:(思考)我觉得好像跟集体……是这种感觉,不在集体里头。(患者的认知,依然没有触及其核心信念。)

李献云:所以从小的时候就有这种感觉,觉得自己和别人不一样,有点儿问题?(确认患者类似的认知是否是他从小就有的。)

王军:你要是说直接就(思考)……也不能就是、就是这么绝对地说,但是会隐隐地会这么感觉……(患者对自我的负面核心信念就是潜藏于心的,隐隐地出现。)

李献云:隐隐地有这种感觉啊,那假如你就真的和别人不一样,有点儿问题,那意味着什么,你有那么强烈的孤独感,要去迎合别人、牺牲掉自己的主见?(将患者所谈关键内容放在一起,继续探究其是否存在更深的、更关键的核心信念。)

王军:意味着什么?(患者似乎不理解治疗师的问话。)

李献云:嗯。

王军:嗯,是牺牲掉主见就意味着什么?还是说那孤独感意味着什么?(看来患者确实不理解治疗师问话的意图,把治疗师语句的前后顺序弄反了。)

李献云:就是说你觉得自己不是跟别人不一样吗?假如你就真的跟别人不一样,有点儿问题,那代表着什么呀?(治疗师将问话变简短,以减少产生歧义的可能。)

王军:嗯,(思考)现在来看呢,倒是……就是我就算有点儿问题,我想法上跟别人不太一样,我觉得现在都、现在还算比较能接纳自己。(这是治疗中常见的情况,患者不直接回答治疗师的问题,而是根据现在的情况回答,因为现在跟过去已经不太一样了;但治疗师的目的是了解患者既往一贯如何看自己,即旧的核心信念。)

李献云:那时候呢?(将患者的思路拉回到过去的认识上。)

王军：但是那时候、小的时候就接受不了。（患者的注意力回到了过去，但没有给出治疗师想要的问题答案。）

李献云：所以那意味着什么让你接受不了？（治疗师继续追问。）

王军：（思考）意味着什么？（轻声问自己，思考）我觉得小的时候跟现在心里的感觉，就是心理的需求不一样。小的时候，好像特别需要那种大家在一起玩的那种、那种伙伴；现在就、就是你是你、我是我，就、就不需要那么多相似的东西了，觉得这种差异才是一个很正常的事。小的时候觉得，哎，得融、融在集体里头那种联结，那种联系给小的时候那种安全感、踏实的感觉更多一些。（患者把小时候的直观感觉描述得非常清楚，因为核心信念是童年早期形成的，就是那种模糊的感觉或印象成为患者对自我的核心信念。）

李献云：嗯，所以小的时候觉得自己和别人不一样，有点儿问题，这个自己接受不了，只有跟别人一样……（小结患者小时候的直观体验，以促进共情和患者对自我的理解。）

王军：或者说跟别人建立起联系了，就哪怕就跟别人说句话什么的。（患者从小就注重跟人的联系，这跟他的核心信念有关，跟他童年未说出来的经历有关。）

李献云：嗯，好，这是谈到小的时候，你为了跟别人建立联系，或者为了避免感觉自己跟别人不一样，有点儿问题……（治疗师依然试图小结患者所谈内容，继续启发患者思考。）

王军：或者是冲突，害怕冲突。（患者谈到自己害怕冲突。）

李献云：所以你就刻意去迎合别人以回避冲突，对吧？（治疗师故意将患者的补偿策略凸显出来，在以后的治疗中需要引出与此有关的童年早期经历。）

王军：嗯。

李献云：好，还有别的吗？让你小的时候形成那样的习惯，从而否定自己整个人来作为自己动力的？有一些别的经历跟你这样的一个习惯的形成有关系吗？（鉴于追问核心信念出现不了新的内容，治疗师转而了解患者的其他童年经历与其模式养成之间的关系，依然是进行案例认知概念化，同时帮助患者更多理解自己。）

王军：我觉得还有一点就是否定自己，我觉得否定，还有一种就不能说是否定，好像就是压抑自己。就是我觉得就在跟我爸的互动之中吧，我爸是那种特别有耐心的人，然后他陪着我学习，我都学烦了，但他还在那儿，他、他倒是、倒是特津津有味地在那儿学，就陪着我。就是我也想反驳他，但是（笑）他那个脾气，他就跟我讲道理，就，嗯，可能琢磨一道题，琢磨出来得用两三小时。我心里头，就最后琢磨出来我肯定高兴，但是这过程我其实挺压抑自己的。在这过程中他也、倒是挺、他就是那脾气、脾气那么个人，脾气很好，但是无形中我就把自己很多情绪就压抑得很多。（患者谈到父亲很有耐心地陪着其学习带给他的感受，以及谈到由此引发的压抑情绪表达的补偿策略。）

李献云：噢。

王军：嗯，我就不愿意说出来，或者说就，啊，就怎么说呢？就，然后就就就像现在就是给觉得自己应该好，然后就一定要逼着自己做出来，我觉得模式有点儿像。就他在旁边一陪，也是陪两三小时，就吭哧一道数学题。我都烦了，然后他还在那儿说帮我看（笑）。怎么说呢？（患者的"应该、一定要"的规则，这是中间信念。）

李献云：那种情况下你会怎么样想自己呢？（治疗师继续抓住机会引导患者探讨其核心信念，看有无新的发现。）

王军：想自己？（患者不理解治疗师的用意。）

李献云：嗯。

王军：我还是想着，那时刚三年级么，想着就那个得到他的赞扬什么的。那个时候，嗯，那也没有，就是又烦，但是又没有什么好反驳的理由（笑）。嗯。（患者依然是在叙述当时的情况，而非随着治疗师的意思说出其核心信念。）

李献云：所以在那种情况下，你烦的是什么呢？就是他……（于是治疗师引导患者思考当时的自动化思维，再去试探有无引出新的核心信念的可能性。）

王军：我都不想学了，你怎么还在那儿旁边陪着我学呢？（引出了患者当时的自动化思维。）

李献云：你的意思是他怎么还在旁边陪着你去学，你的答案是什么呢？（治疗师引导患者将疑问句形式的自动化思维变成陈述句形式。）

王军：我的答案？

李献云: 嗯,"我都不想学了,你怎么还在旁边陪着我学呢"?

王军: 就是我爸有耐心,挺好的。(患者回答的是他现在对父亲陪伴自己学习的评价,而非当时的评价。)

李献云: 你爸挺好的,那怎么就?如果要这么说,那谁会烦呢?如果我要是你……(治疗师将自己放在患者的位置,把自己相应评价下的情绪反应说出来,给患者机会去思考和澄清。)

王军: 但是,我已经就是坐不住了,但是他有耐心坐得住,(思考)要是说他就脾气挺暴的话,就是我倒有理由反驳了。但是他又是那样挺斯斯、挺斯文的,我就没什么理由可反驳,就只能在那儿坐着接着学。(患者能回到过去谈其父亲陪伴学习时的状态和当时的感受,认为只能压抑自己在那儿接着学,但没有像治疗师希望的那样给出他当时对父亲的评价。)

李献云: 那怎么就让你变成那样的一个惯性了呢?全面否定自己的惯性了呢?(于是治疗师把患者的童年经历跟其否定自己的惯性结合起来,推动患者思考。)

王军: 全面否定自己?(患者对治疗师的问话转变感到诧异。)

李献云: 嗯。

王军: 因为我觉得我每次进步都特别难受!就都一直在那儿吭哧来吭哧去!就是、就是压抑自己,每次进步都得压抑自己很多东西。(患者根据自身经历得出来的中间信念。)

李献云: 比方说压抑自己什么,每次进步?(治疗师请患者把压抑自己的方面表达出来。)

王军: 嗯,就是每次进步都得忍着、得飙着,得一直是坚持、坚持、坚持到底,最后就崩了(笑)。(患者的中间信念。)

李献云: 我没完全理解啊。(治疗师直接说出自己不理解的地方,以便患者做出更多说明。)

王军: 嗯(长时间思考),全盘否定自己(思考)。

李献云: 我没完全理解这一点,你试着再说多一点儿,也许我理解起来会容易。(鉴于患者思考的时间较长,治疗师试着把自己的意图表述得更明了一些。)

王军: 噢。

李献云: 就是他陪着你,他很有耐心,是吧?

330 · 拨开信念的迷雾：抑郁症认知行为治疗实录

王军：嗯。

李献云：你都坐不住了，他有耐心坐得住。那就怎么就让你觉得得压抑自己，而且就形成了一个全面否定自己的那个惯性了呢？（治疗师请患者就其经历与其模式之间的联系做出说明。）

王军：我觉得先说压抑自己吧，就是，本来不想再做的事儿，但是总觉有股力量，就是他在旁边就这么看着我，我就是……你说他是陪我学，还是看着我？也都说不好（笑）。（患者当时的自动化思维，但没有明确说出来，因为是疑问句表述。）

李献云：你更倾向于哪个？

王军：我觉得他是在看着我。（患者明确了他当时的自动化思维。）

李献云：好，如果你学习的时候是他看着你，会让你怎么想自己，你得压抑自己？（继续试图了解患者的信念。）

王军：就是，就有人在、在监视我呀，就觉得，所以就……（患者依然说的是其自动化思维。）

李献云：有人在监视你，对你来说意味着什么呢？（继续探索患者的信念部分。）

王军：意味着更、就不自在、不不自在，不自在，就得按照他的标准去做。（患者谈的是其生理反应和相应的中间信念。）

李献云：嗯。

王军：（思考）嗯！然后就感觉，即便取得的成绩吧，就这种压抑的劲儿，其实大过那种成绩、就那种获、获得感。就即便这道题我做出来，但是觉得就是，逼自己难受那个劲比那个获得的成绩要……就是相比一下感觉就不值得。（患者的主观感觉占据了重要位置。）

李献云：怎么就让你形成觉得自己是最差的，自己不好，自己没价值，整个人不好，这样对自己的评价来成为一个促使自己往前走的动力呢？（由于患者说不出来其核心信念，治疗师就把前面谈到的患者的自我核心信念拿出来，引发患者思考。）

王军：（思考）因为，嗯，就是在进步的过程中，如果这个难受的劲儿太大了的话，还有就是逼自己那么多，然后就即便有成绩也、也觉得，唉，就那么回事。嘶，嘶（思考），我想想，就是为什么我会突然就全面否定自己，是吧？（患者确实在思考。）

李献云：对呀，你说否定自己成为一个你人生当中的动力，你怎么就让自己形成了这样的一个否定自己的惯性呢？你刚才谈到一个是，你跟小朋友在一起的时候，经常是被边缘化，被带着玩，是老末。后来你又说，你跟你爸在一起的时候这种状况，你爸……（复述患者所谈关键既往经历，既利于患者思考，又能体现治疗师的倾听与共情理解。）

王军：总看着我，嗯。

李献云：你爸很有耐心地看着你，然后你自己早就烦了。

王军：嗯，但我也不会跟他说。（患者继续谈自己当时的应对方式或补偿策略。）

李献云：嗯。

王军：（思考）就是我觉得因素挺多，一方面我高中的时候就觉得周围人都特别强、更强，一方面是学习成绩觉得他们强，一方面我觉得跟他们又建立不起来特别信任的关系，就只有那么两三个挺要好的朋友吧。但当，（思考）或者也不是说全面否定自己成为自己的动力，自己还是说想达、或者说想达到一定特别好的标准，然后但是呢，那个半天又达不到。就是在这个两个，还是就是可能想得太完美了吧，然后又达不到，一直就觉得自己好像是最差的。哎呀，最差的！（思考）你看我这个追求完美是我的动力，然后正因为我觉得有时候达不到这个完美的劲儿，我就觉得自己整个人不好了。所以我觉得可能本质上还是追求完美是动力，然后那个只是达不到、感觉自己不行，然后呢是一个附带的一个情绪。然后超过别人带有优越感……（启发患者深入思考后有新的发现，也让治疗师对他的状况有了更清晰的理解，即在核心信念"自己是最差的""自己不行""周围人都特别强"的影响下，形成了"自己一定要达到特别好或完美"的中间信念和"追求完美"的补偿策略，自然就会出现不同情形下的自动化思维，如"觉得跟他们又建立不起来特别信任的关系"。这里我们发现，患者依然会把自己的想法看成情绪，这需要在以后的治疗中加强相应的心理健康教育，以促进患者对认知理论的理解。此外，情绪反应带给个体的直观记忆更深刻。）

李献云：所以你感觉自己不行啊，自己达不到，那是情绪还是什么？（此处治疗师抓住机会对患者进行区别想法与情绪的心理健康教育。）

王军：可能是一个追求完美而不得的一个情绪。（患者的回应让我们

332 • 拨开信念的迷雾：抑郁症认知行为治疗实录

知道相应心理健康教育的必要性。）

李献云：真的？什么叫情绪？（治疗师在开展相应的心理健康教育之前，启发患者思考。）

王军：就是一个压力的一个感觉吧。（患者的回答显示患者依然不能准确描述情绪。）

李献云：在认知行为治疗中，情绪通常指的是一个人的心情。比方说，你刚才谈到的孤独感啊，或者你谈到的其他……（治疗师开展什么是情绪的心理健康教育。）

王军：或者说，我说的情绪，可能这不对，就是感受吧。（患者开始认识到用"情绪"一词不恰当，但用"感受"一词也不够清晰，因为"感受"可以包含情绪和想法。这说明需要继续对患者进行相关的心理健康教育。）

李献云：好，如果用CBT的模式来说，"感觉自己不行啊、自己达不到"是属于什么呢？（于是，治疗师将患者引入认知理论去思考该如何标签化自己的表达。）

王军：就是，就带着那个、那个想法去做事情。（患者终于认识到是想法了，不过这一段讨论显示依然需要对患者加强识别情绪与自动化思维方面的心理健康教育。）

李献云：好，那个是想法，是吧？（请患者认识到这是想法。）

王军：对对对。

李献云：所以，追求完美是你的一个……（治疗师继续询问看患者是否真地理解。）

王军：想法。（患者把追求完美看成想法，这是自然的，因为它既是想法，也是患者的补偿策略或者患者所谈的动力。）

李献云：动力，对吧？

王军：对对。

李献云：然后你说你自己达不到、做不成，这是一个想法。（向患者强调什么是想法，即继续进行相应的心理健康教育。）

王军：啊。

李献云：好。所以你形成这样的一个惯性想法，就是否定自己，觉得自己不行啊，自己做不到啊。（强调患者否定自己这一思维惯性的形成。）

王军：但其实脑子内心那个劲儿还是想追求那个完美，争取能追得到。（患者强调自己追求完美的特点，即补偿策略。）

李献云：好，它怎么就……我没完全理解，本来你想追求完美，但你又告诉自己不行……（治疗师故意表现出不理解，请患者表述得更清晰明了，以促进患者对自我的理解。）

王军：但始终又觉得好像不行，就一直在那儿忍着，咬着牙，跺脚，看看能不能、能、能取得点儿成绩。（患者在核心信念影响下的应对策略及相应的痛苦体验。）

李献云：如果你要追求到完美了，会让你觉得自己如何？（治疗师继续启发患者思考，以加深患者对其应对方式和信念之间关系的理解。）

王军：就是这样觉得，当时就心情挺爽的。（当问患者觉得如何的时候，患者通常的回答是情绪反应而非想法。）

李献云：就会怎么想自己呢？（治疗师只能变化提问措辞，以引出其信念部分的认知。）

王军：就觉得自己挺，哎，不错，很好。（这是患者中间信念表达的后半部分。）

李献云：觉得自己挺不错、很好。

王军：心情挺舒畅。

李献云：所以如果达到完美了，觉得自己不错，自己挺好，然后心情舒畅、爽；如果做不到完美的话，自己……（治疗师直接复述患者的补偿策略跟其中间信念、情绪反应，以加深患者对其问题的认识；同时对于患者反过来的表达的中间信念不说完，请患者思考后补充完善后半句。）

王军：就，就哎呀，这、这点儿事都做不成啊。（患者在达不到完美时的认知。）

李献云：自己这点儿事都做不成。

王军：对，对。

李献云：然后心情呢？（这里直接问心情不合适，应该继续问认知，即患者的核心信念。比如，可以问"当你没达到完美，认为自己这点儿事都做不成的时候，会怎么评价自己啊？"，患者就会回答出其核心信念，从而把反过来表述的中间信念完整表达出来。完成这部分内容之后，再问情绪变化会好一些。）

王军：挺……就特别糟糕。

李献云：特别糟糕啊。

王军：就等于自己那阈值很小，就是能稳定的阈值很小，要么就往这边倒，要么就往那边倒！（患者认识到了这样追求完美的不良后果。）

李献云：好，我们治疗的时间要结束了，那么前面的这些讨论告诉我们什么呢？（治疗师请患者总结上述讨论后的收获。）

王军：（思考）就这个想法会产生这种效果，这种追求完美这个想法。（患者的总结不全面、不明了。）

李献云：好，我们俩今天很想了解到底你这样的一个自我否定模式跟哪些因素有关，我们做了一些探讨，对吧？（治疗师重提议题设置，以利于患者回想讨论过程并做出总结。）

王军：嗯。

李献云：你稍微总结一下咱俩今天探讨的主要内容，你觉得今天的讨论告诉我们什么呢？（治疗师话锋一转，请患者总结对于患者来说这次治疗的重点。）

王军：嗯，就我到现在……因为我原先一直在想，就小的时候过去的经历呀怎么会影响我现在的想法。然后我是想这些东西有时候揪也揪得不是特别清楚，但是至少我能从现在我产生的一个想法，再接着去改自己。就是很显然这个追求完美，要么达到就特别好，要么达不到……就一分为二的这种想法的话，会影响我的生活，让我情绪波动特别大。［患者结合其既往状况总结很到位，也对自己模式的弊端（即达到完美，就特别好；达不到，就特别糟糕）加深了认识；更重要的是，患者认识到继续改变的重要性，尽管相关童年早期经历还没完全搞清楚。］

李献云：嗯嗯，好。

王军：就是想做好的确是动力，而且我觉得这个动力每个人都是这个样子。嗯，但是就是（思考），做事情可能不是非得是一种自我实现啊，就一定是……它可能很多事情或者有别的一些意义在，再去想这些事（思考，且声音变低）。（患者既往一直把做事情看作是自我实现的方式，即用来证明自己行或很好，或者说用来证明自己并非不行或不好。）

李献云：好，我们今天的探讨虽然没完全探讨完，但我们了解到：其实一个人不论是说追求完美也罢，或者说总是形成一个否定自己的惯性啊，跟自己的一些经历有关系，是自己的那些经历让自己慢慢学着变成这样的一种惯性思维模式的，是吧？（治疗师强调一个人惯性的养成跟既往经历有关，惯性思维模式是慢慢学着养成的。）

王军： 嗯，对对。

李献云： 一个人既然有一些经历让他学着变成现在的样子，也就是说，我们以后还可以如何？（治疗师强调患者需要学习着去改变惯性思维。）

王军： 就是通过经历去变化自己的想法。（患者已认识到学着改变思维模式的重要性。）

李献云： 是的，我们还可以通过重新学习，然后去创造一些经历。（治疗师强调重新学习创造新经历。）

王军： 啊，对！

李献云： 来改变自己对自己的一些看法。（鼓励患者通过创造新经历来改变对自我的看法。）

王军： 嗯，创造些经历。

李献云： 是这么说吗？

王军： 嗯，是是是。（治疗师和患者达成了共识。）

李献云： 好，那我们今天就谈这么多。今天谈的内容，有什么别的想说吗，在结束之前？

王军： 嗯，哦，对了，反正的确是慢慢去到比较本质上的那个我的这个想法上了，嗯，没什么别的想说的。（患者认识到这次治疗逐渐涉及其本质的想法了，就是探讨了其信念，非常好。）

李献云： 好，那我们一步一步来，好不好？（抓住机会强调改变需要慢慢来。）

王军： 成。

李献云： 今天我们了解了你是如何全面否定自己的以及与之相关的成长经历。根据我们今天所谈的内容，你觉得接下来你会给自己留什么作业来继续促进自我的改变呢？（请患者结合今天的治疗给自己布置家庭作业。）

王军： 对呀，我觉得等于就是得想一想，当我拿到一个任务的时候，我怎么告、跟自己说我就也别追求完美了，是……就怎么比如说，这周要新干一件事情，我怎么去评价我做得好或者做得坏。（患者非常有思路，结合今天所谈内容给自己布置恰当的练习。)

李献云：好，你新做一件事情时，你提醒自己不追求完美，同时留意自己对自己做那个事情的评价。

王军：就做之前就得、就得有估计，因为很多事情是，我在做的这个过程中，我就想追求完美，然后情绪就上下起伏。

李献云：啊好，所以你留意自己追求完美的惯性，看跟自己的什么想法有关系。然后调整想法，试着去做，看看结果如何。(治疗师结合患者所谈作业情况，将其作业描述得更具体一些，以方便患者落实。)

王军：对对对，调整想法，对。

李献云：好，那下次你就讲这样一个例子？(治疗师强调下次作业检查的重点，以提高患者完成作业的可能性。)

王军：好，成。

李献云：我们约下次的时间，得放到两周之后。

王军：可以。

三、治疗回顾与反思

(一)治疗的架构和顺序

患者一上来就自行回顾了上次治疗的主要内容，而非按照通常的顺序先进行心境检查，这是治疗中常出现的情况。每次认知行为治疗都有一定的治疗结构和顺序，但并不意味着这些顺序固定不变、不允许有调整，可以根据实际情况做出调整。就像这次治疗，是先回顾上次治疗，再进行作业检查，之后才是心境检查和议题设置，而非通常的心境检查、回顾上次治疗、作业检查和议题设置。

一些患者在熟悉认知行为治疗的流程之后就会自行完成治疗的各个步骤，只是在有需要的时候才请治疗师协助。这正是认知行为治疗的目标，就是希望患者能成为自己的治疗师，在未来没有治疗师的情况下，能够在有需要的时候为自己提供心理治疗，就像治疗师在旁边一样。

(二)日程设置

日程设置是 CTS 评估的条目，也是认知行为治疗很关键的内容，这在前面第三章第一次治疗的讲解中就有过论述。但这次治疗的日程设置跟之前不同，之前的议题都很具体，有所特指，都是针对某一困难情形设定议题。比如，第二次治疗针对睡眠问题、第三次治疗是与睡眠问题有关的自动化思维、第四次至第六次治疗讨论的是与同学比较后的自动化思维；而这次的议题相对笼统、不具体，就是探讨"怎么就形成了否定自己整个人的惯性"。这个议题的主要目的是为了搞清楚患者相关的成长经历，完善案例的认知概念化，促进患者对自我的了解。为了让议题设置得相对清晰具体一些，治疗师首先小结了患者否定自己整个人的具体表述，即先说出患者的自我核心信念，然后再明确设置日程，并与患者就日程设置达成一致。

(三)垂直下降技术与案例认知概念化的完善

从初始访谈接触患者开始，案例认知概念化的过程就启动了，尽管因为跟患者接触的次数有限，案例认知概念化并不完善，也不太准确。通常待患者的症状明显改善之后，就会通过垂直下降技术(即箭头向下技术)来探索患者的信念，以利于我们完善个案认知概念化的内容。我们知道信念的形成与童年经历有关，在了解患者的信念之后，也希望趁热打铁了解患者的哪些特殊经历与其信念形成有关。这样的探索也有助于患者对自身问题的理解，从而激发患者改变的动机。

治疗中想要探讨的信念均是负面的信念，通常不在脑海中浮现出来，而是处于休眠状态。只有当患者压力大、遭受刺激或者患病的时候才会被激活。当患者的疾病症状改善之后，信念也会潜伏下来，变得似有似无，因此就需要使用特定的技术引出核心信念，垂直下降技术是常用的引出核心信念的方法之一。认知行为治疗中关注的核心信念是个体对自我、他人或未来的负面评价，是患者不想面对的东西，或者说是患者不想拿到桌面上与人公开讨论的内容，特别是对自我的核心信念，因为直面那样的自我让患者很痛苦。垂直下降技术是在假定患者特定情形下的自动化思维是客观事实的情况下，再询问这对患者意味着什么，目的是想了解患者内心深处如何评价他自己、他人或未来。这个技术特别有助于了解患者对自我的负面核心信念。

这样就会引发矛盾，患者面对自我的核心信念会很痛苦，下意识地不想提、不愿想，而垂直下降技术又是以自动化思维为切入点，引导患者说出其核心信念。因此，治疗师要想很好地引出患者的核心信念，就需要在稳固的合作联盟的基础上才有可能；否则，就会被患者认为治疗师在质疑自己、不相信自己，从而破坏治疗关系。核心信念是患者信以为真理的东西，通常不容置疑和挑战。

尽管在引出核心信念的过程中有此矛盾，探讨的过程对患者来说很痛苦，一部分患者还是可以跟治疗师相对顺利地深入探讨下去，相对容易找出其负面的核心信念。但对大部分患者来说进行这部分的探讨就比较艰难，其中的原因和探讨过程各不相同。一些患者因为这样的探讨让其隐约想到负面的自我核心信念，就很痛苦，不愿继续讨论下云或顾左右而言他；一些患者会直接说这样想下去没有意义，不愿意继续这样想下去；一些患者会顺势想到不良后果，于是说出那种情形下的结果，就是所带来的情绪、行为方面的不良影响；一些患者因为症状有改善后核心信念变得不突出，不愿意想，就告诉治疗师不意味着什么；一些患者会将思路放在改变后的自己，告诉治疗师其经过治疗转变后的想法，而非顺着既往的思路想下去；一些患者不理解治疗师提问的意图，也就回答不上来；一些患者因为治疗师的提问不清晰，不知道接下来该如何想和如何回答……

面对使用垂直下降技术过程中存在的障碍，治疗师需要在明确此阶段讨论定位的基础上，冷静地搞清楚导致探讨不下去的具体障碍在哪里，然后决定接下来如何应对。如果患者因为非常痛苦，无力继续探讨下去，或者因为其他原因坚决不愿继续做此方面的讨论，则可以匸断此部分的探讨，等待以后寻找合适的机会再行探讨；如果患者虽然痛苦，但可以继续探讨，那就探讨下去直到找出患者的核心信念为止；如果患者理解治疗师的问话意图有困难，或回答的是那种思维下不良的后果或转变后的想法，则需要治疗师调整问话方式后继续跟患者进行探讨，就像这次治疗中一样。

在引出核心信念的过程中，患者很容易不顺着治疗师的思路往下谈，而谈到别的方面。此时治疗师既需要有定力和坚持，也需要有适度的灵活与妥协，才能头脑清醒地在该坚持的时候坚持下去，避免半途而废，最终引出其核心信念；也要能在该中断的地方适时中断，避免给患者过多压力，破坏合作性的治疗联盟。治疗其实就是在人际平等尊重互动的过程中坚持与灵活的恰当结合。

（四）治疗师已明确知道患者核心信念的情况下，在议题讨论中为什么还要使用垂直下降技术

在这次治疗主题探讨之前，治疗师已明确知道患者的核心信念，却依然在一些情形下运用垂直下降技术探讨其核心信念。这样做的目的是为了给患者更多机会去发现核心信念带给他的不良影响，让患者了解核心信念可以在很多情况下发挥负面作用，从而激发患者改变的动机。与此同时，这样的探讨也有助于治疗师去完善案例认知概念化的内容，减少治疗师主观猜测部分的占比。

（五）哪类情形下的自动化思维适合使用垂直下降技术来引出患者的核心信念

患者有关自我的核心信念有三类：自己无能、不招人喜欢和无价值。自己无能的核心信念，通常的触发事件是学习、工作或事业业绩受挫或感到即将受挫的情形；不招人喜欢的核心信念，通常的触发事件是人际交往或亲密关系相处有矛盾或感觉有矛盾；无价值的核心信念，则通常是在患者感到违背道德、秩序等要求时被激活。但上述类型中也会有例外的情况发生。

为了引出患者的核心信念，需要留意患者疾病复发或加重的诱发事件是哪类情况，从而预估患者的核心信念是什么，然后选择相应常见情形下的自动化思维作为切入点，或者选择让患者痛苦程度深的情形下的自动化思维作为切入点。如果患者的自动化思维有多个，则选择某一个关键或对患者影响大的自动化思维作为切入点。哪类情形下的自动化思维适合应用垂直下降技术引出核心信念，跟治疗师对患者的初步认知概念化有关。

（六）在认知行为治疗中总会鼓励患者谈收获，如果患者所谈的收获跟认知行为治疗无关，怎么办

在回顾上次治疗、检查作业和治疗总结阶段，总涉及请患者谈其收获，这既是为了收集患者的正性反馈，也是为了增进合作联盟，以明确在治疗中患者与治疗师是否同步前进，以便接下来治疗师做出必要改变，提

高治疗的效率。因为开展的是认知行为治疗，当然希望患者谈到的收获跟认知行为治疗有关。如果患者所谈内容跟认知行为治疗无关，也是可以的；治疗师可以在此基础上继续询问患者有无其他收获。如果患者的收获跟认知行为治疗一点儿关系都没有，那说明治疗师需要调整每次治疗的形式和内容，以使治疗更适合患者，推动患者学着用认知行为治疗的理论和方法去观察和帮助自己。

（七）在针对"我不配"这个自动化思维的作业检查中，发现患者的替代思维就是说不出来，治疗师很着急，很想替他说出来，怎么办

确实在普通人看来，患者把自己看成"我不配"明显不符合事实，自然就会觉得"我配"才是恰当的替代思维。可是人的经历不同，那些在一些人看来浅显容易的替换在另一些人看来就会异常艰难，治疗师需要对此有很深的理解和接纳才行。此外，治疗师的职责不是替患者找到一个合适的替代思维或者指出需要转变的行为，而是引导患者拓宽思路、发现自己的问题所在，从而为自己找到适合的替代思维或做出适合自身的行为转变。所以，治疗师在治疗中需要始终保持对自我情绪和自动化思维的觉察，才能更好地掌控好自己的嘴巴，沉住气，管理好自己的情绪，让治疗以更适合患者的节奏推进，这也是合作性治疗联盟的稳固剂。

（八）如何应对治疗中患者的沉默

在治疗中患者经常会出现沉默，一些治疗师会变得焦虑不安，就很想说些什么来打断沉默。此时，治疗师需要根据治疗中的具体情况思考患者沉默的原因：患者的沉默是患者因为害怕说错话在思考如何说，还是因为对治疗师的问话不理解，是因为这个问题很关键从来没仔细想过而陷入沉思，抑或是因为注意力跑到了其他方面，或者是因为不信任治疗师不想谈，或者是因为反感治疗师的问题不愿意交谈下去……然后根据不同的情况做出相应的应对。不过，要想搞清楚患者沉默的原因，通常需要治疗师先给患者一些沉默的时间，同时观察患者的表情等非语言表达，等待患者沉默后的表达，治疗师才有可能知道自己的思考是否准确。

如果几分钟的沉默过去了，患者依然没有反应，治疗师可以主动询问患者"你沉默这么长时间，是不是遇到了什么困难？你说出来，我看能否

帮到忙";如果治疗师觉得自己的某个表达不恰当让患者反感了,也可以直接询问患者"是不是我刚才说的某句话不合适让你沉默不想谈了?如果是的话,请直接告诉我,我看我怎么调整我的说话方式"。面对沉默,容易着急的治疗师要提醒自己学会冷静,保持定力,不要被自己的自动化思维牵着走,因为过快中断沉默或转移话题,会打断患者的思考(越是讨论的关键之处,患者越需要思考的时间),或者失去了让患者直面问题的机会,失去了解治疗中问题出现原因的绝佳机会,也会削弱合作性的治疗联盟。面对治疗中患者的沉默,治疗师保持定力和开放心态非常重要。

(九)治疗师应该如何把控治疗的节奏

治疗的节奏和有效利用时间是 CTS 评估的一个条目,自然是认知行为治疗非常关注的方面,通常以治疗是否适合患者的理解能力为前提,并非是节奏越快治疗效率越高。一般情况下,治疗师需要根据患者的具体情况做出调整。

试想一下,我们培训专业人员掌握认知行为治疗的理论时很容易,但一旦让被培训的专业人员理论联系具体案例的实际时,就会出现各种各样的问题,哪怕是接受了一期几天、连续几期培训下来的学员也会问题不断。比如,很难聚焦在关键问题上,识别自动化思维有困难,不知道如何拓展思路找出替代思维,运用垂直下降技术探索信念有困难,等等。专业人员在被培训的时候通常不会受到自身精神障碍的干扰尚且如此,那患者在精神障碍的影响下是否就能很快理论联系实际地领悟认知行为治疗的精髓并应用于自己身上呢?答案是显而易见的,不可能!

抑郁症患者缺乏动力,思维变慢,注意力不集中,记忆力变差,自我评价低,且通常行动迟缓或不动;焦虑障碍患者的注意力很容易放在其担忧的情形上,很想回避、逃避或过度准备;有精神病性症状的患者受到幻觉或妄想的干扰或伴随认知功能障碍,无法将注意力集中在讨论上;等等。这些情况不再一一而论。这些患者怎么可能很快就应用认知行为治疗的方法并发生大的转变呢?因此,在治疗中治疗师通常需要提醒自己"欲速则不达",主动将治疗的节奏慢下来,使治疗适合患者,给患者以思考、回想、整理思路或提出疑问的时间,必要时治疗师需要将前面讨论的散乱信息串起来,做一个小结,以利于患者理解,特别是在面对那些病情较重

342 • 拨开信念的迷雾：抑郁症认知行为治疗实录

或合并人格障碍的患者时。

四、治疗记录

治疗记录	
2017 年 7 月 25 日	Session 8

心境检查

　　患者对上次治疗的回顾如下：就"我这个人不行"进行分析，找到了替代思维，自己需要抛弃对完美的追求。

　　在作业检查中患者的反馈：跟别人比较，表面看别人比我过得好，就想我不配有更好的生活。如果我找一个好工作，也会那样想，于是沮丧、抑郁，默认自己比别人差。自己有时好高骛远，有时把自己看扁，实际自己跟多数人差不多。这想法能把我带到不配拥有更好生活的沟里头。我没有那么肯定或特别坚定地认为自己配，只知道那样想不对，那样越想自己差，就觉得自己不太好；反过头来就觉得自己特别好，就好高骛远了。觉得我不配，心里很难受，要平衡这种难受，就硬要想高兴的事多好多好，就达不到稳定的状态。追求完美，把自己弄得很累。需把老师或别人的批评扣在自己头上，或者对自己的要求不切实际，要求一定要做好。

　　这周患者总体心情好一点儿，放假了。能提醒自己想法有些偏差，要平稳发展，不一直逼迫自己。

　　中间信念：我一定要做好。如果做不好，自己就没价值。

　　补偿策略：追求完美，逼迫自己，一直努力。

　　患者想谈的议题：觉得自己不行的压力是我的动力。来了一个任务，我特别想做好，我一定要做好，一做不好就想我整个人不好，就没有价值。我怎么找一个替代思维？原先一直觉得这么想挺好，现在看来有弊端。

　　建议患者：先想一想怎么就走到这个模式了以及它带给自己的是什么，以后再谈怎么改变。

续表

议题

怎么就形成了做不好就否定自己的惯性了？怎么让这样的惯性成为动力的？

患者相关成长经历：

第一次高考时有压力，习惯安慰自己只要我不是最差的就行。中考时也是如此，中考考得特别好。追求"我只要不是最差"，但特别拼命，水平或付出的努力远远超过最差的水平；心里不踏实，特别拼命是应对不安的一种方式。

从小就觉得在人群里头被边缘化，总觉得是老末，被带着玩的，就有点儿不爽，但还是忍了，感觉自己不够被别人尊重，总是需要迎合别人。为了融入集体，必须牺牲掉主见。如果不牺牲掉主见，就会感觉比较孤独。小的时候学不会跟别人商量，就不商量，处于那种感觉孤独的状态。小孩就是争执解决问题，感觉争不过他们，宁可退一步。高中也是争不过，跟特别多的同学融不到一起，靠拼命学习去超过他们，或者想要得到关注，那种孤独感让人特别受不了。觉得自己好像跟别人不太一样，好像有点儿问题。害怕冲突，刻意迎合别人，压抑自己。

小时候爸爸特别有耐心陪着学习，我都学烦了，他却津津有味。我想得到他的赞扬，就只能在那儿学。想反驳，但他脾气很好地讲道理，自己的很多情绪被压抑，不愿说出来，觉得应该逼自己学。每次进步就得压抑自己，本来不想做的事，他旁边这么看着、监视我，就不自在，就按他的标准去做。即便取得成绩，压抑劲大过了成绩获得感，感觉不值得。

高中觉得周围人学习成绩特别强，跟他们建立不起特别信任的关系，只有两三个特别要好的朋友。

续表

患者认为：不是全面否定自己成为自己的动力，而是想达到一个好的标准或完美，但又达不到，就觉得自己是最差的。追求完美是动力，正因为达不到，就觉得整个人不好了，感觉自己不行，是附带的一个情绪，是追求完美而不得的一个情绪。如果追求到"完美"，就觉得自己不错、挺好的，心情挺爽的。如果做不到完美，就觉得自己这点儿事都做不成，心情就特别糟糕。追求完美导致情绪波动。

这说明需要对患者进行区别情绪和想法的心理健康教育。

患者总结：至少我能从现在产生的这些想法里再接着去改自己。追求完美，要么达到，要么达不到，一分为二的这种想法会影响我的生活，让我情绪波动特别大。想做好的确是动力，但做事情不是非得自我实现，可能会有别的一些意义在。

跟患者强调：既往经历让患者学会了特定的思维模式，既然可以学着变成现在的样子，也可以重新学习、创造新的经历去改变旧的思维模式。

作业

继续用所学方法帮助自己，分析自动化思维并找出替代思维；

拿到任务的时候，在做之前和做的过程中留意追求完美的特点，提醒自己调整并试着去降低要求。

第十一章

第九次治疗：案例认知概念化

一、第九次认知行为治疗的总体框架

在前面八次治疗中已经了解了患者的信念和补偿策略以及相关的童年经历，此次及后面的治疗需要做进一步补充完善，以使案例认知概念化更清晰明了，无论对治疗师还是对患者而言。只是在这次治疗的心境检查中，患者看似提出了一个新的问题（这个问题不在首次治疗的问题列表中），即患者发现自己哪怕是玩游戏输了都会烦躁，这个问题虽然是新提出的，但存在已久，患者认为这是一个需要探讨的问题，这与自己总是追求赢和完美有关。于是治疗师就借这个议题的探讨，通过垂直下降技术的应用，和患者一起继续挖掘患者的核心信念、中间信念、相关的童年经历及补偿策略。通过案例认知概念化的继续完善，引导患者理清楚信念和补偿策略在其困扰中的关键作用，从而加深患者对自己的问题的理解，以利于患者随后的持续改变。

这次治疗用时 50 分钟。这次治疗跟上一次治疗间隔的时间是 15 天，而非通常的一周。

二、第九次认知行为治疗逐字稿与讲解

李献云： 这半个多月总体情况怎么样？（心境检查。）

王军： 因为这两周放假了，放假了就也没什么事，就是玩一玩什么的，然后就是挺、挺轻松的，反正就在宿舍里，有时候跟同学打打球，或

者自己玩玩游戏，然后偶尔想看看书，就像……

李献云：放假你不回家？（患者的回答跟治疗师通常对放假的认识不一致，因患者家在北京，于是进一步了解情况，以了解有无问题发生。）

王军：我在家里也是一个人，有的时候也没什么意思。

李献云：所以你就跑到学校去了。

王军：嗯，家离学校比较近。

李献云：嗯，好，所以放假比较轻松啊。

王军：对。

李献云：有什么特别的事情让你情绪有波动的？（了解这段日子有无需要特别关注的事情，为议题设置埋下伏笔。）

王军：嗯，那就是有的时候，波动倒不多，嗯，就比如说有的时候玩游戏的时候，我觉得玩游戏，有时候跟做、做老师的那个要求也有点儿一样的劲儿，就是特别想赢，但是始终又得不到，然后就比较烦躁。其实那个比如说老师给布置一个任务下来，我特别想达到老师那个完美的那个标准，然后最后又好像这个事情本身……又不太尊重这个事情本身的发展，是、感觉是一个劲儿。（患者留意到自己的模式了，无论是玩游戏还是做其他事情，都追求赢和完美，达不到就出现烦躁的情绪。）

李献云：好，你发现在这个过程当中你特别想赢，然后又赢不了，这是实际情况，对吧？（小结患者所谈主要内容，把患者的注意力集中在所谈事件上。）

王军：对对对。

李献云：然后你就变得心烦，你烦的是什么？就是你的什么想法让你烦？（引导患者发现引发其烦躁的自动化思维，而非仅仅关注事件或情形，以此来检验患者使用认知理论观察和帮助自己的能力。这也是作业检查的一部分。）

王军：就是不能满足那种特别爽快的那个劲儿。（患者的回答没有切入到自动化思维，还是停留在事件的后果层面。）

李献云：嗯，不过这没有把你当时的想法说得很清楚啊。（治疗师这样说太直接且有评判意味，可能会破坏治疗联盟，如果患者比较敏感的话。变成下面的说法会比较好："那你当时不爽和烦躁，脑海中出现了什么想法呢？"）

第十一章　第九次治疗：案例认知概念化 • 347

王军：我的想法啊……

李献云：就是在那种情况下，你的想法是什么，你才变得心烦的？毫无疑问，没办法得到你想要的那个赢的状态吗？（患者有迟疑，于是治疗师意识到患者找出其自动化思维有困难，就继续引导患者，同时指出当时的事实。）

王军：对。

李献云：嗯，这代表着什么让你那么烦？你觉得是不是所有的人都像你这样？比方说所有人在这种情况下都想赢，然后得不到，就变得都烦？如果都这样的话，那其实说明什么？不都这样的话，又说明什么呢？（治疗师继续换一种提问方式启发患者去找出自动化思维，也试图让患者拓宽思路。但是，治疗师一下子问 5 个问题，会让患者迷惑，不知道回答哪个问题合适，这是需要避免的。）

王军：开空调吧。（患者在交流有难度的情况下，感觉到了室内的热。）

李献云：空调得去外面找遥控板去，我去找。（拿到遥控器开空调后）热，是吧？（治疗师认可患者的需求。）

王军：嗯。我觉得可能都会有些烦，但是可能不会那么心烦……嗯。（患者的认识到位，如果想赢但结果未赢，会心烦，因为事件会影响心情；但如果有负性自动化思维的话，则心烦的程度会加重。）

李献云：你意识到自己的心烦严重，但找出当时的自动化思维有难度，是这意思吗？（治疗师核实患者的困难到底在哪里，这是作业检查的一部分，同时也可以知道下一步治疗时需要特别注意什么。）

王军：嗯。

李献云：那我们就先放在这儿，你发现你的这个特点，无论是玩游戏，还是完成老师安排的任务，都有想赢的特点，对吧？（治疗师小结患者的特点，但对患者反复思考依然有困难的问题，就提议先放一放，等时机合适再做讨论，因为现在是心境检查阶段。）

王军：对。

李献云：你想追求完美，赢了才是完美，但总得不到，所以就心烦。（治疗师小结患者的模式。）

王军：对对。

348 · 拨开信念的迷雾：抑郁症认知行为治疗实录

李献云：好，除了这个以外，最近还有没有别的让你情绪波动的事情？（继续了解患者目前可能存在的需要关注的问题，这些都可能是治疗的候选议题。）

王军：然后就……就是本来我大姨妈想让我多和那个、我那侄子玩会儿。那侄子好像他心理也是有点儿问题，就特别孤僻什么的，然后，我就不太想去（笑），就想在学校这样待着还比较舒服，然后呢心里就比较矛盾么。就是别人有个要求，自己不太想做的话，就比较有压力（笑）。（没满足别人的要求，就有压力，这是患者常见的模式。）

李献云：嗯，好，这个你能找到影响你的想法是什么，让你有压力吗？这一块儿。（继续了解患者识别其自动化思维的能力。）

王军：就是……别人都让我去做了，我还不去做，就是这个想法。（如此看来，患者找出其自动化思维确实有困难，因为他说出来的是事实。这是需要在后续治疗中让患者多加练习的地方，即找出影响情绪的自动化思维。）

李献云：噢，别人让你做，你不去做，那是什么让你有压力？（治疗师此处继续引导患者找出影响他的自动化思维。如果治疗师此处小结一下患者的主要困难，即"看来找出影响你的自动化思维依然是你的难点，我们回头找机会着重谈这一块，好让你学会找出自动化思维的方法"；然后询问"那最近半个月还有没有其他让你困扰的事情呢？"这样会让治疗更流畅、简洁、高效且重点突出。因为在这里教授患者找出自动化思维会使治疗时间延长，且会分散治疗的焦点。）

王军：就是我没有按照别人要求去做、做事。（患者依然在陈述事实，而非自动化思维。）

李献云：没按照别人的要求做，那代表什么？

王军：代表着别人可能会生我气呗。（患者猜测对方会出现的情绪反应，这是患者的自动化思维。）

李献云：你认为别人会怎么看你就生你的气？（继续引导患者识别其自动化思维。）

王军：就是大姨妈上次走的时候还给了我点儿钱，那意思可能就是想让我跟他多玩会儿。（患者依然在陈述事实而非治疗师想要的自动化思维。）

李献云：噢，好。所以你没按照你大姨妈的要求去做，是吧？

王军：对，对。

李献云：所以你觉得大姨妈会怎么想你？（治疗师转变提问方式继续引导患者找出其自动化思维。）

王军：她可能会、她就想我怎么这么言而无信，因为也没答应，就是想怎么对我不好啊，就是我对他不好啊。（患者终于说出了他的自动化思维。）

李献云：大姨妈会觉得你……（治疗师前面引出自动化思维的过程及下面的探讨过细了，此阶段的重点是心境检查，并发现可作为的治疗议题的事件或情形，而非做深入讨论。此时深入探讨会导致治疗时间变长且不聚焦。）

王军：我会那么想。

李献云：你会觉得，你会想到……

王军：她会这么想。

李献云：你会觉得大姨妈会想你怎么对她不好，是吧？（治疗师有疑惑，请患者做出澄清。）

王军：对对对。

李献云：怎么对大姨不好，是吧？

王军：嗯，对那个侄子、我那侄子不好，就是她的孙子。

李献云：怎么对他不好，好，你觉得你大姨妈会想你怎么对你的侄子不好，是吗？

王军：对对对。

李献云：那她会想，她想的那个答案是什么呢？怎么对侄子不好？

王军：就是，干吗……就她那个口气，"就你干吗不对他好点儿呢？就多陪陪他"。（患者会想到对方不满的语气，这是患者的自动化思维。）

李献云：噢，大姨妈会觉得你对……你猜大姨妈会觉得你对这侄子不好，是吧？

王军：对。

李献云：噢，因为你这样猜你大姨妈，所以有压力。还有别的猜测吗？

王军：那就没什么了。

李献云：好，在这里你有没有留意到我干吗前面这么问啊？（了解患者是否觉察了治疗师的用意。）

王军：全都是在想我怎么看待这个事情。（患者理解了治疗师的用意。）

李献云：对，就是找出你的那些自动化思维。你处于矛盾状态，你其实不想去陪孩子，可你大姨妈想让你陪她孙子，是吧？

王军：对对对。

李献云：你本意不想去陪，所以你的这个压力是跟你大姨妈要求你去、你没去这件事有关？还是说更重要的是跟你对此的想法有关系呢？（治疗师想让患者意识到自动化思维对他的影响，继续强化认知理论的心理健康教育。）

王军：跟我的想法有关系。

李献云：非常好，所以我们就需要学会怎么样留意到对自己有影响的想法，是吧？

王军：嗯。

李献云：前面谈到，你玩游戏的时候你想赢，跟你在老师给你安排任务的时候你想达到完美，你发现是相似的，只是你找出你的自动化思维有难度。不过前面就你大姨让你跟侄子玩的事上，我们一起找到了影响你的想法。（小结前面所谈重点，并跟患者澄清其有困难的地方，同时认可患者做到的方面。）

王军：对对对。

李献云：那不错，这事我们知道了。还有别的事情发生吗，这段日子？（继续了解患者目前可能存在的问题，为日程设置提供备选议题。）

王军：然后我就觉得，上次不是谈到跟那个、跟父亲的那个，就小的时候那个要求什么的。其实我认为本质上就是刚才说的，就是当别人的想法跟我的想法，别人对我的要求跟自己的有冲突的时候，嗯，我容易把别人说的那个东西呀画成一张大饼，然后呢，自己呢就非得往别人说的方向、那个标准上去靠。嗯，但其实呢自己想做到还是挺、自己本身就挺有难度的。就是不是、好多事情不是像自己想的（那样），自己不是像自己想象的那么自律的。（患者主动回顾了上次治疗的内容，并察觉了设定的规则带给他的不良影响，以及不符合设定的标准时的自动化思维。）

李献云：所以你很想让自己按别人的要求去做，是吧？

第十一章 第九次治疗：案例认知概念化 • 351

王军：就、就是发生了冲突。

李献云：噢，如果它有不一致的时候，你希望自己能按照别人的要求去做。（治疗师跟患者核实其规条。这里的探讨尽管有价值，但不适合在此处探讨，应该放在日程设置后议题讨论的时候进行，这样才能让治疗更流畅和重点突出。如果治疗师接下来这样说，效果会更好，比如"如果别人的要求跟你自己的想要的状态不一致，你期望自己按别人要求去做，可你做不到，你就会评价自己不自律。这是你发现的自己一直以来的特点。那么这半个月当中还发生其他让你困扰的事情了吗？"）

王军：就是，嗯，嗯，就像，怎么说呢？就是我原先我总觉得每天学习八小时，那样对自己那样要求。后来我又发现我原先也……放假时候我也希望自己能像那个样子，但我发现放假的时候还是就做不到。自己就是本能上有一些想玩的、想需求的东西，人都是……我会感觉这个也得给自己留、留空间，或者也得尊重自己想玩、想放松、想娱乐，而不是说自己完全就是要求自己按照别人的标准来去硬努着自己，那样才算舒服、才算完美。但是那种对别人的那种赞美的需求，那也是我、也是我的内心挺需要的一个东西的。（患者再次重申了他的规条，这是中间信念，即按照别人的要求去努力，获得别人的赞美，自己才算完美。）

李献云：噢，所以你一直按别人的标准硬努着自己，从而获得别人的赞美。你最近一周发现自己这一点了，是吧？（小结患者的中间信念。）

王军：对，你看，如果没有那些别人的压力的事件，我呢一个人也挺、就是也挺浪的，就自己一个人就玩玩这、玩玩那的，也不是像自己想象的那么、这么自律，那种自律好像更多的还是、不是发自内心的，是有外在的这种、这种鼓励的什么的。（患者对自己的评价，即在没有外在要求的情况下对自己的看法，依然是受到信念的影响。换句话说，无论有无压力事件，患者对自己的看法这一自动化思维是相似的，因为影响患者的信念是固定不变的，不随情形不同而不同。在任何情形下，患者都会不自觉地拿起前面谈到的这把尺子——中间信念，去衡量自己，从而认为自己不自律。）

李献云：你希望得到别人的赞美，是吧？

王军：对对对。

李献云：所以才想让自己靠向别人的要求，跟别人的要求保持一致，然后觉得那样才完美。（继续小结患者的模式。）

王军： 对，但是这种东西呢过于强烈了，自己的一些本身想休息放松的那个……（患者意识到此规则带给他的不良影响。）

李献云： 就给扔在一边了。

王军： 那个需求就扔在一边了。

李献云： 现在你觉得其实有的时候也需要关注……（继续小结，并强调患者目前的转变。）

王军： 自己。

李献云： 自己的一些需求。噢，好，这是发生的这个。还有别的吗？（继续了解患者目前存在的可能需要讨论的问题。）

王军： 嗯，没了。

李献云： 这段日子？

王军： 嗯，没、没什么了吧。

李献云： 没有啊，好。我们知道了你最近这段日子的情况了。那我们就先回顾一下上次的治疗内容，然后谈谈你作业完成的情况，我们再决定今天谈什么内容。（治疗师在确认患者没有其他情况发生后，小结并过渡到上次治疗回顾和作业检查阶段。由此可见，治疗师在前面心境检查和了解治疗备选议题方面，花的时间太长了。）

王军： 啊。上次就是说这个我为什么，那些想法，就是我的动力为什么就是否定自己。后来我是感觉，嗯，也不是否定自己是我的动力，还是为了想认可自己，想通过努力得到别人认可和证明自己。但是呢这个劲太过了之后，一旦达不到，就变成全面否定自己了。（患者结合上次治疗回顾进行的自我反思很到位，这也是患者的中间信念。即，如果努力得到了别人的认可，那就证明自己完美；否则，自己就不如人。）

李献云： 噢，好，所以否定自己不是动力。

王军： 不是动力。

李献云： 而是想获得别人的认可。

王军： 对。包括我觉得……

李献云： 然后一旦达不到，你就否定自己，是吧？

王军： 对。

李献云： 噢，好。

第十一章　第九次治疗：案例认知概念化·353

王军：包括我觉得我跟老爸的相处也是，老爸他也有他的，其实他认为对的东西对我来讲可能也是某种认可，包括他现在可能对我的一些课题上的一些指导。我就觉得呢，他一说对，我就特高兴，我就觉得有一个方向了。但如果一旦这个方向做不成，我又觉得就特别沮丧。（患者反思他跟父亲的相处模式，极其需要得到父亲的认可，这是中间信念或规条对患者的影响。）

李献云：噢，所以你发现自己要不就努力一定得达到那个方向，实现那个目标，如果实现的话，那就最完美；如果实现不了，那就全面否定自己，认为自己是垃圾废物。（治疗师小结患者的反思，即中间信念。把患者在以前作业中写出来的对他自己的评价拿出来了。）

王军：对，就是脑子里就全面否定自己。

李献云：噢，是这样的一个情况，这是上次回顾。

王军：对。

李献云：那作业呢？（将话题过渡到作业检查阶段。）

王军：作业的话，上次是说，比如遇到一个压力性的事情，在压力性之前提醒自己，然后找一些相关的这个、这个、这个不否定自己、不追求完美，提醒自己这些。然后，因为之前只是说到我能察觉到这些问题，但其实没有找到替代性的思维，然后呢，但是最近也、也没发生一些让我特别需要这样提醒的压力的事情。（患者记得作业的内容。）

李献云：嗯嗯，好。

王军：因为这两周就是……

李献云：最近没有什么特别有压力的事情，不过你说到跟同学玩的状态，以及你大姨妈让你去跟侄子玩，这些事你有没有试着用咱们的方式分析一下？或者怎么样帮自己？（治疗师找到可以做作业的机会，了解患者是否做了作业，这样来了解患者应用治疗所学方法的程度。其实根据前面所谈内容，知道患者没有练习，因为患者觉得没有压力，不需要练习。所以治疗师可以简单说一下，直接过渡到议题设置上去，这样可以节约更多宝贵的治疗时间。比如说："最近没有什么特别有压力的事情，你就没有做咱们所说的作业，即你说到一直以来你都是因为玩游戏赢不了心烦，最近你大姨妈让你跟侄子玩而令你有烦恼。好，那我们接下来要确定今天我们俩谈什么了。"）

354 · 拨开信念的迷雾：抑郁症认知行为治疗实录

王军：这个（思考），我就觉得自己就先顺着自己那个内心那个动力来，我就不想怎么……比如说玩游戏这个，就是如果不玩的话，又觉得特无聊（笑）！（患者虽然没直接谈做作业的事情，但谈到了顺着自己的内心或本性来，这也是转变。患者学着不再过度压抑自己的本性需求了。）

李献云：不玩特无聊，玩的话又想赢，赢不了又心烦。

王军：就比较心烦。

李献云：噢，好。所以那个烦跟什么想法有关系，你有没有试着分析一下？（继续了解患者是否抓住机会做练习。）

王军：就是我不、不满足那个，对玩游戏可能就就喜欢可能自己给自己构造一个场景，就是比如玩游戏吧，我就非得这么着赢，才算赢。嗯，或者说就想象一种……比如我们玩那种三国杀，就想象一种就是能一下就打败敌人的那种方法，觉得那样才爽快！（患者补充描述其玩游戏的状态，还是固有的模式，非常努力、想方设法去追求赢。）

李献云：噢，好，所以你发现自己有这个特点了。

王军：对。

李献云：当然没有做这个作业，因为觉得心情还可以，是这意思吧？（患者在心情还不错的情况下没有做作业的动力，这也是治疗中的常见情况。治疗师可以省略前面那些针对作业的讨论。）

王军：因为没有压力性的那个事。

李献云：没有压力性的事，所以就不做作业。

王军：然后呢，对，因为上次作业是说那个遇到压力事之前我去……（患者解释自己不做作业的理由，因为留的作业就是有压力时才做。）

李献云：怎么样提醒自己。

王军：提醒自己。

李献云：没有压力事，所以就没做。不过对于这种玩游戏的烦，你没有试着用咱们的方式分析一下帮自己。（治疗师跟患者确认其没有做作业。其实这些话可以省略不说。）

王军：哦，也没有。

李献云：是怎么个没有？是说根本没想到这种情况下也可以用所学的方法分析？还是说，用了但自己理不清楚？是怎么个情况？（了解影响患者不做作业可能的其他因素。）

第十一章　第九次治疗：案例认知概念化 · 355

王军：我就觉得就这种时候没法用。（患者认为玩游戏时没法用这个方法帮助自己，这是在治疗中很常见的现象，就是这个特殊状况不适合使用所学的方法。）

李献云：这种情况没法用。

王军：这怎么用啊？

李献云：哦，好，那我明白了。（治疗师了解患者不做作业的原因，有助于以后布置作业的时候更加具体化，以提高患者做作业的可能性。这是检查作业很重要的一个方面，而非发现未做作业后对患者进行批评，或者在检查作业的时候花很长时间告诉患者该如何做作业。如果后者很有必要，可以把它列入日程设置中，在议题讨论的时候进行探讨。）

王军：我就……

李献云：鉴于咱上次谈的内容没谈完，所以咱俩这次治疗有两个选择，一个是就玩游戏这种情况，了解怎么使用CBT的方式来理解它，来怎么帮助自己，这是一个方向；另外一个，就继续我们上次的内容。你倾向于选择哪个方向？（治疗师就前面讨论发现的问题，提出本次治疗可供讨论的议题，并征求患者的意见，以合作联盟的形式确定治疗日程。）

王军：玩游戏这个也可以，我觉得玩游戏那个有时候跟我平时有压力的时候，其实思维在一个劲里头，只不过这个感觉好像还能更可控一些。（患者认识到玩游戏跟平常有压力时的思维相似，所以选择将玩游戏作为本次治疗的议题。这一点非常好，因为认知行为治疗关注的就是患者目前存在的问题。）

李献云：好，所以它跟你平时的工作状态是相似的，是吧？

王军：就是有冲动的时候也是，就一根筋的时候，就感觉就要必须做好、做好、做好，要不然后头有老师的什么压力在后面赶着，要想达到一种完美的状态。玩游戏这个也是，也是想象着我自己能、哎这样能不能？就我脑子一根筋，特别轴，就非得这样，预、预设那个样子，然后它其实并不是那样（笑）。（中间信念对患者的影响。）

李献云：那我们干脆就谈它，好不好？（治疗师跟患者敲定本次治疗的日程。谈玩游戏这个议题虽然表面上跟上次治疗议题不衔接，但实际上是衔接在一起的，因为反映的都是患者的信念问题，而上次治疗谈的也是探讨患者的信念。此外，到这里可以看出来，本次治疗前面花费的时间太长了，导致这次治疗比 45 分钟多了 5 分钟。）

王军：对，嗯。

李献云：那些其他的先放一放。

王军：嗯嗯。

李献云：所以玩游戏的时候，你说跟你工作时候的思维相似，就是老师布置的任务，你必须达到那个完美状态才行。否则的话，就心烦。（小结患者的模式，引入信念部分。）

王军：对对对。

李献云：而玩游戏想赢，如果达不到的话，就也是心烦。我们怎么样把影响你的那个想法找出来，才好在以后玩游戏的时候用这个方法，是吧？（治疗师把患者的困惑与本次治疗联系起来，也点明了日程确定前发现的患者应用此方法的困难。）

王军：嗯，好。

李献云：好，你刚才说的，你说你给自己预设一个状态，怎么样玩，构造了一个场景，非得那样才成。你对此怎么看？（将患者所谈内容拿出来，请患者思考。认知行为治疗最重要的是引导性发现。）

王军：嗯，我觉得这个本身有问题（笑），我现在觉得是。

李献云：嗯，那么问题在哪儿？（继续鼓励患者思考。）

王军：就是得随时变化，就是它忽视了这个每一局它的那种变化的可能性。（患者对于自己按照预设情况玩游戏进行了很好的反思。）

李献云：好，你发现了按照预设情况玩游戏存在的问题，不过我们先把它放在一边。我们就来找找看，你给自己设定的目标是赢，你是基于怎样的考虑一定要实现你构造的那个场景才行。我想了解的是，如果你实现不了你所构造的那个场景，达不到你既定的那个目标，对你来说意味着什么？（运用垂直下降技术，了解患者的信念，启发患者思考。）

王军：意味着就、这就没劲了，这就无聊了，这就没有意义了。（这是患者的自动化思维。）

李献云：好，这没劲、无聊、没意义，是吧？

王军：对。

李献云：会让你怎么看自己呀？（继续运用垂直下降技术，引出患者的信念。）

王军：（沉默）（患者沉默不语，这在运用垂直下降技术时很常见。）

李献云：这没劲、无聊、没意义，指的是玩游戏，是吧？（治疗师将其思路拉回具体的情形中，启发患者思考。）

王军：对。

李献云：所以玩游戏没实现你的目标，对吧？

王军：嗯。

李献云：它就变得没劲、无聊、没意义。会让你怎么看你自己？假如真的就是没劲、无聊、没意义，你也玩了那个游戏。（小结前面所谈内容，继续运用垂直下降技术。）

王军：那我就觉得我挺蠢，那还玩什么玩。（引出了患者对自我的认知，此阶段尚不能确定这是否是其核心信念。）

李献云："我挺蠢的"，是吧？

王军：嗯。

李献云：那假如你就真的挺蠢的呢？（继续运用垂直下降技术，以确认探索是否到达底部。）

王军：（思考）那、那就没辙了（笑）。（这说明"我挺蠢的"是患者的核心信念。）

李献云：那、那就没辙了，就挺蠢的，是吧？

王军：哦。

李献云：好。

王军：玩游戏本来是想证明自己比别人聪明的，但是最后就弄得自己挺蠢的（笑）。〔这反映了患者的中间信念：如果我赢（达到完美状态、做得好或被人认可），就是比别人聪明；如果我输（没达到完美状态、没做好或不被人认可），就是我挺蠢的。〕

李献云：好，我们刚才就问了问上面那些问题，知道你之所以要达到既定的目标，是想证明自己聪明、不蠢。"只有达到既定的目标，我才聪明"，是这意思吧？（就患者的中间信念跟患者进行核实。）

王军：哦。

李献云：但实际上没达到，对吧？

王军：对。

李献云：然后你就觉得这没劲、无聊、无意义，自己挺蠢的。这是拿游戏来看，是吧？（继续跟患者核实中间信念。）

王军：对。

李献云：平常你在工作当中也是如此吗？（如果是中间信念，一定在不同的情形下均是如此，所以治疗师继续跟患者进行核实。）

王军：哦，是啊。

李献云：只有达到既定的目标，才证明自己聪明；如果没达到的话，那就说明自己挺蠢的，是这意思吧？（将患者的中间信念放在一起，跟患者进行确认。）

王军：噢，是这个意思。

李献云：而你所说的老师布置的任务，你要达到那个完美的状态……（治疗师引导患者继续思考，强化患者对他模式或中间信念的认识。）

王军：对对。

李献云：才证明自己聪明，否则就挺蠢的。

王军：对对对。

李献云：好。你觉得自己蠢，这是你对自己的看法，从而设定了这些标准来帮自己。那你从多大的时候开始这样想自己的？（了解患者核心信念最早形成的时间。）

王军：我觉得从我爸，小的时候三四岁那会儿，这个陪着我，不是三四岁，二三年级吧，那会儿，或者我更小，一年级的时候学那什么剑桥英语，那时候我特别讨厌那东西，就是觉得学不好、自己就挺蠢的，然后就非得拼了命地去学，就是逼着，也不是平衡，就逼自己在学。（患者回顾到了相关的童年经历及核心信念"自己挺蠢的"可能的起始时间。）

李献云：噢，一年级的时候，那时候学剑桥英语学不会，是吧？

王军：我就不喜欢英语，当时。可能小男生，我就觉得就不喜欢（学英语）。当时就感觉，哎呀我就不擅长这个，然后但是呢大家都学这个，我又不得不学，然后呢父母也、也挺期望的。然后呢到最后就是我内心里虽然不想学吧，但是我为了满足父母那个期望，我也得假装说我想报这个班那个班的。（由此可见，跟人比较、满足父母的期望和逼自己是患者从小养成的补偿策略。）

李献云：噢，好。

王军：然后得装出有兴趣来。

第十一章　第九次治疗：案例认知概念化 • 359

李献云：嗯，所以就让自己，哦，逼着自己去……

王军：喜欢。

李献云：逼自己喜欢，但实际上不想学，那时候也学不会，于是感觉自己挺蠢的。（强调患者核心信念的形成跟其经历有关。从下面患者所谈内容，可以看出治疗师对患者的上述理解也不完全准确。）

王军：实际上，当时就觉得逼着自己，我能学会！

李献云：哦，装着能满足自己的……装着能满足父母的期望，是吧？

王军：嗯，对。其实我现在也有这个劲儿（笑）。（患者的模式从小到大都是一样的。）

李献云：现在也有这个劲儿。

王军：对，其实我有时候，我跟我爸聊天，这事我都不太想干了，但是他说吧，说这事有多好、多好，怎么干怎么干……

李献云：所以，假如啊，你不满足你父母的期望啊，对你来说意味着什么？（继续运用垂直下降技术，引导患者加深对信念影响力的认识。）

王军：我就觉得我特别堕落(笑)。（这是患者的自动化思维。）

李献云：哦，不满足的话就是堕落，是吧？

王军：嗯。

李献云：那怎么个逻辑关系呢？（通过了解患者的逻辑推理过程，提醒患者再思考。）

王军：（思考）

李献云：你是怎么推理，怎么不满足就是堕落？

王军：就是我觉得他们那个要求什么的，还都是挺这个、挺符合社会的要求的。

李献云：好，他们的要求……

王军：就是也没有什么不合理的(笑)。

李献云：他们的要求没有不合理的，是吧？

王军：但是呢我可能，但是我又特别想得到他们认可，所以就把他们标准什么的可能给它夸大了。（满足父母的要求，才能得到父母的认可，自己才不蠢。这是患者的模式。）

李献云：噢，如果达不到他们的要求，就表示自己堕落了。如果你就真的堕落了，意味着什么？（治疗师继续运用垂直下降技术。）

360 • 拨开信念的迷雾：抑郁症认知行为治疗实录

王军：真堕落了，我自己都看不起自己。（治疗师提问的目的是了解患者对自己的看法，但患者回答的是那样的结果。这在临床上很常见。）

李献云：会让你怎么看自己呀，你真堕落了？（治疗师变换提问方式，以了解患者对自我的核心信念，同时促进患者对自己的理解。）

王军：其实我倒，现在我放假这几天，我倒觉得……真的堕落了，也没什么大不了的，但是……（患者不回答对自我的看法，而是强调现在的看法不同。这在临床上也很常见。）

李献云：就是以前，如果你真堕落了的话……（治疗师引导患者的思路回到过去，而非驻足在发生变化后的现在。）

王军：以前？

李献云：就一直以来，不算放假这段日子，以前你认为自己如果真堕落了的话，代表了什么让你看不起自己呀？（治疗师转变提问方式，让问话更容易被患者理解。）

王军：（思考）就是，可能是一种失控的感觉。就是我原先总是会照着一些标准去生活，如果我照我自己的心里头那些感受去生活的话，我有时候不敢（笑），就觉得那样可能会害怕。（患者依然没有回答他的核心信念，而是描述他习惯照着既往模式生活。如果转变的话，就会有失控感，从而恐慌。这是常见现象，因为旧有模式虽然让人苦恼，却熟悉，有掌控感。）

李献云：所以那样的话，会怎么样？（治疗师继续转换提问方式，继续了解核心信念。）

王军：那样的话？

李献云：嗯。

王军：那样的话，会特别没有安全感（笑）。（患者回答的依然是，患者以为的那种情况发生后的自身状况。）

李献云：会让你怎么看自己呀？

王军：怎么看着自己？就觉得自己不是好人（笑）。（这是患者的核心信念，自己堕落和不是好人，是同一个意思。）

李献云：自己不是好人，是吧？

王军：嗯。

李献云：如果真的不是好人呢？（继续运用垂直下降技术，看"自己不是好人"是否是患者最深层的核心信念。）

第十一章　第九次治疗：案例认知概念化 • 361

王军：那就是个坏人也挺好的（笑）。（患者依然用变化了的现在状态来回答治疗师的问题，而非固定在过去的自己回答问题。）

李献云：不不不，如果坏人挺好的，那你怎么就不敢照着感觉去生活呢？（治疗师继续就患者回答的矛盾状态请患者进行澄清。）

王军：我会想那些都是、都是不好的人、都是堕落的人。（这个回答证实垂直下降技术已经到达底部，即引出了患者的核心信念。）

李献云：好，所以你是不好的人、堕落的人，是吧？

王军：对对对。

李献云：之所以你刚才说到你要按照一定的目标去做，认为如果实现不了那个目标的话，那就表示自己挺蠢的，另外做那件事儿本身也没有意义。你刚才说你其实很希望自己满足父母的期望，然后按照父母的期望去做，自己尽管不喜欢，你也会逼自己去做，那是因为你觉得他们的要求是合理的，所以你要特别达到他们的要求。如果达不到他们的要求的话，那就表示自己堕落了，自己就不是个好人。所以让自己照着他们的要求、照着自己既定的那个标准去生活。而且认为一旦不照着那个标准去生活，照着感觉去生活的话，你就会失控，就会成为一个堕落的人，不是好人。（治疗师小结之前讨论的重点内容，即患者的中间信念和核心信念部分。）

王军：对对对。

李献云：所以从小学，你刚才说学剑桥英语的时候，就一直有这种感觉，并按这个规则要求自己。（治疗师把患者的童年经历跟信念联系起来。）

王军：对（点头）。

李献云：噢，好。哎，那咱们做这个分析，告诉我们什么呀？刚才的这个探讨，就玩游戏，你说你不赢的话，就会心烦，你说这也是跟你平常的状态是相似的。那结合你小时的经历及我们的讨论，告诉我们什么？（治疗师把议题设定的缘由拿出来，结合讨论的内容，请患者思考。）

王军：要是这个，我可能就差一些想法，可能我生活会、就很快会不太一样的。（患者认识到转变想法对自己的影响，增强了患者改变的动机。）

李献云：好，你的什么想法，让你在玩游戏没有赢的情况下变得心烦？（抓住机会检验患者是否真地厘清了思绪，快速地找出影响他的自动化思维是什么。）

王军：（思考）就是一输了，我这个就不聪明了。不聪明了就……给我最直观的感觉就是一种不满足，就是你说最后想到什么、藏着什么想法……（这是患者的自动化思维，患者可能没有认识到这一点。）

李献云："一输了我就不聪明了"，你觉得这是不是你的想法？

王军：哦，不是，不是，就是没有一种，有时候会有这个想法，但主要的还是情绪。（患者留意到的是情绪变化，没有留意到的是这个自动化思维带给他的情绪变化。这也正是自动化思维的特点。）

李献云：所以心烦的情绪，是觉得……

王军：心烦的情绪，就觉得就别人又高我一等吧。然后这个……（这也是患者的自动化思维，而且是更为关键的自动化思维。）

李献云：嗯，然后又怎么着？

王军：自己比较蠢，比较差。其实就跟那个跟小雄看齐、跟小雄比较那个感觉似的。（这是患者的核心信念，以自动化思维的形式出现。）

李献云：所以，按你刚才说的，这是不是想法呀？你觉得输了的话，就觉得别人又高自己一等了，自己就不聪明了，自己比较蠢，比较差。（治疗师把患者的自动化思维做了梳理，抓住机会对患者进行自动化思维识别方面的心理健康教育，因为这是患者的难点。）

王军：对。

李献云：你觉得这是不是想法啊？

王军：是，是，是。

李献云：这是不是找到影响自己的那个想法了？（治疗师强调想法对患者的影响。）

王军：哦，哦。

李献云：你之所以输后心烦，玩游戏本来是为了愉快，却让你变得那么心烦，跟自己的这几个看法有关系吧？（治疗师继续请患者认识到想法即自动化思维对心烦情绪的影响，抓住机会继续对患者进行认知模型的心理健康教育。）

王军：嗯。

李献云：就是觉得别人高自己一等，然后自己比较蠢、比较差。而且一旦出现这种情况，你就觉得这种做这样的游戏也没劲、没意义、无聊······（继续强化患者对认知模型的认识。）

王军：对对对。

李献云：然后认为自己挺蠢的。

王军：对对对。

李献云：是不是跟这有关系啊？

王军：嗯，哦。

李献云：好，那你在工作当中也是类似的情况？（继续跟患者确认他在工作中的类似情况。）

王军：（笑）嗯，非常准。

李献云：是这么说吧？

王军：对，我就觉得低人一等，这个事就没意义了，就无聊了（笑），那我干这工作还干什么劲儿啊？（当信念被激活后，患者出现的自动化思维。）

李献云：看见了吗？

王军：嗯。

李献云：所以影响我们的是什么？（治疗师反复对患者进行认知模型的心理健康教育。）

王军：（思考）是，嗯，（思考）就觉得本能的这些情绪背后还是那个想法的支撑么。（患者认识到了核心信念对他的影响。）

李献云：哦，非常好。我们很容易觉察到情绪的变化，但情绪的变化是不是跟想法密切相关啊？（治疗师强调察觉到的情绪变化跟想法有关系。）

王军：嗯嗯。

李献云：所以你学着要留意想法，就是你的自动化思维。那么，我们又从这个表面的想法，又往下谈了谈，就谈到相对深一点儿的想法，是你觉得自己蠢以及堕落，不是好人······（治疗师把自动化思维与核心信念联系在一起。）

王军：对对对。

李献云：所以你觉得这蠢跟堕落、不是好人，是不是同一个意思？（跟患者核实这是否属于两类不同的核心信念。）

王军：对。

李献云：那哪个想法是最影响你的呢？（治疗师跟患者确认最关键的核心信念。）

王军：还是蠢吧。

李献云：觉得蠢是最影响你的，是吧？

王军：嗯，对。

李献云：好，也就是说，如果一个人堕落了，如果你没达到自己的期望，你就认为自己堕落了、不是好人。（把患者的中间信念说出来，请患者思考，以引患者说出最关键的核心信念。）

王军：我觉得自己挺蠢的。没达到父母的标准，可能觉得自己堕落了。（由此可知，"我挺蠢的"是患者最深层对自我的看法。）

李献云：哦。

王军：但是觉得没有达到父母的或者自己的，可能会觉得我很蠢。

李献云：没达到自己的标准就觉得很蠢，没达到父母的标准就觉得自己堕落了。

王军：对。

李献云：怎么个逻辑关系呢？没到自己的标准，那蠢，这能理解；没达到父母的标准，怎么就变成堕落了呢？（治疗师了解患者的逻辑推理，有助于激发干预的思路，也有助于更加理解患者以及帮助患者理解和改变自己。）

王军：我觉得他们说的都挺对的，就是如果要是没达到他们……

李献云：对，他们说的对，你没达到，那怎么就跟堕落联系起来了呢？

王军：就是我没达到，我感觉我好像跟我不愿意做是一样的。（鉴于患者主观上不愿意做，结果没达到父母的要求，他就由此认为是自己堕落了。）

李献云：你是这么想的，"我这样做没达到他们的要求，那说明我没认真做"，是吧？

王军：对。

李献云："我没认真做的话，那就是堕落了。"

王军：对！可能我已经非常努力了。（患者认识到他的自动化思维跟实际状况不符合。）

李献云：那如果，你说没达到他的要求……

王军：但是我就认为我没达到。

李献云：没达到他们的要求，你就认为自己没认真做，没努力做，所以堕落了？（核实患者的自动化思维与信念的关系。）

王军：只要我是没达到，就堕落了，不管认不认真。（这是患者的规条。）

李献云：不管认真没认真，就堕落了，不管努力没努力都是堕落了。

王军：嗯。

李献云：哦，好，只要没达到就堕落了。"如果没达到他们的标准，我就堕落了，那堕落了就表示不是一个好人。"如果不是一个好人，那代表什么意思？你就堕落了，也不是一个好人。（治疗师继续运用垂直下降技术寻找患者的核心信念，以促进患者对自我模式的认识。）

王军：那我就生活就没有什么动力。（患者回答的是那样之后的结果，而非对自我的看法。）

李献云：会让你怎么看自己，如果你不是一个好人、堕落了？（治疗师转换提问方式追问。）

王军：（思考）就让我讨厌我自己。（患者回答的依然是那样之后的结果而非核心信念。）

李献云：哦，所以你会怎么看你自己，从而讨厌自己？

王军：怎么看我自己？（治疗师就提问方式做了多种转变，患者还是无法理解治疗师的问题，哪怕经历了本次治疗前面那么多的探讨了。这也是治疗中常见的现象，因为人最困难的就是了解自己。）

李献云：嗯，怎么评价你自己呀？或者你觉得自己是个什么样的人？（治疗师采用封闭式提问，以便于患者回答。）

王军：（思考）嗯，不、不知道。

李献云：不知道。

王军：觉得就是挺讨厌自己的。（患者讨厌那样的自己，自然就会按照那个规则去要求自己。）

李献云：嗯，好。我们这么探讨了一下，不过先放在这儿也可以的。就看到了影响自己的，恐怕跟自己一直以来认为"自己挺蠢的"有关系。特别是从小的时候强迫自己去学剑桥英语，然后学不会，本来也不感兴趣。

一直以来感觉自己蠢，那就是说，如果达不到自己既定的目标，那就是蠢；达不到父母或者别人的要求，那就是……（治疗师说出中间信念的前半句，然后请患者补充完善后半句，以引出核心信念。）

王军：堕落！（患者给出的措辞说明患者的确有两类不同的核心信念。）

李献云：堕落，哦，好。因为你认为达不到自己的要求是蠢，达不到别人的目标要求，达不到别人的目标要求是堕落，不是个好人。所以你想方设法让自己去达到别人的要求。（小结患者的中间信念与补偿策略。）

王军：对，就包括我那个大姨妈那个，她找我，我也觉得我就堕落、我没满足别人的要求。我就觉得。（患者的补充说明更证实了治疗师的小结。）

李献云：就有这种感觉。哦，"没满足别人的要求，我就堕落了"。这个堕落的感觉跟蠢的感觉都是差不多在小学一二年级的时候有的？还是说更早的时候就有？哪个先有？（治疗师了解患者这两个信念的起始时间。）

王军：嗯（思考），然后我就记得剑桥英语那个感觉，就是感觉，就是，因为那第一次是混杂的，我觉得剑桥英语那个已经是混杂在一起的，我觉得不能堕落，因为父母要求，所以就得逼自己。然后逼自己的过程又很难受，学起来又很费劲，然后进而就觉得自己挺蠢的。（至少在小学一二年级的时候就已经认为自己堕落、蠢了，采用的是逼自己的补偿策略。）

李献云：嗯，有要求，就是逼自己去做，是吧？

王军：嗯，还有就是我小的时候啊，我记得印象特别深，三年级的时候，我那时候特别特别的就是胆子小。然后那时班主任那评语就是说，哪儿都好，就是老实，就是不爱举手回答问题。然后我妈妈呢也成天这么说，然后我记得三年级下半学期，我就逼自己每次都回答问题、回答问题、回答问题，然后呢暂时的呢是挺好的，就是老师也表扬了，父母也都……我也自己觉得自己变了个人似的。当然也逼自己，但是这种东西持续性不强，到四年级又又又不想说话了！（患者采用补偿策略后给自己带来的好处。）

李献云：嗯嗯，所以当老师、父母提出来你老实的时候，你就逼自己去改变。

王军：对。嗯，对，对。

李献云：去实现别人的要求。

王军：对，包括，我记得我上了小学六年级那会儿上奥数，其实那个东西一开始，然后就是怎么说呢？就那时候我什么华罗庚比赛得了个奖。然后呢我呢得了奖，只有得了奖那个、那些人才有可能、有资格报那个班。然后呢一开始上课还行，但越上到后面越觉得吃力，但是呢每次我跟我爸说我挺吃力的时候呢，就是，哦，不是，慢慢地我也跟着顺起来了，就是我也挺享受那种就是虽然逼着自己，但至少头脑上还有个光环顶着的那个感觉的。（补偿策略给患者带来的好处。）

李献云：所以逼着自己去学，头脑上的光环是什么？感觉自己如何？

王军：感觉自己还、还挺高人一等的。（这是患者的自动化思维。）

李献云：哦，感觉自己还挺高人一等的。

王军：对。或者说，嗯，对，高人一等的。包括现在也是，逼着自己做高人一等的。

李献云：那怎么个推理呢？逼着自己做，就高人一等了？（了解患者的逻辑推理过程。）

王军：不是，逼着自己做，是为了高人一等，所以逼着自己做。

李献云：为了高人一等，只有逼着自己做，才能高人一等。

王军：就是为了高人一等，所以逼着自己做。

李献云：噢，好，为了高人一等，逼着自己做，也就是你说的，嗯，或者是我说的，只有逼着自己做才能高人一等。

王军：哦，这个，有点儿、有点儿。

李献云：有点儿。如果你真的高不了人一等？（治疗师运用垂直下降技术引导患者了解其核心信念。）

王军：那我就什么都不想做了。（患者回答的依然是那样的后果。）

李献云：那意味着什么？

王军：意味着我就失去了动力。（患者回答的依然是那样的结果，而非核心信念。）

李献云：所以会让你怎么看自己，如果你真的高不了别人一等？（继续追问患者对自我的核心信念。）

王军：那我觉得我挺废物的。（患者对自我的核心信念终于出现了。）

李献云：不高人一等的话，就什么都不想做，是吧？

王军：对。

李献云：就是"我挺废物的"。

王军：对。

李献云："我挺废物的"的意思是"我挺蠢的"？还是什么？（了解患者的两个信念是否代表同一个意思。）

王军：哦，连蠢都不如。（这说明"我挺废物的"是其核心信念。）

李献云：哦，比蠢还厉害，是吧？（治疗师跟患者进行确认。）

王军：嗯。

李献云：哎，那咱们这么又问下来，告诉我们什么？到底最最关键的影响你的是对自我的什么看法？（请患者结合讨论的内容进行思考。）

王军：哎呀，就莫名其妙的自然而然地形成了这种莫名其妙的想法和感情（笑）。

李献云：好，你自己的这种对自己的看法，挺蠢啊、废物啊这样的一些看法，真的是莫名其妙才形成的？（就患者的回应，治疗师提出疑问，即引导患者思考信念的形成跟什么有关系。）

王军：反正就是肯定跟经历有关系，然后大脑里自动就形成了。（患者认识到信念的形成跟经历有关，并且是大脑自动形成的。）

李献云：好。

王军：也跟这个成长，跟父母的这种、那个交流模式有关系，但它不是绝对的错。（患者认识到父母的教育方式与信念的形成有关。）

李献云：好，所以在跟父母交流的过程当中，在那个成长的经历当中，你慢慢学着把自己看成废物或者蠢。为了避免自己废物或蠢，你就逼着自己去做。如果做，达到这个要求了，就不蠢、不废物了；如果达不到，那宁可不去做。是这意思吧？要不就强逼着自己去做，要不你就干脆不做。（治疗师强调经历与患者对自我的看法、中间信念的形成有关，强调这是学来的，并突出了他的补偿策略。）

王军：对对对。

李献云：行为就变成这个两极化了。（治疗师特意强调患者的补偿策略。）

王军：对对对。

李献云：因为一旦逼着自己去达到了，那确实证明自己不蠢，是吧？

（治疗师强调患者的补偿策略与其信念之间的联系，这就是患者的中间信念。）

王军：对对，我能，对这东西我能知道怎么做怎么做，我都熟，我就就觉得做得好。但有些挑战性的东西、未知的东西，我就特别受不了。（患者确保自己能做得好才敢去做。）

李献云：这么做完分析后，你觉得告诉我们……（启发患者思考。）

王军：是有点儿意思了！

李献云：是有点儿什么意思呢？（鼓励患者说出具体的内容。）

王军：就是我好像明白自己跟别人有些抗压能力不同在哪儿了。（患者有反思，但未明说。）

李献云：好，在哪儿？说得更清楚一点儿。（继续鼓励患者表述反思的内容。）

王军：重点就在于这种两极化的对自己评价的方式。嗯，要么做呢，就是能看得见结果的，就高人一等，就还可以。但是一旦遇到一些风险性比较强的事情呢，因为不知道能不能做成，那干脆就不做了，也没做不成，就自个儿就蠢了！（患者的反思非常到位。）

李献云：好，那写下来。

王军：（写上面的话）嗯。

李献云：好，你写的是什么？顺便说一下。

王军：嗯，两极化的思维是在成长中渐渐形成的，如果遇到的事情能看见眉目，能看见期望，为了不让自己感觉蠢，高人一等，就拼命做，虽然能完成，但还是让自己感觉很累！如果遇到的事情一时看不见眉目，就会马上感觉自己蠢、低人一等，不等开始便放弃或持续在焦虑之中。（患者对自己的模式总结很到位，这就是患者的核心信念、中间信念和补偿策略带给患者的影响。）

李献云：好，非常好！这就是你的一个模式和特点，是吧？（继续促使患者认识到这是他的模式。）

王军：嗯嗯。

李献云：所以了解这个模式特点了，你觉得对你未来有什么启发啊？或者对你接下来有什么启发呀？（继续请患者思考在了解了自己的模式后接下来该怎么办。）

王军：肯定有启发，这个事情，嗯，体会并且看看哪里有别的可能性，就是有些事情可以一步一步摸着石头来做。不是说我一时做不了，我就自己就蠢了，就低人一等了；也不是说我跟老爸打个电话，一看见希望了，就就又高人一等。这个都是一个，很多事情它就是一个渐渐的、慢慢的，很多事情它实际都是一步步，包括做课题，都是走着走着就走出去了，走出一条道来的。（患者对影响自己旧的中间信念或规则有了批驳，并有了转变的思路，非常好。）

李献云：非常好，事情不是那么黑白两极的，是吧？

王军：啊，事情也不是你马上就能看见眉目的，好多事情都是你走着走着就走出一条道来了。（患者对于自己的补偿策略有了新的认识和转变，非常好。）

李献云：走着走着才走出一条道来，或者才看得见道在哪儿，是吧？

王军：对对对。

李献云：好。

王军：这就是为什么老师那课题一没头绪，我就觉得特别崩溃。（患者对于自己之前情绪崩溃的原因有了新的认识。）

李献云：哦。

王军：是这样！

李献云：好！

王军：（写）

李献云：好，总结咱今天谈的内容，时间到了。（随着治疗的推进，治疗师需要把治疗的责任更多地放在患者身上。这次治疗就是如此。）

王军：今天啊？

李献云：嗯。

王军：今天谈的，由我游戏、假期里头的生活状态，发现了自己其实这个固有的思维模式，不管是在持续紧张之中，还是在放松的时候，它都是存在的。（患者认识到自己的模式无处不在。）

李献云：好，那你接下来给自己留什么作业呀？（继续请患者给自己布置作业。）

王军：我是这样想，就是我不管是，当然我觉得就是放松的时候呢，也要提、我觉得更好地提醒自己应该……因为放松的时候，我觉得那样好去变化，紧张的时候反而不好变，就容易在那个……（患者认识到提醒自己转变的好时机是在放松时，而非一直以为的压力大的时候。这非常好，有助于患者去多做练习。）

李献云：所以放松的时候、玩游戏的时候，做这些事情时也能提醒自己自己的模式在哪里，去试着先变一变。（引导患者发现做作业的机会。）

王军：对，试着去先……我觉得这个找，也是在生活中偶然可能，我记下来就能找到一些因素。我发现就是好像今天收获特别大似的。（患者对此次治疗的正反馈。）

李献云：你今天收获特别大。

王军：就是，不是说我非得是紧张的模式下才能有收获。（患者强调了通过此次治疗所形成的不同认识。）

李献云：有的时候，我们需要对那种紧张困扰的情形来做分析才有收获。而有的时候，我们也可以拿平常的情形来做分析，是吧？（治疗师认可患者的收获。）

王军：嗯，对。

李献云：好，所以你的作业就是留意你平常。（治疗师补充强调患者的作业。）

王军：对，就是留意平常吧。紧张的时候，有时候刻意地去扳，扳不过来。

李献云：好，所以从平常做起，也许到紧张的时候就成了习惯，学会了。（治疗师强调只有平常多加练习才能在关键时候发挥作用。）

王军：对对对。

李献云：学会留意自己的这种模式，提醒自己。

王军：嗯，是是。

李献云：路是一步一步走出来的。（继续强化患者的收获。）

王军：对，走着走着才有路，它不是说一想就一马平川了。

李献云：非常好！好的，还有什么困惑吗？（治疗师询问患者的负反馈。）

王军：没有。

李献云：那我们就这样，我们俩约下次的时间。

王军：我想这样，能不能两周约一次？（患者要求将治疗的间隔拉长。

根据患者的目前状况，这是可以的。）

李献云：可以啊！

王军：我觉得两周约一次的话，现在因为我的生活比较规律，就……

李献云：可以呀，没问题，咱约的间隔长一点儿。非常好，就是这样！有什么想法就自己主动提出来，我们俩一起商量，好不好？

王军：嗯！对。

李献云：好，非常好。两周一次，所以我们放到八月。

王军：下下周。

三、治疗回顾与反思

（一）案例认知概念化是认知行为治疗的核心

从接诊评估开始，治疗师就启动了个案的案例认知概念化，在治疗过程中进一步收集资料以逐步完善案例概念化，并在治疗结束的时候停止对个案的案例认知概念化。案例认知概念化的收集完善以及跟患者分享案例认知概念化通常是同步进行的，以便个案能更好地理解自己的情况，同时通过个案的及时反馈也有助于治疗师完善案例认知概念化，用于指导治疗师的治疗方案，也有助于更好地促进合作性治疗联盟，让治疗更高效。

在治疗的初期，由于治疗师跟患者接触的次数较少，对于案例认知概念化中的很多内容治疗师尚不清楚，很多可能只是治疗师的猜测或假设，有待进一步收集资料来证实、证否或修改。即使如此，在治疗中跟患者进行案例认知概念化的分享也是自始至终进行的，只不过，治疗初期可能分享的都是具体情形下患者的反应（认知、情绪、行为和生理症状），强调自动化思维对患者的影响。随着治疗的推进，治疗师收集了更多信息来理解个案，包括患者的信念、补偿策略以及与信念形成有关的童年经历，案例认知概念化就会进一步得到完善。那么在治疗的中后期，案例认知概念化分享就特别强调信念和补偿策略对患者自动化思维的影响，强调转变既往信念和行为模式的重要性。

案例认知概念化不是治疗师简单地把其头脑中形成的案例认知概念化相应表格中的内容告诉患者就行，而是通过治疗中跟患者自然而然的探讨，利用认知理论因势利导启发患者思考，借患者的嘴把相关的内容说出来，再引导患者把认知行为治疗的思路加入进去，让患者用自己的语言整理出来。这样看似对简单情形做了探讨，却能让患者认识到他的固有模式的积弊，最终让患者看到治疗师所看到的内容，如此才能在更大程度上发挥患者的积极性和能动性，启发患者从认知上和行为上有更大转变，让治疗起到四两拨千斤的效果。就像这次治疗中一样，探讨来源于患者一点一滴的感悟，用认知理论的视角引导患者整理其混乱的思路，从而教授患者学到处理其问题的方法。这样才有了患者在治疗最后的反馈，说这次治疗收获特别大。

(二)反复练习的重要性

从这次治疗中可以看出来，反复在讨论中进行案例认知概念化的分享非常重要。患者从理论上理解或者在一个情形下理解了认知模型，跟患者结合自己的多种具体情形依然能够从认知理论的角度理解到位是两回事，这需要不断练习才能真正掌握，甚至这个反复练习的过程在旁观者看来显得有些多余。就像我们第一次治疗时会跟患者进行认知理论模型的心理健康教育，之后在每次治疗的时候都会抓住机会进行类似的心理健康教育一样，以强化患者在各种不同情形下对于这一模型的理解和掌握。即使如此，从这次治疗的前面部分，我们可以知道，患者依然在一些情形下不会灵活应用认知模型理解自己的问题和帮助自己，哪怕已经接受了8次治疗。换个例子来谈这一点，大家就相对容易理解。我们面向专业人员举办认知行为治疗的培训班，很多学员接受了多次集中培训，在培训的时候对于老师所讲内容非常清楚，可是一到面对具体问题(无论是角色扮演还是真实患者)的时候，就会很糊涂，感觉无从下手，甚至觉得无法用认知理论来理解和解决这个具体的问题。所以，让患者反复练习对于认知行为治疗来说是非常有必要的，无论是在治疗中还是在治疗外的时间里，让患者抓住机会多加练习，才可能让患者最终能够成为自己的治疗师，帮助自己走出现在以及未来可能出现的各种困境。

(三)治疗方向的权衡与时间利用

患者在治疗中会暴露出各方面的问题，都有可能成为治疗的议题，这就要治疗师结合案例的认知概念化以及治疗的整体安排和思路来明确治疗的方向，并跟患者商量后共同确定日程安排，而不是随便抓住一个问题或几个问题就跟患者进行讨论。或者说，设置进入日程的议题一定要服从总体的治疗计划，而且是让患者感觉到困扰或有必要讨论的问题，患者才能在治疗中更投入。当然在信念讨论阶段，患者的很多问题都会体现出共性，那是因为患者的核心信念、中间信念和补偿策略不会因情形不同而变化，似乎讨论哪个问题都可以。但实际上，如果议题确定得不好，患者的头脑不能更投入的话，治疗的效果通常不会好。

考虑到治疗的成本高（时间、金钱和精力投入成本）及专业资源的相对不足（远不能满足临床需求），每次治疗及总体治疗时间的有限性，如何高效利用治疗时间是治疗师需要特别考虑的。治疗需要主干突出，分叉较少，这样才能让治疗简洁明了深入患者的内心。为了实现这一点，治疗师需要在治疗中约束自己想在某个枝节之处跟患者做深入探讨的冲动。确实，患者在治疗中暴露的问题需要解决，但是治疗师需要考虑如下 5 个问题后再决定此时是否对这个问题进行探讨：

（1）这个问题是否必须在此时加以解决？或者说，是不是这个问题在此时不解决，治疗就无法往下进行？（选择"是"）

（2）讨论这个问题跟此阶段治疗的主要任务是否匹配？或者说，讨论这个问题是否是这个阶段该做的事情？（选择"是"）

（3）在此时解决这个问题是否是最佳时机？（选择"是"）

（4）花时间解决这个问题是否会干扰整个治疗的主线？（选择"否"）

（5）花时间解决这个问题是否让这次治疗的总时间变得太长？（选择"否"）

治疗师只有考虑了这 5 个问题且答案的选项也是推荐的选项的话，才适合跟患者对此问题进行讨论；否则，治疗师就应该把这个问题先放下或记录下来，留待合适的时机再处理。如果患者对此有疑问，治疗师应给予简短解释。不过，对枝节问题做深入探讨，往往是治疗师在治疗中考虑不周全或自我觉察不够所致，治疗师轻易地就跟着自己的自动化思维偏离了主线，导致治疗时间的利用效率不高；而不是源于患者坚决要讨论某个问题把治疗师带着偏离了主线。在这次治疗中，日程设置之前治疗师的很多讨论就是此类偏离主线的典型写照。

(四)运用垂直下降技术时，在什么情况下就可以停止追问了

运用垂直下降技术或箭头向下技术是为了找出患者的核心信念，那么到底问到什么程度这个问题就不用再问下去了呢？这是人员培训过程中经常被问到的问题，也是我在学习认知行为治疗初期很疑惑的问题。在这次治疗中，当患者说到自己真蠢或是废物的时候，治疗师从语气中能听出患者的情绪突然变糟，这就是核心信念带给患者的影响。理论上讲，如果引出了患者的核心信念，就可以停下来了。可是有的时候我们不能确定得到的回答是不是患者的核心信念，或者不能确定这个回答下面是否还有更深层次更简洁的回答，或者认为这个回答隐含的意思太多、容易产生歧义且不够简练，或者感觉这个回答跟之前的案例认知概念化中患者的核心信念的表达有偏差，我们就会继续追问，直到患者的回答还是原来的答案、没办法更简洁或者患者说不出什么为止。比如，在这次治疗中患者说自己不能满足父母的要求或别人的要求，就表示自己堕落了或不是好人，这跟之前获得的患者的核心信念"我真蠢"似乎不是一个概念，于是治疗师就做了进一步询问，直到问不出新的内容为止。

(五)技术的运用与心理治疗的有机统一

认知行为治疗注重应用某些治疗技术来挑战认知，比如找证据、下定义、查看连续谱、多角度或多维度看待问题、在时间轴上看问题、暴露或做行为试验、进行角色扮演、应用垂直下降技术等。但运用特定治疗技术的目的是为治疗服务，不是为了单纯地使用技术，因此治疗师就需要把技术的应用跟心理治疗有机统一起来，让治疗中某个技术的应用自然流畅或水到渠成。这就需要治疗师把注意力集中在治疗节奏的整体把控以及如何启发患者思维的灵活性上，而非把注意力放在某个技术应用起来是否恰当、是否有漏洞上。

当然，治疗师要想做到技术的运用与心理治疗浑然一体，就需要在掌握理论知识的基础上多做练习，对自己的案例进行自我督导、接受同伴督导或专家督导，才能逐步让技术的运用变得游刃有余。此外，治疗师要想做到技术的运用与心理治疗浑然一体，还需要摒弃治疗应该完美无缺的思想，因为完美无缺的治疗根本不存在。追求完美无缺会让治疗师像这个患

者一样陷入诚惶诚恐中，把注意力集中在细节上而忽视了治疗的重点和整体，自然就无法做到技术的运用与心理治疗的有机统一。在治疗中，治疗师就是一个供患者学习的模板，虽然总有不足，但瑕不掩瑜，很多闪光点不时会出现。人可以带着不足很好地生活，也可以跟其他同样有缺点的人一起工作或相处，这是可以学会的，也是我们人的本来模样。

(六)在治疗中应该坚持自己的方向还是顺着患者

在治疗中应该坚持自己的方向还是顺着患者？这是培训和督导当中经常被问到的问题，似乎二者之间是矛盾的对立面，只能是二选一。其实，心理治疗强调的是合作联盟，也就是说，只有治疗师和患者密切合作、齐心协力才能让治疗走向成功。治疗要解决的问题和达到的目标都是双方协商后一起确定的，所以在治疗中不存在治疗师要探讨的方向跟患者要谈的内容背道而驰的情况。

治疗中经常出现的情况是两人在某个细节上有分歧，治疗师和患者需要学着彼此商量来解决治疗中的分歧。在有分歧的情况下，治疗师要学着引导患者看到要探讨的内容正是患者需要的，或者给患者机会让患者学着阐述他要谈的问题的重要性，从而能够让治疗师发现讨论这一问题的紧迫性或必要性，从而达成共识，形成治疗的合力。

四、治疗记录

治疗记录
2017 年 8 月 10 日 　　　　　　　　　　　　　　　　　　　　　　　Session 9
心境检查
患者最近感觉轻松，放假中。患者和同学玩游戏想赢，但达不到，于是烦。患者找出相应的自动化思维有困难。 　　患者不按别人的要求去做事时，就会有压力：如果我没按别人的要求去做，感觉别人会生我气。以前就是别人对我的要求和我的想法不一致时，我很想往别人那个方向靠，那样才完美，但做不到。现在想我得

第十一章　第九次治疗：案例认知概念化 • 377

续表

尊重自己的需求。我有对别人赞美的需求，想获得别人的认可、赞美，这是动力，如果达到了，才完美；如果达不到，就否定自己。

患者能清晰地回顾出上次治疗的内容，没有做书面作业，认为没有让他紧张的情形。

议题

玩游戏时不赢就心烦，这与工作中的情况类似

应用垂直下降技术探索患者的核心信念，以促进患者对自己的理解：

如果玩游戏没赢，没达到自己的既定目标，那意味着什么？

↓

（玩游戏）这没劲、无聊、没意义。

↓

我挺蠢的。

与这一核心信念相关的童年经历以及中间信念、补偿策略：

小学一年级的时候，学剑桥英语，自己不喜欢，逼自己学，因为是父母挺期望的，于是装着能满足父母的期望，逼自己学习。如果不满足父母的期望，如果没达到，我就真堕落了，就不是好人。如果不照标准去生活，而是照着感觉去生活的话，我就会失控；如果自己堕落、不是好人的话，生活就没动力了，就会讨厌自己。玩游戏时没赢，就觉得别人又高我一等了，自己比较蠢，比较差。逼自己去做别人要求的，这样自己就不蠢。

强调：想法对患者产生影响，而非玩游戏没赢这个事件。

小学三年级时，自己内向、被老师说老实，于是逼自己改变。学数学，越上课越吃力，逼着自己去做，这样感觉自己高人一等。如果感觉不高人一等的话，就什么都不想做，就觉得自己挺废物的。

患者的总结：两极化的思维是在成长中渐渐形成的。如果遇到的事情能看见眉目，能看见希望，为了不让自己感觉蠢，显得高人一等，就拼命做。如果遇到的事看不见眉目，就会马上感觉自己蠢、低人一等，

续表

不等开始做便放弃，或持续在焦虑之中。而实际上应该是走着走着才走出了路。患者认为这次治疗收获最大。

　　强调：认知对患者的影响，患者是学着形成这样的规则的，也能学着改变这些规则。

作业

　　不必等特紧张的时候再用所学方式去帮自己，平常多用此方式帮助自己改变。

五、案例认知概念化的进一步完善

咨询日期：2017 年 5 月 28 日—2017 年 8 月 10 日

王军，男，24 岁，汉族，硕士研究生一年级，未婚

诊断：重性抑郁障碍，反复发作多次，伴焦虑（广泛性焦虑障碍）

(一)童年经历

一岁半之前由母亲和姥姥带，之后由保姆带，三岁前换过三个保姆，其中一个保姆经常对患者发脾气。母亲性格敏感，总觉得比人差，常回家抱怨。更小或小学一年级开始学剑桥英语，由父亲陪着，不喜欢却逼自己学，因为父母期望这样。早一年上学，在班里年龄最小；父亲总特有耐心地看着患者学习，患者学烦了，但其父亲依然特津津有味地学，患者只能忍着烦躁学习。总感觉自己和母亲在靠着父亲，他总帮助解决一切问题，就得按他的标准去做。小学三年级时，被老师说内向老实，于是逼自己改变。从小跟小朋友玩是被边缘化的，总觉得是老末、被带着玩的，迎合同伴。

(二)核心信念

自己挺蠢的，自己不如人，自己不行，自己不好，自己是最差的，自己废物，自己没价值，自己跟别人不太一样，自己有问题。自己挺懦弱、争不过别人。周围人横、力量足、特别强。自己堕落，不是好人。

(三)中间信念

我要比别人强、高人一等、完美才行，那才聪明；否则就蠢、废物。

自己应该好、应该照着标准去生活，否则就会失控、堕落。

只有非常努力才能避免比别人差。只有跟比自己差的人在一起，才显得自己比人强。

如果咬牙忍着、努力达到完美了，自己就不蠢、挺好；如果咬牙忍着、努力做不到完美的话，自己就蠢、不好。

只有迎合别人或不表达自己的观点，才能融入大家、被大家接受，自己就能和别人一样、没有问题。

如果别人的要求跟自己的不一致，就应按别人的要求来努力，才会被赞美、认可，才完美，才不会被认为不好、蠢。如果没按别人的要求努力的话，就是自己蠢、堕落了、差、不好。

只有压抑自己的需求，才能被认可，证明自己不蠢。

(四)补偿策略

特别拼命，追求优越感，追求完美；敏感，跟人比较；迎合别人，压抑自己，咬牙忍着，不说真实感受，回避；跟比自己差的人在一起。

(五)不同情形下的自动化思维与反应

情形 1：
高三一模成绩比同学差。
AT：
自己费了那么大的劲还不如别人，自己挺失败，自己不如人。
反应：
低落、焦虑，想自杀。
情形 2：
组织同学去爬长城，自己很疲惫，还未买烧烤酱。
AT：
同学会因为没有烧烤酱说我组织得不好，我到时会尴尬。

反应：

焦虑，起大早去买烧烤酱。

情形 3：

高考后和同学去青岛玩。

AT：

那些同学都挺自在的，就自己比别人差，感觉融不进去大家的圈子里，他们都不懂我。

反应：

低落，失眠，只是跟着大家。

情形 4：

小雄说他想去互联网公司工作，要在北京买房。

AT：

他比我强，他要超过我，他原本不应该比我强，我无能为力。

反应：

紧张、焦虑、烦躁，坐立不安、出汗，想让他倒霉。

第十二章

第十次治疗：案例认知概念化与改变

一、第十次认知行为治疗的总体框架

从第八次和第九次治疗开始探索信念和补偿策略，完善案例认知概念化，以促进治疗师和患者对个案的理解，进一步了解患者的核心信念、中间信念和补偿策略以及相关的童年经历与精神障碍之间的关系。第十次治疗的重点依然是完善案例认知概念化，治疗师结合患者日常表现的共性特点引导患者发现其中间信念、核心信念和补偿策略对他的影响，并学着改变。以修饰既往的模式，比如讨论补偿策略的改变，从"快快快"和"追求完美或更好"，变成"休息一会儿""做点儿别的事情"；再比如学着转变核心信念，留意"我没价值、没用"这个对自我的看法，学着不再如此看待自己。

这次治疗用时 45 分钟。这次治疗跟上一次治疗间隔的时间是 20 天。

二、第十次认知行为治疗逐字稿与讲解

李献云：这一段日子怎么样？据上次有多长时间？（心境检查。治疗师问了第二个问题，导致谈话内容偏离主线。）

王军：20 天。

李献云：20 天，是吧？

王军：对，上次是 10 日，这次是，正好 30 日。

李献云：总体来说你还行？（治疗师继续回到心境检查部分，并说出

382 • 拨开信念的迷雾：抑郁症认知行为治疗实录

自己的判断。）

王军：嗯。然后上次咱俩谈的就是在生活中可以……各种小的事情也可以用这个方法来做。（患者直接进入上次治疗回顾，而非进行心境检查。）

李献云：嗯！所以你怎么样把上次谈的内容用在生活当中的呢？（翻看记录）上次是10日，这次30日，整整20天啊。（治疗师顺势进行作业检查，但后面的话多余，说明治疗师的思路还放在前面的内容上。）

王军：对。然后感觉那个（英语）六级过了！而且分还挺高的。

李献云：（笑）然后你考的六级过了，分还挺高，啊好，祝贺你啊！（对患者前面说的与主题无关内容做回应，以进一步稳固治疗联盟。）

王军：然后这就给我的一个感觉就是，好多事情就是它还是个积累的东西。就像我这个、这个想法的形成也一样，它也是这么一个积累的东西。然后我现在这些脑子里的想法吧，它也应该是这样逐渐形成的。因为我六级也是，从大三反正就阶段性地就是想去、就为它做准备……（在谈主题前，患者习惯性地做铺垫。）

李献云：好，大三就开始为六级做准备，是吧？

王军：嗯，对。然后也是这么差不多每次都会准备个两个月左右，就是。

李献云：嗯。

王军：系统的或者说怎么样的。然后，所以我就觉得这个想法，就咱们这个认知行为疗法么它也是得有这么一个阶段，一个阶段，一个阶段这么、这么阶梯式的这样去……（患者一贯地铺垫过多，与治疗有些相关，但不那么明了。）

李献云：所以你需要一点一点地去调整啊。（治疗师把患者要表达的关键意思说出来。）

王军：对，而且反而是当感觉特绝望、特没有希望的时候吧，它，嗬，还是有、有能力的。（在给患者机会多说一些的时候，关键内容就出现了，患者的这个体会非常有价值，也是认知治疗所需要的或认知理论要强调的。）

李献云：噢，好，感觉绝望的时候，不等于没有希望。（抓住机会通过复述关键内容认可患者的收获，强调感觉不等于现实。）

第十二章　第十次治疗：案例认知概念化与改变 · 383

王军：对对对。

李献云：然后感觉没有能力的时候不等于没有能力。（强调自动化思维不等于事实。）

王军：对！

李献云：嗯，好！能举个例子吗？什么时候你曾经有这种感觉？（需要通过具体的实例来验证患者认知上的收获是否真被患者落实了，这种回顾对患者有正性强化作用，如果患者真做到的话。如果患者未做到，也能提供信息让治疗师知道问题出在哪里了，以便接下来更有效地帮助患者。）

王军：我这个六级那次刚考完，就是12月那次我准备得特别认真，然后到了3月出分那会儿吧，就差了3分，当时我就特别崩溃（笑）！嗯，因为就觉得，当时也是组会这个方向没有，就是课题没定下来。然后我就想着呢，把六级过了，踏踏实实地我能干这些事情。（患者谈到两个负性事件叠加在一起，出现了情绪崩溃，却没谈相关的自动化思维。）

李献云：研究的事情。

王军：干研究的事情。

李献云：没想到差3分。

王军：当时呢就反正就想着，今后就不报六级了，不考了……（患者谈的依然是当时的反应。）

李献云：不考了。

王军：就觉得再也没希望了。（患者的自动化思维终于出现了。所以在治疗中，治疗师需要放慢节奏，给患者时间多说，而不是急于提问。"慢即是快"的很好体现。）

李献云：噢，好。

王军：真，当时真的是，因为那时候也是我感觉比较严重的时候。

李献云：嗯嗯。

王军：（沉思）

李献云：所以，那时候虽然有这种感觉，但实际上你也并没有放弃。（结合患者前面谈到刚考过了英语六级，治疗师把前后内容串起来，给予正性强化，并鼓励患者多谈一些。）

王军：啊，我基本上都不怎么复习了，但是我觉得，过了一两个月觉得该报名报名，该考试考试。（患者有不按照自动化思维行动的时候，这

384 · 拨开信念的迷雾：抑郁症认知行为治疗实录

个例外非常好。）

李献云：嗯。

王军：然后就是、就是没怎么特别复习了，就顶多就是，就没、就是这考试之前就没怎么系统地、特别系统地就做题呀复习。

李献云：就是这次考试之前并没有系统去做题。

王军：对！

李献云：好。

王军：但是我这回考试用到的方法都是我之前准备的时候用过的，包括这种做题的顺序啊，还有一些技巧啊。（患者的这段内容说明了平常复习对于确保考试通过的重要性。）

李献云：非常好！所以你发现并不是临时准备才能让自己考过，而是平常准备。（抓住机会给予患者正性强化。）

王军：对，对，有的时候甚至是好长时间以前做的准备。

李献云：好，非常好！所以你又写了很多作业，对吧？（继续对患者的作业进行检查。）

王军：啊，对。

李献云：在这 20 天里头。

王军：嗯，对，主要就是，我后来我是，我发现做作业还是有用的。（患者发现做作业的价值了，这是患者主动做作业的动力。）

李献云：做作业还是有用的，就像英语学习一样，平时做得多才有可能帮到自己。（结合患者英语考试的收获，抓住机会对患者做作业进行正性强化。）

王军：平时就是得、得有效，就是，得有定量。比如说，每天我最多写两个替代性思维，要不然写多了，第二天忘，也、也太杂乱。（患者强调有节制地做作业的价值，这对于患者改变其通常的模式很重要，因为患者的补偿策略是非常努力地做很多。）

李献云：嗯，好。所以不要写那么多，数量不是重要的。

王军：对。

李献云：关键是让自己脑子里能够有印象。（强调患者的关键收获一直是治疗中需要做的工作。不过，这里做的不够，如果能跟患者的补偿策略联系起来强调患者转变后的收获会更好。比如，可以说："你以前是一旦发现什么对自己有好处，就拼命做很多，导致自己很疲惫，结果反而不好；现在你能让自己有节制地做作业，哪怕它对自己有好处，也不能做得过多。"）

王军：就是你第二天能提醒到自己。

李献云：好。

王军：就是觉得还，而且不用特别去抠一些东西，特别难的东西先记下来，放一放，（让它）过；过段时间回过头来看一看。（这是患者放弃补偿策略的体现，不逼着自己一定要做彻底。）

李献云：好，你能举个小的例子吗？用那么两三句话，举个小例子，你做了什么样的练习，然后你在第二天能记得，也能在实际生活当中提醒自己。（继续请患者用具体例子来体现他的转变。）

王军：噢！比如说，我中午睡觉，我就那会儿可能就是，原先就是一累了一疲劳，就总是脑子就想死。然后我就写的就是，只要休息，就是休息过了，自然就会好了，疲劳状态不会持续、一直持续。（这是患者非常有功能的认知提醒，虽然患者没有谈出来与他想死有关的自动化思维。）

李献云：嗯（写）。

王军：然后，嗯，然后我会、会提醒自己说，这些想法也是自己日积月累形成的，那么既然是日积月累形成的，我现在去、去试着去调整它，那么它也会在某个时刻或者说就是在未来会有帮助。（对患者很有帮助的认知转变，特别是患者面对困难情形时。）

李献云：嗯，好，嗯嗯。

王军：然后就这两天中午，我反正睡觉的时候，我就一想死就是，原先就是一疲惫，就觉得自己不行了，那么干什么都干不好，或者说就是觉得疲劳了身体也不好了。然后就想身体的这个身心的这个康复啊，包括改善啊，它也是这样积累下来的。（这些是患者的自动化思维。给患者时间，患者就能说出来，说明患者的确能够用认知行为治疗的方法帮到他自己。）

李献云：嗯嗯。

王军：所以我在中午睡觉、我去睡的时候，我就去主动地想这些事情，而不是想自己就脑子里自然就去想了死了、死了、死了、死了能舒服一点儿。（患者认识到其想法即自动化思维对其自杀念头出现的影响。）

李献云：所以你意识到你一疲劳了之后，你就会想到死，想到死是因为觉得自己不行了，干什么都不好，干不好，然后身体也不好了。（治疗师总结患者所谈关键内容，强调自动化思维或认知对患者的影响，强化认知理论。）

王军：对。

李献云：死了就舒服点儿，所以按照这个思路的话，毫无疑问就想死，是吧？（把患者想死的另一个关键认知也指出来，强化患者的认识。）

王军：嗯。

李献云：而你这次能提醒自己，其实身体出现这种感觉也是日积月累才形成的……

王军：对，对。

李献云：所以提醒自己休息过了，整个状态就会好了。（强调患者转变认知后带来的变化。）

王军：对，对。

李献云：好，非常不错。这是很好的一个提醒，举了很好的例子。那对于咱俩今天谈什么，你怎么想？（治疗师小结后直接过渡到这次的议题设置阶段。对于前面的心境检查，治疗师未能提醒患者做一个总的描述，这是不足点。）

王军：今天？

李献云：嗯。

王军：今天，啧，我还真没想，因为我现在就是感觉自己在这个在试着把这些就是自己生活里遇到的，就是只要有、有情绪不太好的、的时候的想法，都被、都得观察出来，然后不断学习的这么一个过程。（患者没有考虑这次治疗讨论的议题，而是继续沉浸在练习收获中。这是治疗中常见的现象，患者对于治疗的议题没有明确的思考。）

李献云：噢，非常好啊！要不我们就把你这一段日子你观察到的某一个特点，我们俩一起谈一谈，让你把替代思维找得——怎么样帮自己找得更……（顺势提议把议题设置为如何找寻替代思维进行巩固练习。）

王军：更准确一点儿。

李献云：嗯，更准确，或者更对自己有帮助一些，你觉得如何？（治疗师始终以合作联盟的形式进行日程设置。）

王军：嗯，可以。

李献云：好，哪一个是你最典型的一个特点，我们俩一起来谈？（请患者找出其典型状况来一起讨论。）

王军：我觉得现在就是有一点就是这个急躁吧。（由此可知，患者很容易察觉自己的情绪特点。）

李献云：急躁，是吧？

王军：嗯。

李献云：好，你试着说一说。（治疗师依旧是鼓励患者多谈，以便从中发现问题。）

王军：就是有时候小的事情也是这样，就是我总想这个快快快，就是不然我就完蛋了。或者是，我要使劲地满足自己，不然呢，我就稍不满足我就受不了。（这是患者的中间信念部分。）

李献云：噢，好，一个是快快快，不然就完蛋了，对吧？

王军：对。

李献云：怎么叫？你能……哪天发生了什么事，你有这种感觉，快快快，不然就完蛋了？（请患者把其中间信念具体化，以便于讨论和加深理解。）

王军：比如说这个，嗯，老师比如说想我做那课题么，我总、总想着就是一步到位，然后把它那个准确率能提高了，灵敏度给它提高了。但是然后就想一个特别美好的一个希望，但实际上它不是那么好达到的！然后我就会觉得，就是这种、两种的落差一产生之后，就觉得就完蛋了（笑）。（患者的中间信念的一部分。追求完美，如果达不到，自己就完蛋了。）

李献云：好，那如果做不到，是吧？

王军：对。

李献云：会发生什么状况，就意味着完蛋了？（请患者把他的中间信念具体化，以加深患者对其规条的认识。）

王军：（思考）就是我不能满足他的那个要求。其实是人家本来提了个要求，然后我把这个要求给它放大了，然后又放大的特别美好（笑），然后自己达不到呢，然后就、就觉得自己完蛋了，然后就、就会不开心。（患者追求完美的特点，这是他的补偿策略和中间信念对他的影响。）

李献云：嗯。

王军：然后这个情绪就怎么说呢？就是这么一种思维。喷。（患者意识到了他的思维模式。)

李献云：嗯(写)。这是一个情况，就是做课题的时候，然后觉得自己要一步到位，实际情况跟你想做到的这个情况不可能一致，你认为自己满足不了他的要求，指的是导师的要求，是吗？(核实患者所谈内容，先从患者认为的自己不能满足来自外部的要求谈起，以启发患者。)

王军：对。

李献云：然后就……

王军：其实也是自己的那种完美的那种要求。(患者对自己追求完美有了认识，这非常关键。)

李献云：噢噢，不能满足这种完美的要求，是吧？

王军：对。

李献云：然后你就觉得自己完蛋了，就不开心，还有急躁。(为了协助患者把其中间信念理清楚并描述出来，治疗师刻意把患者相应的情绪反应说出来，以激发患者固有的思绪。)

王军：对。

李献云：是这意思吗？

王军：对。

李献云：好，这是你说的这一个，就是刚才说的是……

王军：就急躁。

李献云：急躁、快，然后还有一个是……(治疗师继续沿着既有思路把患者拉到主题上，而非忘了前面谈过的内容，因为患者前面谈到一个是"快快快，不然就完蛋了"，另一个是"稍不满足，就受不了"，期望通过看似两个方面的探讨，引导患者发现其共性，即均是受同样的中间信念的影响。)

王军：要使劲满足自己这种完美的这种愿望，就跟玩游戏一样，不然就受不了。(患者回到主题上，但作为中间信念来说其表述不够清晰明了，特别是对于患者来说。)

李献云：比方说，使劲满足自己完美的愿望，不然就受不了？(治疗师复述患者所谈关键内容，以鼓励患者谈下去，而不是急于替患者说出他的中间信念。)

王军：就是不达到那个效果，就特别急躁。不管是玩游戏……(患者依然在关键内容的外围徘徊而没有谈到重点。由此可知，患者的模式不变，不同情形下患者都是如此，这一共同模式是受其中间信念的影响。）

李献云：不达到完美，你就特急躁。（治疗师继续慢下来，重复关键内容，而非着急就替患者表述完整。）

王军：嗯，不管是玩游戏，还是做课题，还是生活中的一些小事，就是突然别人说了一句什么，然后我就觉得他可能批评我或者不在乎我呀，我都会心里特堵，嘖，都会不爽。（患者更加对其模式有了觉察，也谈到了他在那些情形下的自动化思维。）

李献云：就会特急躁、不爽，是吧？（治疗师说出患者在自动化思维下的情绪反应。）

王军：嗯。

李献云：好，还有别的吗？就你说的跟这个最典型的急躁有关的。（依旧是启发患者先谈，如果确认患者没有进一步思考的话，治疗师再启发患者思考。）

王军：没有。

李献云：没有啊。那你是怎么让自己……你怎么帮自己的呢？你自己用的方法。（治疗师先了解患者的补偿策略，因为补偿策略就是患者用来"帮助"自己却最终让自己陷入"泥潭"不能自拔的方法。）

王军：这个是我刚才在写的。

李献云：嗯嗯。（治疗师用语气词鼓励患者谈下去。）

王军：我主要就是看那个，就如果那个朋友在这个情景里头他有这个想法。因为这个想法，我觉得我在生活里太经常了，就是……（患者一如既往地有赘述。）

李献云：很常见的一个状态，是这意思吧？（治疗师概述关键内容。）

王军：对，有什么小事它就会……

李献云：就会让你急躁起来。（说出患者相应的情绪反应，促进共情理解。）

王军：快快快……（这是患者的补偿策略"快快快"，即使是"稍不满足，就受不了"也反映的是同一个补偿策略。）

李献云：（笑……）快快快，赶紧吧。

王军：或者说在地铁里也是，就想赶快到一个地儿，就是一种广泛的

390 · 拨开信念的迷雾：抑郁症认知行为治疗实录

这种不安，这也就是，在地铁也是，赶路嘛。（患者继续谈他的模式的普遍性，而不是回到关键内容上，这是患者广泛性焦虑障碍的特点。）

李献云：所以在这种"快快快"的情形下，你现在怎么帮自己的呢？如果你那个朋友出现你那样的情况，你会怎么样对他说，来提醒他改变？你怎么对朋友说？（治疗师询问患者现在的改变；但突然意识到前面患者谈到如果朋友处在他的情形，于是转换提问方式。治疗师的目的均是一样的，即了解患者的转变。）

王军：会……要是快快快，不然就完蛋了，有对应的，如果要是朋友的话，就是我觉得这个比较有用，就是也可以先安排休息一会儿。很多情况下，这个休息一会儿，就是代替性就是……（患者对于自己"快快快"的补偿策略，有了替代方法，即"休息一会儿"。）

李献云：嗯，替代思维是什么？（治疗师想请患者谈出其替代思维。）

王军：就是休息一会儿，一会儿，休息一会儿结果会更好。（患者的替代思维更有功能。）

李献云：休息一会儿，结果会更好啊。

王军：对。

李献云：噢，这是你如果对朋友的话，你会提醒他休息一会儿结果会更好，是这意思吧？（治疗师把自己的问题跟患者的回答串起来，以加深患者认知上的收获。）

王军：嗯。

李献云：噢，原来是快快快，不然就完蛋了；现在是休息一会儿，结果会更好。好，你觉得这个对你的效果如何呢？（治疗师将旧认知跟新认知对比起来，启发患者深入思考，以发现新认知带来的好处。）

王军：（思考）我还没试过（笑）。（患者的回答跟治疗师期望的回答不一致。）

李献云：噢，还没试过呢。那你怎么就想到休息会儿结果会更好了呢？就是你的依据是什么？（面对患者不一样的回答，治疗师依然有应对之策来继续启发患者。）

王军：因为往往是这种，当在急躁的时候吧，头脑都不清楚，然后呢就不好给自己安排任务跟思考，那时候越急越没有效率。（患者的回答很到位，即治疗师成功地让患者说出了治疗师想说的话。由患者说出治疗师想说的话，效果会更好。)

李献云：噢(写)，所以你发现急躁的时候，头脑不清楚，是吧？

王军：越急越没有效率。

李献云：噢，好，非常好啊！所以你能发现了这一点，你有这个体验吗？(继续加深患者对旧认知弊端的认识。)

王军：有！

李献云：那举个例子。

王军：嗯，现在呢就是比如说我跟同学一块儿，跟小雄他们俩一块儿，和另外一个同学吃饭。回来之后那俩同学聊得就很开心，我感觉我又受冷落了。然后往往这个时候呢，我就那个又、心情又开始烦躁了，就感觉被排斥了。但是呢现在我就是给自己安排好时间，就是比如说我晚上干什么我都写下来，然后写好了之后，我呢比如说我、我情绪比较烦，然后因为毕竟也休息过了，但休息的时候也烦，然后我看着我要干什么，因为都之前想好了。然后我发现我还是又能重新回来的。(患者谈到了他在人际交往中的自动化思维，也谈到了他行为上的应对策略，只是离前面谈的主题不那么贴近。)

李献云：又能重新回来的。(治疗师先不急于指出患者的离题，因为患者有赘述的特点，先等等，看患者能否回到主题上来。)

王军：就是状态会好一点儿，我就觉得这种给自己安排好，然后安排好休息的时间，这种、这种交替的这种节奏，会让自己有效率。(患者发现自己的行为应对策略有帮助，患者也回到主题上了。)

李献云：好，这是一个体会。不过你刚才说，看见这俩人在说话，你感觉自己被冷落、被排斥，这属于什么呢？(顺势启发患者再思考其谈到的自动化思维。)

王军：这我觉得这属于另一个……

李献云：好，非常好！(治疗师对患者给予认可，但有些操之过急，可以先等等。)

王军：另一个事儿。

李献云：另一个事儿！

王军：我先不管它。(患者不理会负性自动化思维，这也是非常好的策略。)

李献云：非常好！学会不管它。但你能留意到在这种情况下你变得急躁，如果在急躁的情况下，不是去做别的事情，不是一定要把事情做到什么标准，而是要……（继续启发患者思考。）

王军：不去跟那个急躁较劲，而是换一个事儿。（患者继续谈自己的转变。）

李献云：好，让自己休息一会儿，是吧？

王军：嗯，你看！其实说白了就是，嗯，之前急躁是因为、烦恼是因为那个跟朋友在一起聊天烦恼，然后我发现做点儿……把那工作、然后把工作安排好，就是换、换换脑子，说白了就是。（患者继续谈他的转移注意力的情绪调整方式，但没有谈自动化思维的转变。）

李献云：好，换一种方式，换换脑子。

王军：对。

李献云：好，如果聊天变成工作。

王军：对，因为聊天烦了么，反正有烦躁、有情绪变化的事情，你就要切换到别的事情上。（烦躁的时候做别的事情转移注意力，是很多人常用的情绪调整方法。）

李献云：好，这是一个很好的一个方式，是吧？

王军：嗯。

李献云：（写）嗯，好，这是一个提醒。所以你让自己发现，越急躁，如果继续做原来的事情的话，会越没效率。（治疗师小结患者所谈，希望患者能够接着谈出其他方法。）

王军：效率不高。

李献云：嗯嗯。

王军：效率不高。（患者的思路并不像治疗师所希望的那样拓展开来。）

李献云：好，这是一个啊。

王军：嗯。

李献云：所以你说要用休息会儿，提醒自己休息一会儿，效果会更好，对吧？

王军：嗯，对。

李献云：好，还有别的提醒吗？你自己想的。（治疗师直接提问。）

王军：我现在觉得是转换一下，就是转换一下别的事情，看看别的事情安排。（患者的思路依然固着在其原来的思路上。）

李献云：好，不继续当下的事情，是这意思？

王军：对，看别的事情的安排。

李献云：噢，嗯，所以换一件事情去做，非常好！还有别的吗？（治疗师继续了解患者还有没有其他的自助方法，特别是想了解患者有无认知转变的方法。）

王军：嗯，比如我现在在车上吧，其实我本身就是这种，就是有时在地铁里就想，"赶快做这个"，"赶快去做这个事情"。（患者还是谈他的模式。）

李献云：嗯。

王军：然后就是这种急躁，然后就是一种不满足，就受不了的感觉。你看在地铁里可能，它就得需要两三小时才能、或者一小时才能到目的地。

李献云：嗯嗯。

王军：（停顿）我还是转移注意力吧。我一般地铁上都看看电影或者带本书，带本就是（专业）之外的比如说跑步的书，比如说其他方面的一些我感兴趣的知识的书。（患者继续固着在其思维上。）

李献云：你自己总是那种感觉，如果能够马上就做到的话，毫无疑问就好了，如果做不到，就觉得自己受不了，是吧？

王军：对。

李献云：可是你也说，在地铁上的时候必须得经过那一两小时、两三小时才能过去啊。

王军：对对。

李献云：所以实际你有没有真的受不了了？（治疗师启发患者从其自身经历中得出不一样的认知，引导他发现自动化思维跟实际情况不同。）

王军：实际上，嘁，（思考）你要不陷在这个思维里头，就、就没事。（患者的这个认识很好，不陷入自动化思维，结果就不同。）

李献云：好，你看。所以告诉我们什么？尽管你有这种感觉，不满足就受不了。（继续引导患者形成新的认知。）

王军：（思考）那也不是真的（笑）。

李献云：好，非常好啊！（停顿）感觉，你的感觉不等于事实，是吧？就像你这样的感觉。（治疗师把患者的反思表述更清晰，以强化患者新的认识。）

王军：不是。就这个感觉这东西很神奇，就是就信以为真。（患者谈出了自动化思维的特点。）

李献云：好，非常好！

王军：就信以为真。

李献云：非常好！感觉就容易让你信以为真，是吧？

王军：对。

李献云：（写）非常好啊！在认知行为治疗当中，管这种感觉叫感情用事，或者是情绪推理。就你一有什么感觉，就把它当成真的，信以为真，实际上并非真的。（治疗师把患者所谈内容进行总结，并对患者进行认知歪曲的心理健康教育，同时写下来，以方便给患者复印带回去。）

王军：嗯。

李献云：所以你恐怕得留意自己的这种感觉，提醒自己吧？（治疗师适时强调患者要学着留意并提醒自己。）

王军：嗯。

李献云：好。还有别的吗？（治疗师继续了解患者有无其他反思。）

王军：嗯，这得提醒。可能我在很多事情上都有这种感觉，不管是组会，还是就是、就是这个老师的要求，还是说我这个就一定要这个做神经网络的什么课题挣钱，或者说选择什么样的工作，可能都、都、都能承受，或者说都能适应。就一想到我做的这个课题呀不太好，我就受不了；然后一想到，你看没有满足自己，其实包括很多，不管是、不管是课题，还是工作，还是说我就是想很快到达一个地点，赶紧完成一个任务。（患者的模式不随情境不同而变化。）

李献云：嗯。

王军：（思考）但是如果比如说我换成，嗯，比如说我现在说的科研这个课题，我仍然觉得它 low，而且跟别人一比较，我就不满足自己，然后我就受不了。这种感觉在每天的生活中还是很多的。（情绪推理是患者很常见的认知歪曲。）

李献云：还是很常见的，是吧？

第十二章　第十次治疗：案例认知概念化与改变 • 395

王军：对。

李献云：一种感觉上来就会信以为真，实际上呢你每次有没有真的受不了？（继续强化患者发现感觉不等于事实。）

王军：我就觉得我得……嗯，得调节自己。（患者并不顺着治疗师的思路谈。）

李献云：嗯。

王军：就是比如说安排好时间什么的，这些都是，而且能不能安排好？（思考）有一些方法能让我应付应付的。

李献云：好。

王军：有方法能让我应付的。（患者虽然有自我怀疑，但依然发现结果跟怀疑不同。）

李献云：所以有方法能让你应付，哪怕你认为自己做不到、做不好、到达不了，实际上你依然能够……实际情况并非像你想的那样承受不了，是这意思吧？（治疗师把患者的自动化思维跟实际情况放在一起对比，强化患者的认识。）

王军：对对对。

李献云：所以提醒自己，不要把感觉信以为真。当然你也说到，有的时候并不是越急越好，反而越急越糟糕，是吧？（治疗师继续强化患者新的认知。）

王军：嗯。

李献云：休息一会儿结果会更好。你也说过，如果正为某一件事烦躁、急躁的话，换一种方式看看别的安排，比方说，如果正在聊天，那就看看工作的安排；如果正在工作，也许做点儿别的事情，让自己的这种烦躁情绪平稳下来之后再继续做下去，是不是？（总结对患者来说有功能的自我帮助的方法。）

王军：对。

李献云：非常好的方法！还有别的吗？（治疗师期望患者把适应性的方法都找出来。）

王军：暂时没有，因为我现在就是把时间安排好，我觉得还是对我来讲挺重要的。

李献云：好。

396 · 拨开信念的迷雾：抑郁症认知行为治疗实录

王军：随时都有事情可以切换，可以让自己很灵活。（患者的这一回应很可能又是其一直以来追求完美的体现。）

李献云：好，那我想问的是——你可不可以真的把时间安排到随时想切换的时候就切换呢？（就患者回应中发现的问题提出疑问。）

王军：嗯，哎呀，这个现在还好，但是今后肯定还会遇到问题。（患者有所察觉。）

李献云：好，所以你觉得有没有人能安排到"我随时想从 A 切换到 B，我的时间安排正好合适，就能从 A 切换到 B 呢"？（治疗师继续启发患者思考。）

王军：很难。

李献云：好。所以告诉我们什么呢？

王军：应该还有更好的方法（笑）。（这里患者追求完美的模式得到了印证，即使已经有改变了，改变中还充斥着既往的影子。）

李献云：应该还有更好的方法，什么更好的方法？

王军：就对这个想法，它不被我控制。（患者依然在追求完全控制，这是患者的补偿策略。）

李献云：这告诉我们什么？真的会有更好的方法？你刚才说，我就想看，你说如果达不到完美，你就受不了。现在你又在说，"我要把时间安排好，然后我让我方便地从一件事情切换到另一件事"，然后我们说这个不大可能之后，你又说应该有更好的方法。你觉得这在干吗？（把患者谈过的内容放在一起，以方便患者反思。）

王军：嗯嗯。

李献云：你"嗯嗯"的是什么吗？

王军：（思考）

李献云：你"嗯"什么？

王军：（思考）就是、就是还有更好的方法呀。（患者依然陷入既有的思维框架中出不来。）

李献云：就是还有更好的方法。

王军：嗯。

李献云：你刚才说你达不到完美，就特别急躁。现在咱们在这儿说这个的时候，你依然说还有更好的方法。提醒我们，你其实一直在追求什么？（把患者的追求完美跟其目前所谈内容放在一起，以启发患者认识到他追求完美的模式未变。）

王军：（思考）完美。

李献云：你说呢？

王军：嗯。

李献云：是不是这个同样的模式在咱俩讨论当中也是如此？

王军：然后就是我是觉得，从小吧它好像就，别人总是得让我达到一个更好（笑）。（这是患者的自动化思维。）

李献云：真的？（通过质疑让患者认识到他的自动化思维。）

王军：（思考）

李献云：真的？

王军：对。我觉得包括做咨询也是，肯定是别人要求我做更好（笑）。（患者对自己的自动化思维往往是信以为真。）

李献云：好，所以我们也是在要求你做到更好？

王军：对（笑）。

李献云：（笑）什么叫好？什么叫更好？（治疗师通过下定义的方式启发患者。）

王军：（思考）

李献云：什么叫好？什么叫更好？

王军：（思考）更好就是别人的要求，就是我脑子里，嗯。（患者对于更好的定义，这是患者感忉上的定义。）

李献云：有没有一个标准，怎么就叫更好了？（治疗师启发患者跳出感性层面，找到理性层面的标准。）

王军：（思考）更好就是突破现状。（这是患者理性层面的定义。）

李献云：突破现状啊。如果这么说的话，刚才你说的那些方法，那叫不叫更好？（启发患者根据理性上的定义思考。）

王军：那比我之前好。

李献云：好。

王军：就是比我不用这个方法要更上一个台阶。

李献云：好，所以那叫不叫更好啊？

王军：但是如果我觉得您如果说还有更好的话，那这个就不算更好。

（患者不根据客观标准评价，而是习惯于情绪推理。）

李献云：所以我们还得要继续找更好的方法，是吗？（治疗师以退为进来启发患者认识其追求完美的模式。）

王军：对对对。

李献云：那到这儿之后我们再怎么办？

王军：到、到了这儿？

李献云：嗯，你从这个台阶上到那个台阶了。

王军：如果没上去就特别急躁。（患者首先体会到的是情绪反应。）

李献云：所以又变成什么了？

王军：又变成快快快，不然就完蛋了。（患者终于发现了他一贯的模式了。）

李献云：所以告诉我们什么呀？你真的要继续这个模式？（治疗师期望上面的探讨让患者有所察觉，患者主动表示愿意留意并放弃追求完美的模式。）

王军：就是我是特别恐惧这种往下这种感觉，特别恐惧。（患者对于放弃既有模式的恐惧，这是常见现象。）

李献云：如果往下肯定就完蛋了，对吧？如果真的往下，我们没有做到更好，也没有达到完美，意味着什么就完蛋了？（治疗师用垂直下降技术启发患者思考，引导他把核心信念具体说出来，这样让他发现他的核心信念和中间信念对他的影响。）

王军：或者是今后找什么样的工作，我现在就是，这儿是父母的工作，我就应该往上走，或者跟同学比较，同学是这个，我就要这样，否则就完蛋了(笑)。（患者谈他的中间信念以及跟人比较的补偿策略，但没有具体说出来他的核心信念。）

李献云：嗯，就是假如没有达到那个状态啊，你也没有实现更好的一个状态，意味着什么就完蛋了？（治疗师继续追问患者没有说出来的核心信念。）

王军：（思考）（由此可知，哪怕之前的几次治疗均多次探讨过患者的核心信念了，但患者结合具体情况把影响他的核心信念说出来依然有困难。）

李献云：会让你怎么看自己呀？假如你没有实现更好的状态的话。

第十二章 第十次治疗：案例认知概念化与改变 · 399

王军：就是我就没有任何价值了，我就觉得。（这个回答可能就是患者的核心信念，只是治疗师不能确定是否已经达到患者最深层的信念。）

李献云：好，如果没有达到更好的状态，你就没有任何价值，是吧？

王军：对，别人也不会看重我。（患者谈出他的自动化思维。）

李献云：嗯，你就没任何价值，别人也不会看重你，是吧？

王军：嗯。

李献云：假如你就真的没有任何价值，别人也不会看重你，意味着什么？（继续追问，试探没有价值是否已经是患者的核心信念。）

王军：那我觉得活着就没有什么意义。（患者回答的是出现那样认知后的结果，而非其核心信念。）

李献云：（写）对你来说，会让你怎么看自己，活着就没有意义了？（继续变换提问方式。）

王军：（思考）那我看自己，我就觉得就没有什么用。（说明这就是患者的核心信念，跟前面的没价值是同一个意思。）

李献云：没什么用了，是吧？

王军：对，没有用！（患者的核心信念。）

李献云：没有用，是吧？

王军：对，就不提高、不更好，就没有用。（患者的中间信念。）

李献云：（写完后指着所写的内容）嗯，好，所以看见了没有？其实之所以你说不追求那种一步到位呀，或不追求那种完美呀，不追求要做什么事就把它做到呀，就认为完蛋了，就急躁。之所以那样，跟你这些想法有没有关系呀？（启发患者对其信念的认识。）

王军：呵呵呵，确实是这样。

李献云：啊，好。你认为如果实现不了这一切，自然你就没有任何价值，或者也没有什么意义，别人也不会看重你，自己没有用。如果要是这样的话，你说谁不去追求？如果追求完美、达到完美了，那就意味着怎么着？（治疗师小结患者的模式，并和患者一起把他的中间信念完善。）

王军：那就很、很爽快，人生巅峰。（患者谈的是他的状态变化，而非治疗师想要的那种患者的自我评价。）

李献云：人生巅峰，会怎么看自己呀？"我要达到完美了，我要达到更好了。"（治疗师继续启发患者把他的中间信念的后半句完善。）

王军：很得意了。（患者依然不谈治疗师期望他谈的，而是谈他的情绪变化。）

李献云："我很得意呀，所以我会……"（治疗师继续采用说前半句、由患者补充后半句的方式，期望患者谈出他的自我评价，即把中间信念的句子说完整。）

王军：我有价值。（患者说出来了，当一个人这样评价自己的时候，自然就是得意和人生巅峰了。）

李献云："我有价值，我有用"，是这意思吗？

王军：对。

李献云：好，别人呢？（继续启发患者的自我察觉。）

王军：别人也会看我、就很尊重我，我就过得成功。对，我的各种情绪就好了。（患者也厘清了自己的认知模式。）

李献云：好。

王军：因为我好的时候是这样的状态。

李献云：是吧？

王军：嗯。

李献云：（边画边说）你觉得咱能不能一直就这么往上升上去？咱能不能一直这么做？所以你想一想啊，想一想。咱们面对这个问题，非常不错，你想到了一些方法，我们又一起探讨一下。哪怕我们在想这些方法的时候，我们还要怎么着？还要要求自己做到最好，找到更好的方法，是吧？（停顿一会儿）可能更重要的是，跟你的这些想法、你对自己的看法有关系。（治疗师继续总结所谈关键内容。）

王军：（思考）哎呀，这些看法我觉得要找替代性思维，得去体验。（患者意识到了这是需要找出替代认知并体验的，非常好。）

李献云：先不着急这些看法的替代性思维，我们慢慢来。不过我们至少知道我们面对这种急急急、快快快的时候，我们有办法应对它。我们现在有办法应对它，我们也知道，这种状态跟什么有关系。是这意思吧？（治疗师此时提醒患者学着慢下来，继续总结治疗的关键收获。）

王军：（点头）

李献云：好，总结一下。（治疗师一如既往地请患者总结，来收集患者的反馈。）

第十二章　第十次治疗：案例认知概念化与改变 • 401

王军：（思考）今天啊这个通过这个表面上这个急躁的想法，"快快快不然就完蛋"了，然后呢，必须要使劲满足自己，不然自己就受不了，然后呢挖掘出、挖掘出这个我对自己的这种价值的评价的一种思维吧或者体系。嗯。

李献云：（写）

王军：（思考）就是我如果不能做到更好，那么我就完蛋了，我就、我活着也没有意义，我就没有用。但这种不断地追求更好，在……我想象的这种更好的这种、这种模式，在现实中其实挺难、很难做得到，我觉得总是有波折。（患者的总结很到位，发现了追求更好或完美模式的弊端。）

李献云：好，非常好啊！就我们追求完美，追求更好，现实当中往往不大可能做到，是吧？好！（写）（治疗师强化患者的收获。）

王军：哎，这就导致我很、很、很受挫，长期的那种受挫。（继续谈追求完美的弊端。）

李献云：好。（写）

王军：嗯。

李献云：好，那谈这么多，有什么困惑的地方？（治疗师询问患者的负反馈。）

王军：有啊，这个追求完美、追求更好的模式，就是我现在这种模式，其实是不是可以去，我未必追求更好，我可以追求很丰富。（由此可知，患者依然受旧模式的影响，即使谈过了模式的弊端。这也说明个体转变信念和补偿策略的难度。）

李献云：嗯，好。（笑）

王军：（笑）追求丰富一些，但我不知道说、说、说什么呀，就是，或者说，不是说不追求更好，得有进取心，但是它真要是没达到的话，也不能说、这么评价自己。（患者的这个反思很到位，这说明治疗师在面对患者所谈内容跟期望不一样时，需要给患者更多时间，而非着急纠正或者替患者表达。）

李献云：好，非常好！你来想可能的替代途径，一个是让它丰富一点儿，不一定非得要追求更好，是吧？（治疗师总结患者的反思。）

王军：对。

李献云：另外一个就是提醒自己，哪怕达不到，也不那么评价自己。

王军： 对，进取……

李献云： 这是由困惑想到你来提醒自己的，是这意思吧？（治疗师把患者的反思跟其困惑结合起来。）

王军： 嗯，（写）那这种，就得有一种代替性的评价。（患者的认识很到位。）

李献云： 好，我们慢慢来，先不着急跑那么快啊。非常不错！你发现需要一个代替的自我评价，毫无疑问，后面我们要谈这块的内容。好，那今天谈这么多，你印象深的是什么呢？（询问患者的正反馈。）

王军： 哎，就是当我说还有更好的方法的时候，就是背后那种推力。（患者对其既有模式的影响力有深深的体会。）

李献云： 好，（笑）看见了这个惯性的推力在这儿，是吧？

王军： 对，所以我这儿画了一个横线，我总觉得好像别人在提醒我做得更好，不管是玩游戏还是在打篮球。（患者的自动化思维。）

李献云： 干什么总有这个要提醒你做得更好的一个、老有这个推力在推着。（这跟患者的童年经历有关，作为榜样的父亲总在旁边耐心地陪着他。）

王军： 对对对，生活中，可能……

李献云： 所以，无处不在的推力恐怕跟这个有关系，是吧？

王军： 对。

李献云： 好。那么留什么作业呢？（继续请患者给他自己布置作业。）

王军： （思考）我觉得吧，嗯，我先把生活中这些替代的东西呢也都做着。然后呢，当然在做这些的时候，评价自己，怎么说呢？也注意一下如何评价自己吧。（患者的作业布置得很到位。）

李献云： 好。留意如何评价自己，不用原来的那种方式，是吧？

王军： 嗯，先看看之前是怎么评价自己的。

李献云： 好，想一下。

王军： 对，去看一看，然后试着去变一变。（通过患者布置的作业，也可以知道这次治疗的效果不错，让患者有收获、有改变。）

李献云： 变一变啊。特别是当达不到你期望的那个方向的时候，是吧？

王军： （笑）是。

李献云：好。行，我们就这样，约下一次我们的时间。抱歉今天让你等了这么久！

王军：没事儿。

李献云：下次我们俩的时间你倾向于……

王军：我觉得 20 天挺好。

李献云：20 天挺好，那我们就放在，还是放在 20 日？

王军：20 日周几？20 日，这个月 8 月 20 日，不不，放在 9 月 20 日。

李献云：放到 9 月 20 日。

王军：9 月 19 日左右。

李献云：那就放在 19 日，还是五点，好不好？

王军：嗯，成。

三、治疗回顾与反思

(一)日程设置不够清晰明了

在设置这次治疗的日程时，治疗师开头只是说，找到一个对患者来说典型的情形来讨论，以便如何把替代思维找得更有帮助一些；接着就患者的常态"急躁"进行了讨论。这样的措辞表达一方面有些笼统，另一方面还不能准确概括这次探讨的主题。患者说没想过今天讨论什么内容的时候，治疗师可以趁势说："既然前两次治疗我们讨论过你小时候的经历跟你对自己的看法以及应对方式之间的关系，而你对自己的看法就是你的自我信念，那今天我们就拿让你困扰的典型情形进行讨论，看看这个情形跟你的信念之间的关系，以及看看你可以从哪些方面做出转变。你看这次治疗这样安排是否合适？"如此设置日程更能涵盖这次治疗的主题，也更清晰明了。

(二)由患者发现的典型问题引入案例认知概念化

此次治疗的特点是请患者谈出其典型问题，由此典型问题切入去完善案例的认知概念化，以促进对患者的核心信念、中间信念和补偿策略的了解，也增进患者对自身问题的了解。引发患者困扰的典型问题或常见共性问题，往往是患者的信念和补偿策略影响的结果，从这里开始讨论更容易切入到案例认知概念化的核心部分，即信念和补偿策略。

（三）寻找中间信念或核心信念的方式

为了找出患者的信念，可以使用多种方法，具体如下。

第一，找到在不同情形下反复出现的同一个自动化思维。在这次和前面的治疗中，我们可以发现患者的中间信念或核心信念会以自动化思维的形式出现。比如，患者谈到"原先就是一疲惫，就觉得自己不行了，那么干什么都干不好"，这里的"自己不行"就是患者的核心信念，因为这类表述在患者不同的情形下经常出现。

第二，捕捉到患者说出来的信念。有时，患者的核心信念或者中间信念，不需要特别提问，患者就会自动谈出来。这需要治疗师给患者时间叙述他的困扰，能敏锐地捕捉到相关内容。这与在治疗中寻找自动化思维一样，给患者时间诉说，有时自动化思维就自发出现了。比如这次治疗中患者所谈的"我就应该往上走，不然就完蛋了"，"我就应该完美，不然就完蛋了"，"快快快，不然就完蛋了"，这些陈述既是自动化思维也是信念。当然这里的"完蛋了"的词意不是很清晰，需要跟患者一起探讨后才会发现它指的是"没用"或"没价值"。

第三，治疗中还可以直接询问患者他的人生信念、人生态度或人生规则是什么，从而引出患者的信念。比如，治疗师可以问患者："你好像经常提到应该这个词，所以你信奉的人生信条是什么？"患者可能会说："人活着就应该追求完美"或者"我就应该往上走"。虽然这样询问会让很多患者说不出来或者感觉很突兀。

第四，通过让患者把句子补充完善的方式找到信念。为了引出患者的信念，也可以给出其中间信念或假设的前半句，由患者来补充完善后半句。比如治疗师可以说："如果你没有做到完美，你就会是个怎样的人？请根据你的实际情况把这个句子补全。"那么患者可能就会说："如果我没做到完美的话，我就没用或没价值。"

第五，就患者的补偿策略反问患者，以引出信念。其实这种提问跟上面的第四点相似，就是换一种直接询问的方式。比如问患者："你经常说你就应该很拼命，那你会怎么看待不拼命不努力的自己呢？"患者可能就会说"自己很失败"或者"自己很堕落"。

第六，使用箭头向下技术。箭头向下技术是治疗中常用的引出中间信念或核心信念的方法。比如在这次治疗中就用到过很多次箭头向下技术，引导患者发现他在不同情形下的核心信念均是"我没用"或"我没有价值"，中间信念有"不提高、不更好，就没有用"等。

第七，请患者在不同自动化思维中找出共同的主题。把患者出现的多个自动化思维放在一起，请患者从这些自动化思维中找寻共同的主题，而这个共同的主题就是患者的信念。比如可以问："我记得前面几次治疗谈到你的自动化思维有，你觉得自己不行了，干什么都干不好，身体也不好，自己挺失败，自己不如人，自己组织的活动不好，他比你强，他要超过你，你比别人差，等等。那从这些自动化思维中你可以总结出一个什么共同的主题呢？"或者治疗师在介绍完患者的自动化思维后，说："那这些自动化思维是否都反映了你对自我的信念或对自己的一个看法呢？你对自己是一种什么评价？"患者可能会说："就是总是认为自己不行，自己没用。"

第八，请患者填写信念调查表。为了了解患者的信念，可以在初始访谈之前或之后请患者填写信念调查表，以了解患者的信念，这样就可以大体了解患者的信念偏离情况。量表调查结果通常缺乏个体化。

(四)慢比快好

在心理治疗中，治疗师有时需要学着放慢治疗的节奏或者学着慢下来，才能体会到慢比快好，或者说，才能体会到俗语常说的"不怕慢，就怕站""慢即是快"或"少即是多"的道理。在认知治疗中，总是强调心理健康教育或者教授患者重新学习的重要性，治疗师也很想在治疗中发挥作用，于是很多治疗师就着急替患者说出他没有说出来的话，或者急于抛出一个又一个问题，或者不停地进行说教。治疗师需要提醒自己慢下来，给患者机会去诉说他的苦恼，除非患者明显离题。在这个过程中，治疗师管住自己的嘴巴，用认知行为治疗理论武装后的头脑去倾听患者的问题，发现其中的关键点，比如自动化思维、相应的情绪行为和生理反应，中间信念、核心信念或补偿策略，患者的认知转变或行为改变等，然后再抓住合适的机会进行恰当的心理健康教育，给予正性强化，进行提问，做出小结或最后的总结等。

四、治疗记录

治疗记录	
2017 年 8 月 30 日	Session 10

心境检查

　　患者这段日子挺好的，记得上次治疗内容，完成了作业。

　　患者认为：CBT 练习就像英语六级考试一样，需要平常的积累。去年 12 月考前准备很多，差 3 分没考过，感觉很绝望，觉得没有能力改变，准备以后不报考了。这不是事实，因为这次没怎么准备，考过了，考的内容都是之前准备的。感觉不是事实。此外，疲劳的时候老想死，就是觉得自己不行了，干什么都干不好，身体也不好了，死了就舒服了。能提醒自己，休息过了，自然就好了。结果也确实如此。

议题

　　急躁是常态

　　患者的模式：无论什么情况下，总是快快快，不然就完蛋了。比如，总想做课题一步到位，否则就觉得完蛋了。如果不能满足别人的要求或自己的完美要求，自己就完蛋了。如果达不到完美，就特急躁、不爽。

　　患者帮助自己的方法：

　　(1)找出替代思维：休息一会儿，结果会更好。因为急躁时头脑不清楚，越急躁，继续下去越容易没效率。

　　(2)转移注意力：让自己换一种方式，比如聊天烦躁时换工作来做做；还可以看别的方面的安排。

　　就连坐地铁也是如此，如果不立刻到达就觉得受不了，那种感觉出来，就信以为真，但实际并非如此。抓住机会对患者开展关于认知歪曲的心理健康教育，引导患者认识到既往模式与实际情况的不同：

　　一想到什么做得不好，就受不了；一想到很快到达不了下一个地点，

续表

就受不了；一想到做不到完美，就受不了。而实际情况是：自己都接受了，实际情况跟自动化思维不同。

患者为了帮助自己，让自己把时间安排好到随时可以进行任务切换。治疗师据此询问以引导患者发现他追求完美的模式，总是要求更好，如果达不到，就会很恐惧，这种恐惧与核心信念的关系：

如果没有达到更好或完美，我就没有任何价值，别人也不会看重我。

↓

我活着就没有任何意义。

↓

我没什么用，我没用。

中间信念：我如果不能做到更好或完美，我就没有任何价值或没有用。如果我做到了更好或完美，我就有价值。

患者的总结：挖掘出了对自己的价值评价模式，追求完美、追求更好的模式在现实中难以实现，这导致自己长期受挫。可以让自己的生活内容丰富些，可以进取，但是达不到也不用那样评价自己。

怎么评价自己合适，这是以后需要留意和改变的。

作业

在日常生活中，留意达不到完美时自己的自我评价并学着合理评价自己。

第十三章

第十一次治疗：认识手淫与改变认知

一、第十一次认知行为治疗的总体框架

在探讨信念的过程中，治疗师经常会针对患者目前存在的困扰进行探讨，识别和挑战跟困扰有关的自动化思维或功能失调性行为，引导患者进行认知重建和放弃功能不良性行为。这样的转变同样会松动患者的旧信念，促使患者试着放弃那些功能不良性的行为策略。此阶段的探讨即使从自动化思维的层面切入，也会涉及信念部分的讨论，这跟治疗初期将自动化思维转变成替代思维有所不同，后者的重点是找到更有功能的替代思维，让患者学会明显缓解痛苦或症状的方法，前者是加深患者对自我的理解。

此次治疗用时 55 分钟，与上次治疗间隔 20 天。

二、第十一次认知行为治疗逐字稿与讲解

李献云：过得还挺快，是吧？

王军：是的。

李献云：唉，总体来说这段日子，这三周总体来说情况怎样？（心境检查。）

王军：嗯，这三周那个我现在就是感觉，比较好的一个习惯就是写日记，就是就在电脑上打上，这样的话我觉得，嗯，把自己的这个想法和情绪这样梳理一下，嗯，的确就是这样的话，更容易在需要的时候脑子里会自然地想，想到提醒自己的这些事儿和自己的这些特点。（患者发现日常

第十三章　第十一次治疗：认识手淫与改变认知 • 409

写作业的效果，即多练习，有需要的时候才能自发用到。这正是认知行为治疗中作业的价值。）

李献云：好，所以啊，你就发现在手机上、在电脑上把自己的想法跟情绪梳理一下的话，你就能发现特点，然后到时候更容易提醒自己，是吧？（正性强化患者的收获。）

王军：更容易，就是脑子自动会想出来。

李献云：能不能举个例子？简单举个例子。（通过具体例子来检验患者的收获，也是作业检查的一部分。）

王军：嗯，比如说这个从……就是我就比如说生活习惯，嗯，就比如说平常我就……嗯，就这种情绪的大起大落我就我现在有点儿……就是像我今天打篮球也是，就是我记得好像去年打篮球，就是进了一个球就特别高兴。然后这回的话，我会主动去想自己就是那个兴奋那个劲儿，其实都是源于自己对自己那评价太极端，或者说其实别人也没有那么在乎自己，啊然后的话我就不会说因为这个就特开心。（患者的赘述依然明显，但患者认识到了极端化的认知与情绪变化之间的关系。）

李献云：你就发现自己的评价太过极端，导致自己的情绪大起大落。（小结患者所谈关键内容。）

王军：对，就是。

李献云：你怎么评价极端、情绪大起大落的？你把这个评价是什么跟情绪大起大落之间的那个关系说出来。（请患者谈出具体的内容，即具体什么评价导致了情绪的什么变化。）

王军：啊我就会觉得是，就会说真好，真棒，自己太厉害、太牛了，然后就会不断去脑子里去想这种画面，然后，嗯，因为我现在就觉得就是说，嗯，自己之前的这个当然也是记日记的过程里有很多方方面面的发现吧，就是嗯，不仅是这个就是情绪上大起大落这个事情。（患者的自动化思维与自动化表象。）

李献云：当你……先不着急跑那么快嘛，当你评价自己真好，真棒，有这个画面的时候，情绪变成什么样子？（治疗师打断患者欲跑离主题的思绪，把他拉回主题上请他谈完。）

王军：就会特别兴奋，然后觉得，嗯，这个都以我为中心，大家目光都看向我，是这种感觉。（这就是引发患者兴奋的自动化思维，极端正性

410 · 拨开信念的迷雾：抑郁症认知行为治疗实录

的自动化思维，如果持续时间长的话，往往与躁狂发作有关。）

李献云：噢，好，这是大起，是吧？

王军：对，大起。

李献云：大落的时候呢？（小结并过渡到例子的另一方面。）

王军：大落的时候就觉得这个完蛋了，然后这个我这一辈子就很灰暗，就没有路可走下去了。（就自动化思维跟情绪的关系，患者描述得很清楚。）

李献云：嗯，好，那这时候的情绪呢？（继续引导患者把其情绪反应说出来，以强化患者的认识。）

王军：就非常消沉抑郁，然后会焦虑。

李献云：噢，所以你留意到这个了啊，非常好啊！就是你写的时候能留意到你情绪的变化，其实跟你的想法变化是直接挂钩的，是吧？（小结患者谈到的关键内容，即认知理论强调的内容。）

王军：对对对。

李献云：好，唉，那非常不错啊。这是这段日子的收获，留意到这些，你也能够提醒自己。所以你觉得你这三周情绪总体来说怎么样？（前面的例行心境检查，患者没有明确的回应，于是治疗师继续询问患者总体的心境。）

王军：我觉得就是，有一件事情可能之前就是，比如我就认为老师把我之前做的实验都推翻了，一个事件就是我做了组实验给老师看，老师给我的那个回答，给我第一开始的感觉就是他所答非所问，就是我在说一件事情，他让我做另外一个事情。嗯，我就觉得好像被他否定了一样，然后我现在的这个，哦我然后就就是很崩溃，就觉得我又完蛋了，我这么多努力我就……其实我就想赶快把这个讨厌的事情做完。我是这么想的。然后，然后当时我处于这种想法的时候，就有这种，然后我的情绪就很焦躁，然后又给我爸打电话。然后这个时候我脑子里想的，我觉得是两方面，嗯，一方面就是说，啊我对这个事情其实没想透，没想明白。其实老师呢，现在我反过头来想想，老师他就是让我再一步一步一步地做，我呢可能是做到了下一步上去了，老师可能觉得前一步还不稳定。但是呢，嗯，这是反过头来想。但是，这是一个，就是因为人都会想错，但是。（患者不根据治疗师的问题谈他的心境，而是依然停留在自己的思绪中，谈到了发生的事件、他的自动化思维和反应。)

李献云：先不说那么仔细。就是总体来说，你说你的情绪这三周是什么样子的？当然有些事情发生，让你留意到你的想法跟你的情绪行为之间的关系。总体这三周，你觉得你的心情如何？（治疗师果断打断患者，将患者的注意力拉回到心境检查上来，同时小结患者所谈主要内容，表示治疗师在倾听，但依然是进行心境检查。)

王军：还可以，总体还可以。

李献云：总体还可以，尽管你认为老师推翻了你之前的实验的这个事情，是吧？

王军：对，对。

李献云：好，嗯，那我们知道了。我们先放一放，不说那么仔细，好不好？（治疗师强调在此阶段不谈细节，这对患者来说很重要，因为患者有谈细节赘述的习惯。)

王军：嗯嗯。

李献云：然后当咱们需要的时候，我们再把它说得很仔细。嗯，那简单回顾一下上次的内容呗。（直接过渡到上次治疗回顾。)

王军：上次内容啊，就是讲从这个"干什么事都着急"这个心态、这个情绪现象不断去推导了这种，嗯，自己其实做任何事情啊都是追求完美，这个尤其上次是您问了我一个问题嘛，就是说，嗯，"你为了，你觉得通过转移注意力"，就是我之前说的一些有效的方法，让自己不着急，然后说"还有没有别的更好的时候"，我呢虽然其实想不到，但还是说有。就感觉到，然后这个实际上自己有的时候还是总愿意去逼自己做得更好。（患者回顾上次治疗内容清晰明了，也从中发现了他追求完美的特点。)

李献云：噢好，所以这是上次。上次谈的那个对你有什么启发呢？（这往往是上次治疗回顾更为关键的部分，即了解对患者来说独特的启发点。)

王军：上次谈的那个。

李献云：上次谈的内容，所以它对你？

王军：就是我就是觉得吧这个自我的这个评价，嗯，我是觉得，就是昨天我觉得我这三个特点明显，当然这跟我想说的也挺有关系，就是，嗯，过分地信赖权威说的话（笑）。（患者发现了自己的特点，过分信赖权威，这与患者被父亲陪伴学习的童年经历有关。）

李献云：啊，好，这是你发现自己的一点。

王军：什么事情都愿意按照那个权威去做，然后呢刻意地逃避不确定的情况。（过度遵从权威和逃避不确定性是焦虑障碍患者常见的特点。）

李献云：噢，你发现自己有这个特点，逃避。

王军：逃避不确定。

李献云：过分信赖权威，然后逃避不确定，是吧？

王军：然后第三个特点是，希望靠模仿更强的人而超越更强的人。

李献云：嗯，好，那咱上次谈的内容，让你留意到你自己的这三个特点。那对你有什么启发呢？（治疗师继续追问之前没有从患者那里收集到的信息。）

王军：对，我现在想的是，自己对自己的评价呀太这个太主观了。就是完全是幻想着，就是怎么说呢？就是沉浸在一种就像小孩这种幻想之中。或者说，换句话来说，我觉得我现在才慢慢长大。为啥呢？因为之前的那个路吧都是，都是，你看，相信权威、不愿意做不确定的事，这些，嗯，就是，就是要求这个周围必须得是、我是确切知道的。然后，而对于这种未知呢，自己这个……就我现在认识就是，这个人生它就是不确定的，好多事情就没法特别特别的稳，就是我得接纳这个不确定的存在。（患者对于逃避不确定性的反思到位，也提醒他自己接纳不确定，非常好。）

李献云：啊，好，所以你发现人生就是不确定，如果一味追求那个确定的话，可能就会比较麻烦啊。所以你要接纳不确定，是这意思吧？（治疗师经常在治疗中小结患者谈到的关键内容。）

王军：对，不确定是存在的。

李献云：啊，非常不错！好，那你这周当中，这三周当中，你对于自己的这种追求完美呀，然后接纳不确定啊，你做了些什么？（继续就患者的反思与启发进行作业检查。）

王军：嗯，就好多事情就不会……就是说比如老师那个事情吧，我就想的是，就暂时先这样，就先，先甭想太多。（患者很好的自我提醒，"先甭想太多"。）

李献云：噢，所以对你认为老师否定你，推翻你之前的那个实验的话，你提醒自己暂时别想那么多。（治疗师小结患者的自动化思维及有功能的自我提醒。）

王军：对，别想那么多，别纠结这么多，然后呢一步步走着瞧呗。（这也是非常好的转变，学会走着瞧。）

李献云：好，唉，这怎么样啊？（治疗师引导患者发现转变之后的好处。）

王军：觉得心里头啊就不会过分地纠结于这个事情了。

李献云：嗯嗯，嗯，好。那你对于"我被他否定了，我也完蛋了"，这怎么想啊？（了解患者的替代性思维。）

王军：噢，昨天读了一下，就有些微信里的小、小文章，就是啊，就是如果过分地追求这种肯定，就是刻意地去追求别人的肯定和这个和这个，或者说刻意地去逃避别人的批评的话，就在无形之中，其实是给自己的一种束缚。我觉得，嗯，对于老师也是，就之前也是想从做东西做好，得到肯定，但其实那个想，老师也在探索、在摸索，这种肯定不是说时时刻刻得到就对自己的帮助是最好的。（患者依然赘述，没有清晰地说出他的替代思维。）

李献云：哦，所以你发现自己有刻意追求老师、别人的肯定，是吧？（治疗师抓出患者谈到的关键之处，即患者的补偿策略。）

王军：对。

李献云：如果别人肯定你，那就说明什么了？（治疗师希望患者发现其中的认知，即中间信念对患者的影响。）

王军：嗯，在我之前反正就、就我是对的，我是，在这个环境中我是安全的。（患者的自动化思维。）

李献云：啊，如果别人要批评你呢？（治疗师继续引导患者发现相关的认知。）

王军：就证明我肯定哪儿做得不对，就肯定是我的过错。（患者的自动化思维。）

李献云：哦，如果别人批评你，就是你做得不对、你的过错，所以你就要刻意追求别人的肯定，回避别人的批评。（治疗师小结患者所谈关键内容。）

王军：对，对，这也跟我追求权威是有一个感情。

414 · 拨开信念的迷雾：抑郁症认知行为治疗实录

李献云： 一个意思啊。

王军： 我觉得就是就一套模式，它是个附带的。（患者的认识很到位。）

李献云： 好，那咱俩今天谈什么？对于咱俩今天谈什么，你怎么想？（已经13分钟过去了，治疗师才过渡到日程设置阶段。前面花费的时间有些长。）

王军： 今天？

李献云： 嗯。

王军： 今天我觉得，就是其实这些东西吧都是一个认识不断迭代的这么一个过程。然后我今天想谈点儿别的吧，也是一直比较困扰我的。（患者有自己想谈的议题，也给出了自己的理由。）

李献云： 你想谈点别的啊，把咱们上一次谈的内容先放在那儿，一步一步来也可以。（治疗师认可患者的提议。那是一直困扰患者的问题，值得先谈。）

王军： 嗯，对。

李献云： 谈点什么？

王军： 就是有点儿隐私，嗯，就是我从小吧就比较喜欢手淫，这个事情就，就也挺是我一个心结吧。然后从高中的时候还觉得自己可能因为这事就完蛋了呢，而且总是有什么什么不好啊，可能都会因为这件事情、跟这件事情一连起来，我心里就一沉。（患者谈到自己的隐私及相应的自动化思维。这是第十一次治疗，治疗师已经跟患者接触了十二次，患者才谈到其隐私。这是治疗中的常见现象，一般人不会一开始谈论其隐私，往往会等到患者认为治疗关系更稳固的时候才谈。这个问题没有出现在第一次治疗的问题列表中，属于新增问题，却是患者一直存在的困扰。）

李献云： 从高中的时候你认为因为这事就完蛋了，以前没有这种想法？（了解患者对于手淫的自动化思维在更早阶段有无出现。）

王军： 我小学四年级的时候好像有这个习惯嘛，当时也不知道。然后到了初中，嗯，我知道好像是怎么回事，但是刚好初中时候心里有什么不烦的、有什么烦的事就都靠这种方式缓解。（患者的这段内容介绍对于随后的治疗来说非常有价值。）

李献云： 可能就是小学四年级的时候你开始手淫，但你并不知道这是怎么回事。

王军：不知道（笑）。

李献云：就你该手淫时就手淫。

王军：对对对。

李献云：嗯，好，那等到初中的时候你开始知道，知道什么？知道这是手淫了？（治疗师逐步核实这些内容，也是启发患者思考的过程，引导患者认识到认知对他的影响，而非手淫本身。）

王军：噢，我慢慢好像知道这是手淫了。但是就是觉得初中那时候就有些比如说比较心烦的事吧，就每天回家都手淫一下，然后就，就暂时松快一下。但是好像当时那些烦心事也没解决。慢慢地这就成为……到了高中好像就当时高中心理压力比较大，然后靠这种方式吧有的就是一开始还可以，然后越到后来越觉得，这个，嗯，这个事情反而又成了一个负担了。（患者手淫成为负担是从高中开始的。）

李献云：那怎么就成为一个负担呢？觉得这事就会让你完蛋还是什么？（引导性发现。）

王军：就觉得这个事情吧这个对今后生活有影响，然后特别消耗体力。（这是患者对于手淫的自动化思维。）

李献云：那你怎么知道它对今后生活有影响、消耗体力呢？（了解支持患者自动化思维的依据。）

王军：网上有好多人这么说嘛。

李献云：噢，你是查网上知道的。

王军：嗯。

李献云：好，所以你也信以为真，可不可以说？

王军：对对对。

李献云：好，那是高中的时候，是吧，后来呢？

王军：后来反正就这个事吧，就高中的时候也咨询过别的咨询师，就说这个是无害的嘛，还去医院查过。认识上虽然说是这个，这个事情啊，嗯，心理上的危害是绝大部分的，身体上呢只要别过度，这个应该没事，稍微过度一点儿，可能会比较累。但是这个是，我觉得这，这是正确的想法，现在来看啊。但是就是当我情绪不好的时候，就比如说最近比较疲惫，或者又陷入了这个抑郁的情绪里头的时候，有的时候可能又想，或者

416 · 拨开信念的迷雾：抑郁症认知行为治疗实录

说又想去做，有这些冲动的时候，然后又会陷入一种指责自己的这个境地。然后好的时候又发誓说今后再也不这样了，然后，然后……（患者虽然有替代思维，但患者并不相信，否则就不会有"发誓再也不这样了"的情形了。）

李献云：嗯嗯，所以你一旦心情不好的时候你就想手淫，然后让自己暂时松快一下，是这意思吧？

王军：哦，对对对。

李献云：心烦的时候或者抑郁的时候你就这样做，做完之后你指责自己什么呢？（了解患者的自动化思维。）

王军：又没忍住。（这里隐含的意思是患者不应该手淫。）

李献云：没忍住是什么意思啊？要指责自己。（进一步引导患者说清楚他的自动化思维。）

王军：我就觉得这事儿就不对，就浪费时间。（患者的自动化思维。）

李献云：噢，你认为这事不对，浪费时间，嗯，好。还有别的对这事的看法吗？（继续追问患者相关的自动化思维。）

王军：然后做久了这个，今后肯定对夫妻生活有影响。（患者的自动化思维。）

李献云：哦，好，你认为手淫将来对夫妻生活有影响。还有别的危害吗？

王军：然后对体力啊、精力啊、自制力啊都不好。（患者的自动化思维。）

李献云：假如对体力、精力、自制力都不好的话，会发生什么糟糕的状况吗？（继续追问患者相关的自动化思维。）

王军：就不好。

李献云：会有什么不好的事情发生？除了你说对夫妻生活将来会有影响以外，还有什么？（患者的回答不够明了，治疗师继续追问。）

王军：嗯，就……就这些。

李献云：就这些啊。

王军：就这些已经挺不好的了。

李献云：每次你要心情不好的时候，心烦的时候。（小结患者手淫发生的情形。）

王军：或者兴奋的时候也是。

李献云：兴奋的时候，不仅仅心情不好时会，兴奋的时候也会。

王军：过度高兴、特别松快，偶尔说这事，这段时间没事干，然后就会有精力。

李献云：就会手淫，手淫完了之后你就会有些自责。

王军：对。

李献云：然后之后呢？（了解患者手淫后相应的反应。）

王军：然后就得花可能两三天调整。（患者的回答反映了手淫这个问题确实值得在治疗中进行探讨。）

李献云：怎么个调整？（请患者澄清他所说的调整方法。）

王军：调整就是多休息，就是。

李献云：你怎么个多休息，你就让自己不动弹了？天天在床上睡觉？（治疗师故意夸大患者的休息方法，来了解问题的严重性。）

王军：有时候是那么调整过来的。因为有时候这样，就是比如说在学校一到五天都比较紧张，然后回家呢就，就可能需要手淫。然后呢周六我在在家里头躺着，然后休息两天。（由此可知，治疗师上述看似夸大的说法却反映了患者的实际情况。）

李献云：就躺躺两天，哦，好。

王军：啊就是躺着比较多，比如说就……

李献云：躺多长时间？

王军：比如说上午躺到 11 点吃饭，吃完饭然后再接着躺到 2 点，然后出去稍微运动运动，就这两天都不能动……动脑子。（患者手淫后出现的有问题的行为反应与自动化思维。）

李献云：让自己不动脑子。

王军：就不动脑子，就是吃饭、休息休息、稍微活动活动，如果特别虚的话，就走一走。

李献云：啊也不做大的体力活动，是吗？也不会去运动啊、打篮球啊，那个你喜欢的也不会去做。

王军：因为当时比如说就特别疲劳了，比如说周一到周五身心俱疲，然后手淫完了，睡一晚上可能这个精神上可能恢复过来了，但是身体上的疲劳还没恢复过来，所以还需要就是缓两天。（患者有问题的行为应对与自动化思维。）

李献云：噢，好，你从多大的时候养成这样的规律？（了解这个问题持续存在的时间。）

王军：我觉得这个主要是，我在就是大学的时候是这样，因为大学住宿嘛。然后高中的时候是特别紧张的那会儿，就可能两三天手淫一次。

李献云：嗯，那时候你也是给自己休息两天？（治疗师确认患者有问题的应对行为出现的时间。）

王军：那不会，那时候还是正常，那时候精力也好。（患者谈到的这一点是随后进行认知干预非常好的素材。）

李献云：那时候你还是，就是你两三天手淫一次，你第二天该上课上课。

王军：该上学上学，对。

李献云：该做体育做体育，该干吗干吗。

王军：该干吗干吗。

李献云：噢好，那时候精力也好。

王军：那时候精力好。

李献云：现在你是周末的时候你回到家，你手淫完之后，你第二天就让自己使劲歇着。（再次跟患者确认他目前有问题的行为应对。）

王军：那是，反正大三大四是这样，现在啊，现在一抑郁的时候连手淫的劲儿都没有了（笑）。（看来患者这个有问题的行为应对持续的时间不短了。）

李献云：啊，抑郁的时候当然是手淫的劲儿没了，还是说一点儿欲望也没有？（核实患者抑郁时的症状表现。）

王军：欲望都没有。

李献云：没有欲望，抑郁的时候没欲望。

王军：但是您看，放假那，那几天就天天都手淫，就，就没事干。

李献云：嗯，嗯嗯，好，那你天天手淫，你也天天让自己这么歇着？（确认患者有问题的行为应对的普遍性。）

王军：就比如说那会儿就是，比如下午，就那会儿就没事干吗，就是可能两三……凌晨两三点钟才睡觉，一睡睡到十一二点钟，然后吃饭，然后跟同学打篮球。（这些内容同样为随后的认知干预提供了很好的素材。）

李献云：噢，好，那时候你还会出去打球，放假的时候。

王军：对，那个时候实际上也有同学。

李献云：噢，那是指的是上大学的时候还是？（了解患者有功能的行为应对发生的时间。）

王军：就是研究生的，就是这8月吧，就放假那会儿。

李献云：就这个8月，刚过去的这个8月啊。

王军：对。

李献云：好，所以你现在拿出来要谈它，你觉得困扰在哪儿？你想通过咱俩谈把它搞清楚的？（治疗师了解患者的具体困扰，让心理治疗的问题和目标更清晰。）

王军：唉，就是背后它的手淫的这个对我而言，它的一些规律吧，还有我对它的看法和认识，（深深地叹气）和它对我这个生活，它是，它的利弊吧。

李献云：好，所以你想谈手淫对你的利弊？（跟患者明确此次治疗的目标。）

王军：对呀，我觉得还是肯定是有利弊的，然后主要是就这种认识吧，它对我那个情绪的这种影响，我就想，最终的目标是能缓解我那种，就是自己对自己这种自责，但是同时也兼顾自己的生理上的需求。

李献云：噢，好，其实你更重要的是想怎么样缓解自责，又能兼顾生理需求，是这意思？

王军：噢，对。

李献云：噢，好，那我还以为你要想把这个手淫整个戒掉呢。（治疗师故意采用夸张的说法来了解患者的治疗目标，因为前面患者谈到过自己发誓如何。）

王军：噢，那个就是有的时候高兴了就容易那么想，就这个，我们这个。（患者确实存在此不合理的需求。）

李献云：高兴的时候、心情高兴的时候就想。

王军：就发誓，就立目标，又立的不切实际。

李献云：啊，所以你高兴、心情好的时候，你就希望自己就再也不要手淫了。

王军：就又……其实我做好多事都有这个习惯。

李献云：好，如果要是再也不要手淫了，如果你一直手淫就说明什么？你干吗要让自己高兴的时候再也不要手淫了？（探索患者背后的认知，以促进患者对他自己的理解。）

王军：一高兴又要给自己树立那些完美的目标（笑）。（这就跟上次治疗联系起来了。）

李献云：嗯嗯，所以不手淫是完美的目标，对吧？

王军：对。

李献云：如果不手淫，它说明什么你要追求它，认为它是一个？（了解患者对不手淫的看法。）

王军：就像我能始终保存好精力，然后去学习、去战斗、去获得更多。

李献云：噢，能让你一直保持好精力，去学习、去战斗、去获得更多。如果你要手淫，就不能让你一直保持好精力，不能去学习啊。（治疗师对比呈现患者所谈内容。）

王军：对，就松懈了。（患者的自动化思维。）

李献云：就会松懈，假如你就真的手淫，也松懈了，没有保持好精力，也不能去战斗，那对你来说意味着什么？（运用箭头向下技术探索患者的信念，以加深患者对其问题的理解。）

王军：我觉得我特别软弱、特别无力。（患者的认知。）

李献云：特别软弱，特别无力，假如你就真的特别软弱无力呢？

王军：嗯，我当时就能想象得到，就觉得自己就没有价值，就又抑郁了，就又想死了。（患者的核心信念。）

李献云：就，如果你特别软弱，就没价值，就想死了，没价值。

王军：对，对，就是之前老师批评我那种情绪又都来了。

李献云：就那些情绪都来了。

王军：对，就绝望了，又觉得自己一无是处。（患者的情绪反应及相应的认知。）

李献云：自己一无是处。你没价值，你会觉得自己一无是处。好，这么说起来啊，你觉得之所以要追求不手淫……心情好的时候追求不手淫的那个完美目标，跟什么有关系？（小结患者的信念与其追求不手淫的目标，请患者思考它们之间的关系。）

王军：我要追求那个目标跟什么有关系？

李献云：嗯，咱们这么问下来，你不是说你心情好的时候，就希望自己再也不手淫，然后达到这个完美的目标嘛。（就患者疑惑之处做出解释。）

王军：我就是想回避这种软弱无能的感觉。（这是患者的认知。）

李献云：回避软弱无能的感觉，是吧？

王军：对对对。

李献云：好，所以你想回避软弱无能的感觉。如果手淫的话，你戒不断它，就说明你这人软弱无能，是吧？（治疗师帮助患者把中间信念理清楚。）

王军：对。

李献云：所以如果自己真的软弱无能的话，你认为那就是没价值，是吧？

王军：对。

李献云：嗯，而且就是一无是处。如果你变得无价值、一无是处的话，那你就觉得好像还不如死了好。

王军：对呀，嗯，就没有人搭理我了。（这是患者的自动化思维。）

李献云：就没人搭理你了。

王军：没人爱，没人疼。（患者的认知。）

李献云：假如你真的就没人搭理你、没人爱、没人疼，那会怎么样呢？对你来说意味着？（继续运用垂直下降技术探索患者的核心信念。）

王军：那……那怎么活呀？（患者回答的依然是结果，而非对自我的信念。）

李献云：会让你怎么看自己呀，你没人搭理、没人爱、没人疼啊，才让你质疑你怎么活啊？

王军：真的？

李献云：真的就没人搭理你、没人爱你、也没人疼你，对你来说意味着什么？

王军：就是一种……就是孤寂的感觉，那种感觉特别可怕。（患者回答的是相应的情绪反应。这是探索患者核心信念时常见的情况。）

李献云：孤寂，会让你怎么看自己，假如你就是那种孤寂、没人爱、没人疼？

王军：就是就跟我那个同学关系一样，就是大家在一起，我感觉如果他们在一起聊天，我就感觉我被孤立了，然后没了，我的感觉就是自己挺废物的。（患者的自动化思维及核心信念。）

李献云：还是自己挺废物的啊。

王军：然后就想更多地为别人做点儿什么呀。（这是患者的补偿策略。）

李献云：嗯，想为别人做点儿什么好避免什么呀？

王军：避免这种孤寂的感觉，这种没有价值的感觉。（可以确认患者的补偿策略了，就是迎合别人。）

李献云：啊，避免这种孤寂、没价值的感觉，是吧？

王军：对。

李献云：如果你为别人做了什么，别人会怎么想你，你就？（引导患者把他的中间信念表述明白。）

王军：如果别人比较感谢我，我会觉得自己还……还挺好的。（患者的中间信念。）

李献云：嗯，如果别人要感谢你的话，你觉得自己挺好的，是吧？

王军：如果别人没有什么反应呢，自己呢心里虽然有些不爽，但是还会安慰自己。对，这两天也是，反正刻意地会觉得照顾……可能这样……这两天的这有些变化……就是……

李献云：所以当别人没反应的时候，你会安慰自己，那时候你觉得为什么，就要需要安慰自己？别人没反应，你觉得自己怎么了？（继续了解患者的中间信念。）

王军：（思考）自己就受冷落了？（患者的自动化思维。）

李献云：嗯，是觉得自己受冷落了，是吗？

王军：嗯，感觉自己一片热心被……被忽略了。嗯，然后我就始终有个冲突，就一方面呢，就又有一个高标准，就是付出要不求回报，但是，但其实自己的内心呢都是或多或少需要心理上的一种回报跟回应的。

李献云：嗯，好，这是这样一个情况啊。我们要了解一下，你要谈这个困扰——你的手淫的问题，跟你自己的想法之间的关系，是吧？（小结关键内容。）

第十三章　第十一次治疗：认识手淫与改变认知 • 423

王军：啊对。

李献云：你通过咱们俩这样的探讨，你觉得你的手淫困扰跟这些想法之间是什么关系呢？（请患者发现认知对他的影响。）

王军：完美的目标，（看治疗师写的内容）这是什么？有精力。

李献云：（读写下来的内容）如果不手淫的话，就一直有精力去战斗。如果要手淫的话，自己就会特别软弱、无力、无能，然后自己就没价值，一无是处，然后就没人搭理、没人爱、没人疼。（治疗师小结前面所谈内容，以帮助患者厘清思绪。）

王军：对。

李献云：（继续读写下来的内容）然后就会有孤寂的感觉，感觉被孤立，自己是个废物。所以当你有这种感觉的时候，当然你想让自己去做点儿什么，去为别人做点儿什么，你就会觉得自己如何？

王军：嗯，这慢慢后面就是跟同学在一起的感觉了。（患者没有谈出来治疗师希望他谈的核心信念的变化，而是谈结果。）

李献云：对，不过就整个这个过程告诉我们什么？你为什么心情好的时候要设立一个不手淫的目标，对吧？（先了解探讨之后患者的收获。）

王军：我想想。

李献云：你觉得跟你怎么看待自己有没有关系呢？

王军：（继续思考长的时间）

李献云：也许你把注意力不盯在这个纸上，你在想。就是你自己要设立一个不手淫的目标，是吧？

王军：对。

李献云：在心情好的时候，之所以设立这个目标，你觉得跟你对自己的评价有没有关系？（启发患者看到核心信念对患者的影响。）

王军：（思考时间长）我觉得我……我不那么肯定，我不知道。（由此可知，哪怕患者接受了三次案例认知概念化方面的治疗，这是第四次讨论相关内容，患者依然不完全能理解信念对他的影响。）

李献云：不是那么肯定啊，没关系，我们就先放在这儿。但至少我们发现了之所以你要设立这个目标，你是为了避免一些状况，是吧？（治疗师认可患者的这一点，并强调患者的收获。）

王军：对对对，对对对。

424 · 拨开信念的迷雾：抑郁症认知行为治疗实录

李献云： 避免自己感觉到自己软弱无力。

王军： 无力那种感觉。

李献云： 避免自己是个废物这样的感觉，是吧？（治疗师把患者的信念凸显出来。）

王军： 对对。

李献云： 好，不过你也非常不错，虽然有这样的想法，你也并没有说要把这个手淫给戒掉，是吧？你是说怎么样让自己缓解自责，兼顾生理需要。（认可患者合理的治疗目标。）

王军： 对对对。

李献云： 这点还是非常不错的啊！你并不是将把心情好的时候希望戒掉手淫作为我们的目标，而是想让自己能够不那么自责，然后也满足生理需要。咱们就看看你说的你这个手淫的历史，你说你从小的时候就手淫，是吧？（为了帮助患者形成有功能的替代思维，看清楚影响他的是什么，治疗师回顾之前谈过的那些有用的素材。）

王军： 嗯，对对对。

李献云： 但你小的时候手淫你也不知道那是什么呀，你就只管那么做啊。只有到初中的时候你才知道那是手淫，心烦的时候或者不心烦的时候也会去做。

王军： 对。

李献云： 然后你又说你到高中的时候，手淫才成为了一个负担。

王军： 对。

李献云： 唉，那你觉得影响你的是什么？真的是手淫吗？（停顿一会儿）你小的时候，四年级你就开始手淫了，那时候不知道它是手淫。初中的时候知道它是手淫了，也继续手淫了。高中的时候也知道它是手淫，但它变成一个负担了。那你觉得？（治疗师在提问后利用停顿给患者思考的时间，然后再把那些素材放在一起，以启发患者思考。）

王军： 因为那会儿就明显就感觉吧，因为手淫多，的确身体会累，然后就影响了这个注意力什么的，的确比较影响。（患者会给出支持其自动化思维的证据。）

李献云： 身体会累，是吧？

王军： 对对对，然后就觉得，然后当时又比较想拼命学习，但是精神压力又大，然后又需要它去缓解，但是缓解完了之后又累，然后就不能再去学习了。（患者继续给出支持自动化思维的证据。）

李献云： 好，所以你缓解完了是累，那就是手淫之后你会感觉到累。虽然累，在那时候，你是怎么想自己的手淫的，让它成为一个负担的呢？这时候跟你初中的时候、跟你小学的时候，你看待手淫是一模一样的？你小学的时候怎么看手淫？初中的时候又怎么看手淫？（治疗师认可手淫之后的身体疲累，但继续请患者认识到认知对他的影响。）

王军： 不，（思考）反正就觉得它有问题，是个……是个不能要的东西。（患者的自动化思维。）

李献云： 好，这是不是对手淫的一个评价呢？（请患者觉察到其评价，即自动化思维。）

王军： 对。

李献云： 手淫有问题，是个不能要的东西，然后你在前面说，它会对今后的生活有影响，消耗体力，你觉得跟这些评价有没有关系？而且当时你还去做了咨询。（把患者的相关自动化思维罗列出来，以促进患者的思考。）

王军： 啊对，做检查。

李献云： 做咨询，做检查，为手淫的事，所以你觉得跟你对手淫的看法有没有关系？（继续抓住机会面向患者进行认知理论的心理健康教育。）

王军：（叹气）

李献云： 为什么手淫困扰你。

王军： 我觉得吧，既跟对手淫的看法、也跟对自己的看法有关系。（患者的认识很好。）

李献云： 好，非常好，既跟你对手淫的看法有关系，也跟你对自己的看法有关系。好，所以我们就知道，小学四年级开始手淫，一直到初中，那时候你懵懵懂懂，你只管手淫，你并没有体会到它所谓的……那时候你手淫完之后你就不会累吗？（继续面向患者强化认知理论，收集反对患者自动化思维的证据。）

王军： 嗯，那感觉挺舒服的，也没把它当回事。

李献云： 好，感觉挺舒服、没把它当回事儿。你觉得就通常人来看，一个人手淫之后或者性行为，手淫也是类似一个性行为，是吧？自我完成

426 · 拨开信念的迷雾：抑郁症认知行为治疗实录

的性行为，会不会累啊？（继续引导患者拓宽思路，以促进患者思维的灵活性。）

王军：会呀。

李献云：好，这累就表示它是有问题？

王军：就我……我是想本来不需要它，但是把自己弄累了，然后会影响别的。但实际上精神上那种……我觉得精神上的疲劳不能靠这个去解决，应该用正确的途径。然后加之我当时也觉得自己心理的确出了一些问题，然后用这种错误的方式去消除，就更……就是本来是不对，然后用错误的方法去解决，就更不对了，然后就更加有心理负担了。（这些都是患者相关的自动化思维，患者在前面并未提及这些想法，只有到了讨论的中后期才提出来。这在治疗中很常见。）

李献云：你的意思是说，精神上的疲劳不能用手淫的方式去消除，而手淫的方式又是不对的，所以就是错上加错。（小结患者的关键认知。）

王军：对对对。

李献云：好，所以是什么影响我们？

王军：然后我又觉得这个特别对，就特别深信这个精神这种……（患者对自动化思维深信不疑，这就是自动化思维的特点。）

李献云：这个想法。

王军：就是我精神上的问题就得需要……比如说当时我本来我都挺痛苦，我爸就不带我去看心理医生，就坚持说没事，没啥事，没啥事，然后……（患者的自动化思维。）

李献云：所以你那时候坚信精神上的问题，不能用其他的方式来缓解。（把患者未说完的认知表达出来。）

王军：反正不能用它，至少不能用它根本解决。

李献云：不能用手淫的方式……

王军：根本解决它，只要不是根本解决，我就觉得就不对。（患者的自动化思维。）

李献云：好，唉，它不是根本解决，那确实它也不是根本解决，是吧？

王军：嗯。

李献云：那它到底对还是不对，你现在依然认为它不对？（了解患者目前的替代思维。)

王军：我现在会，就现在我会这么看，就是说，就是精神有压力，拿这个缓解可以，然后但是，要是想根本去解决这个精神压力的话，还是得深入到问题的本质，但是如果一时半会儿找不到的话，暂时缓解也没事。现在我会这么想，但高中的时候不是这么想的。高中那会儿对这事儿压力特别特别大，就一想到这事，头就受不了。(患者有替代思维。)

李献云：那另一点，你有没有了解这个手淫啊或者性行为跟什么有关系啊？除了跟压力有关系，还跟什么有关系？(对患者进行性欲和性行为的心理健康教育。)

王军：噢，年纪到了。

李献云：你年纪到了，年纪到了体内会产生什么东西让你有性欲？

王军：激素啊什么的。

李献云：就一个人的激素水平如果起来的话，他就开始有性欲了，是这么说吗？(强调性欲跟激素水平有关。)

王军：对对对。

李献云：所以一个人，你刚才说你心烦的时候、心情不好的时候有性欲，你说你心情兴奋的时候，也会有性欲。

王军：我听说，当过度疲惫，或者当兴奋的时候，自己的大脑跟性连接那部分，它也会兴奋起来。(患者有一些性方面的知识储备。)

李献云：对，告诉我们什么？

王军：(思考)嗯，就是吧，我可能现在是对自己的评价没有改变，然后呢，当时高中……就高中的时候，对自己的评价可能一直延续到现在都没有改变。然后这个……这个……这个，嗯，当时的那种情绪可能对现在还有不良……还有一些比较痛苦的影响。然后呢，但是对手淫的这个认识，我认为呢是提高了的，就对它本身的认识是更理性客观的。所以呢，嗯，就是说这个我现在对手淫，它的确不是我最头疼的一个事情，就的确跟我对手淫本身认识提高有关，但是呢，它这个，我对我自己的这个评价，它好像还是会影响起来。(患者认识到自我的核心信念对患者的影响，也认识到跟过去相比自己转变和没有转变的地方。)

李献云：好，非常好啊，除此以外，你发现你对手淫的评价比以前有改善。

王军：啊，对。

李献云：这确实是，但目前你对手淫的评价，有些东西你觉得有没有也可能会影响到你？比方说，你说手淫对夫妻……将来的夫妻性生活会产生不好的影响，而且对体力、精力、自制力都不好。（治疗师继续追问患者那些功能不良性的自动化思维的变化情况。）

王军：嗯，我是觉得好像，如果单纯是生理需要的话，OK，都 OK。但是，这个如果是因为自己对自己评价、一些别的认识不到位，然后产生的诸多烦恼，从而进行手淫的话，啊，为了缓解压力而手淫，那本质上还是生活上对自己认识啊、对周围认识不到位，那是根本。手淫呢只是一个缓解的一个方式，就别过度，还是可以的。（患者的反思不错。）

李献云：好，所以哪怕我们对自己的评价影响到我们手淫，然后我们学会用手淫的方式来让自己缓解一下，这也无可厚非，是这意思吗？（小结患者谈的主要内容，以增强患者新的认知。）

王军：嗯。

李献云：好，非常好，那怎么就断定将来会对夫妻生活产生影响了？（治疗师继续追问患者没有谈到的自动化思维。）

王军：就是吧，反正这个人都是很直观的，就是总觉得那样会不会早泄呀（笑），就是因为手淫吧就感觉就比较快，这个是一个很直观的想法，但是具体是不是，那谁也不知道。（患者的自动化思维。）

李献云：所以你并不知道，你只是猜测，这个从网上获得信息再猜测，所以你觉得你猜测就一定是准确的？（启发患者思考其自动化思维不成立的地方。）

王军：就是说它有时候就是，这还取决于那个念，就是说那个念……念头一想到那儿，就感觉不好。

李献云：所以是念头想到那儿，现在你也没试过，你也不知道，你还没有婚姻呢，对吧？

王军：对。

李献云：你当然不知道是否会对夫妻生活产生影响。你说你有女朋友了，你们俩在一起有性行为吗？

王军：嗯，没有。

李献云：嗯，你也不知道，所以只是猜测。那你有没有看看研究，有没有问结婚的那些人，以前他们有没有过手淫啊？

王军： 反正我们班同学说（笑），嗯，之后也没事。（反对的证据出来了。）

李献云： 所以告诉我们什么？什么害人啊？（停顿一会儿）是手淫害人还是什么害人？（治疗师请患者说出来关键的内容。）

王军： 未加证实的想法。

李献云： 观念害你，是吧？

王军： 嗯。

李献云： 是这意思吗？未加证实的一些想法，然后你把它当成对的。（治疗师更加强调自动化思维带来的不良影响。）

王军： 嗯。

李献云： 它害你啊。当然你现在手淫之后，让自己躺两天，也不敢让自己大动。你说你暑假的时候，后来还跟人打球啊。这个对比告诉我们什么？到底哪种情况，你手淫完之后让自己躺两天，然后也不敢做什么剧烈运动对你真的有好处？还是高中的时候你还该干吗干吗，以及暑假的时候你被拉出去打球，你觉得哪种情况下你的精力会好一些？（对比患者有问题的行为应对跟适应性的行为应对，请患者思考。）

王军： （思考）嘶，我觉得吧，那可能就，躺两天那跟手淫的关系不是很大，主要还是就是这一周积攒的负面的那些过于疲惫的这些想法什么的。（患者对于自己的问题行为有了另外的解释。）

李献云： 好，有过于疲惫的想法，你让自己在那儿躺着，是吧？

王军： 嗯。

李献云： 你觉得……

王军： 不是躺着，就是没事。

李献云： 没事啊，所以你觉得，如果考虑到你暑假的情况，考虑到你高中的时候那压力更大的那种情况的话，你觉得哪种方式可能比你现在这种方式——躺两天要……（治疗师不理会患者另外的解释，依然请患者对比思考哪种行为应对方式对他有好处。）

王军： 躺两天（思考）……躺两天……哪种方式？

李献云： 想一想，好不好？

王军： 嗯。

李献云：想一想，一个是手淫完之后，第二天该干吗干吗；一种方式是手淫完之后，因为有点儿累，就让自己躺着。到底哪种方式对你更好？你想一想，对比一下你曾经的那个方式。（剩余的时间不多了，于是治疗师并不急于让患者给出答案，而是请患者对比思考。）

王军：嗯，我感受一下。

李献云：你可能自己现在也有机会手淫，也有机会躺着，也有机会起来该干吗干吗，你做做试验，到底是什么对你、哪种方式对你有帮助？或者哪种方式对你不但没帮助，反而让你情况更糟？（治疗师鼓励患者回去做试验体会一下。）

王军：哦，成。

李献云：我们来看看到底手淫对你的害处有没有那么大，好吗？（最终落脚点是挑战原来的认知。）

王军：好，成。

李献云：好，总结咱今天谈的内容。（治疗师直接过渡到治疗总结部分。）

王军：就由手淫这个事件……这个生理上的需求吧，然后梳理了一下这个我对手淫，还有这个会由手淫带来的我对我自己的看法，从小到大的。然后呢从中观察到这个……就这两方面的认识吧，首先本身一个认识（思考），就是看一看哪种就是对……我相信哪种对手淫的认识更合理，这两种认识，哪个对我的生活起到正面的作用。（患者总结时依然有赘述的特点。）

李献云：一个是看一看，其实主要来看看你的经历，就是你的手淫经历，以及你手淫经历当中你自己的一些体会。我们看到至少你初中高中之前也手淫，但你对手淫没什么想法，因为那时候你也不懂它到底会怎么样。然后随着你的长大，你开始接触一些信息，你发现或者你学着认识到手淫可能会对你有不良影响。（鉴于患者的总结不到位，治疗师接下来进行治疗总结，以帮助患者整理思路。）

王军：对对对。

李献云：那这时候手淫才成了一个负担，啊当然这跟你对手淫有更多的负面看法有关，你就是认为这样做不对，又浪费时间，而且对未来的夫妻生活还会产生影响，还会对体力精力自制力都不好。（强调患者的负担与其自动化思维有关。）

王军：嗯。

李献云：当然你还有一个看法就是说，你心情烦躁，心理压力大，不应该用手淫的方式来缓解；而且如果用手淫的方式缓解压力大，缓解心情烦躁的话，这种方式就是错上加错。（继续强调患者的认知与其情绪变化之间的关系。）

王军：对对对。

李献云：所以正是因为有这样的一些认识，才让手淫成了一个负担。（继续强调关键的内容。）

王军：嗯。

李献云：而小学的时候、初中的时候你恐怕没有这些认识，所以你手淫后，该做什么做什么。但是高中的时候，你因为客观条件，手淫了之后呢，你并不能说在家躺两天，你还得该干吗干吗。而现在你对手淫有一些觉得它有害的认识，导致你手淫之后呢，你就让自己休息两天。（对比强调患者有问题的行为应对。）

王军：嗯。

李献云：真的是手淫对你身体有害，还是观念对你有害？你要想一想，你自己做个实验，看看像你暑假的时候，虽然手淫完了，你最后该干吗干吗去了，以及现在这样让自己躺两天，哪种方式真正对你有好处？（结合讨论内容鼓励患者去做试验，这是家庭作业的内容。）

王军：嗯，成。

李献云：试着不把它看成什么，就是一个行为而已，该做什么做什么。

王军：嗯。

李献云：当然我们在这个过程当中也讨论了一下手淫跟哪些因素有关系，对吧，恐怕最主要的跟激素水平有关系吧。

王军：嗯。

李献云：一个人长大了，他的性激素分泌了，他就开始有性的欲望了，性的欲望起来了，他又没有办法有其他性的途径来帮自己，他只能通过手淫来缓解。（总结与性欲有关的心理健康教育的内容。）

王军：嗯。

李献云：我们看一看，做个实验，好吗？

王军：成，好。

李献云：当然中间我们也谈到你对自己的那些看法影响着你，要追求不手淫，或者说心情好的时候要追求不手淫那种完美的……所谓的完美目标。毫无疑问，我估计不仅仅是现在你这么看，以前你也是这么看的。（治疗师把患者的模式展现出来。）

王军：啊对，是这样的。

李献云：好，那我们就这样，嗯，作业的话，你就去做这个实验，好吧？

王军：嗯，成。

李献云：当然你也继续留意你的想法，就像你在日记上写的。（继续布置作业。）

王军：嗯，对。

李献云：作业有难度吗？（了解患者完成作业的可能性。）

王军：成，作业没有难度。

李献云：没有难度啊，那治疗的时间，下次的时间，下次我们放在？

王军：十一之后吧。

李献云：十一之后，放在那个 15 日。

王军：可以。

三、治疗回顾与反思

(一)治疗中小结的重要性

心理治疗是在稳固的合作联盟的基础上完成的，但仅有合作联盟是不够的，还需要专业人员在其心理治疗理论背景的支撑下对治疗的方向做出恰当的引导。也就是说，在治疗的过程中，治疗师在倾听患者诉说的同时能够把关键的内容抓出来进行小结，以促进治疗朝向治疗师期望的方向发展。在治疗中治疗师对治疗方向的总体把控是不可或缺的，这样才可能让治疗更聚焦、治疗时间利用更高效。在治疗中忌讳的是，治疗师完全任由患者或者自己谈下去，谈到哪里是哪里，时间一到就结束治疗。尽管这种情况在临床中很常见。

治疗师在治疗中不时进行小结，既促进治疗师对患者的共情理解，也让患者感受到治疗师的理解与愿意倾听的态度，给患者以反馈的机会，让治疗联盟更稳固。此外，因为有小结，治疗师还可以就自己不理解的部分进行提问，让患者看到其中没说清楚的地方，给患者澄清或进一步说明的机会；或者通过治疗师的小结，患者更加理解了其问题，发现其思维或行为的不合理之处，促进患者的觉醒。

治疗师在进行小结的时候，除了需要留意患者所谈的主要内容外，还特别需要思考这些内容与认知行为治疗的理论、治疗进展到现阶段的任务之间的关系。如果患者离题或赘述，就通过小结将患者脱离主线的思路拉回来，或者将患者赘述的内容进行概要小结，引导患者学会聚焦和进行概要表达。不时进行小结是治疗师需要练习的基本功。

(二)对患者好的方面及时予以正性强化

精神疾病患者，除了躁狂、轻躁狂或夸大妄想的患者以外，往往有低估自己的能力或优势的倾向，或者选择性地看不到自己的能力或优势。所以治疗师就需要敏锐地捕捉到患者好的方面，及时予以正性强化，这样才能让患者学会发现自己好的方面或优势之处，从而逐步提升患者的自信和自尊，并为信念的调整打下扎实的基础。患者需要反复练习才能学会发现他自己好的方面。

(三)对性需求和性行为的心理健康教育

性需求是人的正常需求之一，只是因为历史发展和文化背景的原因，我们这个社会对于性话题依然是相对敏感，社会上存在着各种各样的有关性的认知谬误，却被很多人作为真理加以接受。比如，手淫有害健康，手淫是纵欲，手淫是思想品德问题，青少年手淫耽误学习等。当然，作为精神卫生和心理治疗领域的专业人员，我们需要了解相关的文献和研究进展，也需要留意自己是否存在性方面的认知误区。只有在此基础上，我们才能就患者存在的性方面的困惑跟患者做坦诚的交流，或者跟患者一起去了解相关的研究进展，从而引导患者走出认知误区。

性是人很隐私的部分，很多患者不会一上来就告诉我们他性方面的困感，往往需要等治疗关系变得稳固的时候才会谈出来，这名患者就是这样。治疗师在跟患者讨论性的问题时不要含糊其词或自己先不好意思，需要跟讨论其他话题一样语气平静、语调清晰、语速平稳，才能给患者创造一个安全温馨的讨论环境，让患者卸下内心的羞耻感，有机会谈出他的真情实感，这样才可能引导患者走出其认知误区，同时根据患者的具体情况提供适当的性方面的心理健康教育，以促进患者的转变。

(四)留意和找寻患者提供的例外素材

在治疗中，患者会给出很多支持其自动化思维或信念成立的证据，这是自然的，因为患者一直以来就是这样认为的，自然大脑中就收集储存了很多相关证据，一旦需要就很轻易地提取出来了。不过，在治疗师倾听患者的经历时，需要学着特别留意那些例外，即那些跟患者的认知不一致的内容。在适当的时机发出进一步的提问，促使患者意识到这些例外的存在，从而推动患者的认知转变。因为对任何人来说都是，自己的切身经历更能打动自己或促发自己的转变。就像在这次治疗中，患者有手淫的历史比较长，初高中和大学时期手淫却没有像现在那样影响患者的情绪，说明了患者的认知才是更关键的因素，而非患者一直以为的手淫。

四、治疗记录

治疗记录	
2017 年 9 月 19 日	Session 11
心境检查	
患者状态挺好的。作业检查：患者发现写日记对他有帮助，这样有需要的时候就容易提醒自己。患者发现打篮球时对自己的评价极端，就会出现情绪大起大落。比如，进球后认为自己真好、真棒，以自我为中心，觉得别人的目光都是看向自己，就会变得兴奋；如果觉得自己完蛋了，就会抑郁。前几天跟老师探讨，患者认为"老师推翻了我之前的试验，觉得我被他否定了，我又完蛋了"，就感觉崩溃、焦躁，开始给爸爸打电话。患者对于认为老师推翻他的试验，能提醒自己别想那么多，一步	

续表

步走着瞧，就会感觉好一些。

上次治疗回顾，患者发现自己的三个特点：追求完美，总是逼自己做得更好；过分信赖权威，刻意逃避不确定性，希望模仿更强的人从而超越他们；对自己的评价太主观了，总是沉浸在幻想之中；人生就是不确定，需要接纳不确定。

患者发现："这反映了我就刻意追求别人的肯定，刻意逃避别人的批评。如果别人肯定我，我就是对的、安全的；如果别人批评我，我就做的不对，就是我的过错。"

议题

一直困扰的手淫问题

从小学四年级开始手淫，初中的时候知道这是手淫，心烦时手淫，以获得暂时的松快。高中的时候手淫成了负担，觉得自己因为这事就"完蛋了"，对今后的夫妻生活有影响，消耗体力。高中的时候为此做咨询，咨询师说手淫是无害的，生理上无害，心理上不好。患者心烦、抑郁的时候手淫，兴奋的时候也会手淫。过后又指责自己没忍住，觉得这不对、浪费时间，手淫对夫妻生活有影响，手淫对体力、精力、自制力都不好。

现在每次手淫后花两三天调整。因为周一到周五身心俱疲，周末到家就手淫，然后周六日就会躺在家里休息两天，到早晨 11 点起床，吃饭后接着睡觉，躺到 2 点才起来，不动脑子，只让自己稍微活动一下。

通过对比不同阶段的情况，治疗师启发患者思考认知对他的影响：小学初中的时候不知道手淫的危害，就是该干吗干吗。高中的时候因为压力大，没有时间休息，也是该干吗干吗，两三天手淫一次。这个假期放假的时候，手淫后因为有同学喊出去玩，就出去玩了。

患者讨论手淫的目的是：缓解自责，兼顾生理需求。

手淫过后患者心情好的时候，就要求自己不手淫，想实现这个完美的目标。认为只有不手淫，才能一直保持好的精力去战斗、去学习。对此运用垂直下降技术启发患者：

续表

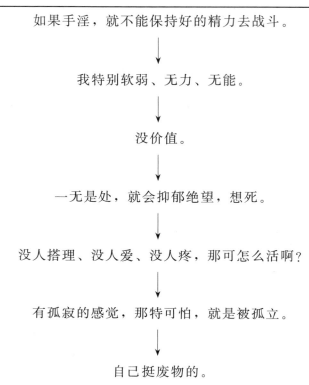

于是就想为别人做点儿什么，避免孤寂的感觉和没价值的感觉。如果付出后别人感谢我，我觉得挺好的；如果付出后别人没反应，我觉得自己就受冷落了。

有关手淫的心理健康教育：手淫是一种性行为的满足，跟年龄增长性激素分泌有关。如果一个人没有性伴侣，就需要通过手淫来满足生理需求。

患者认为手淫不对，精神方面的问题通过手淫的方式解决就更加不对，不应该用手淫缓解压力，应该通过精神上的方式处理才对。引导患者发现用手淫来缓解压力没有问题。

就如下不合理认知跟患者进行探讨，以转变其思维：手淫对未来夫妻生活的不良影响，认为会早泄，因为手淫很快。促发患者思维的灵活性：患者从网上得知上述观念，患者和女朋友从来没有性行为。而身边结婚的同学认为手淫没什么影响，他们也有手淫。

请患者思考： 对比小学、初中和高中之后的手淫经历和情绪反应，到底是什么影响自己？手淫还是观念影响患者？如何看待手淫更合适？
作业
继续留意自动化思维和情绪反应之间的关系，并提醒自己转变想法。 手淫后做试验体会，究竟是手淫后在家躺着休息好？还是手淫后该干什么就干什么好？哪个对自己产生了不利影响？

第十四章

第十二次治疗：调整信念

一、第十二次认知行为治疗的总体框架

本次治疗实际上是继续进行信念调整，议题的设置看起来是讨论患者所说的"客观性"，即总是找差距、找不足而不敢在人多的时候表达自己的想法，哪怕是对的想法，因为这反映的是患者的信念的影响。这次探讨依然是由具体情形下的自动化思维切入，引出患者的信念和补偿策略，目的是通过类似的探讨，启发患者留意规律，即理解信念的影响力。再顺势引入找出新信念和调整信念的方法，鼓励患者通过不断练习去体会新信念带来的转变。

此次治疗用时 46 分钟，与上次治疗间隔 26 天。间隔时间长可以使患者有更多练习的机会。

二、第十二次认知行为治疗逐字稿与讲解

李献云：开始啊，总体来说这段日子怎么样？

王军：这段日子比较，就是我现在比较松弛。今天是 15 日。

李献云：15 日。所以总体来说比较松弛，有什么特别的事情发生吗？

王军：就我现在有意识地每天都给自己，让我自己出去玩一玩，换一换脑子。就是我原先从小到大其实都是，不管是不是学习上的事情，都容易思维一直是那一根筋绑着那个，就一直放不下来。现在我就是去看看话剧，去美团上没事找找吃的，然后就是有的时候安排安排这些玩的东西，

我就感觉反而放松了。（患者谈到自己的变化，从拼命努力到学着主动放松，患者也体会到了这样改变带来的好处。）

李献云：好，非常好啊，不是一根筋地一直在学习上，是吗？

王军：嗯，对对对，这个反正我就是，而且有……遇到什么烦心的事，我觉得有时候可以先放放，就先不管它。

李献云：这样让自己做一些玩的事情……

王军：对对对。

李献云：嗯，对于你的工作、你的学习效率有什么影响？（这样提问是加深患者对改变带来的好处的印象。）

王军：反而就是……比如说我前天，我前天5点钟画完我那图，实在不想画了，然后我就……吃完饭我就想去看电影，看电影，发现楼底下正好有篮球场，就打了会儿球，才去看电影。第二天睡醒了，就很自然地就想接着投入到工作中了。它不是，我高中，包括我大学就是，比如说我要努力，我就感觉恨不得一整天全身心地放在那儿，我那个就是……那个要想……要多想才能出思路。包括我原先有些即使出了一些成绩成果，但是整个精神上会越来越绷，而且感觉下一次再做会……要想做到相同的水平，感觉上会觉得越来越难。但我现在感觉哎哟这个样子好像还是正常，就这么一个状态。所以我现在也是有意识地在放松，但是呢放松后也不能刻意说我现在不放松了。（患者原来的行为模式与其旧信念和自动化思维有关，患者主动放松之后发现反而对他有帮助。这样的发现有助于强化患者新的认知、松动旧认知。这就是行为影响认知的典型体现。）

李献云：好，非常好啊，非常好的变化！你体会到了这种变化带给自己的那个结果更朝向自己想要的那个方向。（强化患者的认知收获。）

王军：对，就我十一的时候也自己一个人去杭州，出去玩了一趟，我就感觉，就回来就感觉，其实尤其北京这么大，到哪儿都可以玩，不管是家附近、学校附近，还是就是咨询这附近，都可以找到就是有意思的事。（患者有发现兴趣的头脑和眼睛了。）

李献云：好。

王军：然后让自己反正精神上是放松的，嗯，我觉得这个是这段时间……这个……

李献云：所以你从这个评估表上是不是也看到自己的变化了？

王军：对对对。

李献云：你自己也能留意到你以前做这个评估表跟现在再做的时候的区别？（治疗师期望患者从常做的情绪评估表中发现他的变化。）

王军：而且我感觉有些比如说那个思维就是自己陷进去了，最好的方法不是，有的时候不是找到原因，说我的……就是说未必一定要刻意地找替换性思维，有的时候一时半会儿找不到，先干点儿别的，它也成，我觉得。（患者强调行为能促进情绪改善和继发的思维灵活性。此外，前面有多次治疗未就一个主题谈完，能中断并等待下次治疗继续探讨，这对患者也有潜移默化的影响。）

李献云：好，非常好，我们找替代思维是一个方法。如果找不到，干点儿别的事情也可以最后让自己找到替代思维，或者不用找替代思维就好了。（抓住时机强化患者的收获。）

王军：对对，对，它就过去了，对，它能接着能正常生活就是。

李献云：非常不错，回顾咱俩上次的内容。

王军：上次主要是谈手淫那个事情，手淫那个事情，就是最后是觉得这个……这个对手淫的认识比它这个，就是这个心理负担比手淫本身，对手淫错误的认识比这个的危害要大，就是给自己身心带来的伤害要大，手淫本身呢它其实没有什么对和错。（患者的回顾很到位。）

李献云：非常好。然后？

王军：然后我就是反正手淫之后第二天该干吗干吗，但前提的确得是，比如说我觉得……我可能……这个我觉得神经啊，也是就像原先从高中就这么一直绷着，反正就是要不然就一直绷着，要不就彻底就受不了了，就被动地这种放松。我现在只不过就是每天都寻找主动的放松，然后让这个自然的力量把它自然地这个就是能生长一些……就长一些。然后我觉得这个大脑它恢复，慢慢地习惯这种东西之后，可能这个药物什么的……就能慢慢地会好一些。包括对人际交往的认识，可能也跟手淫的认识一样吧，也不能太刻意的这种，好像就是强……就是……对……就是我现在感觉就是……但我都记得上次说手淫时说的一句话，我自己印象挺深，就是说我觉得压力不能通过手淫来解释、来释放，如果我用手淫这个方式来释放，它就是错的、是不对的，然后我就整个……就整个人都不好。后来我感觉好像很多事儿，它没有那么绝对，手淫的确也能起到放松的效果，有的时候。（对上次遗留的想法，患者就有了认知上的转变，非常好。）

李献云：好。

王军：它，有的时候它不能从根本上解决，但是有些事情缓解了就可以了。比如说我现在好像也……人际关系，包括跟人打交道也是，不可能每次都要做到怎么要完美，给人印象特别好，但是只要在不断交往的过程中，慢慢还是……因为人的这种交往就跟手淫一样，它也是一种需求，但是如果刻意地就是说把一些点放大了，或者说觉得这样做不对，好像也……也不好。（患者有了认知上的反思，行为上的改变就有了方向性。）

李献云：嗯，非常好啊！

王军：好像交往也是本着自然的原则，然后慢慢地去体会。就是原先我总觉得交往过程中我也是绷着，就是感觉不知道这句话该不该说啊、合不合适啊，当然这个我现在还没有特别具体的，就是现在想一想，具体的我可能还要我去生活中留心，因为这几天主要就是自己一个人比较放松（笑）。（患者认识到有必要转变人际交往的模式，以及这也需要慢慢来。）

李献云：非常不错，你就发现缓解压力的方式可以有多种多样，就像你手淫，就像你去吃东西，就像你去打球、看话剧，是吧？（正性强化患者的收获。）

王军：对，对，想想别的。

李献云：噢，或者你在思想上让自己转过来弯儿，都可以是缓解压力的方式，而没有说哪个方式就是对或是错。（继续给予患者正性强化。）

王军：对对对，不用这种方式，我就不行了。

李献云：似乎"脑子上的这个……思想上的疙瘩没解开，用其他的方式就是错的"，并没有这么一说。（强调对既往功能失调性思维的再认识。）

王军：对对对，我觉得现在是这样。

李献云：而你用手淫缓解压力，既满足了生理需求，也缓解了压力，做了就行了，没有什么对和错。

王军：对对。

李献云：就像人际交往是我们的需求一样，有需要去做就行了，也可以用它来缓解压力。

王军：是。

李献云：缓解压力的方式没有什么对和错，也没有什么完美不完美。（继续强调认知上的转变。）

王军：对，不要去想它就是，你一想它，有时候就出事了。（患者认识到思维在其中的不良作用。）

李献云：好，所以过多地去把它想得糟糕或者想成错，反而让自己陷入其中啊。好，非常不错啊！嗯，那我们今天谈什么？（治疗师小结患者认知上的收获，然后过渡到日程设置阶段。）

王军：今天，就我还真没想好谈什么（患者不好意思）。（对于日程设置患者没有自己的计划，这在治疗中常见。）

李献云：（笑）你现在整个人情况还是非常不错的，我看咱总共多少次已经……今天是第十二次，是吧？（此时治疗师小结患者的状况，为提醒患者如何考虑治疗的议题做个铺垫。）

王军：嗯。

李献云：所以别忘了你一开始的目标是什么来着，回顾一下，想一想你到底要通过谈什么来实现自己既定的目标。想一想原来的目标，以及我们有哪些问题，还记得不？（当患者的总体状况转好的时候，相当一部分患者就会对选择什么作为议题有困难。此时，为了帮助患者思考治疗的议题，可以引导患者拿第一次治疗的问题列表和治疗目标作为思考的切入点。）

王军：就是一个工作上的……就是跟小雄那个比较竞争。然后第二个就是……就主要就是人际交往上的这个心里不踏实啊这种感觉。我觉得主要是这两个。（患者记得要解决的主要问题。）

李献云：嗯，然后你还有说对生活缺乏信心。（治疗师看着第一次治疗的问题列表进行补充。）

王军：哦，对，信心。

李献云：学业的压力，然后对自己的评价。

王军：对，我觉得虽然像精神放松了吧，但有的时候遇到事什么的还是会就感觉屈居人后，反正就感觉，但是好像在人后面待着也有种安全感（笑）。（这是患者的自动化思维，患者与人比较的惯性依然存在。）

李献云：所以你想谈什么？这次我们治疗的主题？（治疗师顺势跟患者确定此次治疗的日程。）

王军：我觉得吧就是，就是如果我在一个精神就是不放松的状态，我就特别容易就是陷入这种自我否定的这种状态。然后呢我又在想这个，如果精神放松下来之后呢，否定的感觉就肯定不会那么强烈。但怎么着能在精神放松的情况下能比较客观，或者说也未必完全追求，肯定我觉得有时候完全刻意追求客观吧，反而有的时候让自己就消极了，因为……因为有时候主观的那种动力吧它就是还挺重要的。（患者的叙述在后面部分又陷入赘述模式。即使在前面部分，患者认为精神不放松让自己陷入自我否定，而没有发现正是他的自我否定才让他陷入了精神不放松的状态；患者发现主动放松有助于自我否定程度的减轻。）

李献云：你谈到的主观的动力挺重要的，指的是什么？（治疗师就不理解之处请患者解释或澄清。）

王军：就是比如说特别强调这个事情的客观性，我觉得比如就……嗯……可能我的思维里头就特别强调这个事情的客观，就总是会找到自己的不足，然后……（患者强调客观性就会找到自己的不足，既没有澄清治疗师的疑惑，还让治疗师有了新的困惑。）

李献云：我没明白，怎么叫特别强调客观性找到自己的不足？你举个例子。（治疗师坦诚说出自己的不明白。）

王军：就比如说，嗯，就一想到客观，就能想到我比小雄这儿不好那儿不好，然后我就不愿意跟比自己好的人比，就可能有些……就我看客观总喜欢找差距(笑)，我觉得好像客观就是找差距。然后对自己的优点吧，总是觉得有点儿羞于启齿，然后也不敢肯定，对自己的优点就是不肯定，但是对自己的缺点特别肯定。（与人比较找差距是患者的补偿策略，患者在核心信念的影响下自然就会出现负面自动化思维和不肯定自己优点的惯性。）

李献云：噢，所以对自己优点是羞于启齿，也不肯定，是吧？

王军：对。

李献云：嗯，然后这种情况下就会让你怎么样？（治疗师启发患者发现这样下去的后果。）

王军：就是就感觉就是该自信的时候不是特别自信，就感觉有些情绪吧就是一直是压住的。（患者的后半句表述又不太清晰明了。）

李献云：好，所以有些情绪一直是压住的，指的是什么？（治疗师继续请患者澄清不明白之处。）

王军：就比如说组会上一些想说的话，比如说一些时候想自己……想自己……想表达自己的时候，嗯，就这个时候就……（由此可知，不是情绪被压住，而是患者不敢表达自己的观点。）

李献云：想说的话不敢说。（治疗师把患者未表达出来的话说出来，以促进共情理解。）

王军：对对对。

李献云：嗯，想表达也不敢表达。（通过复述鼓励患者谈得更多。）

王军：啊然后会在乎就……但是跟熟悉的人就就没事（笑），或者是即便是，一对一的这样没事，就是亲近的朋友，但是……（患者有例外存在，并非总是如此。）

李献云：所以会担心什么在这种组会上？（引导患者发现影响他的自动化思维。）

王军：嗯（思考），就是觉得好像……就是有几次就是，比如我有信心的时候，就是觉得自己这样对，但是如果总是去想着自己的这个缺点的话，就是惯性（笑）它就……就感觉好像有的时候想说一些东西，但没说。（患者谈到自己有信心与缺乏信心的不同之处。）

李献云：好，那我们干脆谈谈这个呗，你觉得如何？（既然那是患者的问题之所在，也跟这一阶段探讨的主题有关，于是治疗师回到日程设置上，跟患者就议题设定达成一致。）

王军：嗯，对，就是这种在放松的时候，因为我现在也是比较放松，怎么能对自己的这个……这是……就是优缺点，就最终是让自己就是……（这段话反映了患者的信念被激活了，也就是在有压力的时候，患者的表达就不够明了。）

李献云：最终让自己怎么着？你的目的是让自己怎么着？（询问患者的治疗目标，以提升患者改变的动机。）

王军：有内心的这个动力做自己认为对的事儿。当然这个对也不是就是说自己脑子就一根筋了（笑）……然后这个……但是有的时候就一根筋（笑）……有时候跟……也没法……（患者依然是被旧信念影响着，说话自然不够明了。）

李献云：就是让自己内心有动力去做自己认为对的事，现在你是认为对也不敢说、也不敢表达、不敢做。好，所以这是你的目的啊。（治疗师把患者的目的清楚地说出来。）

王军： 对对对，最后是比较自然的状态，也不是说就是最后是逼着自己做认为特正确的事。因为原先我小的时候，比如举手发言问题也是，就是我觉得好像也对，发言问题也对，但是始终是得逼着自己，其实内心的那种紧张的想法都有，紧张的情绪都有。（患者很想改变逼自己做事的惯性。）

李献云： 嗯嗯，那咱就这么来聊一聊，看看到底怎么个情况。你刚才说了，你即使在放松的情况下，你也会强调找差距，就是找跟别人的差距，然后发现自己这儿不好、那儿不好，你在紧张的情况下就更明显。在发现这样自己这儿不好、那儿不好的情况下，当然你自己想说的、想表达的就不敢表达，就压着自己不让自己表达，是不是？（小结前面所谈关键内容。）

王军： 对对对。

李献云： 假如你真的就能找到……你真的跟别人有差距，也是这儿不好、那儿也不好，对你来说意味着什么？你就有那些缺点。（治疗师用垂直下降技术探讨患者的信念，来加深患者对其模式的理解。）

王军： 我就现在感觉我的想法就是这个，人在一个集体中，我缺点太多了（笑），最后大家可能有些事情不帮助我了，或者说就被孤立了。我是这么想的。（患者的自动化思维与中间信念。）

李献云： 噢，在集体中自己会被孤立，是吧？

王军： 或者说，就没有别人那么好（笑），或者说……就没有……比如说……（患者的自动化思维。）

李献云： 别人不帮助自己，自己会被孤立。（治疗师小结患者所谈的关键点。）

王军： 对。

李献云： 自己怎么没别人那么好？（这里治疗师有些跑离主题，跟着患者谈到的内容跑了。）

王军： 就是跟……如果我没有这些缺点的话……嗯……跟这个没有缺点的人或者自己比。（患者是在跟完美的人或完美的自己比较。）

李献云： 噢，好，所以假如在集体中别人真的不帮助你，你被孤立，你没别人那么好，那意味着什么呢？（治疗师意识到自己此阶段的任务，继续运用垂直下降技术探讨信念。）

王军：噢，我就感觉自己活不下去了。（患者回应的是那样的结果，而非信念。）

李献云：那意味着什么你自己活不下去了？

王军：就是我感觉我生存的地方总是得需要一个集体，需要几个人聊聊天、相互支持。我就特别受不了这个……就是工作的……或者说在竞争中吧没有队友（笑）。因为我总觉得好像就是……现在想想就有点儿像……我们虽然没有进过公司或者怎么着，像这个小小山头似的（笑），嗯，就是这个……就总是比如说，那个总有是谁跟谁好啊，或者说小圈子啊，我特别怕自己好像在小圈子之外。（患者的自动化思维。）

李献云：噢，假如自己就在小圈子之外，然后没有队友，那对你来说意味着什么？你觉得就受不了，活不下去了？

王军：我觉得只要……我觉得有种被攻击的感觉，我这点就特别受不了，我一感觉被攻击，就想去反击，或者说，那反击分两种，要么就是刻意地想融进他们圈子，要么就是想破坏他们这个圈子。（患者的自动化思维与补偿策略。）

李献云：假如哦，你真的被攻击了，意味着什么？

王军：我感觉就……感觉失去了一些依靠（笑）。

李献云：会让你怎么想自己？（依然追问患者的核心信念。）

王军：怎么想自己？

李献云：嗯。

王军：就感觉特别无助，如果要是。（患者的信念和情绪反应。）

李献云：特别无助。

王军：想自己，怎么看待自己，是吗？

李献云：噢，对。

王军：感觉周围怎么连个帮我的人都没有，感觉自己做人挺失败的，就是周围连一个什么帮的人都没有。（这是患者的自动化思维和核心信念，但治疗师不确定是否已经进行到底部。）

李献云：啊自己做人挺失败的，是吗？

王军：啊因为反正父母嘛总是说这个融在一个圈子里头，我就感觉要不融在一个两三个人的圈子里头，就挺失败的，然后也会觉得，唉，看这个人挺孤苦伶仃的，觉得他就挺失败的，投射一下。（患者的中间信念部分，跟患者父母对他的家庭教育有关。）

李献云：嗯嗯，假如你就真的挺失败的，意味着什么？

王军：（思考）我感觉就自己跟外界就……就……就不温暖了（笑），就被排斥了，被排斥那感觉就很不好嘛！就是……我感觉就是没法跟别人建立起联系来，这个事情就特别可怕、恐怖，就没有人去在乎自己，没有人去关心自己，挺可怕的。（这跟前面所谈内容相似，这反映了患者童年早期经历对他的影响。）

李献云：假如你真的被外界排斥，跟外界没有联系，没有人在乎你，没有人关心你，意味着什么？

王军：哦，那个感觉很难受，但是我也说不出来这个，能特别清楚地告诉我自己意味着什么。就是你看，我这回自己一个人去杭州，我也肯定要找几个朋友啊聊聊天，说自己在这儿啊，然后（笑）……对，就是如果要是不的话，我怎么看待（思考）？（继续追问给患者带来了困扰，这种卡顿说明讨论进入了关键点。）

李献云：嗯，如果你被外界排斥了，然后跟外界没有联系，就没有人在乎你？

王军：我感觉好像就是，我做的这些行为就都没有意义了。（患者的自动化思维。）

李献云：会让你怎么看自己呢？

王军：怎么看？就是……我就是挺……就做这些事情都挺没有意义的，如果要是……

李献云：如果你做的事情都没有意义的话？

王军：我做的事情都没有意义……都没有意义（思考），我又怎么看？

李献云：会让你怎么评价你自己呀？

王军：我对我自己的评价就是，就又成废物了（笑）。（患者最底部的核心信念出来了。）

李献云：又成废物了，是吧？

王军：嗯。

李献云：如果真的又成废物了呢？

王军：（笑，思考）又成废物，我就活着就没有意义了。（可以确认这是患者最底部的核心信念。）

李献云：活着就没有意义了，还有别的吗？

王军：没有了。

李献云：好，你看见没有，就这么一个看似简单地总是在找客观、找差距的过程，就会发现自己这儿不好、那儿不好，跟别人比有缺点。然后咱们探讨后发现你的一系列的想法冒出来了，问到最后你发现点什么呢？（治疗师小结后，请患者归纳最关键的内容。）

王军：（思考）就是找这个缺点，找来找去，最后就找到一个结论自己是个废物了，没意义了（笑）。（患者意识到了他的核心信念。）

李献云：这是你对自己的看法，我们探讨后发现其实跟你对自己的这个看法有关系啊。你之所以跟别人比，所谓的追求客观，找到差距，发现自己有缺点，然后你在跟人交往的场合，想说的、想做的，不敢说、不敢做，跟你对自己的这个看法有没有关系？（治疗师将患者的核心信念跟其补偿策略和自动思维建立联系。）

王军：（思考）我……这些的确是我的看法，但是我也……但我觉得大家都应该是这么想的（笑）。（看起来患者对其信念的认识不到位。）

李献云：你觉得每个人在跟别人相处的时候都会这样。

王军：对对对。

李献云：也都会对自己有这样的看法。

王军：对对对。

李献云：然后不敢说、不敢做。

王军：我觉得他们都……都或多或少都有这样的想法。（这说明患者需要更多的引导才能认识到其核心信念给他带来的不良影响。）

李献云：真的啊？

王军：嗯。

李献云：其他人都有，你们班同学都有这样，都会觉得自己废物，自己失败，自己孤苦伶仃，自己无依无靠，自己会被排斥？（治疗师把患者的那些想法放在一起提醒患者再思考。）

王军：就是觉得……或者他们就很自然地就是，想过去聊会儿天。（患者认识到别人在行为方面与他的不同之处。）

李献云：所以他们会不会有这些对自己的看法，导致他们也不敢说、不敢做？（治疗师追问，以启发患者认识到每个人的信念不同，行为反应才会不同。）

王军：嗯，（思考）肯定是有像我这样的，也有不像我这样的。（患者认识到别人可能拥有跟自己不一样的看法。）

李献云：也有像你这样的，有不像你这样的啊。

王军：对对对。

李献云：唉，你以前也是这样？你从多大的时候就是这样看自己的？（治疗师的话题从别人转移到患者小时候有些太快了。如果这里有些铺垫会比较好。比如，治疗师能够先询问患者："那些不像你那样想的人会如何看待自己？"待患者回答后再问："那样的人在人群中会如何表达自己的想法？"这样通过对比，就可以让患者发现个体的自我信念不同，行为反应就不同，治疗师再予以强化。最后再过渡到了解患者小时候的情况，以启发患者认识对自我的看法跟个人经历有关，是后天习得的，是可以学着改变的。）

王军：嗯，我觉得自从有了考试之后吧。

李献云：自从有了考试，那就是从小学就开始这样了，是吧？

王军：嗯，就是，对。

李献云：那你觉得你形成这样的对自己的看法，就是自己废物啊，自己失败啊，自己无依无靠啊，跟你从前的什么经历有关系？（追问患者相关的童年经历。）

王军：唉，我就觉得我爸好像总是陪着我学习，嗯，就是他陪着我学习吧，我觉得必须展现特别好的自己。（患者的中间信念。）

李献云：嗯，所以跟你爸总是陪着你学习有关系，是吧？

王军：嗯。

李献云：好。嗯，假如没有这样的经历，你会不会也这么看自己啊？（治疗师强调经历与核心信念的形成有关。）

王军：我就想干吗干吗，当时（笑）。

李献云：是吧？所以一个人这么看自己，把自己看成废物、孤苦伶仃、失败，跟自己的经历是不是有关系呢？（继续强化经历与核心信念的形成有关。）

450 · 拨开信念的迷雾：抑郁症认知行为治疗实录

王军： 有关系。

李献云： 好，既然如此，你想让自己学会将来内心有动力去做自己认为对的事情，而不是在那儿压住不敢说、不敢做，那重要的是什么呢？（治疗师先启发患者思考，必要的时候再加入相关的心理健康教育。）

王军： 比如说您之前说创造一些经历，但是我现在也不知道怎么……或者说把经历重新解读解读。（患者谈到的内容对于调整很重要。）

李献云： 哎，创造经历或重新解读经历很重要。此外，你觉得如果你学会改变对自己的这些看法之后，你以后会不会还这样不敢表达，哪怕自己认为是对的？（治疗师启发患者思考转变核心信念可能带来的变化，如果治疗师能够把前面那些有不同核心信念的人的行为反应放在一起，让患者再思考的话，效果可能更突出。）

王军： 我觉得转变看法肯定可以，因为我现在就去主动地放松放松，我发现反而效果好，原先我不是这么想的。（患者认识到转变信念的可行性和好处了。）

李献云： 所以如果我们学着转变对自己的看法，是不是也可以实现我们想要实现的那个方向？（治疗师强调转变核心信念是可以再学习的。）

王军： 嗯，是，这个……这个……这个不知道从哪儿下手。

李献云： 好，不知道从哪儿下手啊。唉，你觉得对其中的一个想法，我们就试着来看一看怎么样来转变。比方说自己是废物啊，嗯，你觉得你可以怎么样重新看自己？你真的是个废物吗？（治疗师就患者的困惑提醒患者思考，从而让患者发现转变的方法。）

王军： 我觉得我一达不到别人要求的时候，就瞬间变成一个废物。（患者的中间信念。）

李献云： 噢，如果达不到别人要求，还有什么情况下会变成废物？（治疗师核查患者的中间信念和了解激活其中间信念的情形。）

王军： 就别人要求吧，有可能是，啊对，就……就……就基本上就是这个情况。

李献云： 主要是，如果你达不到别人的要求，你就是废物。嗯，主要是这一个情况。如果你要达到别人的要求呢？（治疗师继续探索患者的中间信念。）

王军： 哎呀，那一下就上天了，那好的不得了了。（这是患者的中间信念，但不够明了。）

李献云：那就是什么呀？你就是什么？好的上天是什么意思？（治疗师请患者将其中间信念的后半句明了化。）

王军：我就是情绪上特高兴，想法上……（患者给出的是情绪反应。）

李献云：好，所以怎么，你是怎么样了？（治疗师继续请患者补充中间信念的后半句。）

王军：我是成功了。（患者给出了其中间信念的后半句。）

李献云：你就成功了，是吧？

王军：嗯。

李献云：所以在这种情况下，你通常为了避免自己是废物，你会让自己怎么做？（治疗师了解患者的补偿策略，也促进患者对自我的了解。）

王军：就想一定得干完，然后得做完，做到最好。（这是患者中间信念的另一种表达方式，也反映了患者的补偿策略。）

李献云：一定得干完，然后做到最好，是吧？

王军：对，反正就是一开始做之前就想这事该怎么做特别好。

李献云：一定得干完，就是一定……一定要去做到最好，那你会采取什么措施让自己一定做到最好？（治疗师继续追问患者的补偿策略。）

王军：拼命，对，就拼命。（这是患者的补偿策略。）

李献云：拼命，是吧？

王军：主要是拼命。

李献云：主要是拼命，是吧？

王军：有的时候脑子也不动了，就还是在那儿拼命。

李献云：就是努力拼命，还有别的方法吗？（继续追问患者的补偿策略。）

王军：嗯，没了。

李献云：主要是用这样的方法，是吧？

王军：嗯。

李献云：好，当然让自己拼命去做到最好，避免自己是废物，达到别人的要求，让自己觉得自己成功了，这当然可以。可不可以一直这样下去啊？（治疗师把患者的中间信念表述完整，然后提醒患者思考。）

王军：（患者沉默思考）

452 · 拨开信念的迷雾：抑郁症认知行为治疗实录

李献云：我们可不可以继续这样？

王军：嗯，我觉得比例得调一调。（患者的表述不够明了。）

李献云：什么意思？（治疗师就有疑惑的地方请患者加以说明。）

王军：就是说，嗯，在生活中有些，嗯，这种模式可以彻底改变，嗯。（患者的意图是改变。）

李献云：干吗你要变这种模式？（治疗师期望患者发现其目前模式的弊端。）

王军：因为……因为有更好的模式，效果也不错，也能这个把事情做好。而且是，比如说别人的要求吧也是，我现在也慢慢长大了嘛，也知道别人要求不是说一定要达到的，或者他的要求也不是，就有时候甚至也不是说就能马上达到的。但是呢自己这么慢慢做着还是有进步的。然后一下上天，就跑（笑），差不多是这意思吧。（患者认识到其模式的部分弊端，虽然表达有些啰唆。不过，患者还在追求更好，这是其模式的体现。）

李献云：所以让自己拼命努力去达到别人的要求，是吧？（治疗师依然重复患者既往的模式。）

王军：噢，现在我不是这样了，就觉得反正以前是这个样子。

李献云：以前一直以来是。

王军：以前是这个样子。反正现在我就觉得即使有这个劲儿的时候，就因为我拼命努力，最后精神就不好了，还得吃药什么的，那就不好了。（患者认识到一直这样下去的弊端。）

李献云：噢，如果拼命努力还达不到别人的要求的话，精神头也不好了。

王军：精神头也不好，还得吃药。

李献云：还得吃药，所以你不想要这样了。

王军：那肯定不要这样，我就有意识放松呗，就这个劲儿来了。

李献云：非常好！所以要改变这些，一个是改变这种拼命努力的方式，一个是改变对自己的看法，是吧？

王军：啊，对对对。

李献云：你习惯于把自己达不到别人的要求，就把自己看成是废物啊。那怎么看自己更合适呢？经过这么讨论，怎么看自己、怎么说自己更合适？（请患者转变自我核心信念。）

王军：（思考）你看我现在就是觉得，之前一直是达到别人要求，我现在，像我原先就习惯说啊我不达到别人要求，我要……就一下要变成就是说完全听自己的，嗯，我觉得这也不对（笑）。（患者的回答有些偏离主题，他着重的是把标准转换，而治疗师想让患者先学会调整核心信念。）

李献云：先不管怎么样达到或不达到别人的要求，怎么看自己更合适？把自己看成一个废物更合适，还是把自己看成什么更合适？（治疗师将患者拉回到自我核心信念的改变上。）

王军：首先不是，就是不想着自己是废物，但是到底看成……（患者转变自我核心信念有困难。）

李献云：那怎么说自己？哪种说法说自己更合适啊？自己是废物还是换一种什么说法？怎么说自己更合适？

王军：（患者思考，沉默很长时间）

李献云：想不出来？那假如啊，我是你，我有这种感觉，你会怎么说我，你还是说我是废物？（治疗师为了帮助患者找到新的核心信念，请患者把他的情况放在治疗师身上，让患者发现他看待别人跟看待自己不同，从而引导患者学着借鉴过来重新看自己。）

王军：不说。

李献云：你会怎么说？

王军：我说您挺好的，只不过一时这个……这件事……那个暂时做得不太好，玩点儿别的，再回过头来自然会有新思路。（患者看待他人跟看待他自己明显不同。）

李献云：所以你会说我挺好的？

王军：噢。

李献云：那你可不可以把对我的评价我挺好的，换成对你的评价？

王军：嘶（患者摇头）。（患者不愿意把对别人的评价看成对自己的评价。）

李献云：你摇头啊。

王军：就是我陷在那个情绪里吧，我挺分不清的。我就觉得如果我是特别紧张的状态，我觉得我是废物那个劲儿就停不下来；但是如果我比如说在放松的时候……如果在放松的状态下，我还可以怎么劝劝自己。（患者习惯这样看待自己，不过在放松的时候似乎有所不同。）

454 · 拨开信念的迷雾：抑郁症认知行为治疗实录

李献云：还可以怎么劝劝自己？（抓住机会了解在放松状态下患者有无新的有功能的信念。）

王军：就脑子里会自然地想想，就是说，唉我放松放松，然后慢慢干，然后干得也还行……（患者在放松状态下的行为方式有所不同。）

李献云：那时候你会怎么说自己呀，放松的时候？（患者没有说出新信念，于是治疗师继续追问。）

王军：就是说，我就感觉放松的时候就是，我前头有点儿小进步，然后现在又有点儿小进步，之后又有点儿小进步。

李献云：所以那时候你会怎么评价自己？前头有小进步，现在这样又有小进步，你会怎么评价自己？（在患者答非所问的情况下，治疗师小结后继续了解患者的信念有无改变。）

王军：感觉上还挺踏实的。（患者继续不直接回答问题。）

李献云：会怎么说自己呢？是说自己废物还是什么呢？

王军：评价自己？肯定不说自己废物。（患者依然没有说出新的自我评价。）

李献云：那会说自己什么呢？

王军：就是让我现在……就之前我不会说自己什么，之前我只是有种感觉，就是感觉做了一点儿，不想做了，然后直接就玩点儿什么，也就是这一两周的感觉。（患者继续顾左右而言它，而非直接回答问题。）

李献云：所以那会说自己什么？现在想一想，在这种感觉下可以给自己一个什么评价？是"我挺好的"还是什么？（治疗师小结一下，继续追问患者可以拿什么新信念来替代旧信念。）

王军：我就觉得自己还 OK，就是我想，我画那个图也都挺好看的，虽然我们导师说那个没讲出什么原则来，但是我觉得还行。（患者终于给出了新信念。）

李献云：所以你说"我还可以，我还 OK，我还行"，是吧？（治疗师把患者的新信念进行突出强调。）

王军：嗯。

李献云：但你不会用"我挺好的"这样的一个评价。（治疗师核查患者是否愿意选用更正面的自我评价。）

王军：嗯。

李献云：好，唉，现在你对"我还可以、我还行"的相信程度是多少？0 到 100％的话。（治疗师了解患者对新信念的相信程度。）

王军：55％。

李献云：55％，那对自己是废物的相信程度是多少呢？

王军：50％。（由此可知，目前患者对新信念相信程度已经略微超过了旧信念。）

李献云：50％啊。

王军：因为我就感觉吧这是，我这种两种评价跟我的精神的放松或紧张的程度关系很大，我感觉您肯定是觉得，可能是由评价产生这个情绪，但我觉得现在好像是它有这种相互的作用。（患者强调情绪影响自我评价。）

李献云：非常好啊，就是你发现，我当然强调评价影响情绪，情绪反过来可不可以影响评价？（治疗师认可患者的这个发现，强调认知和情绪之间的相互影响。）

王军：我觉得……反正我的体验是这种反作用更强一些。

李献云：它确实是相互的，就是想法影响情绪，情绪反过来又可以反作用于想法，强化我们的想法，然后陷入恶性循环。既然它可以相互影响……

王军：是，对对，也可以良性。（患者意识到可以让相互影响转变成良性循环。）

李献云：那提示我们可以怎么样来转变？（治疗师继续追问患者转变的方法。）

王军：就是我发现就是主动放松，有的时候带着这个放松的情绪，然后情绪反作用的这种想法，其实也挺好。（患者的方法之一是主动放松。）

李献云：好，主动放松是一个方法，是吧？

王军：然后主动放松的时候去评价自己。（患者转变的第二个方法。）

李献云：主动放松的时候去评价自己啊，好，这是一个。

王军：就感觉不一样。

李献云：好，还可以怎么着？除了主动放松时评价自己以外。

456 · 拨开信念的迷雾：抑郁症认知行为治疗实录

王军：主动放松时评价自己，是吧？

李献云：嗯，除了这个，你说想法跟情绪之间是相互影响，对不对？（治疗师继续启发患者思考转变的方法。）

王军：嗯，对。

李献云：所以你还可以怎么？

王军：加上这个就是，我觉得比较简单的做法是改变情绪（笑）。（主动改变情绪是一个方法。）

李献云：好，这是你说的，改变情绪，是吧？

王军：对对对，这是现在我比较好掌握的。

李献云：还有没有别的？

王军：然后就是记日记，我这一两周就记日记记得少了。也就是我现在情绪好的时候吧，不好的时候，也会偶尔的之前的记日记的有些点子它会冒出来，我觉得也有一些积极的作用，但是记日记也不能太刻意。（记日记是患者想到的转变方法。）

李献云：所以你怎么办？除了主动改变情绪、主动放松以及用放松之后的想法去评价自己以外，你还可以怎么着？

王军：（思考）我反正，这个答案，我觉得我不知道……就是我不知道这是不是您期待的啊。（患者依然有要符合别人期待的特点。）

李献云：哦，你说说我期待的是什么？（请患者把他的猜测说出来。）

王军：就是用那个之前记日记的那种，正向的、反向的、替代的，找替代性思维。（这是改变情绪的方法。）

李献云：你可不可以重新试着说，"我还可以，我还OK，我还行"，你可不可以用它来提醒自己啊？作为一个替代，可不可以呀？（治疗师直接提出新的建议来征求患者的同意。）

王军：啊，嗯，对，我觉得这个是，这也不是刻意，就是当我情绪比较好的时候，这个想法也比较扎实的时候，慢慢地好像就自然而然的它就可以了。（基于既往逼迫自己的痛苦经历，患者害怕刻意去练习，但认可情绪好的时候可以这样练习。）

李献云：好，你当然可以等自己情绪好的时候这样提醒自己，你可不可以日常就提醒自己，学着看自己"还可以、我还行"？

王军：嘶，我现在只能就是说我的体会，我觉得这个学的过程好像就是，我可能现在也做到了，就是这么放松着，时不时地放松放松，然后放松的过程中，回头再想想我做的事，哎，感觉还行，而不是一直绷着。（患者先改变行为，然后回顾支持新信念的证据，得出新信念。这很好。）

李献云：好，非常好啊！除了这个以外，嗯，比方说，当你消沉的时候、绷着的时候，你可不可以提醒自己啊？（治疗师认可患者的练习，提出可以练习的其他机会，即当患者旧信念活跃的时候进行练习。）

王军：我觉得如果我绷着的时候，我单靠大脑就是观念上提醒……我试试吧。（患者对绷着的时候练习持怀疑态度。）

李献云：试一试呗。（鼓励患者尝试练习。）

王军：我试一试。

李献云：试一试，看看会怎么样，也不知道到底对你帮助有多大，但是可以试试看。（治疗师跟患者达成一致，鼓励患者练习后体会其效果。）

王军：但是我觉得前提是，就是提醒自己还行，绷着的时候，还是要主动放松，那也是一个很必要的东西。（患者的认识到位，也适合他自己。）

李献云：非常好！

王军：就是不能……就是说，我还在那儿绷着，然后不断提醒自己"我还行"，我觉得那样我做不到，反正我觉得那样可能很难。但是会提醒自己。

李献云：好不好？

王军：嗯。

李献云：当然也可以试着放松，也试着提醒自己，好吧？

王军：嗯。

李献云：好，非常好，所以我们谈到两个方法，对吧？我们知道，想法跟情绪是相互影响的。

王军：对对对。

李献云：所以你就可以主动去放松、改变情绪了，然后用新的评价去看自己。然后再一个呢，当自己紧张、绷着的时候就试着去放松，同时也试着提醒自己还行，试试这个方法如何？（治疗师小结患者谈到的改变自

458 · 拨开信念的迷雾：抑郁症认知行为治疗实录

己的方法。）

王军：对，成。

李献云：那我们今天谈这么多，总结一下呗。（治疗师一如既往地请患者总结治疗所谈内容。）

王军：嗯，今天由人际交往的这个……这个这个……这个点开始，就是在人际交往中感觉自己为什么总是不敢说，觉得内在的这个想法是……总是看自己的缺点，看完自己缺点，进而呢就……就觉得自己，就觉得自己不行、不好。然后呢这个……有这么一个对自己评价的这个……这个……这个观念在，然后这个……这个主要是这个……这个想法……自动的想法跟情绪它们之间是……是相互作用的。然后我现在呢就是通过情绪改变想法，现在也可以在自己稍微情绪不太好的时候，试着想想情绪好的时候那个想法，（笑）我觉得这个还可以。（患者的总结很到位，说明患者抓住并理解了治疗的关键部分。）

李献云：非常好，情绪不太好的时候提醒自己想想，情绪好的时候自己是怎么看自己的。（治疗师复述最关键的内容。）

王军：哦，对对对。

李献云：然后试一试，好不好？

王军：嗯，好。

李献云：好，那你会给自己留什么作业？

王军：第一个就是经常放松。在这个基础上呢，当自己情绪不太好的时候，不仅仅用放松的方法，就是转移注意力的方法，也可以提醒一下就是自己在放松过后那种对自己的评价。我发现放松过后对自己的评价好像挺正……挺正能量的。（患者给自己留的作业非常适合此次治疗。）

李献云：所以学会用对自己进行新的评价，觉得自己还可以、还行，试着去提醒自己，好不好？（治疗师把新的信念提出来，让患者学会主动提醒自己，以强化新信念。）

王军：嗯，行。

李献云：我可不可以再给你加一个作业？（治疗师布置作业并征求患者的同意。）

王军：嗯，你说。

李献云：你看看自己做了哪些事情提示自己还可以、还行，每天做点儿记录，如何？（治疗师请患者记录支持新信念的证据，这是强化巩固新信念的好方法。）

王军：还行的，是吧？

李献云：还可以、还行的那些东西，做点儿记录。

王军：您知道吗？我就感觉，比如说有一件事情，当我情绪好的时候做的，放松之后感觉还 OK。但是当我就是……比如我不知道您有这样的体会没，比如这事刚做完，感觉烦了已经，累了。再休息完，过一会儿再回想这事儿，好像觉得还挺好。（这是患者做这个作业过程中的障碍，需要跟患者一起想办法克服，患者才能把作业完成。）

李献云：所以每天回想一下，把日常做的事情记录下来，反映的是"我还行、我还可以"，而不是做完当时就记录，这样可不可以？（治疗师给患者提出建议，供患者参考。）

王军：嗯，成。

李献云：每天做做记录。行，那我们今天就这样。我们俩约下次的时间。你的状态非常不错啊！你看，我们俩下次的时间就放到 11 月，如何？

王军：嗯，11 月的？

李献云：12 日。

王军：12 日周几？

李献云：周日。

王军：可以。

李献云：那就这样？

王军：好的。

三、治疗回顾与反思

(一)找出新信念的方法

每个人从出生开始就被训练着看待自己、这个世界和未来，甚至尚未出生的时候已经开始接受了父母的胎教。比如，很多父母者或照看者会对孩子说："好喜欢你呀，宝贝！""你好可爱啊！""你太聪明了！"或者说："你可真烦人！怎么总是哭闹不止？""你不该来到这个世界上！""我本来不想要你的，没办法还是把你生下来了""你怎么那么蠢呢！一点儿都不像我！"……每个人就是在各自的成长环境中潜移默化地学会了如何看待自己、他人和未来，并成了各自信以为真的"真理"，这就是每个人对自我、对世界和对未来的核心信念。比如，这个患者把自己看成废物、垃圾，把别人看成比自己强。随着每个人慢慢长大，就建立了一套自己的规则，以方便自己与这个世界互动。这个规则就是每个人的中间信念。比如这个患者坚信"如果我拼命努力达到别人的要求，我就成功；否则我就是废物"。核心信念和中间信念也被称作图式。

无论走到哪里，无论遇到什么情况，每个人都会不自觉地在脑海中用信念来衡量一切。因为对每个人来说，它就是"放之四海而皆准的真理"，从而迅速产生自动化思维、采取相应的行动或出现相应的情绪和生理症状，一切似乎尽在不知不觉中发生着。当然，每个人在具体情形下的行动和情绪生理症状，又反过来进一步证实其信念确实是"真理"，这就是"自我实现性预言"。如此循环往复，让个体深陷其中而无力自拔或不知如何自拔。

既然信念是学来的，那么就可以学着改变信念，虽然这个过程并不容易，因为要推翻十几年甚至几十年信以为真的"真理"怎么可能那么容易呢？不过，对己、对人、对未来的看法的选择权和决定权在自己，特别是对于已经长大了、有了一定社会阅历以及曾经接受过教育的个体来说，就可以有机会去尝试改变旧信念，来看看结果会有什么不同。所以，让患者转变旧信念，就首先需要引导患者发现可供患者选择的新信念是什么，鼓励患者以这个新信念来看待自己。

通过这次治疗，我们就会发现，针对旧信念"我是废物"，直接询问患者找出可以替换的新信念并非易事。治疗师先把患者的情境放在治疗师身上，请患者把对治疗师的评价"你挺好的"挪到自己身上，但患者不愿意拿这样的新评价看待自己，因为从"废物"到"挺好"的对比太过鲜明，太过正面和积极的自我评价反而不适合目前的患者。于是治疗师引导患者拿患者在放松状态下的自我评价"我还行"作为新信念来替换旧信念，才获得了患者的认可。不过患者的相信度依然不高，患者对于自己在消沉、紧张的时候用此新信念提醒自己依然深表怀疑。当然在这个过程中，我们可以看到患者的双重标准，看待自己和看待他人的标准不一致，这是以后调整信念可以用来工作的地方，提醒患者学着像看待他人一样看待自己。

治疗师先把患者的情形放在治疗师身上，请患者先对治疗师做出评价，再请患者把这个评价"你挺好的"挪到患者自己身上，这个过程跟用自动化思维记录表下面的一个苏格拉底式提问相似，"如果你的朋友处在这个情境，而且有这种想法，你会对他/她说什么？（如果患者对朋友说的话有帮助的话）那么你可不可以也对自己这样说？"只是提问的前提和背景略有不同而已，前者是笼统地在信念层面进行评价，后者是在具体情形下提出想法。这里还想强调的是，在治疗中使用某种技术，并不能确保这个技术在患者身上就一定奏效，所以治疗师需要有备用的方法才能在无效时继续引导患者拓展其思维的灵活性。

（二）放弃旧信念加深新信念的方法

学习放弃旧信念和加深相信新信念不是一朝一夕的事情，需要患者更多的练习和体会才有可能。需要引导患者发现调整信念的可能性及可实现性，患者改变的动机和动力才会被激发出来，才能让落实那些改变的方法成为患者的自觉行动。结合患者的自身经历，引导患者发现这一点很重要。比如，患者在绷着的时候跟在松弛的时候看待自己就完全不同，这就让患者发现了他对自我的看法是可改变的，也是可行的。

性格就是一个人对现实和自己的稳定的态度、行为方式和情绪表达方式，而对现实和自己的稳定的态度就是个体的信念。我们文化固有的认识是"江山易改，本性难移"，认定性格一旦形成很难改变，却很容易忘记性格的后天习得性和可塑性。如果人的性格真的固定不变的话，就不会有我们所见到的一些人在经历重大挫折后的性格大变了，也不会有"把石头捂热"这样的俗语了。由此可知，即使没有认知行为治疗，人的信念也是可以改变的，只是这种自然转变的方式或"捂热石头"的过程太慢而已。在调整信念之前，需要对患者进行相关的心理健康教育，引导患者认识到信念是可以改变的，性格也是可以调整的。

认知行为治疗就是在常识的基础上，总结发展出一套行之有效的方法去调整或改变信念。比如，在这次治疗中用到的方法有：一是患者在具体情境下挑战自动化思维形成更有功能的替代思维以改善情绪，这是松动旧信念的方法；二是学习主动放松而非一直绷着或拼命努力，放弃既往的补偿策略转变成更有功能的行为模式，这也是放弃旧信念的方法；三是学着用新信念不断提醒自己，无论是放松的时候、平常还是有压力的时候，是加深相信新信念的方法；四是不断收集支持新信念的证据，这更是巩固新信念的方法。

(三)如何应对患者的赘述或表述不清晰

患者在治疗中经常出现赘述、表述不清晰和措辞跟常规理解不一样的情况。措辞不同于常规的典型例子就是这次治疗中患者所说的"客观性"，治疗师怎么也想不到患者说的"客观性"是指"找到自己跟别人之间的差距和不足"。所以面对此种情况，治疗师应避免直接指出来给患者造成压力或表现得不耐烦，更不能嘲笑或评价患者，因为压力越大，患者的表述会越凌乱，既不利于患者改正，也不利于建立稳固的治疗关系。对比这次治疗开始患者的表达和治疗后期患者的表达，就会发现在治疗的末段患者的表达就不再赘述，而是更简单明了。

当治疗师对患者的某个表达有疑惑时，不要仅凭自己的猜测或者不予理会就自顾自往下进行，也不要着急就替患者说出来，治疗师需要放慢治疗的节奏，给患者时间叙述清楚。一部分患者在感觉时间充裕的情况下可以说得很明白，但一部分患者说得越多反而越凌乱。此时，治疗师需要将自己的语速放慢，简要明了地小结患者所谈内容，并询问患者自己的理解是否正确；或者把自己的疑惑直接提出来，请患者对此给予解释，以帮助自己理解到位，就像这次治疗中一样。所以，面对患者的赘述或不清晰的表达，治疗师给予适当的精练小结或者请患者澄清，有助于让患者学会表达更清晰一些。

四、治疗记录

治疗记录

2017 年 10 月 15 日	Session 12

心境检查

患者最近是放松状态，做了作业，也有收获。患者学着主动放松、去做有意思的事情，如出去吃饭、看话剧，感觉比一直绷着时的学习效果好。患者从初中起就是两个极端，要不一直绷着，要不彻底被动放松。

患者记得上次治疗内容，有认知改变：很多事没那么绝对，手淫让自己放松没什么不对，可以用来放松压力，就像跟人交往，不一定要完美，没对错，我需要跟人交往，就像我需要手淫一样，去做就行了。

患者依然总是感觉屈居人后，自我否定。

议题

患者总是特别强调客观性，找自己的不足、差距

患者的现状：跟小雄比，我这儿那儿不好，总是想自己的缺点，对自己的优点羞于启齿、不敢肯定，有些情绪就一直压着，在组会上不敢表达。

患者的目的：让自己内心有动力去做自己认为对的事情。

运用垂直下降技术探索患者的信念如下：

如果自己跟人比，有缺点。

↓

自己在集体中就会被孤立、别人不帮助自己，自己没别人那么好。

↓

自己活不下去了，我生存的地方需要集体，我受不了工作、竞争中没有队友，就像小山头、小圈子，自己在小圈子之外。

续表

有被攻击的感觉，我要不就会反击破坏他们的圈子，要不就会刻意融进他们的圈子。

↓

失去了依靠，特别无助，周围连帮我的人都没有。

↓

自己做人挺失败的，一个人孤苦伶仃。

↓

自己被外界排斥了，与外界没有联系，没人在乎我，没人关心我。

↓

我做的事情、行为没有意义。

↓

又成废物了。

↓

活着就没有意义了。

患者相关童年经历：从小就有这种感觉。自己父亲总是陪着自己学习，从上学开始就有类似的自我评价，觉得自己是废物。

中间信念：如果我达不到别人的要求，我就是废物；如果我达到别人的要求，我就好的上天了，不得了了，我就成功了。

补偿策略：一定得干完/做到最好/拼命。

旧信念：自己是废物（50%）；紧张时这样想自己，更相信。

新信念：我挺好的；如果放在医生身上，可以这么看，但不会这样看自己。

患者选择的替代信念：我还可以，OK，还行（55%），放松时可以这样看自己。

续表

患者发现情绪影响想法，想法也影响情绪。

患者改变既往模式的方法：主动改变情绪、主动放松后，再去评价自己；消沉、绷着时候，试试在头脑中提醒自己"我还行"，也可以试着放松下来再提醒自己。

作业

继续适当放松自己；

用上述方法提醒自己，改变对自己的评价；

把日常做的事情记录下来，来反映"我还行"。

第十五章

第十三次治疗：调整信念

一、第十三次认知行为治疗的总体框架

这次治疗继续前面的治疗思路，依然是信念层面的讨论。本次探讨的主题是中间信念的调整，在这个过程中患者给出了支持旧的中间信念的证据，治疗师引导患者重新看待那些证据，学会重新思考那些信以为真的规则，从而让患者形成更有功能的新的中间信念。由于时间关系，治疗中没有对全部支持的证据一一探讨，于是治疗师把剩余的那些证据的探讨作为家庭作业布置下去。

这次治疗用时51分钟，跟上次治疗间隔27天，约4周。同样，拉长治疗间隔有助于患者有更多练习的时间。

二、第十三次认知行为治疗逐字稿与讲解

李献云：这次间隔一个月，总体来说怎么样？

王军：总体这个月就是挺放松的吧。

李献云：挺放松的，哦。

王军：就是原先比如说老师要求干的那些事吧，可能老师提的要求比较高，但是自己呢就有些东西不管了，做到及格水平就行（笑），这样也不给自己太大的压力，就是做得差不多就可以了。然后现在起床吧，我突然感觉好像……因为我复读那阵吧……就有那个……就是……就第一次高考也是，嗯，高考完了也特崩溃。然后过了两三个月特别焦虑的状态，来到

新的复读班，然后就感觉好多事，好多压力我都不想管它了，然后呢慢慢的精神上……就是感觉精神头慢慢地就好起来了。我感觉好像我现在又有一个循环，就是之前又逼着自己压力挺大，到了三四月的时候就爆发，然后缓了缓，到了现在就主动地不让自己有那么大的压力，然后就是生理上就是感觉好一些。我再调一下（指他的录音笔）。好。（患者的赘述特点。）

李献云：所以就感觉整个生理上好一些，你也发现原来高考不如意之后复读，让自己主动不管那些压力，整个事情就会好一些，是这意思？（简要小结患者所谈内容。）

王军：对。

李献云：就跟上一次一样？

王军：对，对。

李献云：哦，好，这段时间有什么特别的事情发生吗？让你放松下来、差不多就得了。（治疗师了解患者可能出现的新情况。）

王军：也没什么，因为我们老师也怀孕了，回家了，我们就……我这每天也都……就我原先不是说睡得特别多么，我现在好像能自然而然自己醒了，我觉得这好像是……就是还是这个大脑它也像一个器官一样，它好像慢慢地有恢复的能力了。（患者在往好的方向发展变化。）

李献云：所以说现在是自然而然醒，没睡那么多。那吃药呢？（治疗师了解患者的服药情况。）

王军：吃药我现在还是两片来士普，然后有的时候两三片那个劳拉西泮。

李献云：两三片劳拉西泮，是什么时候吃？

王军：就是有时候中午，就吃完饭有时吃一片；然后晚上睡前吃一两片。因为我发现我吃完饭之后吧，反正有一种焦虑的劲儿，但是身体想得放松下来，要不特不舒服。（患者对苯二氮卓类药物的心理依赖性体现出来了，这同时反映了患者对其生理症状的自动化思维。）

李献云：所以你这个药是准备一直这么吃下去？你有没有给你的大夫说这个事？

王军：就是我下周跟他说，但是我觉得我现在的话还是先……先维持住吧，我觉得我不着急撤这个药。

李献云：啊不着急撤这个药啊。

468 · 拨开信念的迷雾：抑郁症认知行为治疗实录

王军：对，我就是感觉还是得从思想上先那个真正地能放松下来，这个药自然它就减下来了，就是，嗯。（患者的说法有一定道理，虽然他忽略了药物的依赖性。）

李献云：好，所以你准备下个月的时候跟大夫见面的时候谈你的药的事，对吧？（治疗师确认他会跟主管医生谈用药的问题。）

王军：嗯，跟大夫谈。

李献云：好，好，嗯，这我们知道没什么特别的事情，最近你老师也休息了，你们自然也没有特别的要求了，是吧？

王军：也有，老师也骂，但是呢，我呢，就他骂就骂了，我也知道这个课题，就是一个开题，它的最基本的要求是什么，我不是说非得按照他的那个更高的要求走。（患者有很好的变化，能跟着自己的理性思维走。）

李献云：嗯，好，那知道了。知道你整体的这一个月的情况之后，简单回顾一下上次的内容。

王军：上次……上次就是说这个……嗯这个客观，我看自己的时候总是看自己……容易看自己的缺点、找不足，然后呢剖析一下，就主要是因为我看待自己总是觉得自己是垃圾、是废物、孤苦伶仃的。然后的话，上次主要就谈的是这个。然后主要还是发现了那个……这个情绪可以通过一些放松的方式改变这些想法，然后也可以在适当的心情好或者不好的时候提醒自己，放松的时候对自己那个还可以的看法。（患者的回顾很到位。）

李献云：好，这是上次的内容啊，那这段日子你怎么样来改变自己对自己的评价？

王军：我现在就有的时候，就是我发现我吧就特别对这些就是外在的社会的标准看得比较重，不管是起床啊、打篮球，还是人际关系啊、生活规律啊，还有老师的评价这些。然后呢我现在，比如说遇到可能自己这个实际做得不太好时，比如起床又起得特晚，然后呢我就想着跟自己做朋友吧，我就想要是我的……因为您上次也这么问我，我就问问我的话，我发现我这个人还是挺……对别人还……就是……就是就劝别人的时候，总是好像就……看这个人，哎，还……还挺好的，就有些点做得不太好。但是看自己呢，就只看到自己这一点不好，然后整个人就不好了，我感觉好像这是个事儿。（患者对自己的双重标准有认识，非常好。）

李献云：所以你发现看自己跟看别人不太一样。（继续小结患者所谈关键内容。)

王军：嗯，不一样，是。

李献云：好，那你怎么帮自己呢？（继续检查患者的练习情况。）

王军：劝别人就是，不管怎么样，先把他看成一个活生生的人，然后呢从总体上……他能跟……能跟我一块儿相处一下……做这些最基本的事情都能做，唉，我就觉得他还行。那看自己呢，就有一点啊，就是最基本的事情，比如说能正常作息啊、吃饭啊、相互帮忙啊、开个玩笑啊，这些都不算，都……都……都……觉得那些东西都都没用。然后看别人的时候反倒是这些特基本的东西，觉得他哪怕安安静静在那儿待着，哎，我感觉他也挺好的。（患者继续谈自己的双重标准。）

李献云：好，那有没有试着用看别人的眼光来看看自己呢？（继续了解患者有无将认知领悟落实到行动中。）

王军：啊就是偶尔会劝劝自己。

李献云：偶尔会劝劝自己，非常不错啊！

王军：就是感觉就是，唉，就把自己当朋友嘛，就是比如说睡觉时精神状态不是很好，那就想这个其他的大部分好好休息的这些都正常，然后就把自己当成朋友说："你还挺好的，然后这回状态偶尔不太好，也都正常。"就不是说，哎呀，我怎么又不好了，又……又这个……又这个……又困了，又得要逼自己那个感觉。（患者非常好地做了练习，形成了有功能的替代信念。）

李献云：唉，把自己当成朋友劝啊，跟原来总是看到自己不好、全面否定，哪个对自己更有利、有帮助啊？（治疗师引导患者认识到改变之后的好处，以强化患者认知上的改变。）

王军：我觉得还是把自己当成朋友劝比较好。

李献云：哎，怎么更有帮助了，这么劝？

王军：就是能让自己少一些没有必要的这种自责。

李献云：嗯，哦，那么少了没必要的自责会怎么样呢？

王军：反正心里头，就没必要自责之后，有些心理上就没那么纠结、跟自己对着干了。

李献云：噢好，所以当自己少了一些没必要的自责之后，就没那么多纠结，也没必要跟自己对着干了。

王军：噢，对对对。

李献云：所以整个生活学习啊会有什么变化？

王军：就是说，好像原先那些有些疙瘩的地儿少了一些。

李献云：嗯，那整个人工作起来、学习起来呢？

王军：我觉得，工作起来反正就……就好多原先特别纠结，比如说非得看那个字的大小啊、一些小细节的东西，现在就不管了，我就把握一个整体差不多就就交上去了，反正就觉得大家就是……就是没那么强迫自己了吧。

李献云：好，不错啊，所以你能够试着把自己当成朋友来劝劝自己，用看朋友的那种方式看自己，是吧？（小结患者的练习收获。）

王军：啊，对对。

李献云：好，这是。其他的作业，还做什么了？（继续检查作业。）

王军：就是，就是我，当然还是我放松啊，就每天都放松，就跟朋友在一起玩，约约朋友放松，就建微信小群，我觉得这个现在我挺喜欢的，没事儿跟同学聊聊。然后我现在就是在想啊，因为我原先都是，比如说外面有一个标准，然后我做得好，我就觉得自己很成功、很OK；做不好呢，就觉得自己是个垃圾，是个废物。然后，因为我看了一眼我那个大夫的文章，他就说这个……这个遵守，我就觉得我属于那种好像从小性格特征就自我强迫的因素多一点儿的，我不知道您同不同意，我觉得还是有些道理。然后呢，他说这个自我强迫多，他就容易把……特别把外在的这些要求吧就变成自己对自己的要求，然后呢像这些遵守纪律啊、争强好胜啊，就这些东西都有点儿过分了。但是其实这些东西虽然好呢，但是也应该接纳自己的不足和他人的不足，争取呢跟更多的人合作在一起、愉快地相处，然后这个才是真正的进步。就是我现在就觉得，可能是不是这个我对自己……因为我原先一直在追求进步，然后呢原先的进步就是比如说这个事必须做到好，然后现在呢，嗯我的大夫他所说的那个进步呢是……更广泛的一个进步的感觉，就是接纳自己的不足，跟别人能愉快地相处，知道自己的局限，这样才是真正进步（笑）。（患者的中间信念与赘述。）

李献云：好，所以你想表达的是？

王军：就是说我现在就是，想表达的就是我怎么对自己这个要求……因为我原先不是有要求，做到了，就看自己很好；做不到，就看自己很差。然后我一方面是从看自己这个角度说的，就是我就觉得自己对自己评价，那个是怎么说？事情发生的，就我现在想从那个，你看我这个对自己的要求它本身，好像也有它之前的偏颇的地方。（治疗师让患者澄清后，患者虽然赘述，却也说到了他对自己的要求或评价有偏颇这个关键点，即患者的中间信念。）

李献云：好，非常好啊，你发现自己有一个外在的标准，如果你能够把事情做到符合外在的标准，那就还 OK、还挺好的；如果做不到，你就是垃圾，就很差，就废物，是吧？（小结患者的中间信念。）

王军：嗯，对，对，对。

李献云：所以你觉得这有没有问题？

王军：这本身就有问题。

李献云：好，那基于你这个感悟啊，你觉得我们要不要就这些谈一谈呢？（治疗师借机提出日程设置，并征求患者的意见。）

王军：应该可以谈一谈，因为我现在也是，就觉得好像自己，就本能上还是觉得自己在拖着，就好像今后还是在憋足一股劲儿要达到那个要求似的。但是我现在就是觉得好像那个标准本身，至少我自己觉得，那标准本身没错，但是我对它的那个理解可能太刻意或者太片面了，然后进而自己……对，然后之后达不到，然后进而这个达到和达不到之后，对自己的评价都……都过分了，就哪怕我觉得达到了那么兴奋也有问题。（患者对旧信念存在的问题深有体会，这很好。）

李献云：好，达到了，然后就觉得自己挺好的，就兴奋。

王军：对，因为那这其实是就那个正……那个硬币的两面嘛，无非就达到或达不到。

李献云：好，那咱们就继续就这个谈一谈。（治疗师和患者就日程设置达成了一致，即继续探讨患者的信念。）

王军：噢，好。

李献云：所以你希望自己了解自己的这一点啊，你自己的这些规则。可不可以把它说成是你的规则呢？

王军：对，可以说成我的规则。

李献云：那么在认知行为治疗当中，我们管这个规则叫中间信念，每个人都有自己的条条框框，自己的规则。我们把你的那些规则找出来，看

472 · 拨开信念的迷雾：抑郁症认知行为治疗实录

看怎么样把它修正一下。

王军：对对对。

李献云：好，你刚才说到一个规则，就是有一个标准，如果做到了自己就挺好的，然后就变得特别兴奋，是吧？

王军：对对对。

李献云：有纸嘛？把它写下来。

王军：（患者写，在写"中间信念"时不会写）中间……

李献云：那个间隔的"间"。

王军：噢（继续写）。

李献云：它那个中间信念，其实就是人生的一些规则，你自己的人生规则。好，你刚才说有一个标准，如果你达到设定的标准，那你就怎么着，你一直以来？

王军：设定的这个标准。

李献云："如果我达到了"，你写上，"如果我达到我设定的标准"。

王军：情绪上就上天了。

李献云：哎，你怎么看自己？

王军：看自己啊？

李献云：达到这个标准怎么看自己了？

王军：就我无敌了。（患者中间信念的后半部分。）

李献云："我无敌"，好，非常好，我无敌。然后呢，情绪怎么着？你情绪就变得如何了？

王军：特别高涨。

李献云：高涨是吧，好。这是你对自己的看法，当你设定这个标准，你达到了你就无敌，然后情绪特别高涨啊。如果没达到……

王军：（患者开始写）

李献云：嗯，你就觉得自己是废物，然后就消沉，在这前面写上"没达到"。

王军：（患者继续写）

李献云：对。这是你常用的一个规则，哎，你为了达到这个标准，你通常会采取什么样的一个策略，让自己去达到这个标准呢？（治疗师的目的是让患者把中间信念表述完整，即添加补偿策略。）

王军：我总觉得我定这个标准吧，我就想高人一等，就是特别完美（笑）。

李献云：好，"我的标准"，就是实际上这也就说明标准就是要特别完美，才高人一等，把"我要特别特别完美，高人一等"写上。

王军：高人一等。

李献云："我高人一等"。

王军：这个就，还有就是我废物，就是我低人一等。（患者中间信念的后半部分，也是患者的核心信念。）

李献云："我低人一等"。

王军：比别人都差。（患者中间信念的后半部分，即患者的核心信念。）

李献云："比别人都差，低人一等"，写下来。

王军：（患者继续写）嗯。

李献云：所以为了避免低人一等，你就设定特别完美的标准，你的策略是追求完美，是吧？好，写下面。

王军：（患者继续写）嗯。

李献云：好，你为了达到你这个完美的这个标准，你会做些什么呢？（治疗师引导患者发现他的补偿策略。）

王军：就是，就一直要把这个事情做好，就一天 24 小时地投入这个事情中。

李献云：所以一天 24 小时投入这个事情中，写下来。

王军：（患者继续写）嗯。

李献云：所以你采用这样的一个策略，就是设定一个特别完美的标准，然后让自己一天 24 小时投入这个事情中。除了这个，你还有别的方法吗？别的一些措施来达到这个标准？（继续追问患者的补偿策略。）

王军：要达到这个，就是学习啊、干事情啊。

李献云：就是，还是特别努力，是吧？

王军：嗯。

李献云：好。你先写上特别努力，你还不是一般的努力，是这意思吧？

王军：对（继续写）。

474 • 拨开信念的迷雾：抑郁症认知行为治疗实录

李献云：还有别的吗？

王军：（患者摇头）

李献云：除了特别努力以外，那如果你认为你达不到呢，那你会变得怎么着？（治疗师继续了解患者反过来的补偿策略。）

王军：就这些症状就都来了。（患者回答的是后果。）

李献云：症状就会出来，那你会采取什么策略呢，有一个完美的标准，但觉得自己达不到的话，你会怎么办呢？（治疗师转变提问方式，以了解患者的补偿策略。）

王军：会……还会逼自己做，就是为了不达到这个……达到这个。（患者谈到的策略跟前面谈到的一样。）

李献云：认为达不到的情况下也会逼，是逼自己，是吗？

王军：对（继续写）。

李献云：逼迫自己，逼着自己去做，是吗？

王军：嗯。

李献云：除了这个还有别的吗？如果你一直认为怎么都达不到的话。（治疗师继续了解患者反过来的补偿策略。）

王军：就做法上就没什么。

李献云：你在行动上你还会逼着自己一直做？不管达到达不到都会逼着自己做？（治疗师复述患者所谈的补偿策略，并提出自己的疑问。）

王军：实在如果要逼到就是精神上不好，就不逼了（笑）。

李献云：那就会怎么着？

王军：就停下了。（这也是患者的补偿策略。）

李献云：就不做，是吗？

王军：对，那时我觉得那生理上都做不下去了。

李献云：好，所以你经常采取的就是，设定一个完美的标准，然后24小时非常努力地去做，特别努力地去做，然后逼迫去自己去做。

王军：嗯，对，那就是一般有时候能持续一年多，然后我记得我高考那时候也是。

李献云：持续一年多这样？

王军：对对对，就一直精神挺……但是一开始是斗志特好，而且效果也的确有，的确做出一些成绩了。但是越到后面，这个精神越不放松，然后精神上就不好了。

　　李献云：好，那时候你会怎么样？当整个人精神头不好的时候、不放松的时候，你还会这样吗？24小时去做，逼迫自己去做？（治疗师继续跟患者一起找补偿策略。）

　　王军：那时候已经做不到了。

　　李献云：那时候你就变成什么样子了？

　　王军：就是抑郁啊、焦虑啊，就是躺在床上。（患者另外的补偿策略。）

　　李献云：那时候行为上呢？就是不做了、不动了？一个是你就特别努力地去做，另一个是你就不动？

　　王军：那时候已经就是抑郁的那个症状了，就喜欢躺在床上，就或者说一直特焦虑，坐立不安。

　　李献云：躺在床上，躺在床上焦虑啊。

　　王军：嗯，对，烦躁。

　　李献云：（指着写下来的中间信念和补偿策略）你躺在床上烦躁，嗯。好，可不可以说，你有这样的一些规则，为了追求这样的一些规则的实现，你采取这样的一个措施（指拼命努力）。如果你认为实现不了你这个标准的话，你就会采取这个措施（指躺着不动）。

　　王军：这也是没办法的（笑），就是生理上不行了，就。

　　李献云：所以另外一个就是，噢，就是逃避了，是吧？（治疗师把患者躺着不动的策略加以描述。）

　　王军：嗯，就是病态了，对，也是就实在没办法。

　　李献云：好，没办法就逃避。那你刚才说那拖着是什么？（治疗师探索患者有无其他的补偿策略。）

　　王军：现在的拖着啊，现在拖着就是，嗯，就是，就首先我这个目标不是追求完美了，但是我觉得外在还是有压力，比如老师的压力。（患者的描述不够明了。）

　　李献云：那你拖着是什么意思呢？

　　王军：拖着就是，我先不干，我休养，然后呢，但是我今后再投入的话，我也不想是再特别努力，这样也不对。（患者的解释依然不够明了，因为患者的注意力不是放在他过去的模式上，而是放在变化后的现在。）

476 · 拨开信念的迷雾：抑郁症认知行为治疗实录

李献云：你只是现在有拖着，以前你没有拖着的时候吗？（了解患者既往的行为模式。）

王军：以前啊？

李献云：嗯，以前有没有拖着的时候？就没接受治疗之前，你有没有拖着的时候？

王军：也有啊！拖着时间好长唉，我觉得我那个……

李献云：那时候你拖着是干吗？

王军：拖着就是休息。

李献云：那时候拖着的时候是休息，纯粹让自己休息，还是有什么？跟这个有没有什么关系？跟你的那些人生的规则有没有关系？（启发患者发现他拖着的补偿策略跟其信念之间的关系。）

王军：我好像拖着就是为了把这个消沉这个情绪走过，然后蓄势待发地再怎么努力。（患者的回答明显不符合其实际情况，他的回答可能是他现在的看法，也可能是每个人不自觉地自我美化的结果。）

李献云：当时你是那么想的？（治疗师提出自己的疑问。）

王军：当时不是那么想的。

李献云：所以当时是怎么想的，你拖着的话你会怎么想？（治疗师追问患者与其拖延策略相关的认知，以促进患者的自我了解。）

王军：当时？噢，我复读那时候就想，哎呀我要在心理学这方面多了解了解，然后就看那方面的东西。（患者答非所问。）

李献云：噢，嗯，你那时候拖着，你是想……你只是为了看心理学才拖着？（治疗师把患者的回答放在一起，启发患者发现不合理之处。）

王军：我那时候正好复读嘛，复读，好像也觉得第一年特别努力，第二年应该没什么问题了。（患者的回答依然不合乎患者当时的实际情况，因为感觉没问题或者有把握时不做，一般不被归入拖着的范畴。）

李献云：你那时候拖着，认为没什么问题的时候你就拖着？（治疗师重复患者所谈的问题之处。）

王军：感觉没什么问题拖着。（患者没有意识到这其中的问题。）

李献云：那么有没有另外的可能性呢，就是拖着其实是觉得没有希望，干脆拖着吧，拖着不去做，也不至于说让自己那么……（于是治疗师把自己的猜测说出来，看患者是否认可。）

王军：那么难受。

李献云：难受，有没有这种感觉，因为"拖着我根本没去做，那也没法说我不达到标准、我废物"？啊我不知道你有没有这个想法在。（治疗师核实患者的中间信念。）

王军：嗯，有，我就觉得现在，我这个拖着吧比这个特别努力要强，然后呢就是也比这个就是我一点儿都不干事强，就是只不过把目标降下来一点儿，也边干这事，然后边放松。（患者谈的依然是现在的变化，而没有回到他既往的模式上去考虑其认知。患者把现在边放松边干事说成是拖着，这也说明旧信念对患者的影响。）

李献云：可不可以这么说，以前你是"如果拖着的话，嗯，就不能说我到底是废物啊还是什么，因为我没去做嘛，那怎么说我废物？"（治疗师把患者拉回到他既往的模式上。）

王军：噢，我明白你意思了，我想想啊。

李献云：有没有这个含义在里头？

王军：没有，我有时候还是觉得我有点儿，就是拖着的时候，也隐隐地有点儿废物的感觉。（患者发现自己即使拖着，旧的信念依然在起作用，这是事实。）

李献云：噢，拖着也会让自己隐隐地有点儿废物的感觉，不隐隐的时候，拖着的话，大部分时间呢？（治疗师把患者拉回到想要让患者了解的中间信念的话题上，即发现补偿策略与其核心信念之间的关系。）

王军：大部分就觉得我还好，我现在就觉得，我生理上得放松，倒是自然而然能……（患者与拖着有关的中间信念出来了。）

李献云：那会觉得自己怎么样，"如果我拖着的话"？（治疗师请患者补充完善这个中间信念。）

王军：对自己评价？

李献云：嗯，对自己会怎么样评价？通常，不是那种隐隐地对自己的评价，拖着的总体感觉会怎么样？（治疗师继续引导患者思考。）

王军：那我还 OK。（患者中间信念的后半句出来了。）

李献云：好，写在这儿。

王军：（患者写）

李献云：那"如果我拖着的话"，是吧？

478 · 拨开信念的迷雾：抑郁症认知行为治疗实录

王军：因为"拖着"也是带引号吧，就也是就少干。

李献云：噢，拖着，嗯少干或者慢干，是吧？

王军：对，慢干，对。

李献云：嗯，就还 OK 啊。好，所以你觉得这个拖着是不是也是你既往这 20 多年经历当中的一个常用的策略？（治疗师提醒患者认识到他的补偿策略。）

王军：嗯，嗯嗯，对对对。

李献云：因为你前面经常谈到你也拖着，是吧？

王军：嗯。

李献云：这也是一个策略，拖着。写一下，写"拖着"，其实是拖延，可不可以说？

王军：嗯（写），就是不着急那么干。

李献云：我们看到了你给自己设定的一些人生规则，就是你的中间信念和你采用的一些策略，怎么样来跟你这块（指核心信念）呼应起来的啊。哎，那其实咱们前面也谈过你的一些信念，除了中间信念外，咱们谈到的一些信念，比方说"自己废物啊"，然后"自己低人一等啊""自己比人差呀"什么的，这些都是你对自己的看法，是你的核心信念，是吧？（治疗师把这次谈的内容跟既往治疗谈的信念联系在一起。）

王军：嗯。

李献云：好，那我们先来看看你的这些中间信念，这些条条框框，你发现也有些偏颇，无论是让你高涨起来，还是让你消沉起来的那些信念，都有偏颇。你希望把它变成什么样子呢？（治疗师把患者前面谈到的内容跟中间信念的转变联系起来。）

王军：希望把它变成那种……就比较辩证的那个样子（笑）。（患者的目的明确，这对于治疗来说最重要。）

李献云：好，非常好，希望把它变成辩证的那个样子，是吧？

王军：嗯。

李献云：好，那我们就来看看怎么把它变成辩证的那个样子。所以经过咱们这么多次讨论，你觉得你这些信念中哪些其实不具备辩证的样子？让你怎么了？比方说，"如果达到目标，那我就无敌、我高人一等"，这怎么了？这本来可以让你感觉无敌又高人一等，这情绪也变得高涨起来，这不是好事吗？干吗要调整它？（治疗师激发患者改变的动机。）

王军：没有人是无敌的，没有人在各个方面。每个人他都是有各自特点的。（患者的认识很到位。）

李献云：非常好啊，所以你说的一点……

王军：即便达到了，也不是，也是有各自特点的。

李献云：好，没有人是无敌的，没有人是真正高人一等的，是吗？

王军：嗯。

李献云：好，你要不要写下来？写在这上面，这样省得你……

王军：（开始写）嘶，但是我总觉得有些人就是高人一等，比如说他那个……（患者依然有自己的困惑，即认知阻碍，尽管前面的认识很到位。）

李献云：好，那先写下来。

王军：（患者继续写）是从，嗯，没有人是无敌的。

李献云：你写的是什么？

王军：就是说，没有人是无敌的，每个人都有各自特点，即使达到了目标，任何人也不是无敌的。

李献云：好。

王军：啊但是高一等吧，我总觉得就有些人他好像做什么事情都有些优越感啊、更冲一些啊，或者说生活得更好一些呀。（这是需要患者重新认识的支持旧信念的证据。）

李献云：所以你只要达到标准了，你就高人一等？

王军：对，就是说。

李献云：真的啊？

王军：就挣得多一些啊，方向好一些啊。

李献云：所以在你看起来那些人是高人一等的。哪些人是高人一等的？（帮助患者将支持其旧信念的证据具体化。）

王军：就有钱的呀。

李献云：写下来。

王军：就这个目标就是挣钱。

李献云：有钱，还有什么是高人一等的？

王军：（边说边写）有能力，有技术上的能力，所以说比如，有些技术他会我不会。

李献云：嗯嗯，这是第二个。还有什么人是高人一等的？

王军：（边说边写）嗯，能团结大家的人，受欢迎的人，嗯。

李献云：这些是属于高人一等的。所以如果达到标准了，这些人就变成这样的人了啊。

王军：对，这个标准也就是有钱、有技术、受大家欢迎。

李献云：好的，如果一个人有钱就高人一等？（找出支持旧信念的证据后，就需要引导患者重新认识这些证据。）

王军：嗯，我觉得是。

李献云：哦，他在哪些方面高人一等？

王军：我觉得我要有钱，就很有优越感。

李献云：有钱就有优越感啊，有优越感啊。

王军：可以瞧不起别人。

李献云：可以瞧不起别人啊，有钱就有优越感，可以瞧不起别人，把它写下来。

王军：（患者写）嗯。

李献云：就高人一等。好，我们先就这个看看啊。

王军：嗯。

李献云：你认为一个人有钱就有优越感，就可以瞧不起别人，就高人一等。（把患者的那些支持旧信念的观点放在一起。）

王军：对。

李献云：你非常坚信这一点？

王军：嗯，我现在是比较相信。

李献云：比较相信这一点。好，那这个社会也真的是这样？

王军：哎呀，某方面。

李献云：你说什么，刚才？

王军：我觉得有一部分是吧。

李献云：有一部分是，确实这个社会上有部分人有钱了，就有优越感，然后也瞧不起别人，也觉得自己高人一等啊。那有没有例外呢？（找例外是认知行为治疗常用的方法。）

王军：也有啊，我们有些姨妈什么的，就是感觉虽然不是很富裕，但是做事什么的都特别讲讲原则，也有……也有那个……也……嗯……就是能，如果谁遇到什么困难都特别讲理的，能处理这个事。

李献云：噢，所以她有没有符合这个？

王军：对，也是受人尊敬。

李献云：也是受人尊敬，哪怕她没那么有钱，是吧？

王军：嗯。

李献云：好，这是没那么有钱，也一样受人尊敬，也并不低人一等，是这意思吧？生活当中你发现有这样的人了。

王军：嗯，嗯。

李献云：那有没有一些人有钱也不见得就觉得自己高人一等，这样的例外呢？也不会看不起别人，也不会处处显示他的优越感。（治疗师继续引导患者寻找例外。）

王军：我不知道。

李献云：唉，有没有看小说啊，看文艺作品？可能生活当中你没有发现。

王军：（思考）文艺作品也没有。

李献云：哦，你看的文艺作品，看的历史、传记、人物什么的，这些都没有发现？

王军：（思考）那我觉得好像现在吧，因为市场经济，他有钱，的确是就是说干得好的一个标志。（患者有些跑离主题。）

李献云：哦，那确实是啊。刚才我们说有人没钱也受人尊敬。你有没有发现有些人，生活当中有些人虽然很有钱，并不处处显示自己高人一等，有没有留意到有这样的人？（治疗师把患者的思路拉回来。）

王军：（思考）就是吧，如果我这么去想他有钱，我就觉得他会有优越感，但是我也没仔细观察过。

李献云：你身边有没有相对有钱、比你有钱的人？（治疗师继续引导患者找身边的例外。）

王军：那都是我的长辈，同龄人也没有。

李献云：就你长辈有钱的那些人啊，他们有没有处处显示他的优越感、高人一等？

王军：嗯，那种人一般就是比较自信的感觉，就是你跟他在一块儿，他就显得就比较自信。（患者又跑离主题。）

李献云：比较自信，自信归自信，他有没有显得高人一等、有优越感？（依然把患者拉回主题上。）

王军：也没有刻意显得要高人一等。

李献云：所以那自信跟高人一等、优越感是一回事吗？（治疗师想搞清楚患者说的自信是否就等于优越感、高人一等。）

王军：嗯，不是。嗯。

李献云：嗯，那你身边有没有人有钱了就高人一等、看不起人、有优越感？你有没有遇到过？

王军：好像也没有。

李献云：啊？你也没遇到过？（治疗师故意夸张询问，提醒患者思考。）

王军：就是觉得，但你说电视剧那些不都……

李献云：电视剧的那个，在生活当中你有没有发现，就你身边的人，你的生活当中，你们家的什么这些亲戚们？（把患者的注意力拉到生活中而非影视剧作品，因为后者偏好夸大生活中的问题。）

王军：也都不是说特别有钱。

李献云：就相对来说吧，你们家亲戚当中有没有相对没钱，跟相对有钱的两类人，有没有？

王军：有。

李献云：哎，那这两类人你从他们身上能看到什么？（治疗师采用的是开放式提问，回答起来就比较宽泛。）

王军：我感觉没有钱的相对自卑一点儿。

李献云：没有钱相对自卑一点儿，噢好。

王军：然后有钱的呢就相对自信一些，做什么事。（患者的回答稍微偏离主题，这与前面治疗师的开放式问题有关。）

李献云：啊自信和自卑，这是两块啊。嗯，自信的人有优越感、高人一等、看不起人，自卑的人低人一等、比别人差？（治疗师把患者的思路拉回主题上来。）

王军：我觉得有时候自信……如果自信的人跟自卑的人在一起，自卑的人跟自信在一起，他有时候就偶尔就会感觉到好像被瞧不起啊。（患者把感觉等同于现实，这是可以工作的切入点。）

李献云：噢，感觉到被瞧不起，他自己感觉到被瞧不起，旁边的人看的时候有没有发现他确实被有钱的人瞧不起？（治疗师采用引导性发现的方法帮助患者重新看待。）

王军：那他可能没有。

李献云：那告诉我们什么？就咱们回顾你身边的这些所谓有钱，在你范围内的有钱跟相对没钱的人，让我们看到什么？（不时请患者小结以抓住患者的注意力并强化患者的新认识。）

王军：反正有钱没钱大家基本相处还是相互尊重、相互平等的。

李献云：好，非常好啊，就不管有钱没钱，大家都是彼此尊重、相互平等的。

王军：对，对，就是，对，但有时候可能，我倒可能比较在乎这个。（这是实际情况，因为信念对患者的影响。）

李献云：哦，你比较在乎，但你就看生活当中的这些人，就从你自己的生活当中这些人看，好，所以这么说，是不是有钱了就可以高人一等？（治疗师引导患者从现实中看而非跟着感觉走。）

王军：那不是，基本上还是相处起来都是这个相互尊重、相互平等的。

李献云：好，这是有钱就可以高人一等这个说法，我们重新看了一下啊。那第二个呢？（治疗师继续引导患者重新看那些支持旧信念的证据。）

王军：哎呀，但我们那个导师就好像不是，就还说什么同学会上，他们一开同学会，有些同学穷得叮当响（笑），他反正……（由此看来，患者对第一个支持的证据没有形成强有力的反驳理由。）

李献云：老师是这么说的，是吧？

王军：嗯。

李献云：对，当然生活当中是不是也有一些人真的有钱了，就趾高气扬、高人一等，然后看不起所有的人，是不是也会有这样的人？但那是不是等于说……（治疗师继续引导患者思考。）

王军：（患者开始写）

李献云：你写的是什么？（请患者读他写下来的内容，既可以强化他的新认识，也可以让治疗师发现需要再工作的地方。）

王军：基本上相处起来是相互尊重、相互平等的，就是相处的时候。

484 · 拨开信念的迷雾：抑郁症认知行为治疗实录

李献云：相处的时候是相互尊重、相互平等的，无论有钱没钱，是这意思吧？

王军：啊虽然心里想的先不管。（患者的注意力或多或少还放在读人心思上面。）

李献云：好，每个人心里想的可能不太一样，但哪一种方式让人觉得舒服呢？让人觉得身心愉悦呢？

王军：那肯定是相互尊重的这个方式。

李献云：好，无论我们有钱还是没钱，无论别人有钱还是没钱。

王军：对对对。

李献云：好，那就这块有钱了就可以高人一等，如果达到目标，实现有钱的这个目标，就可以高人一等的话，你会怎么说？（治疗师请患者来把替代的认知说出来。）

王军：达到有钱的这个目标，也要尊重别人，也要尊重自己，即使达到。（患者现在的陈述不十分贴合他原来的认知。）

李献云：好，非常好啊，"即使我达到某个目标，也不意味着我就比别人高人一等"，是吧？

王军：对对，也要尊重别人。

李献云：那即使达到了我们想实现的目标，说明我们如何？（治疗师鼓励患者把新的更有功能的中间信念的后半句说出来。）

王军：（思考沉默）说明我们……（患者有难度。）

李献云：或者说明你怎么样？实现了那个目标、那个标准的话，说明你如何？（治疗师考虑可能是人称代词使用不当，导致患者思路混淆，于是直接将"我们"替换成"你"。）

王军：唉，这是一个有趣的问题（陷入思考）。（这激发了患者的思考，很好。）

李献云：嗯，有趣在哪儿？

王军：达到这个目标，啧，如果既没法高人一等，又没法感觉到自己挺无敌的，啧。

李献云：那你怎么看自己？

王军：哎呀，如果有朋友就是达到了某个目标……（患者主动把情形放在他人身上，来帮助他自己厘清思绪，非常好。）

李献云：嗯，你会觉得他高人一等、无敌，你会这么看？（其实治疗师可以等一等，不那么着急激发患者的回答。）

王军：对，而且我觉得他好像一点点积累，就越来越向上了。（患者把"高人一等"等同于"越来越向上"。）

李献云：哎，越来越向上，那是不是等于他高人一等、无敌呢？你会把你实现了目标的朋友看成高人一等、无敌的人，你的朋友他们会不会这么看？（治疗师继续启发患者思考，来形成新的中间信念。）

王军：他们也有的只想挣钱，他们想给自己更好的生活。

李献云：对，那他们会怎么看自己？如果他们实现了他们的目标，他们会觉得自己高人一等、无敌？还是会怎么看自己？

王军：感觉内心里可能比较满意吧。

李献云：所以他会怎么看自己呢？

王军：如果实现目标，他会觉得自己达到了，就能过上自己理想的生活。怎么看自己？

李献云：嗯，那他会怎么评价自己啊？

王军：会觉得自己挺高兴的，怎么评价自己？就是说"我可以"。（由此可见，形成新的中间信念通常需要反复引导才有可能。）

李献云：好，"我可以"，是吧？

王军：我可以，噢，这事我可以。

李献云："我可以"啊，就是达到了目标，他会变成"我可以"。你愿意采用他们的这个规则嘛？

王军：噢，就不……不管这目标，就不是说我达到目标，我无敌，我高人一等，而是说，我这目标达到，就是我这个本身……这个事本身我可以。

李献云：好，用"我可以"看待自己，即使达到目标，可不可以？

王军：嗯。

李献云："如果达到目标了，我也还可以"，跟"我达到目标，我就无敌、我就高人一等"，你觉得哪个更具备你所说的辩证？（治疗师对比两个中间信念，结合患者的此次治疗目标，提醒患者思考。）

王军：就是对这个事，就是……肯定就是……就这个事……就说我可以，嗯，我可以。

486 · 拨开信念的迷雾：抑郁症认知行为治疗实录

李献云：理由呢？（只有患者在自己的头脑中形成强有力的认知，才可能巩固他的新信念。）

王军：理由是，这个其实来说，更……更具体一些……更……啧，（指原来的那个）这个肯定就太偏偏激了。

李献云：噢，那个太偏激。

王军：然后这个看法呢，就能给人一个正向的循环，我觉得。嗯，正向循环。

李献云：好，把自己看成"我可以"，能给你一个正向的循环；如果把自己看成无敌，然后自己高人一等，就太过偏激了，是吧？（治疗师复述患者所谈的关键思路。）

王军：对，偏激。

李献云：会把自己推向何方？（启发患者思考旧认知的弊端。）

王军：就是情绪就起伏啊，这种事件啊，它也容易是非黑即白啊这个样子。

李献云：好，情绪容易太过起伏，而且容易非黑即白，是吧？

王军：嗯。

李献云：好，这是我们针对这一点探讨的，我们这块内容远远没有探讨完，对吧？

王军：对对对。

李献云：所以总结一下，时间到了，总结一下咱们谈的内容。（取得阶段成果，且时间已到，就是治疗的总结时刻了。）

王军：就之前是谈这个负面的这个这个模式、这个想法，今天谈了一下自己达到目标之后对自己的这个评价。然后呢，发现其中这个，其实我达到了目标之后，我对自己的评价也是太偏激了，一个是我无敌，代替的就是，其实达到目标之后，即便谁达到的任何目标，再好的目标他也不是无敌的；而高人一等呢，就比如说金钱这个事儿，它这个事呢有些人可能觉得他高一等，但他可能是错的，可能他觉得高人一等之后大家都不服他，到最后，从长远上反正对他也未必那么有利。（患者的总结反思非常到位。）

李献云：好，非常好啊，如果他始终把自己看成高人一等，然后看不起别人的话，其他人会……（治疗师对患者新的反思及时给予认可。）

王军： 大家会不服他，不服他。

李献云： 当然长远来对他也不利，是吧？

王军： 对对对。

李献云： 实际上他是不是真的就一直可以……他达到这个有钱的目标了，就可以高人一等呢？

王军： 不是。

李献云： 好。

王军： 然后替换之后就是，如果我今后达到了我的目标啊，就是……就是……我就是怎么评价自己，就是这个事情我可以，就过去了，也不用再想这事，我今后我还要怎么着就行，还要一步一步一步上去。就是不用……不用想多了吧，然后就一步一步上去，好像就我又无敌、高人一等了。（患者依然有些思路未完全整理清晰。）

李献云： 是不是我们争取一步一步上去就变成无敌、高人一等了？把自己看成"我可以"难道就不可以一步一步上去吗？（治疗师抓住机会帮助患者厘清其思路上的障碍。）

王军： 我可以，就这个我可以，但是不代表我别的地方也可以，就是我也允许别的地方不好。（患者的反思很好。）

李献云： 好，非常好啊！所以把自己看成"我可以"，能够允许自己在别的方面不好；如果把自己看成我无敌、高人一等，能不能允许自己……自己在别的方面不好？（治疗师把患者的反思跟新旧中间信念结合起来，推动患者更深入思考，从而发现旧信念的弊端。）

王军： 不允许。允许退步、不好和不足，当然好多退步是引号的，我那退步，我还是觉得有些就是我们说的进步啊退步啊，它好多东西很复杂，它不是说表面上我成绩提高了是进步，接纳自己不好也是进步。（患者确实有了更深入更有功能的思考。）

李献云： 好，非常好啊！好，所以咱今天谈这些内容，对你来说收获在哪里？（例行收集患者的正性反馈。）

王军： （患者看着自己的记录）收获在这个的看法，我觉得挺有帮助。就是……就是……我可能就是拖着，有可能是我害怕我达不到这个，然后我就干脆就拖着，也许我就是这样。我做了、我还OK，我还可以，然后也不想这些，也不可能就是说有这个无敌、高一等。有钱呢，你要是看不起别人呢、不服众，最后大家也都不服你。

李献云：好，非常好。那么今天谈这个有什么困惑的地方吗？（例行收集患者的负性反馈。）

王军：没有。

李献云：嗯，那你准备做哪个作业呢，根据咱今天谈的内容？

王军：也给自己定目标，也有标准，别追求完美，然后呢在过程中呢，就是这些替换掉，做一点，就告诉自己做一点也挺好，然后呢也允许自己退步、不好。（患者给自己留的作业非常适合此次治疗。）

李献云：所以你下一次举个例子，这样的例子，好不好？（治疗师告知患者下次要检查的作业内容。）

王军：嗯，成。

李献云：除此以外，可不可以……这是指的有钱，我们来看了看。还有别的方面如果能……技术方面有能力，你再看看是不是就等于无敌了，然后高人一等了？把这几个一个一个重新思考，你看看是不是？（治疗师把没有分析完的支持证据作为作业布置下去。）

王军：对，技术上有能力好像也是。

李献云：看看是不是真的就都等于无敌、高人一等了，自己分析分析两个作业。

王军：嗯，好，我明白。这个是分析，然后另外一个作业，都懂了，我懂了，好。

李献云：好，咱俩约下次的时间。放在什么时候？

王军：四周之后吧。

李献云：12月啊，我看看，今天是12日，那就12月10日，如果10日不行，就放到9日，放9日或10日。

王军：9日成，但9日不知道我们开不开组会。

李献云：8日开不开组会？

王军：17日成吗？

李献云：那就17日。

王军：好嘞，谢谢！

三、治疗回顾与反思

(一)检查作业的重要性

患者接受心理治疗走向改变自我之路,这个过程本来就不容易,时间长了容易疲沓,就不太想坚持,这是人之常情。加之治疗走向信念调整阶段,抑郁和焦虑症状给患者带来的痛苦感不明显了,患者做作业的动力就会变弱。而每两次治疗之间间隔的时间越来越长,患者接受治疗的密度减弱,也容易让患者不坚持做作业。而患者能否坚持做作业或者说不断练习是保证治疗起效的关键因素,因为研究已经证实坚持做作业的患者跟不做或不常做作业的患者相比,前者认知行为治疗的效果更明显,这与我们的常识相符合。因此,在治疗中治疗师会花很多精力去检查患者作业完成的情况以及患者在做作业中的收获与困惑。这样才能让患者认识和体会到做作业的价值,更愿意将做作业变成其自觉行动。

患者做作业过程中的收获对于治疗来说非常重要,因为认知上的收获往往是指导患者下一步行动的关键力量,所以在治疗的各个阶段经常会了解患者的收获,在检查作业阶段也是如此。之所以询问完患者收获后,还会继续询问有没有其他的收获,目的就是为了不遗漏患者的重要收获,这就跟询问患者有什么问题之后,再询问"还有其他问题吗?"一样,尽量减少不必要的遗漏。

(二)探讨中间信念的顺序

患者的中间信念往往有两个方面的表述,比如"如果我努力达到标准了,就无敌、高人一等;如果达不到,我就是废物",那么先探讨哪个方向的中间信念更合适呢?有没有什么特别的要求?其实目前缺乏这方面的研究文献,也就是说,我们并不清楚到底是先探讨中间信念的前一部分好还是先探讨后一部分好。由于这个患者目前对于中间信念的后一部分的反思比较到位,患者身上的抑郁情绪不明显,于是把治疗的重点放在了前一部分,这也是患者想要探讨的方面。所以每次治疗探讨什么不探讨什么、先探讨什么后探讨什么没有一定之规,需要根据具体情况治疗师和患者协商后确定。

"如果我努力达到标准了，就无敌、高人一等"，很多人会把这个中间信念看作是患者积极的中间信念。确实是这样，如果我们把让人兴奋、开心都看作是积极或正性的话。不过，积极或正性不是这样简单区分的，更重要的是看它的功能，如果它有助于一个人适应社会或促进个人成长，无论它引发的情绪反应是开心还是郁闷，它都是积极和正性的；反之，则属于消极或负性的。患者的这个中间信念更容易让患者遇到挫折的时候否定自己、不接纳自己的不足，成功的时候滋生自满和自负，自然对患者来说就有不利影响，也就需要在治疗中进行调整。

这个患者曾经被医生怀疑有双相障碍，患者的情绪波动比较大，有时容易兴奋过头，起病年龄又早，这些都是双相障碍的高危因素，预防其未来发展为轻躁狂或躁狂发作是需要考虑的任务之一，尽管精神科检查未见患者有躁狂或轻躁狂发作。研究证实了认知行为治疗在预防双相障碍复发方面有明显的优势，但对于认知行为治疗能否预防双相障碍高危个体发展为双相障碍是有待进一步研究的。

(三)调整中间信念可否就像挑战自动化思维一样

调整中间信念的方法比较多，有时也会就支持旧信念的证据和患者一起讨论，就像这次治疗中一样，引导患者发现这些证据其实并不像患者认为的那样，从而更加不再相信旧信念。这个讨论有些类似挑战自动化思维时找支持证据和重新审视支持证据的步骤，只不过后者的支持证据更具体，前者的支持证据更笼统或抽象。在前者的讨论中，会引导患者看到现实中存在的具体"例外"来反驳旧信念。

(四)可否直接告诉患者他的中间信念或补偿策略

认知行为治疗的关键魅力在于苏格拉底式提问或引导性发现，心理治疗的重点是让患者有能力去自我帮助，所以通常情况下不会告诉患者他的中间信念或补偿策略是什么，而是引导患者自己去发现。如果治疗师竭尽所能也不能启发患者去发现他的中间信念或补偿策略，最后也可以告知患者，只是告知患者的方式需要有技巧。比如，通常会告知几个不同的选择，请患者思考哪个是符合患者实际状况的，而非只把治疗师认为正确的那个告诉患者。因为直接告诉患者治疗师认定的中间信念，有可能误导患者，如果治疗师对患者的理解不准确的话。但也会有例外，比如这次治疗中有关"拖延"这一补偿策略及对应的中间信念的探讨，在反复启发无效的情况下，治疗师就提出了一个假设，提醒患者思考是否适合患者的情况。从患者最后的反馈来看，效果也很好。

我们希望在治疗中患者不断改变其既往的不良模式，其实对于治疗师来说，也需要留意自己一直以来存在的那些不利于治疗的习惯，学着做出转变，这同样很重要。一些治疗师容易在治疗中显摆自己知道的内容或过度自我暴露，或把自己摆在无所不知、无所不能的位置上，或习惯性地告知或指导患者该如何想如何做，或把治疗当成自己有机会吐槽的场所，等等。治疗师在治疗中需要增加自我觉察并不断转变，才能让治疗以更适合患者的方式帮助到患者，也才能促进治疗师的自我成长。

(五)患者的回答与我们的预期不一致，怎么办

在治疗中治疗师提出一个问题，往往有希望患者回答的方向，现实中总会发现患者的回答有时跟我们的预期不一致。此时，就要及时思考问题出在了哪里，然后才能想办法及时解决。

第一，最常见的问题可能与治疗师的提问有关，就是治疗师的表述对于患者来说不够清晰明了、太迂回、太深奥难懂或提问太宽泛，导致患者的回答不是我们想要的内容。在这次治疗中就有类似的情况，治疗师及时调整表述方式，让它简单明了，患者就会谈出相关的内容。

第二，就是问题本身比较复杂，对于患者来说不是简单回答就能说明白的，所以需要反复几个回合的探讨或者几次治疗中的探讨才能最终说到位，就像运用垂直下降技术探索患者的信念一样。此时，治疗师需要保持足够的耐心、定力和敏感性，根据患者的回答做出提问上的调整，让讨论聚焦在主题上，直到有了期望的收获。或者在治疗中根据患者的情况发现此时不适合继续探讨下去，也允许此话题暂时中止。

第三，在治疗中患者的注意力放在了现在而非过去他一直以来的模式上，可治疗师想要了解的是他既往一直以来的认知或行为模式，这就导致

患者的回答不是治疗师所期望得到的内容，因为患者在拿他现在已改变了的状况替代其接受治疗前的状况。比如在这次治疗中，治疗师想引导患者发现他运用拖延的补偿策略与他中间信念之间的关系，或者说想让患者认识到他的补偿策略和中间信念的问题之所在，但患者一开始的注意力始终是固着在现在的改变上，即把现在的"边放松边干活"等同于既往的"拖着不做"，所以讨论一开始就没法让患者把其中间信念表述得清晰明了。此时，治疗师需要及时意识到并根据患者的回答调整提问方式，将患者的注意力吸引到他的既往而非转变后的现在，才能让患者的回答更切题。

四、治疗记录

治疗记录	
2017 年 11 月 12 日	Session 13
心境检查	

  患者这段日子比较放松，让自己做得差不多就行了，不给自己压力。以前睡的多，现在自然而然就醒了。患者记得上次治疗内容，也做了作业。

  患者的服药情况：来士普 2 片/日，劳拉西泮 2～3 片/日，一般是午饭后和睡前各服一至两片。患者不准备停服劳拉西泮。

  患者认为：自己把外在的标准看得特重；看别人时，能看到一点也能看到总体；看自己的时候，觉得一点不好，就全不好。试着把自己当成朋友劝，不抓住自己的不好不放，就少了一些没必要的自责，也少了一些细节上的纠结以及跟自己对着干的情况。让自己看到自己的整体。

  患者认识到：一直以来就是外面有一个标准，如果符合标准、做得好，我就特别好；如果做得不好，我就是垃圾、很差、废物。要求自己追求进步，必须做到最好。有时也拖着。

议题

　　继续谈如何改变中间信念

　　如果达到了我设定的标准，就是我无敌了、特别好；如果没达到我设定的标准，我就是垃圾、很差、废物定标准时就设定一个特别完美的标准，这样我高人一等；否则，我废物，就是我低人一等，比别人都差。

　　患者的补偿策略：追求完美，就是一天24小时投入到事情中；特别努力地学习或干事情；逼迫自己做。

　　中间信念：一直要把事情做好，要求自己必须做到最好。

　　一开始斗志特高，效果也好，越到后面，效果越不好，也做不到了，就抑郁焦虑、躺在床上，一直特焦虑、坐立不安，烦躁。

　　如果认为达不到，就会躺在床上，烦躁，拖延，就逃避，因为认为没办法。拖着的时候，也隐隐有点儿废物的感觉。

　　拖着，依然感觉到外在的压力；患者将拖着解释为让消沉的情绪走过，然后蓄势待发；认为拖着比特别努力要强，也比一点儿不干事要强，可以边干事边放松。如果我拖着（少干或者慢干）的话，我就还OK。

　　核心信念：自己废物、低人一等、比人差。

　　中间信念：如果达到了我设定的标准，就是我无敌了、特别好；如果没达到我设定的标准，我就是垃圾、很差、废物

　　患者的目标：信念有些偏颇，希望把它变得辩证。

　　患者调整的理由：因为没有人是无敌的，每个人有自己的特点，即便达到了"目标"，任何人也不是无敌的；但是我总觉得有些人就是高人一等，有些人优越感、更冲一些或生活得更好一些，比如那些有钱、有某种技术上的能力、能团结大家、受人欢迎的人。

　　首先针对"有钱就有优越感，就可以瞧不起别人，就高人一等"进行探讨，患者对此比较相信。引导患者发现真实的世界中跟他认为相反的情况以及重新看待跟他认为一致的情况。比如，患者姨妈，虽然不是特别富裕，但是做事特别讲原则，谁遇到什么困难能特别讲理地去处理，也一样受人尊敬。患者还是认为现在是市场经济，有钱是干得好的标志；电视剧

续表

中有钱就高人一等，瞧不起人。生活中有钱的人自信一点儿，没钱的人自卑一点儿，没钱的人有时会感觉到被人瞧不起。但实际上不论有钱没钱，彼此相互尊重、相互平等才最重要。即使达到了某个目标，也要尊重别人，相互平等。

患者会认为，如果有朋友达到了目标，我会觉得他高人一等、无敌。但实际上朋友们内心里可能比较满意，觉得自己达到了，能过上理想的生活，就会觉得我可以。如果这么想就会少偏激，情绪少起伏，少非黑即白，给人一个正向的循环。

患者的总结：谁达到任何目标也不是无敌的，如果有钱就高人一等，可能是错的，到最后大家都不服他，长远来看对他也不利。如果今后达到了我的目标，我可以。这事我可以，不代表别的方面我也可以，允许自己在别的方面不好，容许自己退步或者不足；退步或进步很复杂。拖着可能是我害怕我达不到，就拖着。

作业

给自己定目标，不追求完美，告诉自己做一点儿挺好，允许自己退步，告诉自己挺好，下次分享具体例子。

分析一个人在技术上有能力、能团结大家、受人欢迎是否就真的高人一等？

第十六章

第十四次治疗：调整信念

一、第十四次认知行为治疗的总体框架

此次治疗的主题是核心信念的调整，即希望把患者的自我核心信念"我废物、我垃圾、我很差"变成一个更有功能的新信念。同时在治疗的过程中希望患者发现其核心信念和补偿策略对患者的影响，自觉自愿地做出改变。这次治疗依然是前面信念调整工作的继续。

本次治疗用时 45 分钟，与上次治疗间隔 5 周。

二、第十四次认知行为治疗逐字稿与讲解

李献云：好，总体来说怎么样？

王军：最近还可以。最近我总结了一下，我就是三个问题吧。一个问题就是那个极端的、两极化的想法能导致情绪大起大落。然后第二个问题呢，我感觉就是什么事情容易绝对化，就比如说一想这个，包括收拾屋子也是，任何事情都是容易停不下来，就是想着，比如说学习也是，一学习就要一直去努力保持一定强度，而不是这种循序渐进、有张有弛的。然后第三个呢就是，对自己的要求，嗯，对自己的看法呢，就是不是用一种朋友式的眼光看待自己，而是说呢总是挑自己的毛病、缺点。啊我感觉这是现在总结的这几点。（患者的反思很好，说明患者有思考和做了作业。）

李献云：好，哎，那你在这段日子当中，怎么样就这些发现的自己的这些问题，帮自己转变的呢？（检查患者实际运用认知行为治疗的能力和

效果。)

王军：一个呢是这个，第一个就是上下起伏这个，就是要么特别好，要么特别坏，啊我就是慢慢地生活长了也是，就是我说具体的做法就是……这个从行动上来讲就是到点就停。

李献云：嗯，好。

王军：到点，我不管我多较劲儿，因为我要是感觉这事特别好，我就使劲干，其实跟绝对化的那个行为有点儿相似，这俩其实有点儿像是一个事儿。然后就是规定到点就停下来，不管自己呢是有多较劲儿。因为有的时候这事我觉得就做不好，就较劲儿或者是多带劲儿，因为觉得做得特好啊就要上天了似的，然后到点，不管是收拾屋子还是学习，就是停下来。然后找放松的事情，放松的事情也是，也不能，比如说我在家里翻出琴来了，我说我要练琴，我不是特意、特别刻意地要多规范、要有多好，还是得按照自己的感受去放松，让身心放松下来之后，再去投入学习啊或者是既定的一些现实的目标之中。啊然后对于看待自己呢也是，就是现在呢觉得，嗯，就是遇到什么自己觉得做得不好的事情啊，就想象劝朋友一样，比如说有一个东西又白买了，就想着，哎，我要是我朋友，就觉得当时可能脑子一发热买了，这也是人之常情，然后呢就别那么苛责自己了，再想补救的措施，看看在闲鱼上能不能卖了什么的，或者说我慢慢地也会生活了。(这就是患者的练习和改变。)

李献云：很好，非常不错啊！

王军：然后觉得挣钱了，就发现也不需要挣大钱，自己能把自己的生活打理好，不瞎买东西，然后把情绪这种控制住，家里头呢也不是说特别缺什么。然后呢这样的话我就觉得，如果这样能像这种一张一弛的习惯能保持下来。对于工作呢也不是说一定要走极端，一定要找特别好的工作、特别完美的工作，嗯，找一个一开始从……嗯……开始从一般的干起，这样的就可以了。而且研究生生活也是摸索一个套路，知道怎么调研，然后知道做一些具体的工作，就可以了，也未必一定要追这个最前沿的东西。

李献云：啊非常不错啊，那么还记得上次的治疗吗？

王军：噢，我记得。上次的是这个……上次是这样的，上次的状态呢，我是属于让自己放松，这五周之前是拖着。现在呢我就是想这么一张一弛，基本上是上午能学一小时，然后呢我就给实验室或者给那个宿舍收拾收拾、打理打理，那样也挺放松的，我感觉也挺好，这是我的一种放松方法。然后呢上次的这个中间的信念，就是说达到我就无敌、就高人一等，然后就高涨，也是我刚才说的；要是没达到，就是废物、消沉。但现在呢我是觉得这本身呢就跟事实其实不相符，其实差也没差得那么多，也就是个 60 分；好也没好到那么好，也就是个七八十分。而基本的生活呢，如果理性的消费，保养好自己，长期来讲慢慢地都能做得不错。就是我，原先也是追求完美，一天 24 小时要投入，特别努力，现在就是一张一弛。然后呢上次留的作业呢就是对于有钱，上次分析的是有钱的人，感觉他们有优越感，可以瞧不起人，但实际上，基本上都是相互尊重平等的，如果他特别高傲也不服众。第二个呢就是，如果对于有技术能力的，我自己总结就是，其实团队协作更重要，要发挥自己的长处，就即便是我可能技术没他好，但是呢我可以发挥一些我的长处，慢慢地渗透，去学习去交流，也不是特别刻意，就每天做一点儿，从时间管理上入手，相互尊重，否则别人心里也不舒服，这样呢一个轻松愉快的氛围，就可以更好一些。然后第三个就是，能团结大家的人，比如小雄那种，他们可能很多人，其实交往本身就是一种，这个怎么说呢？就是一种人的本能的需求，我可能之前就把它太刻意地以为人家就是讨好啊、奉承啊，是为了特定的目标，去达到的一种手段。这么想，那精神怎么能放松呢？别人一说话精神就紧张了，它其实就是一种放松的气氛。然后受别人欢迎的人……，成为大家欢迎的人，这是一致的。然后呢我现在也是，就一张一弛的时候，也是会没事找人聊聊天，也不是说刻意地为了讨好别人或者奉承别人，就是为了自己精神放松。但是我之前就是，一直都不是这么认为的，我一直觉得，好像这种跟人交往是一种实力或者说一个目标，它不是一种放松的手段，它是一个……它是一个目的性很强的工具，或者是这这个样子，嗯。（患者熟悉了治疗的流程，他会自动把治疗需要完成的内容说完，从上次治疗回顾到作业检查部分，尽管有些赘述。）

李献云：非常不错啊，有明显的变化，也做了作业。那今天咱俩谈什么？怎么想？（8 分钟半的时间就进入到日程设置阶段。）

王军：今天我还是看一看我之前那个目标吧，我是想。（患者有自己对于日程设置的思考。）

李献云：好，哎，你还记得你之前的目标吗？

498 · 拨开信念的迷雾：抑郁症认知行为治疗实录

王军：我都有点儿忘了。

李献云：（翻看之前的治疗记录）我们看一看咱们之前定的那个目标，你都有点儿忘了。

王军：就是我就觉得让自己更自信一些，但我觉得，现在我对自信的理解不是说自己是老大才是自信，而是说一种相对放松的精神状态，然后呢每天又能做一些事情，能落到一些实处上，我觉得这样的话是可以自信的，也不是说刻意地跟别人比较。（患者的认识很不错。）

李献云：（指着找出来的问题列表和目标）所以看看我们曾经列的问题和目标，然后再想一想咱俩谈什么？

王军：嗯，我看一看啊。我觉得现在好像进步还是挺大的。

李献云：所以看到那些问题和目标，你觉得哪些我们都完成了，剩下哪些没完成？（治疗师鼓励患者对照问题列表和治疗目标，寻找哪些没有完成的部分。）

王军：我觉得，嗯，跟人比较方面，我觉得就是在交往方面，我刚才说的，其实交往不是比（笑），它是一种放松的状态，它是一种人基本的需求，只要放松就好，这个不是比。然后就像有些人可能喜欢给老师送一杯水啊什么的，那都是交情，他不是说刻意地讨好。（读当时的问题列表）然后对生活的信心没有，要么过分努力，因为自己的想法极端，要么不干，要么就不休息地干，就像我以前半年不学习。现在我觉得就是，嗯，其实不是对生活的信心没有，而是方法和想法不得当，生活的信心我觉得是建立在，就是说……啊……嗯……生活信心……我想想啊……就是我原先……它不仅仅……首先就是说有时候过分干，精神不放松反而没有信心，一张一弛，然后又具体地能落到实处，这样才有信心。而不是说一直在那儿干着，那样反而情绪上不好受，虽然可能干得不错最后，但是反而没有信心。我觉得这是我现在的想法。（患者的思路依然在自己的转变上。）

李献云：好，所以看到这些，你觉得咱们要把哪个作为咱今天的议题，哪些完成了，哪些没完成，要作为咱今天的议题？（治疗师想把患者的思路拉回到日程设置上。）

王军：嗯，我接着说，我觉得第二条，现在我觉得就是，生活的信心是这种一张一弛慢慢地这样通过做事情建立的，也不是一下子我把事情做好才建立的。（患者依然想谈自己的转变。）

李献云：好，是一步一步建立的啊。

王军：而是一张一弛的这种状态，其实我原先做的很多事情都不错，但是就是没有这种一张一弛的这种紧张放松紧张放松的状态，而是这种一股一股的劲儿。这样对建立信心没有好处，因为信心其实是一种感受，如果在做事情的过程中感受不好的话，其实建立不了信心。然后学业的压力，就业观念的问题，我觉得这学业压力、就业观念其实跟生活观念也相似，其实，我们最后要的是什么样的生活啊，现在我也是，就是衣服什么的我都会自己整理，不瞎买，然后呢按自己的需要去买东西。其实现在只要研究生毕业，出去啊比如说就一开始干，哪怕只有五六千（元），其实生活，如果是比较理智地去生活的话，就是会打理自己的生活，过得其实都是挺好的。不是说一定要非得是挣多少钱，尤其是那种特别刻意地挣多少钱，那样反而达不到。但是生活的目标要有，这样能给自己精神头有一些动力。我觉得学业压力、就业观念其实是整个对生活的一种理念，现在觉得。（继续读原来的问题列表）然后它说想的过于难，准备过于充分，但对自己就没信心，自己处理压力没信心。我觉得现在，可能还有部分主要的问题就是，对待老师的一些压力，怎么能学会不……引号的不反应，或者说是按照自己的节奏去走。这个我觉得挺必要的，就是以后不管是，因为不管是领导还是，他们都会给压力。但是这种压力怎么去能按照自己的节拍去走，这一点我觉得也是慢慢培养吧，可能通过讨论我觉得效果有限。但是大体的方向是，我告诉自己，我可以选择不反应或者说少反应，不把压力往自己身上压，然后找到自己的节奏，然后把事情落到实处，一步一步地去做。这样我觉得可能更好一些。（继续读当时的问题列表）然后对自己的评价出了问题，缺乏信心，好事时看不到自己的作用，不好时却只看到自己的原因。我觉得是这样，就是从情绪上要从别人、要从这个朋友的角度去全面地看待自己，但是呢如果真要是有一些具体的原因，也是也要去改正。这样的话，我觉得就就会好一些。（患者继续就问题列表谈他的收获和转变。）

李献云：好。

李献云：当然这种改正也是循序渐进，不是一步到位，哪怕是收拾屋子也都是，都是今天收拾一点儿，明天收拾一点儿，然后基本稳定之后，这样就可以三四个月收拾一次，或者两三个月收拾一次。我觉得我现在还是在建立这种好习惯的阶段，可能还需要一段时间，就现在这些想法，我觉得观念是有了，但是建立这种好习惯，我觉得，嗯……还是需要一段时间的。嗯，应该是好事，看到自己做得不好，看到外因，然后也要看到自己实实在在的长处，发挥自己的长处。（继续读问题列表）然后无缘无故的担心，比如担心父母去世。我觉得如果我就是说，情绪上是稳定的，前面的问题解决了，这第五个问题它是就不会有了，因为这个无缘无故的担心，它源自其他问题没有处理好，它是衍生出来的担心。然后现在，（读治疗目标）心情平和，有进步感，比较放松。唉，我觉得我现在还算好一些。（读治疗目标）然后有精气神儿、乐于与人交往。那我现在也不比着比自己强的人，我觉得现在跟一些……即便别人比我强，但是我能跟人一起交往，或者说在交往过程中能得到放松愉快，就可以了。就不是说就是，只按照这个比谁强、比谁弱的方式去分类。（读治疗目标）然后做事有干劲儿、有规律。嗯嗯，干劲儿呢这个要有，但是也要能停下来，现在就是我在练这个，就是停下来，我现在也给自己定闹钟，定完闹钟，不管多么有干劲儿，或者多么较劲儿，一到时间就放下手里的活儿。（患者继续读问题列表和治疗目标，并逐个谈自己的领悟和转变。）

李献云：好。

王军：然后去做放松，等精神状态放松了，我再回来。（读治疗目标）然后就业后能选择相对喜好的工作。这个东西啊，它得靠碰。这个东西，关键也不是靠碰，而是靠自己，如果我能，比如说领导的压力，我能这么把这个好的习惯保持下来，什么样的工作慢慢都能往前进步。它不是一个只看运气的事情。（读治疗目标）然后无缘无故的担心，能知道什么 AT 影响，能知道什么影响自己。噢，反正我觉得，就是我刚才说的那三点，一个是极端化的、两极化思维和绝对的想法，还有就是看待自己从朋友的角度、从照顾自己情绪的角度去看。（患者继续分享自己的转变。）

李献云：这些是以前的作业，不看这个。

王军：这个没关系，这个无缘无故的担心。

李献云：哦是这儿，我还以为你看的是作业呢。

王军：然后学会认可自己大于别人对自己的认可，我觉得这个吧一张一弛之后，有一个好的……就像我之前有一阵刻意地去放松，就慢慢也觉得认可自己了。其实情绪上的，它不是越努力就越好，我现在是感觉这一点跟我高中不一样的，当然也不是越放松就越好。（患者逐一回顾了治疗目标和问题列表，并谈了自己的变化。）

李献云：嗯，好，所以这么说起来，我们要想达到的东西、解决的问题，我们已经怎么着了？

王军：已经在观念上我觉得树立起一个方向来了。

李献云：好，所以我们既定的目标和既定要解决的问题，我们现在总体来说，通过这么多次，基本上该做的都做了，是吧？

王军：就是已经认识到了，然后，但是从行为上我觉得还需要就是去巩固，我觉得是这一点。

李献云：好，所以今天谈什么？现在已经过去20分钟了，对吧？（这时候才确定议题，有些晚。如果把前面回顾治疗目标和问题列表设置为日程的话，在议题中进行讨论可能会比现在要好。）

王军：是是是。

李献云：该实现的目标我们实现了，该解决的问题我们解决了，剩下只是巩固了，所以今天谈什么？（治疗师继续跟患者确定治疗的议题。）

王军：（患者沉默思考）

李献云：对，我们今天是第十四次治疗。

王军：噢，今天我，因为上次还谈过一次手淫的那个事情嘛，那个事情我也感觉就是，很多事情它就是认知对人的影响反而大于这个这个东西本身，就是对它的认识，如果总觉得它别扭啊，或者觉得它不好啊，反倒超过了它这个这个这个它本身，就是它本身其实也可能对人没什么影响。（患者依然是赘述而非直接切入主题。）

李献云：所以想法对你的影响可能更大一些，而不是手淫本身，是吧？

王军：对。

李献云：所以你想谈的是？（小结后把患者拉回日程设置上来。）

王军：嗯，就是比如说今后在生活中，因为这个事，其实这三个点是我的老问题，然后比如说今后在生活中可能也有一些我观念上需要变化的事情，是吧？我怎么能从这个这个……从我的不舒服的感觉上，去能找，就是通过这种认知疗法去去找到这种合理的合理的解释，或者说更高……引号更高级的这种观念，从心理上……从心理健康上？（患者赘述的惯性。）

李献云：好，所以你意识到这三个方面的问题，其实跟你心理层面一些观念有关系，对吧？

王军：嗯。

李献云：好，所以在心理层面，咱们前面也探讨过，你常出现的对自己的哪些看法是影响你在三个不同的方面都容易产生……（治疗师小结后把患者拉回主题。）

王军：这些评价。

李献云：一些歪曲的认知，所以你对自己是什么样的评价？（直接切入患者的核心信念。）

王军：哎呀这个，其实主要还是感觉自己如果做不成什么事情，就感觉是自己是废物，自己是垃圾。这是主要的。（患者的信念。）

李献云：好，这是最关键的，这就是我们认知行为治疗当中说的那个核心信念——觉得自己是废物。（再次对患者进行核心信念的心理健康教育。）

王军：就是如果自己做不到一些东西。

李献云：自己是垃圾，是吧？

王军：嗯。

李献云：自己是废物、垃圾，一直以来这么看自己，让自己遇到挫折或者做得不如自己所意的时候，这个想法就……（引导患者发现信念带给患者的不良影响。）

王军：嗯，就冒出来了。

李献云：冒出来了，然后当然对所做的那个事儿也就有一些……

王军：较劲儿。

李献云：自己的看法了，也就有较劲儿或者放弃的行为了。所以恐怕很重要的是，怎么样学会不再看自己是废物、是垃圾。（强调患者学着改变自我核心信念的重要性。）

王军：嗯。

李献云：然后学会一直以另外的一个新的信念来看自己。

王军：嗯，对。

李献云：啊把自己看成废物、是垃圾，我们以前也谈过一点，对吧？

王军：对对对。

李献云：你是平白无故、你生下来就把自己看成是废物、是垃圾了？（强调旧信念也是习得的。）

王军：我觉得我在……

李献云：好，先不说这个，咱干脆就这样，把议题就放在这一块，观念上需要调整，跟自己一直以来把自己看成是废物、垃圾……（治疗师引导患者设置议题。为了节约时间，让治疗的框架更清晰，可以在回顾治疗目标和问题列表之前就设置议题，比如可以说："我们今天干脆就谈两个议题，一个是回顾一下第一次治疗谈到的问题列表和治疗目标，看看我们都在哪些方面取得了进展；第二部分就谈谈如何改变你的核心信念，就是调整你对自己的看法'我是废物、垃圾'。你看如何？"以这种方式设置议题更清晰。）

王军：尤其是外在的这个标准。

李献云：嗯，我们把这个谈一谈，看怎么样转变，好吧？（24分钟过去了，才把日程设置清晰。）

王军：对。

李献云：啊那你刚才说你小的时候，你生下来就这么看自己，是个废物、垃圾？

王军：小的时候我觉得我记忆里就是，反正上剑桥英语的时候，那时候我不爱上剑桥英语，然后父母就非得好像就逼我，我感觉，其实可能他们也没逼着我，但反正我就逼着我自己，就觉得得上，就是把外在的这个要求就内化到自己身上了。然后，那时候就精神也挺紧张的，因为那些音标啊什么的呀我都……好像跟那些女孩比，那时候我也比较羞涩，就不行。然后我也说过，我三年级的时候刻意地说，啊我就是胆小啊，然后这个不爱说话，或者上课不举手不发言，然后到三年级的时候，这个老师一说我不好，我就觉得自己也不好，说这是个问题，这得改。就是别人说什么，觉得这个不太好，我就觉得我这个必须要改。嗯，但是我小的时候的这些，感觉自己是废物、是垃圾，然后上了中学一下考了一个特别好高中的时候，然后可能对自己的期望也变得特别高，那时候就想是上北大清华那种感觉（笑），但其实心里头没那么强的信心，就是感觉有点儿盛名之下其实难副，其实心理上始终是一种紧张的状态。（虽然有赘述，不过这已经体现出患者的补偿策略和认知模式了。可见童年早期形成的核心信念对患者的影响。）

李献云：嗯，就是中考的时候考得特别好，是吧？

王军：中考的时候考得特别好。然后我就一直给自己这种，就是感觉可能跟小的时候的模式一样，就是……嗯……把外在的这些压力给……特别愿意转化成自己对自己的压力，然后一达不到，就觉得自己是废物。但是我也说不太清楚，这个还真是，追根溯源起来，或者说有时候有这种强迫自己的性格。（童年后期形成了中间信念。）

李献云：所以什么样的教育，就是你父母从小怎么教育你的，让你很容易把外在的压力转化成自己的压力，或者把外在的要求当成自己的要求？你达不到，就是废物。（引导患者认识到信念的形成跟经历有关，特别是与童年早期经历有关。）

王军：我觉得是这个样子，从行为上来讲呢，我老爸不管是奥数什么的，他对这些东西感兴趣，他陪着我学，什么事情他都陪着我。然后我就觉得我如果做不好，因为他一直在旁边监督我么，他可能觉得对他来讲就玩儿似的，或者说感觉挺放松，但对于我来讲，我觉得是一个无形的压力。

李献云：你怎么觉得，当时他总是陪着你学？

王军：就感觉在监督我，我就必须得做好，让他高兴。（中间信念。）

李献云：如果他监督你，你不做好，那是什么意思啊？（治疗师引导患者认识到背后的核心信念的影响。）

王军：就是这里头有，就是儿时的我对我爸的看法，而儿时，就在那个时候，我爸他那个状态我认为是……怎么说呢，是误会的，或者说是不同的。就我爸可能觉得陪着我呢，他自己也感兴趣，他也琢磨这些数学题怎么做，其实他本身没想给我任何压力。

李献云：嗯，你当时把他误会成什么了？

王军：但是呢，我那边呢就觉得这是在监督我。我爸也是一种特别有耐心的人，他自己攒电脑，可能一坐就是三四小时，就在那儿上网查资料，而且也很细心。但是他的精神状态比较放松，他就是这种人。而我呢，我其实是挺好动的，但是呢当时我就只能逼着自己就是啃那数学题，因为他就在旁边，他挺有耐心的，但其实我早就受不了了。然后他是那种情绪比较平稳的人，我妈是那种可能就情绪有点儿一起、一高兴了，就心花怒放，悲伤就不太高兴，啊我可能从这个情绪上介于他们两者之间。但是呢，老爸这么一坐在这儿陪着我一看，尤其三四年级去学奥数，一看看了两三小时，哎呀，那时候我就开始逼自己去。（患者童年经历对其信念的影响。不见得每个精神障碍患者的童年经历都是悲惨经历。）

李献云：嗯，那就意思是，那么小就知道，他陪着你，你受不了，你就不能出去？必须得让他高兴？

王军：对，我觉得就没什么，就是我觉得那时候，我爸就是挺权威的，而且他总说自己这个干得不错，而且就是在我心里头他那个榜样力量挺大的。因为的确他做事情认真仔细，而且有责任感。但是小的时候的我，如果想刻意地逼成他的那个样子，而不是按照自己的这个天性去慢慢成长的话，就好像就难一些。（在孩子心目中的榜样的承托下，孩子采取的自我帮助的措施，成为了补偿策略。）

李献云：噢，所以你是想学成他那样，如果学不成他那样就是？

王军：因为我对他，小的时候对他挺崇拜的，就感觉就自己就特别差劲，而且我觉得我又是他儿子。（孩子的自我核心信念。）

李献云：噢，那时候就觉得自己特差劲，因为自己坐不住，是吧？

王军：对，然后学数学奥数也是，就即便我华罗庚什么金杯赛拿过奖，但是我心理感受也不好。（患者的感受成为了自己特差劲的证据。）

李献云：嗯嗯，那怎么你拿了奖了，你反而不好？

王军：就是拿那奖之后又得接着，就又有机会上课，又有机会上一个更难的、什么人大附的一个什么数学学校去（笑）。然后不去吧又觉得，一方面有点儿辜负他，另一方面觉得就是我爸……其实我爸这个人他做事情是一个挺长期的，他一直是专科生，然后今年刚读了一个计算机的专升本，用了三年时间，自己做课设，他是一个这个性格的人。（与患者信念形成有关的童年经历。）

李献云：噢，所以如果你拿到了华罗庚奖，就得去上课，你不去就辜负他，去了呢？（治疗师深入了解患者的认知和感受，同时也促进患者对自己的了解。）

王军：去了我都给……我不愿意去啊，我觉得那数学挺难、挺枯燥的，而且因为我学的过程中就是逼着自己干，只有从感受上感觉逼着自己

506 · 拨开信念的迷雾：抑郁症认知行为治疗实录

才能出成绩。这也就是我为什么说我的压力其实就是我的那个动力，它不是一种自然动力，而是一种……就是一种只有压力，而不是一种自然的动力的感觉。（患者的信念。）

李献云：得逼着自己，是吧？

王军：啊，因为感受上是逼自己，嗯，感受上。

李献云：你作为他的儿子，没有像他那样仔细耐心地弄下去，你就觉得自己特差劲，是吧？（小结患者所谈主要内容。）

王军：嗯，对，对，对对对。

李献云：一逼着自己，又感觉自己特差劲。

王军：对。

李献云：哎，那你觉得有这么一个榜样的力量对比着，让你这样从小就感觉自己差劲。这个差劲跟这废物垃圾是一个意思吗？

王军：（点头）

李献云：是一个意思。是不是越来越学着这样了？

王军：学着哪样？

李献云：学着认为自己？

王军：对对对，我觉得，其实我爸这个人特别好，就是从来没打过我、骂过我，就是特别有耐心，有责任感，然后做事情也是挺稳当的。喷，对他我就觉得很矛盾，这么好的一个榜样，但是我刻意地去学他，就把自己弄坏了（笑）。

李献云：唉，你爸从来没打过你，也没骂过你，没说过你，哪怕你坐不住，是吧？

王军：没说过我。

李献云：你妈妈有没有？

王军：我妈顶多是，我妈也没有刻意针对我。

李献云：所以你妈也没有特别刻意针对你。

王军：对。

李献云：有没有谁说"你怎么这么差劲，怎么一点儿不像你爸呀？"

王军：（患者摇头）

李献云：从来没有这样的话？

王军：我就想成为我爸那样的人，但是我发现可能成为不了（笑）。包括考研也是，我爸一直是搞科研的，我小的时候他攒电脑，攒得特别溜，现在还在家里攒呢。就是对于电子产品特别感兴趣，但是他就是不太爱跟人交往，不是不好跟人交往，但是跟他聊个天什么的，是能感觉到他情绪很平稳的，他是这么一个人。我就感觉好像……我现在感觉我跟他是有差别的，不能刻意去学他。（患者想学成爸爸那样，逼迫自己，却遇到了很大的困难，从而觉得自己很差劲。）

李献云：好，所以很好啊！可是你小的时候不清楚这一点，认为那就是你的人生榜样，你就要逼着自己去学。（治疗师小结患者所谈关键内容。）

王军：对，对。

李献云：然后做不到的时候就，就觉得自己特差劲，然后自己是个废物、垃圾，然后越来越有这种感觉了。（治疗师在患者的信念与其经历、补偿策略之间建立联系。）

王军：对，对，对。

李献云：那么为了避免自己成为一个废物、垃圾的话，就得逼自己。（治疗师继续把患者的补偿策略与其信念的关系联系起来。）

王军：我的感受都不好，信心也就建立不起来，虽然有时候做得还可以。就包括高考也是，高考我已经考上大学了，而且还是挺不错的大学，但是那时候状态已经不行了；包括考研这回也是，就选课题也是，就是好像永远是这么个循环的状态。（患者认识到其模式的弊端。）

李献云：所以发现了这个恶性循环的一个状态，尽管考得还可以，但感觉并不好。

王军：对，最后也长期不下来。

李献云：长期不下来啊，所以怎么样调整这个想法，对自己的看法，或者说我们所说的认知行为治疗的核心信念，继续觉得自己特差劲、自己废物、垃圾，还是怎么看自己啊？（治疗师顺势引入核心信念的调整。）

王军：我是觉得吧，得按照自己的感受找到自己的路。（患者的思路依然在补偿策略的转变上。）

李献云：所以怎么评价自己？你愿意怎么评价自己？既然有发现从小是这样看自己，让自己陷入这样一个循环的模式中走不出来，无论是考的好还是不好，都让自己陷在这个模式当中，是吧？（治疗师把患者的注意

508 · 拨开信念的迷雾：抑郁症认知行为治疗实录

力拉回到主题上来。）

王军：对。

李献云：所以怎么样重新看自己更合适？

王军：哎呀，啧（思考），就任何一个家庭，任何一个人，他都有他的优点，更有他的不足。我觉得我看我爸呢，两个人即便是父子，他的处事的风格、做事的方法，也都可以是不一样的。嗯，但是我现在还没有找到一种……我也不想刻意地说我现在看自己就很好，我觉得不能这个样子。（这个信念虽然正性积极，却不适合患者。）

李献云：所以怎么看自己？

王军：我觉得就是得走一条自己认可的路，适合自己认可的方向。（患者的思路固着在补偿策略的调整上。）

李献云：走自己认可的路，适合自己的方向，那怎么？不能说自己很好，可以说自己什么？（治疗师反复把患者拉回到核心信念的调整上。）

王军：就是说我做不到我爸的他那个层次，但是可能我有我的独特性。（患者的新信念快出来了。）

李献云：所以怎么看自己？

王军：我有我的特点。（新的对自我的看法，但与旧的核心信念不匹配。）

李献云："我有我的独特性""我有我的特点"啊。

王军：对，我有我的这个长处。（新的对自我的看法，但与旧的核心信念依然不匹配。）

李献云：噢，好，"我有我的特点、独特性，我的长处"，是吧？

王军：对，我跟别人是不一样的，甚至也不太符合社会公认的、特许的那种标准，但是它，就是我觉得有时候社会的那个榜样、那个要求吧，它总是会超出大家一大截来。就是说，这个时候，我觉得我的长处啊……其实我的长处是比较善于这个跟……比较善解人意的，比较会……这个跟人在一起相处的，只要我不逼自己。当然这个劲儿我也在探索，现在我真是在探索，因为我一直是按照我爸之前，包括考研也是，我一直都是按照我爸的那个思路啊什么的在做的，就自己的这种感受，这种反馈，这种成长，我觉得是慢慢建立起来，在建立中。（患者的反思很好。）

李献云：在建立中，那么怎么评价自己合适？（继续把患者拉回主题上来。)

王军：就我还是在成长变化。(新的对自我的看法，但与旧的核心信念依然不匹配。)

李献云："我还是在成长变化"。

王军：对。

李献云：那针对"我特别差劲，我是个废物、垃圾"，可以怎么说？(治疗师把旧的核心信念说出来，请患者思考替代的新信念。)

王军：那是过去的认知。

李献云：所以现在怎么说自己？

王军：现在是我有我的特点。(依然不能与旧信念相匹配，但还可以。)

李献云：好，所以"我有我的特点"，是吧？

王军：对，我应该根据自己的特点去调整自己的生活。(这是患者的新认知，但也不是核心信念，因为核心信念往往是简练得不能再简练的表达。)

李献云：哎，那你对自己，"我有我的特点，我有我的长处"，你对这个的相信程度有多少，现在？(治疗师退而求其次，先把原来那个相对新的认知作为旧信念的替换。)

王军：70％。

李献云：70％。对于"我自己特别差劲，我自己废物、垃圾"，对这个相信程度现在有多少？

王军：60％，这俩现在差不多。

李献云：这个还依然相信，是60％，是吧？

王军：对，因为有时候现在，有时候我爸帮我装电脑，我都觉得哎呀，他还一直帮我装，我还一直不会。(患者的旧信念依然对患者有强烈的影响力。)

李献云：好，还依然会有这样的情况，是吧？

王军：(患者点头)对。

李献云：好，那非常不错啊，咱在这儿稍微总结一下咱刚才谈的内容。你觉得这样的一个探讨让我们看到了些什么？

王军：就是我爸有他的长处，我呢我有我的这个性格的基础、性格特

510 · 拨开信念的迷雾：抑郁症认知行为治疗实录

征，我得按照自己的感受、方式去做事情。但是他的影响呢，我不能说完全否定，他就是就平等地去交往呗，可能今后修电脑的事还是我爸干，但是我搭把手啊什么的都可以，对不对？也没有必要就是说我要替代他，对不对？包括有些比如说，在学校里头也是，唉我爸厉害，但是呢我不太行，其他同学能帮我，那也就可以了。（患者的反思不错。）

李献云：好，非常好啊！

王军：我觉得就不要说刻意地往别人身上靠，看看自己能做什么，然后从这点落实下来，然后去让自己在一种良性的循环那种放松紧张交替过程中，看看自己的特点，找到自己一些天生的一些天赋（笑）。（患者认识到需要发现自己的特色。）

李献云：好，可不可以说正是因为自己把自己看得差劲，自己看自己垃圾、废物，才刻意地要往别人身上靠？（治疗师强调核心信念的影响。）

王军：嗯（思考）。

李献云：或者把父亲作为一个参照？

王军：我觉得可能一开始，这个这个它俩互相关系吧。（患者认识到补偿策略与信念之间的相互影响。）

李献云：相关，互相影响，是吧？

王军：互相影响。

李献云：所以我们恐怕也得发现自己真的自己有自己的长处，自己有自己的独特性，而不是自己以为的那个"垃圾"。

王军：对，对，对。按照一个标准，然后固定死了，达不到就是垃圾。（患者反思到了自己的旧认知的问题。）

李献云：好，接下来可不可以花点儿时间发现自己的长处、自己的独特性、自己的特点？（治疗师鼓励患者收集支持新信念的证据。）

王军：自己的特点，对，嗯，可以。

李献云：好吗？收集日常生活当中自己的所作所为，来发现自己的独特性、自己的长处。

王军：嗯。

李献云：从而慢慢发现自己并不像自己想的一样是废物、垃圾或者是差劲。

王军：嗯（患者写下来他的作业）。

第十六章　第十四次治疗：调整信念 • 511

李献云：好，所以以后我们就沿着这一块的内容，就是你所说的观念上的调整，或者认知行为治疗所说的信念上的调整，我们来……

王军：还有就是日常的这些习惯的，我觉得这个是基础。

李献云：对，非常好！

王军：我觉得日常的习惯是基础，然后只有一些日常的习惯，就一张一弛的习惯，才能慢慢地有自然的这些天赋啊什么的。（患者认识到行为模式转变的重要性。）

李献云：好，所以转变自己的信念不是凭空来的，是怎么样从日常的习惯养成的，让自己发现自己真的不是自己以为的那样，好吧？（治疗师强调学习和练习的重要性。）

王军：对，对。

李献云：好，非常不错，那我们就这样，今天谈的内容有什么困惑的地方吗？（询问患者的负反馈。）

王军：今天没有。

李献云：没有，那约下次的时间。

王军：下次可以约久一点儿呗，因为我现在，（隔）三……嗯五六周？

李献云：五六周的话，那就放到1月多少日？

王军：今天是几日？

李献云：今天是17日。

王军：17日。放到20日，放到28日怎么样？

李献云：28日可以，那我们就放在还是这个11点。今天是11点。

王军：要么再往后放一周吧。

李献云：放到2月？2月就该过年了吧。

王军：成，那就过年之前来一次吧。

李献云：对对对，别放到过年了，那就11点。

王军：对。28日，成。这个东西我觉得我得是日常，每周我反正都会回到家总结一下，我觉得这个还是有必要的，包括我就是体会到收拾屋子，收拾屋子也是一下打扫不干净，但是每天干一点儿，它也有收获。（患者认识到坚持做作业的价值。）

李献云：好，非常好，那我们就这样。

三、治疗回顾与反思

(一)治疗开始后多长时间设置日程合适

一次治疗通常是 45 分钟,包含三个部分:开始、中间(议题讨论部分)和结尾。中间议题讨论部分是治疗的核心,是最关键之处,至少需要 25 分钟左右,那么开始和结尾加起来不应该超过 20 分钟。而设置治疗日程,即确定每次治疗的议题,属于治疗的开始部分,所以不应该 15 分钟治疗时间过去了,日程还没有设置;何况开始部分还有心境检查、了解新发生的情况、上次治疗回顾和作业检查需要完成。

本次治疗在 8 分钟多的时候完成了心境检查,了解了新发生的情况,回顾了上次治疗和检查了作业,进入了日程设置阶段。治疗在开始阶段的时间把控还可以。后面在设置日程阶段花费时间太长。

(二)设置日程一般用多长时间合适

这次治疗日程设置花的时间太长,从 8 分钟半到 24 分钟才把日程设置清晰,日程设置用了一刻钟的时间,医患双方才达成一致。这是这次治疗需要特别改进的地方。由此可知,设置日程耗时长,除了患者的因素外,比如患者的赘述或空泛不切题的叙述,更主要的是治疗师的因素,没有及时捕捉住患者的意思,把目标和问题回顾作为议题之一设置进日程中。治疗进行到这个阶段,需要结合起初制定的治疗目标和问题列表,回顾治疗所取得的进展和可能存在的障碍,然后再确定下一步的工作方向。所以当患者说他主要就想谈谈以前的目标和问题时,治疗师就此跟患者把它确定为议题之一,并把接下来要解决的问题作为另一个议题即可。

当然为了避免患者的赘述或空泛不切题的叙述对治疗节奏的影响,治疗师需要在提问前对患者做些限制,从而让议题设置变得简短些。比方说:"对于今天咱们谈什么,你简单用一句话提出你的想法,在这里不谈细节,我们确定议题后再仔细讨论。"在设定议题环节发现患者又在赘述后,治疗师在倾听理解的基础上,及时恰当地打断患者不必要的叙述,对患者的赘述做简要总结,这样才能不管患者如何绕,依然能够引领患者回到主题上来，更合理地设定议题。如果患者说话很空洞，需要抓关键点，询问他某个关键词或句子的确切简要的含义，从而能够尽早发现与中断跟主题无关的叙述，把患者的注意力拉回主题上来。在这次治疗的日程设置阶段，治疗师对患者的赘述中断不够，导致此阶段用时太长。

（三）如何让治疗不偏离主线

为了让治疗更聚焦、讨论不偏离主线，就需要依托认知行为治疗的结构化，即治疗师和患者均清晰地知晓治疗的框架、自觉自愿地遵从治疗的安排。所以在初始访谈和每次治疗中，治疗师均会让患者知道并一起设定认知行为治疗的架构、总体安排和每次治疗的安排，让患者对治疗有一定的掌控感，这样患者才能和治疗师齐心协力有所约束，避免离题。患者越配合治疗，越跟治疗师结成合作联盟，治疗才能越顺畅、越高效，越少偏离主线。

在治疗过程中，治疗师需要根据患者的具体情况及时调整提问方式甚至交流内容，且需要心中有主线或框架，即对治疗要讨论的主题及治疗当时属于治疗的哪个阶段了然于胸，才能在需要慢下来的时候静心等候患者，稳得住，而非着急替患者说；在患者说话挺绕需要打断的时候，果断小结打断，并将患者的注意力拉回来，又不显突兀。然后恰当地使用引导性发现，患者才会配合治疗师遵从治疗的框架，围绕议题展开讨论，共同控制治疗的节奏，顺畅完成治疗任务，让结构化成为治疗不偏离主线的保护伞。

有了结构化，有了治疗的主线，就不太容易出现设定的议题跟最终讨论的议题不一致的情况。即使在治疗中出现了此种情况，治疗师和患者也能及时发现并做出调整，让讨论回归主线。为了帮助治疗不偏离主题，可以提前把治疗的架构写下来放在桌面上，把治疗确定的日程也写下来，进展到哪个阶段在哪个位置打"√"，这样就可以起到提醒聚焦的作用。如果绝大部分治疗的时间已经过去了，才发现治疗跑离主线，那就下次治疗时再按照上面的方法帮助聚焦。

（四）用垂直下降技术探索信念总有困难，怎么办

在用垂直下降技术探索中间信念和核心信念时，针对患者的自动化思

维，治疗师询问患者，如果这个自动化思维就是真的，对于患者来说意味着什么。此时治疗师往往会遇到困难，因为患者不按治疗师的计划出牌，患者不谈信念，而是转向说他的情绪和行为。由于患者谈到了别的内容，有时治疗师容易忘记此时的任务是什么，就跟着谈患者谈到的内容；有时治疗师会继续追问患者那意味着什么，患者不耐烦或者负性情绪反应很强烈，治疗师就只能停下来不问。此时，一部分治疗师会选择把患者中间信念和核心信念说出来，直接告知患者这是他的信念。而这是需要治疗师提醒自己特别要避免发生的情况。

垂直下降技术探索的是患者的功能不良性核心信念，往往是负面的、极端地对自我的否定，所以很少有人愿意直接面对此类话题，哪怕是来寻求心理治疗的患者。何况，通常情况下负面的信念未被激活，隐藏在患者内心深处，患者也察觉不到。所以患者会不自觉地就转移了话题、选择回避或者否认，这也是一种本能的自我保护机制。此时治疗师切忌操之过急，或者把患者的表现简单理解成"阻抗"，或者妄自菲薄。而是给患者更多的理解和共情，转换提问方式继续探索。如果患者的情绪反应太激烈，那就先停下来，不再追问患者的信念，而是更多地关心患者，把治疗关系维系得更稳固。探索信念不急于一时、一次的治疗，未来还有机会；也不急于一定用垂直下降技术进行探索，也可以用很多其他的方法来了解患者的信念。

如果治疗师太急迫想进入患者的思维中，往往会欲速则不达，事与愿违。患者只有在感觉到安全可信任的氛围中才会向治疗师袒露出其内心不想为人知的那一面，即他的信念或人生观，因为大部分人在人前总是自觉不自觉地展示其好的方面或装好、掩盖他不好的方面，这是人之常情，就是人人都愿意美化自己而非暴露自己的缺陷。治疗师越想逆势弄明白，越深陷其中理不清楚，反而把信念探索弄复杂化了，或者变成了说教，那样的话就或多或少会影响到治疗关系。

如果治疗师穷尽各种方法均不能问出来患者的信念，也可以告诉患者治疗师猜测的信念表述，然后请患者确认治疗师的表述是否就是患者的信念。当然，此时最好给患者不止一种选择，让患者找出最符合他状况的表达，或者请患者以治疗师的信念表达为模板说出自己的信念表达，也就是请患者依葫芦画瓢说出自己的中间信念和核心信念。

(五)先调整中间信念还是先调整核心信念

核心信念形成的时间长，始于童年早期，句式表达上非常简练，更为患者所坚信，更缺乏弹性，是对自己、他人或未来的刻板观点；中间信念形成的时间短于核心信念，始于童年后期，句式表达上稍复杂，往往含有条件、是一种假设表达或表现出一种态度，患者虽然也同样坚信，但不像核心信念那么僵化固执。所以中间信念比核心信念更容易调整，在认知行为治疗书籍中往往建议先调整中间信念。但其实在临床实践中没有一定之规，先调整哪个都是可以的。

要想调整患者的中间信念和核心信念，就需要先找到患者的核心信念、补偿策略和中间信念，才有可能进入到信念的调整阶段。所以治疗师从第一次评估访谈开始，就要不断地对个案进行案例的认知概念化，从患者的诱发事件、自动化思维、相应的情绪行为生理反应中猜测患者的信念和补偿策略，如此反复多次从自动化思维层面发现患者的典型特征，即找出患者常见的诱发情形、自动化思维的共同主题和行为反应的模式，就越来越有信心去推断出患者的信念和补偿策略，再通过跟患者的分享探讨确认或修改完善其信念表达，然后引导患者发现其信念、补偿策略的不合理之处、不适合目前情形之处、对患者的积弊之处或弊大于利之处，从而促使患者愿意主动去调整改变其信念。

(六)如果患者白天能够劝自己改变信念，可是晚上梦中还是原来的自己，该怎么办？

尽管我们目前从科学层面对于梦境的了解既不够全面也不够深入，但无论如何，对于一个人来说，白天在现实世界中的改变才是最重要的，也是认知行为治疗特别强调的。如果一个人在白天遇到有压力的情形，能够劝自己学着用新信念去看待，也能够采取跟之前不一样的行为应对，就很不错了，不必去在意患者在梦中如何。

如果患者非常在意他在梦中的认知和行为，此时需要跟患者探讨了解他是否一直以来都是如此，要严格管控自己的做梦、自己的思维和行为。如果是的话，那就要留意患者的强迫型人格的特点或追求完美的特点，询问患者世界上有没有人真正能控制自己的梦境；如果没有人能控制自己的梦的话，他是否要这样要求自己？他要学着如何看待自己的梦才对自己有帮助？如果患者不是要控制自己的梦，只是好奇，于是在治疗中发出了询问，则可以引导患者通过常理来理解自己的梦，学会不那么在意梦中的内容。

(七)是不是每个患者都应该接受信念治疗

因为信念影响患者在特定情形下的自动化思维和行为模式，我们就希望能够对患者的信念进行调整，以便患者再遇到压力情形时也不再像以前那样思维，也就不再有之前的情绪或其他困扰。但很多患者通过前面的转变自动化思维和改变行为，症状就明显减轻或消失，痛苦感明显缓解，就不再想继续治疗，当然就不会有信念调整的机会了。这种情况在临床上很常见。往往是患者下一次或下几次复发的时候，患者才决心去调整其信念，以降低疾病复发的概率。在治疗中治疗师会告知患者这一点，但选择权在患者，治疗师需要尊重患者的选择，不要把患者未接受信念调整这一现象看得过于严重，避免出现像在吓唬患者接受治疗的情况。因为毕竟会有一部分患者未接受信念调整也生活得很好，或者一些患者可以不断自我调整让自己生活得很好而不再需要专业治疗。研究证实信念调整对大多数患者有帮助，但不意味着每一个不接受信念调整的人结果都很糟糕。治疗师对患者的选择持开放和接纳态度，并告知患者未来有需要时可以再来找自己即可。

(八)功能不良性信念是否一定与糟糕的童年经历有关

无数研究证实了糟糕的童年经历与患者的精神疾病之间的关系，比如，遭受虐待、欺凌、性侵犯或其他创伤等负性生活事件多的人更容易罹患精神疾病。所以在初始访谈或案例认知概念化的时候治疗师会刻意了解这些方面的内容。但临床工作中也发现一些精神疾病患者并无特别明显的不良生活经历，比如这个患者，无论养育他的父母，还是学校老师、同学、陌生人都没有明显虐待、欺凌过他；只是他三岁之前频繁更换保姆，其中一个保姆曾虐待过他。但给他有深刻影响的生活经历并不是特别负面，比如他爸爸耐心陪伴他写作业，跟同伴踢球的时候他做门将或玩的时候做老末，他特别想做他爸爸那样的人，他妈妈回家后的抱怨，他和妈妈共同依靠他爸爸做主，等等。所以，功能不良性信念的形成不一定总是能够追踪到极端负面的生活事件或多么曲折的童年经历，更重要的是患者在他成长早期的直观感受，而那种直观感受往往就是患者的自我核心信念或对世界的核心信念。

(九)患者的新信念"我有自己的特点、有自己的长处"跟旧信念"我是废物、垃圾"不完全匹配，怎么不继续往下问

患者的旧信念是"我是废物、垃圾"，如果新信念是"我挺好""我有用""我不是废物、垃圾"可能更匹配一些，但患者明确表示不愿意采用"我挺好"作为新信念；而"我有用"这个信念跟"我挺好"接近，患者一般不会拿来考虑。"我不是废物、垃圾"直接否定了旧信念，看起来很好，但考虑到患者在治疗中对"我是废物、垃圾"的相信程度依然高达 60%，所以患者也不会拿直接否定旧信念的话作为新信念。在此情况下，治疗师只能退而求其次，选择患者新产生的自我看法"我有自己的特点、有自己的长处"作为替换的新信念。治疗师引导患者越来越多地看到这一点，自然随着以后治疗的推进，患者的旧信念就会逐步退出历史舞台，更有功能的新信念也会形成。所以，治疗不能追求一步到位，而是需要循序渐进，贴着患者推进治疗，放慢节奏，特别是在核心信念调整阶段，欲速则不达，给患者更多思考、改变与收集支持新信念证据的时间。

(十)患者对旧信念的相信程度变成多少就合适了

在这次治疗中，患者对新信念的相信程度是 70%，对旧信念的相信程度是 60%。所以很多治疗师就会提出疑问，到底患者对原有信念的相信程度变成多少就不用挑战了？其实认知行为治疗的书籍中对此没有特别的说明，也没有相应的研究数据。常规来说，患者对旧信念的相信程度越低，新的更有功能的信念越容易出现，所以治疗总是往这个方向推进。不过，刚开始调整旧信念的时候，患者对旧信念的相信程度一般不会太低，对新信念的相信程度也不会太高，这需要通过治疗和患者的练习一步一步来，不能操之过急。治疗最主要的目的是调整患者信念或认知的灵活性，学会多角度、多维度、多范围、多时空动态地、从谱系的角度看待自己或他人。鉴于旧信念有其历史根基，又时间跨度长，所以如果没有把患者对旧

信念的相信程度调整到 30％或更低，就说明治疗师还有很多工作要做。

(十一)治疗师布置的作业不够具体

在治疗的最后，治疗师布置的作业是让患者花时间发现自己的长处、收集日常生活中的所作所为来体现自己的独特性，可以看出治疗师留的这部分作业不够具体。患者给自己留的作业是继续练习一张一弛来改变补偿策略，这一点很具体。如果治疗师能够请患者结合其日常生活举出一两个例子来说明这一点，并请患者说出他计划在每天当中的什么时间做此类记录的话，作业布置就比较具体、容易操作了。

四、治疗记录

治疗记录
2017 年 12 月 17 日   Session 14
心境检查

患者这段日子还可以。发现了他自己的两极化思维，总是肯定或否定自己，要不特好，要不特不好，容易绝对化，总是对自己要求高，挑自己的毛病，不能像对待朋友那样对待自己。
 	
    患者现在的变化：在行动上到点就停，不像以前那样感觉特别好就使劲儿干、一直干，能让自己放松下来。遇到做得不好的情况时，学会了不像以前那样看待自己，就想自己劝朋友的话劝自己，不苛责自己，找补救措施，学会生活。让自己一张一弛，不走极端。找工作，从一般的工作开始，不要求自己一定要怎样。
 	
    患者记得上次治疗内容，认为人际交往不是跟人比、不是讨好，而是人的基本需求和放松的需要。对于设置议题，患者主动对照着问题列表和治疗目标思考，发现很多问题已经解决或者在解决的路上。患者认为信心是个人感受，一直努力并不能帮人建立信心，只有一张一弛才能一步一步建立信心；不是越努力就越好，也不是越放松就越好。

续表

议题
深层次上观念的改变：自己是废物、自己是垃圾 　　患者总是把外在要求内化在自己身上。小学三年级上剑桥英语的时候，觉得自己不行、自己不好；老师说自己害羞什么的，就觉得自己不好，需要改正。中考成绩特别好，一方面对自己的期望特别高，一方面没自信，觉得自己盛名之下其实难副。一旦达不到要求，就觉得自己是废物。 　　患者小的时候，爸爸总是陪着学奥数，患者觉得他在监督自己，自己必须得做好让他高兴，因为患者早就受不了了。 　　患者母亲容易情绪化；患者认为自己介于他们二者之间。认为父亲权威、榜样的力量大，他认真、仔细、有责任感，做事稳当，患者崇拜他，想以他为榜样，但像他那样学习受不了，就感觉自己特差劲，现在对此的相信程度是60%。学习挺枯燥的，得逼着自己去。刻意去学他，想成为他那样的人，但发现成不了他那样的人。 　　患者现在认识到：我和我爸有差别，即便是父子；我应该走适合自己的路、自己认可的路。 　　患者不会认为自己就挺好的。 　　替代信念：我有我自己的特点(独特性)、我的长处70%。
我比较善解人意，我以前是按我爸的思路去做的，现在我要走适合自己的路，我还是在成长、变化。
作业
搜集并记录证明自己有独特的长处的证据； 　　继续用所学方法帮助自己，一张一弛地生活。

第十七章

第十五次治疗：调整信念

一、第十五次认知行为治疗的总体框架

这次认知行为治疗的重点依然是自我核心信念的调整。在使用信念工作表调整信念之前，需要引导患者先找到新的有功能的信念。虽然之前经过了数次治疗，就信念展开了讨论，可是引导患者找出新信念的过程并不容易，因为自我核心信念更僵硬、更不易被改变。患者从心里不相信、不接受新信念，加上与上次治疗间隔的时间长，曾经讨论出来的新信念已经又退出了患者的舞台。

本次治疗用时 48 分钟，与上次治疗间隔实际接近 3 个月，虽然在治疗中患者说间隔了 2 个月。

二、第十五次认知行为治疗逐字稿与讲解

李献云：好，怎么样？好长时间没见了。

王军：是，2 个月了。

李献云：总体感觉怎么样？

王军：总体来说，现在我反正，嗯，从状态上来讲肯定是好很多。一方面是因为这个课题稳当下来了，肯定是能毕业了(笑)。

李献云：噢(笑)，毕业肯定没有问题了，是吧？

王军：嗯，是。然后第二点呢，是有这么一个事儿，我也是春节时候跟亲戚朋友一块儿串门，然后呢我的一个姐姐，她现在已经 30 多岁了，

就为了给他们家就我侄女上学，他们本来就住海淀那儿，然后呢就非得说那个他们那儿的小学是最次的，是海淀区最次的小学，非得卖房子，卖两套房子要换一个学区房，就要不卖的话，就整宿整宿睡不着觉。（患者赘述的模式。）

李献云：嗯嗯。

王军：因为她在银行上班，大家平时没事的时候就聊聊这孩子。我突然感觉就跟我们课题一样，其实吧因为我小学也是重点，初中高中都是重点，从我角度来讲，我就觉得就没必要。但是呢如果看不透这个事儿，它就成了心里的一个结。包括我大大，我大大是大学一教授。他呢就是从小就喜欢鼓捣收音机，然后电磁这方面，自己做小电视，然后他也是下过乡的，然后他自然而然地，就反正高考一恢复了，可能自然就考大学。然后呢当教授，他就琢磨这事吧，就是这学习这东西呀，它不是说看书越久它就好，他看明白了，说这些好学校大部分都是逼着学，成绩肯定就能高。我也是有这么个感觉，所以吧我现在就……就感觉就是……因为我那个姐姐她是……她是那个。她是好像就是上了个大专，她当时想复读，然后她……舅妈没让她复读，可能心里有这么个结。她就是对这事没看明白，然后呢又攀比起来了（笑）。所以我就觉得，我这课题也是像……因为每个地方它都有圈子，有个圈子呢仿佛好像都有高有低（笑），然后呢好像没拿到好课题，或者我的子女没上到好学校，我就低人一等，或者我就受不了了，这些大家多少呢都有。但是呢就现在先不管我，您特别重点谈论这个我对自己的评价怎么怎么样，就单纯就是说攀比这个事儿来讲，我就觉得人要是攀比起来的话，那痛苦就无休无止，不管自己是怎么看待自己。（赘述之后能回到主题上来，不过花的时间长。通过上述标注的自动化思维和加重的自我体会部分，可以知道患者还需要多加练习才能体会到改变信念的重要性。患者通过身边的例子联想到自己，并认识到攀比的弊端，这很不错，虽然没认识到攀比受信念的支配这一点。）

李献云：嗯，嗯。

王军：我就觉得就是我姐姐她这样想，跟我原先说没选一个好方向，因为小雄买房子也一样，都是想这个看着更……往更好……好像引号的更好的方向去刻意努力。但……（患者能看到生活中其他人跟他存在一样的问题，这很好。）

李献云： 实际上……

王军： 实际上它没有，也没说的那么好，其实是一种心理上的一种作用吧。

李献云： 好，实际上并没有说那么明显的……

王军： 好。

李献云： 以为的好。

王军： 对，就是它好也没有那么好，但是人类每个人或多或少都会都会有这种东西。但是要想有这种东西本来没错，只要能根据自己的规律发展起来，它就是好的。就像我大大那样，他真是凭借自己兴趣爱好发展过来的。然后我哥哥发展的就也不错，他不会就是，他也没上什么重点中学，我大大还……也不是吹牛，还就随便那么一说，就是说他们那边那个没晚自习，他说他就没让我哥去，我哥就不愿意去，就觉得回家待着自在，他就没那么说非得逼着自己干，反而最后读的硕，读的博，最后到了美国，而且干得还不错。啊我这个就说的意思就是，我就觉得人这种虚妄的攀比是不行的。但是呢，我就觉得又回到我们就是对自己的评价……（患者切实认识到攀比的害处，赘述后依然能回到自我的核心信念上，这说明前期治疗在患者头脑中留下了印象。）

李献云： 嗯嗯。

王军： 我对自己有一个客观的评价之后呢，按照自己那个感觉去发展是正确的。（患者认识到新信念的作用了。）

李献云： 好。所以不再攀比的前提是学会对自己有个客观的评价，对吧？（治疗师把关键的内容做个小结，突出强调改变信念对攀比的影响。）

王军： 对，因为我今天也是又听上次的录音么，我就突然感觉到，就是说我之前不是对手淫特别……那个认识特别……这个就觉得手淫……其实它……最后我惧怕手淫，这种惧怕比手淫本身呢它其实伤害大很多，就手淫本身也就是很自然的生理需要么。然后我觉得就是说我对我自己的这种负面的认识，比这个、比我自己的真的那个，如果说真的不足，实实在在的不足，要可怕（笑）！就是实实在在的不足并不可怕，但是如果就是认识的不到位，就把这不足夸大了，或者说以偏概全了，这个好像更不好！（第十一次治疗讨论的是手淫问题，第十二次治疗时患者对手淫有了更有功能的认识，随后在上次即第十四次和这次治疗又拿手淫做例子，可见手淫问题对患者的不良影响之深、治疗后给患者带来的转变之大。所以在治疗中需要拿对患者影响最大或者患者最常见的问题进行讨论是治疗师首先要学会掌握的。）

李献云：好。

王军：或者说这个不足本身它就是一个特点，人有不足，肯定还有长项，然后这些东西还都是在变化的。比如，哎，我就觉得，还有就是，我就是因为这正好有个对比，因为我这、我发现我有个擅长的就是，就喜欢串亲戚，喜欢现在就关注一下大家心理啊。然后呢我有一个侄子，他在英国长大，他爸爸就属于那种逼着自己上教授那种，然后也希望他儿子就能上教授。现在他们在英国说打架，打架打完之后这个都叫警察来了，现在就是都能把他、把他爸挠得的这个哪儿哪儿都是血、血道，然后呢踢他妈妈，踢得都肿了。然后现在实在是这关系调不了，就回国了，他现在中文也不太会。就是就很显然就是说像我这个侄子他这种情况，我觉得就是他的父亲，他的父亲是怎么回事呢？就是从我侄子刚出生的时候，然后就留学走了，然后呢这孩子刚一岁半的时候，他妈妈就是我的姐姐也就跟着他走了。就是在国外，先在新加坡，又在、又在什么加拿大，最后到英国伯明翰。然后最后也能当上教授，但是他就跟那个人，就是我哥哥交往的时候，就感觉他这个人神经特别紧绷着，然后也不是很自然，然后呢他姐姐也总说他是书呆子（笑），或者说……反正就是因为我总觉得他是那种不安，然后努力努力努上去的。然后我那个大大就是、就是靠自然的劲儿，他就觉得自己谈一个什么事儿，开个车也是非得要超过别人，反正就是，或者说自个说自己学游泳的时候，说自己学两次就会了，还特得意。就是，一个是，就是说，哎，还挺自信的，或者说、或者甚至有点儿极端，我行我素的那样子去成长；一个是，好像就是一个农村，然后家里是老小，一定要翻身，就努着自己上去的。最后导致的就是家庭的氛围特别不一样，一个是挺宽松的，一个就是这这个特压抑、特紧张。然后呢我就觉得对于我来讲，现在我爸变化很大，我爸也是，看了也是我爸现在也是就经常变得有说有笑了。然后这个，因为原先比如说我对我爸的这种，就是我上次跟您聊也是，就是比如说他小学奥数他特耐心，他耐心，但是他并不说笑。这个加剧我紧张，就是他内心很平静，但是就是他这种人。就包括我大大也是，我大大那种人也是，他是特别有信心的人，但是他从不爱说笑，嗯，但是他也不给别人压力，他属于这类人。所以我觉得现在就是我对自己的这个，小的时候对自己的就是压力的一开始的源泉就是，就包括老爸的这种陪伴，其实他们还是挺放松的，只不过他们在情绪上没有那么外显而已，然后呢就正好比如说，但是我爸又不像我大大那样就是说，或者说我也没像我哥哥那么聪明，反正就无形中就把自己逼坏了（笑）。（患者的童年经历，父亲耐心陪伴学习，不说笑、没有情绪变化，给患者造成了压力，加深了患者的自我核心信念，于是患者选择逼迫自己学习，以避免其核心信念为真。）

李献云：所以你在你爸的陪伴下长大，他虽然放松但情绪不外显、不说笑。（治疗师把患者的赘述简单化。）

王军：对。

李献云：然后你怎么想的就自己把自己逼坏了？（治疗师想引出患者的信念，加深患者对信念的理解。）

王军：嗯，我就觉得自己就总得符合他的要求呗，然后没达到他的要求，我觉得自己特差劲。（患者的中间信念与核心信念。）

李献云：哦，总得符合他的要求，没达到他的要求就特差劲。（治疗师复述患者所谈关键内容，以促进共情。）

王军：啊对，因为我需要的是一种就是比如说一种愉快的氛围，比如说我爸嬉皮笑脸地跟我一下，他原来还说特别能拿，一年前还说自己挺难做到的，但现在也嬉皮笑脸的，开始（笑）。所以我觉得好像这个氛围是导致这个我儿时这个压力的来源，并不是那个比如做出题来了，真的是挺高兴的，也就没什么压力了。（与信念形成有关的童年经历。）

李献云：在儿时那样的情况下，你认为你爸爸那种严肃的表情，是吧？（治疗师继续把关键信息复述一下。）

王军：对！

李献云：陪伴着你，是因为你太差劲了，所以要这样陪伴着你，是吧？（治疗师说出患者的核心信念。）

王军：啊，是是是，我好像有这么一种感觉。

李献云：你之所以那么努力想向你爸爸看齐，你就想让自己想方设法要让他变得开心起来。（治疗师继续说出患者想说但未能整理说出来的话，同时加入了认知理论进去。）

王军：哦，有点儿这个意思。

李献云：然后他不用陪伴，这样你就符合他的要求了，然后你就不差劲了，是这么说吧？

王军：哦，差不多。

李献云：好，所以恐怕还是小的时候你对自己的那个认识……（强调核心信念的影响。）

王军：那个互动。（患者强调那个氛围和患者的自我信念之间的相互影响，这也是实际情况。）

李献云：那个氛围让你觉得自己特差劲，你才一步步逼着自己努力，跟别人攀比，然后容易让自己处于那个压力状态下，放松不下来，以取得成绩，证明自己不是特差劲。是这么说吧？（治疗师小结关键内容，强调患者的童年经历、补偿策略和信念之间的相互影响。）

王军：嗯。

李献云：好。那这是我们来看这段日子你的情况，也通过观察别人来对自己的一些情况有反思。上次咱俩谈的内容是啥来的？（此时才结束对上次治疗的回顾，前面花的时间有些长。）

王军：上次咱就谈到这儿，然后谈到这个，因为谈到基本的目标都基本上完成了。然后就谈到最终这个"我很差劲"这个信念是怎么来的，然后也聊到了父亲这一块。然后这个阶段呢，我也是跟家里人，我也更多地接触接触，就发现串串亲戚真的是挺有帮助的。而且……

李献云：串串亲戚让自己？

王军：就是眼界开阔点儿，发现我的痛苦，其实大家或多或少都有。

李献云：哦，好。（治疗师此时的简单回应不太合适，因为患者赘述明显，这样简单的回应容易让患者又一次陷入赘述模式。如果此时治疗师果断切入主题，就可以避免患者下面的赘述。）

王军：然后呢还有就是不同环境下的人的确不一样。就是他的从小的环境，比如说我大大找了一个新大妈，她们家就是比较穷，然后呢虽然大大家里、大大很有钱，大大不在乎钱，但是大妈呢却……她的那个圈子都是那些找了一个挺有钱的老公，比如都老头了那样子，所以她们反而……虽然生活很富裕，但心里还是觉得不踏实。所以现在就开始琢磨给我那个弟弟、新的弟弟，然后琢磨着上什么样的大学，刚三岁。所以是那种心里的那种不踏实的感觉，导致的这种过分，甚至说看了一眼最强大脑，说想把我那个弟弟培养成那个样子。我大大就是说，他也……这个人这孩子看起来是比一般人聪明，但是也就是个一般人（笑），就这样说。就是这个包括我，我比如说，比如说家在北京的孩子，我认识的一个就想出国留学，他出国留学，就是想出去看看，就想逛逛去。然后呢像那个小雄，他就是说自己是昌平的，然后说延庆那边就是说一定要在北京买房子，都还房贷了，然后他的压力就不一样，他的动力也就不一样。所以，但是我们就觉得在北京也没……在城里头……

李献云：先不跑那么老远，但可以看到一个人成长的环境，让一个人学着怎么样看自己，跟他以后出不出问题，或者说跟你出不出问题，恐怕有很大的关系，是这么说吧？（治疗师此时把患者的注意力拉回来有些晚，因为已经花费了比较长的时间。）

王军：对，反正是……

李献云：你在那样的环境里头，学着把自己看成特差劲，或者说凭直觉觉得自己特差劲，然后爸爸才这么陪着自己，然后自己爸爸才没有……（强调童年经历加上习得对患者核心信念形成的影响。）

王军：不说，没有，不笑。

李献云：不说不笑，是吧？

王军：对。

李献云：不说不笑，然后那么严肃的一个状态，你认为是自己太差劲。（童年早期的直觉，即对自我的评价，反复强化形成了自我核心信念。）

王军：嗯。

李献云：所以很重要的一点，我们来学会怎么样重新看自己。（强调转变核心信念的重要性。）

王军：嗯。

李献云：然后学会对自己，像你说的，学会对自己有一个客观的评价，而不是对自己那么负面的认识，这才是最主要的。（治疗师强调形成新的有功能的信念的重要性。）

王军：嗯！

李献云：好，那经过咱们前面的探讨啊，你对今天咱俩讨论的内容，你怎么想啊？咱们刚才梳理了一下，回顾上次，以及联想到的，对今儿讨论的内容，你今天怎么想？（治疗师与患者一起设置日程。）

王军：今儿讨论的，我觉得这个看自己的这个。（患者跟治疗师有共识，但表述不够清晰。）

李献云：看自己的这个怎么着？（治疗师鼓励患者表述清晰。）

王军：就很自然的状态下看自己的优点。（患者还停留在上次治疗谈的替代信念上。）

李献云：好。所以……

王军：说一说吧，看看能不能……

李献云：就重点看怎么样来看自己，是吧？

王军：能不能，反正我是觉得自己就是原先所谓的懒吧，其实它是这个人其实他都需要放松，但是只要懒、所谓的懒够了，他自然地他那个也都能该干吗干吗。

李献云：好，所以就看看怎么样来重新看自己，特别是从自己特差劲，怎么样把自己变成一个……（治疗师发现让患者把议题说得清晰明了有难度，于是治疗师说出来。）

王军：对。

李献云：客观的评价。

王军：对，其实。

李献云：可是你后来对自己有什么样的评价？经过这么多次的讨论你还依然认为自己特差劲？还是怎么说自己更合适？（治疗师试探新信念是否已经在患者的头脑中发芽。）

王军：其实我是能放松的那种，我还挺会的，就是说……（由此可知，上次治疗讨论出的新信念对患者的影响力甚微。）

李献云：所以怎么说自己合适呀？是继续觉得自己特差劲，还是怎么样？

王军：就是……

李献云：特差劲其实指的就是你所说的那个废物，是吧？

王军：啊！

李献云：是这意思吧？

王军：对对对，甚至有的时候是，正因为我觉得我是废物，所以我才去那么做。（患者自我的核心信念影响他的行为。）

李献云：好，所以我们怎么来看自己更合适？我们来讨论一下，看看怎样来重新看，好吧？（治疗师确定议题，这个过程用时有些长。）

王军：嗯，好！

李献云：那你现在有新的对自己的认识了吗？

王军：我觉得我是在变化，而且是在……

李献云：你怎么认为的，自己是？

王军：有些东西，比如说，嘶……

李献云：有没有形成新的对自己的认识啊？

王军：这个想法，嗯，暂时还没有。（患者的新信念还没有出来，尽管经过了上次治疗的讨论，也经过了前面几次治疗有关信念的讨论。）

李献云：还没有变。

王军：就是我觉得说，就是说我是在变化的。就我觉得就是，慢慢地我能有变化。

李献云：如果啊，如果是你的什么表哥表姐，他是这样的情况，你会把他看成特差劲，或者？（引导患者形成新的自我核心信念。）

王军：我感觉他，觉得他是可以有变化的。

李献云：你会怎么评价他？你直接评价他，他是可以有变化的，还是说他特差劲、废物，还是给他一个什么评价？

王军：昨天我看我这侄子吧，因为我也陪他玩，我觉得他是有潜力的。（患者的回答依然未切中主题，由此可知，形成新信念对患者来说有困难。）

李献云：好。所以假如啊，就是你大大家的那个孩子，那个大大家的哥哥，对吧？（为帮助患者形成新信念，可以找到参照或榜样。）

王军：嗯。

李献云：他也是有你这样的经历，他也是有你这样的一个父亲，而不是你大大那样的父亲，你觉得他会怎么看自己呀？他会把自己看成特差劲、废物，还是把自己看成？

王军：我觉得他肯定觉得自己挺了不起的。（把患者的经历放在别人身上，患者可以出现新的看法。）

李献云：他觉得自己挺了不起的，是吧？

王军：嗯。

李献云：所以他会那么看自己，而你是这么看自己，你觉得你可以不可以学着怎么样、学他怎么样来试着看自己呢？（鼓励患者从别人那里学习着重新看待自己。）

王军：嗯，（轻笑）可以。

李献云：好，你可以怎么看自己？重新看自己呀？

王军：是。（轻笑）挺了不起的！（患者有了新信念，但跟旧信念的对比太过鲜明。）

李献云：噢，一个人把自己看成特差劲、废物，一下子把自己变成挺了不起的，你觉得这个差别大不大呀？

王军：大呀！

李献云：真的是说，要不就是废物，要不就挺了不起的？

王军：您不是说，他怎么看自己吗？（患者的思路还是放在了他人身上，而非试着放在自己身上重新看待。）

李献云：他是怎么看的？他确实是这么看的，你可以从他这里头学点儿什么，来学会看自己比较客观，而不是那么负面，或者走到另外一个极端？（治疗师继续小结前面的内容，启发患者重新客观看待自己。）

王军：（思考）这得靠生活一点点感受积累下来的。（患者强调需要增加生活积累才有可能转变信念，确实如此，但患者不知道在治疗中一样可以调整信念。）

李献云：噢。

王军：我觉得好像非得在今天讨论出一个、一条来，还是感觉不到。

李献云：感觉不到，你觉得不能讨论出一条新信念来。（治疗师把患者对于治疗的自动化思维说出来。）

王军：嗯。

李献云：学着提醒自己，不再沿用这种方式看自己，学着用一条新的更客观的评价看自己，你觉得讨论不出来？（治疗师再次跟患者核实他对于目前治疗的自动化思维。）

王军：这个，我觉得客观的肯定能讨论出来，但是不是，就是说，比如说我原先觉得自己懒，后来我觉得，后来我觉得那种不是懒，它是那种自己的调节。（患者强调认知的转变。）

李献云：好，所以这是懒，你可以变成，发现那是一种自我调节了，对吧？（治疗师小结患者谈到的认知转变。）

王军：对！

李献云：然后自己特差劲、废物呢？你可以怎么样看自己更合适、更客观了？而不是那么负面，或者反过来变成自己的……（借机继续引导患者形成新信念。）

王军：我总觉得这个东西，它是金字塔那个塔尖的那个核心信念，它得靠好多小的那个，比如说懒，其实它是一种调节。比如说我现在干的课题，它虽然没有那么高大上，但是呢我把它做完了，它也是个实实在在的东西，它也不是说就不好。或者说我现在过得也挺自在的，现在我也帮我爸做点儿什么做点儿事（笑），我也觉得，哎，这东西我觉得我还挺喜欢的，或者说我就……（患者一如既往地赘述。不过，他谈得很好，把这些生活中的点滴重新解释，对于转变信念很重要。）

李献云：那可以怎么评价自己呢？

王军：我情绪上就感觉，但是呢我也不逼自己，我每天该玩也玩，每天过得还挺开心。（治疗师想引导患者说出新的自我评价，但患者回应的是情绪和行为改变。）

李献云：哦！所以，能做好自己的课题，也能帮你爸爸做点儿事儿，然后过得也挺开心，那你是一个什么样的人？是一个挺差劲、特差劲的人，废物的人，还是一个什么人？（治疗师继续引导患者思考新信念。）

王军：挺……挺……挺……挺愉快……挺这个……挺健康的人呗。

李献云：好！

王军：就是一个健康的普通人。（患者的新信念出来了，但与旧信念不那么匹配。）

李献云：但是这个差劲、废物，它什么叫差劲？什么叫废物啊？（治疗师请患者给"废物、差劲"下定义，以启发患者思考，促进形成新信念。）

王军：就完全不行。

李献云：差劲、废物就是完全不行，是吧？

王军：啊，跟谁比都不行。

李献云：噢，跟谁比都不行（写），是吧？

王军：嗯。

李献云：那你呢？是完全不行？跟谁比都不行？（治疗师将患者对"差劲""废物"的定义与患者自身联系起来，从而让患者形成新的信念。）

王军：我得按照我的那个节奏去生活，我觉得我就成。

李献云：所以怎么说自己呀？是……

王军：就是我真的得按照自己的那个感觉去走，那就成（写）。

李献云：那怎么样找一个新的对自己的看法呢？

王军：我得给自己营造一个适合自己的节奏。

李献云：所以会怎么评价自己呀？营造一个适合自己的节奏，那时候会怎么评价自己？

王军：就感觉挺舒服的，这日子过的。

李献云：那会怎么？

王军：怎么看自己？（轻笑）

李献云：对呀！"我怎么样呀？"如果用一个词，原来是把自己看得挺差劲、挺废物，现在……

王军：然后我就想说我挺好的，但是我就感觉吧……感觉说不出口。（由此可知，让患者用新信念替代旧信念并不容易。）

李献云："我挺好的"说不出口，是吧？

王军：啊。

李献云：那如果"挺好的"说不出口……

王军：我真的，我觉得"我挺好的"一个是就得基于好多感受，我才愿意说这个东西。（确实，患者形成一个鲜明对比的新信念，如果没有更多切实经历和体验的话，并不能真正替代旧信念。）

李献云：所以能说出口的是什么？（继续引导患者找到适合他自己的新信念。）

王军：还凑合呗。（患者的新信念终于出现了，与旧信念相匹配，且与旧信念不形成鲜明对比。）

李献云："我还凑合"。噢，好，这就是我们找到的那个新的替代信念，这你能说得出口，是吗？

王军：这（轻笑），对对，还凑合，就是。

李献云："还凑合"，能说出口，好，"我还凑合"。

王军：嗯。

532 • 拨开信念的迷雾：抑郁症认知行为治疗实录

李献云： 好，好。（写）你看，你还凑合，是吧？

王军： 嗯。

李献云： 好。对比"我还凑合"跟"我特差劲、废物"，哪个更客观一些啊？（引导患者发现新旧信念的区别。）

王军： 是"还凑合"。

李献云： 好。你可不可以试着看自己，多说自己"我还凑合"一些啊？（鼓励患者练习新信念。）

王军： 啊，好。

李献云： 好。所以我们现在就试着用这个信念工作表来帮帮自己啊，"我特差劲、我是废物"，写在这儿，这是旧的信念，是吧？（治疗师引入信念工作表。）

王军： 嗯（写）。

李献云： "我还凑合"是新的，是吧？写在这儿。好，现在你对自己特差劲、废物的相信程度是多少？0到100%的话。

王军： 10%。（跟上次治疗时相比，患者有明显的变化，相信程度由当时的60%变成现在的10%。）

李献云： 10%啊。这最近一周当中你对这个相信程度最高达到多少？

王军： 50%。

李献云： 50%啊。然后这一周当中最低的相信程度呢？

王军： 差不多10%。

李献云： 10%。哎，"我还凑合"，你现在对它的相信程度是多少？

王军： 80%。（患者对新信念的相信程度高。）

李献云： 80%啊。好，所以想一想，否定你自己是废物、特差劲，支持自己还凑合的那些证据有哪些？汇聚一下这样的证据，写出来。

王军： 否定？

李献云： 否定自己特差劲、废物，肯定自己还凑合的一些证据。

王军： 噢，我每天都打球玩。

李献云： 每天打球，是吧？

王军： 对，这个还挺舒服的。我每天都跟不认识的人打球。

李献云： 每天都和其他人打球，这是一个。还有什么别的证据？

王军： 我还上完研究生了！（笑）

第十七章　第十五次治疗：调整信念 · 533

李献云：写下来，上完研究生了。还有什么？

王军：哎呀，也更会过日子了！

李献云：也更会过日子了，好。会过日子了。

王军：嗯（写）。

李献云：好，还有什么证明自己还凑合？

王军：你看我觉得这个咨询，还有六级什么，都是慢慢地坚持一段时间，就能做成一些事。

李献云：好。能坚持完成咨询，考过六级，是吧？

王军：它也不是刻意坚持，它就是我本身，你看比如说毕业，六级都过了，有些人也没过，那不就是还凑合。（笑）

李献云：是！非常好啊，自己都过了，别人，还有些人没过。

王军：（指着旧信念）那肯定不是这个东西。

李献云：好，继续想证明自己还凑合而不是废物、特差劲的证据。（鼓励患者继续找支持新信念的证据。）

王军：那这个一家子我也是，这个推动家庭走亲戚、串朋友的（力量）。

李献云：好，推动家庭走亲戚串朋友，是吧？

王军：嗯，（边写边说）家庭团结、走动。

李献云：好，继续。

王军：唉，打球也是，我也就是比如说，有的时候我也会偶尔看一点儿，怎么能跑得更好，或者说怎么根据自己的身体素质能打得更好。

李献云：好！想怎么打。

王军：也是按兴趣去学习。

李献云：好，每天打球，按兴趣去学习，是吧？

王军：嗯。我就觉得学习也不是说非得学书本上的知识，兴趣爱好啊什么的都可以学习。

李献云：好，继续想"自己还凑合"而不是自己以为的废物啊、差劲的那种证据。

王军：（思考，然后写）也主动放松！

李献云：好！也主动放松。

王军：主动放松这个东西，原先我觉得就是以为是懒。但其实吧是个人他都得放松。

李献云：好！

王军：又不是那种在某方面特别超强的人，所以就还凑合吧。

李献云：嗯，好，还有别的吗？

王军：然后我就不想说一些……比如上研究生，其实本科生也干了很多工作。

李献云：好，本科的时候也干很多工作，是吧？

王军：研究生也，一开始也干了很多工作。

李献云：嗯，本科生、研究生都干了很多工作，是吧？

王军：（写）

李献云：嗯，还有别的吗？

王军：我就觉得对人的心思也揣摩、就是也揣摩多了一点儿。的确，嗯，我觉得是。

李献云：（笑）对人的心思也揣摩，对人的心思也有更多的揣摩，是吧？。

王军：嗯（写）。

李献云：嗯，还有别的吗？

王军：基本上也就、就是现在暂时能想到这些。

李献云：好，有这许多证据证明自己还凑合啊。

王军：嗯嗯。

李献云：好，那我们再想想，有什么证据看起来也是支持自己特差劲、废物的证据，实际上我们可以重新解释的？先想一想，有哪些还支持觉得好像自己……

王军：比如说，我比别人的课题，没别人挣得多。

李献云：好，"我比别人，我的课题没别人挣得多"，是吗？

王军：我这课题方向，没有别人的发展好。

李献云："我的课题方向没有别人的发展好"。嗯。

王军：（写）

李献云：（指着写完的内容）噢，把它放一放，这儿空出来，待会儿再说。还有什么？

王军：比如说谁谁谁，（边写边说）别人提出的要求，我办不了或不想干。

李献云：哦，这是第二个，别人提出来的要求，你办不了或者不想干，是吧？

王军：嗯嗯。

李献云：那还有什么？再空出来，证明觉得好像是自己特差劲、废物的那些证据。

王军：（边写边念）就是在任何竞技或交往中处于不利位置。嗯。

李献云：这是什么？

王军：就是在任何竞技或交往中处于不利位置，就是不如人。

李献云：哦，好，这是第三个啊。还有吗？觉得自己。

王军：就是这么多。

李献云：还有别的就是自己废物、特差劲的？

王军：啊，无非就是都满足不了别人要求，或者是不如别人。

李献云：就这三个，没有其他了？

王军：对对对。

李献云：好，那我们就来重新看看，这表面看起来觉得自己差劲、废物，是吧？（对于那些支持旧信念的证据，需要逐一重新审视，让它不成立。）

王军：嗯。

李献云：第一个是什么来的？自己……

王军：课题方向没有别人发展得好。

李献云：没人发展好，那怎么样来重新解释让它并不成立，而成为了自己还凑合的证据？

王军：我这课题（笑）……

李献云：你的课题方向……

王军：我这课题的确是挺凑合的一个课题的（笑）。

李献云：哦，挺凑合的一个课题？

王军：对。

李献云：你课题的挺凑合，怎么就说明你的方向不如别人的发展好？（治疗师的角色是启发患者思考，让患者的思维更有弹性。）

王军：就是别人那个，比如月薪 2 万（元），我这个月薪 6000（元）。

李献云：唉，你怎么知道的啊？你现在挣钱了？

王军：嗯，看那个招聘呗，别人的课题，他是那个价钱，我这个课题是这个价钱。

李献云：现在的招聘说明别人的课题是两万(元)，你的课题月薪就是六千(元)。

王军：六千(元)，啊。

李献云：招聘是这样的，就能说明你的前途不如别人的前途好？

王军：哦哦！就是，就是只要稍微有一点儿不好，我觉得我是特差劲和废物。(这是患者旧信念的影响力。)

李献云：好，所以你可以怎么样解释，让它变成自己还凑合的？

王军：就是，但是大多数工资就是……就是……就是……我跟的那个……永远都跟最好的那个去比。

李献云：哦，你永远是跟最好的那个比。而大多数呢？

王军：对！

李献云：大多数人的课题呢？

王军：大多数也就六七千(元)，或者说……

李献云：好，所以你可以怎么解释，让它变成自己还凑合，而不是自己特差劲的证据？

王军：呵呵呵，总跟最好的比，永远是这个样子。

李献云：哦，好。

王军：(写)

李献云：你写的是什么？(对于患者写下来的内容，请患者读一下，一是可以强化患者新的认知，二是治疗师可以发现需要进一步工作的方向。)

王军：总和最好的比，更好的比，永不会满足。(患者写下来的解释没有涵盖最关键的讨论内容。)

李献云：所以实际上你的这个课题也罢，你的未来也罢，目前看起来是什么样的一个情况？

王军：还凑合。

李献云：还凑合，是吧？

王军：嗯。

李献云：你是属于大多数还是什么？

王军：大多数。

李献云：那你要不要写下来？

王军：嗯（写）。

李献云：好。这块针对第一个支持旧信念的证据，转变成支持新信念的证据，我们这块讨论清楚了吗？（治疗师跟患者确认讨论充分之后，才会继续下一个证据的讨论。）

王军：嗯。

李献云：清楚了啊。那第二个证据，你怎么样来把它翻转？别人提出的要求，你不想做。

王军：那得看别人提出的要求合不合理，还有我是不是能按照我这个劲儿去发展。

李献云：好，所以别人提出的要求，你不想做、办不到，就说明你特差劲、你废物，还是怎么说？

王军：因为一般人他肯定是，有些事他就是干不了。

李献云：好，一般人有些事就是干不了，是吧？（治疗师简单复述患者所谈的主要内容，一方面促进共情，另一方面促进患者进一步思考。）

王军：嗯（写）。或者说总是觉得好像有些人就是比自己能干，但其实他们也有他们的局限性，他们也……

李献云：好，你总觉得别人比自己能干，但实际上他们也有自己的局限性，是吧？

王军：嗯（写）。说这点就是，我爸反正有时候也挺烦的，反正我就觉得好像别人都挺厉害的，然后他就在那儿说他们，好像就举例子，他们也就那么干，然后我就总是听不进去（笑）。（患者的自动化思维同样反映了核心信念对他行为的影响。）

李献云：好，你有你的局限性，是不是就说你是废物、特差劲？

王军：不是啊，每个人都有局限性啊。

李献云：好。是吧？

王军：对！

李献云：所以你有局限性不等于……

王军：大家都有我们一些想干或不想干的事。

李献云：大家都有想干或不想干的事，是吧？

王军：嗯。

李献云：好。

王军：（写）嗯。

李献云：好，你觉得第二个证据我们讨论到这儿怎么样？清楚了吗？

王军：嗯。

李献云：清楚了。好，第三个证据你写的是什么？

王军：在任何竞技或交往中，处理、处于不利位置，不如人。

李献云：嗯，这时候怎么帮自己转变认识，让它变成自己还凑合的证据？

王军：（思考）就是吧有时候处于不利位置啊，嗯，的确大部分人心里都不好受。但是呢如果能按照自己的这感觉那么走，别一觉得自己不行了，就非得要干过别人，或者说就彻底就放弃了，甚至是不想这事了。就还是按照自己，每天该睡觉睡觉，该吃吃，该玩玩，该适当进步，该看看书也看看书。就总……（患者谈的是补偿策略的转变，虽然有道理，但不是这里要谈的。）

李献云：我想问，如果人处于不利位置，就说明特差劲、是废物？在竞技的时候或者跟人交往的时候，处于不利位置，就说明他特差劲、是废物？（治疗师把患者的思路拉到主题上来。）

王军：（思考）或者说就是，（思考）这个尤其是这种、这种感觉。（由此可见，这个证据的挑战有难度。）

李献云：这种感觉是感觉啊！

王军：你看啊……

李献云：是不是……

王军：就跟我一开始讲我那个姐姐，没买学区房，就受不了（笑）。这个我跟她的感觉是一样的（笑）。

李献云：你跟她的感觉是一样的，但事实上是不是？（引导患者区分感觉与事实。）

王军：是不是……

李献云：放开这个感觉！

王军：的确不是，但是……

李献云：怎么个不是？就是在竞技或者交往的时候处于不利位置……（治疗师鼓励患者给出他的理由。）

王军：它没有想象得那么糟糕啊！

李献云：没有想象得那么糟糕，是吧？

王军：对，对，就怕自己把自己弄得慌了神儿。

李献云：噢，所以实际没有想象得那么糟糕，是吗？（总结患者说的主要内容。）

王军：对，所以我总是现在想我姐姐的这事，提醒了我（笑）。

李献云：噢，实际没有想象得那么糟糕，你要不要把它写下来？

王军：写姐姐的例子吧（写），嗯。

李献云：好，那在交往中、竞技当中处于不利位置啊，是不是说这个人会一直处于不利位置？或者在任何的……

王军：那肯定、那肯定不会！

李献云：有没有人在所有的人的交往当中、竞技当中都处于有利位置啊？有没有这样的人呀？

王军：我觉得在交往的过程中主要是自我感觉（笑）。（患者的旧信念依然在影响着他。）

李献云：主要是自我感觉。

王军：对，这个感觉比那个事实好像都更重要。（患者所谈的感觉，就是旧信念影响下的自动化思维。）

李献云：好，这是感觉而不是事实。

王军：对，尤其像，你看我真的觉得手淫也是，其实它就是感觉那么糟，然后呢把这个东西夸大，就认为它很糟，在这件事情上。

李献云：好，所以只是感觉把这个东西夸大，认为那么糟，是吧？

王军：（写）但有时候在那个情绪之中吧不好出来！（继续写）嗯！（让患者记忆深刻的是情绪体验和感觉，而非被识别出来的信念。）

李献云：你写的是什么？

王军：就是感觉糟，从旁人看并不糟。

李献云：好。

王军：旁人也就是"你在那个感觉里了"。

李献云：好。哎，针对第三个证据，我们说清楚了吗？

540 · 拨开信念的迷雾：抑郁症认知行为治疗实录

王军：嗯。

李献云：好，经过咱们这么讨论啊，来看旧信念、新信念，找支持新信念的证据、否定旧信念的证据，乃至找支持旧信念的证据又来重新看啊，告诉我们什么？（治疗师请患者总结信念工作表的主要内容。）

王军：（思考）就是我是现在觉得吧，这个出现信念吧，成天有这个惶恐的情绪在里头！嗯，要想，嗯，两个方面吧，一方面呢从改善情绪入手，另一方面呢看这个事实，自己呢就是一个还凑合的普通人。（经过治疗，患者有了新信念，也有了改变的方法。）

李献云：好。

王军：没有那么糟糕。但是呢……

李献云：自己就是一个还凑合的普通人，没有那么糟糕，是吧？

王军：对，就是一个普通人。

李献云：所以你当然说，有惶恐的情绪在里头，会不会说，（指着旧信念）正是因为那么看自己才有了惶恐的情绪了呢？（治疗师强调信念对患者的影响。）

王军：啊，对，这互相都有影响。

李献云：是吧？互相都有影响，这么看自己……

王军：对，对，越是这么看自己，行为上呢就表现出……可能即使是跟人交往呢，也是一种好像觉得自己挺废物的，然后就低三下四的那种，然后就进一步加剧惶恐。反正它就是一种恶性的循环。（患者认识到旧信念与行为、情绪反应之间的恶性循环。）

李献云：所以学会打破这个恶性循环。（治疗师顺势指出学着打破恶性循环的概念。）

王军：嗯，对，对。

李献云：（指着新信念）用它来看……

王军：对，如果，对，然后呢我还凑合，这样呢这个行为吧，也不会逼着自己干事，也不会就一点儿都不干了。（患者看到了新信念带来的行为改变。）

李献云：好，既不会那么逼自己，也不会什么都不干，是吧？

王军：对。

李献云：情绪呢？（治疗师引导患者看到新信念对情绪的影响。）

王军：情绪就相对的稳定一些。

李献云：好，是这么说啊？

王军：嗯，试试吧。

李献云：好，试一试。

王军：嗯。

李献云：今天谈的内容有什么不清楚的地方吗？

王军：没啥不清楚的。

李献云：没啥不清楚的。你给自己留什么作业呀？根据咱今天谈话的内容。

王军：体验这种循环吧。（患者给自己布置的作业贴合这次治疗的内容，但不够明了。）

李献云：（指着新信念）体验遇到事的时候学会提醒自己，（指着旧信念）而不是这样，好吧？

王军：对，对。

李献云：还有什么对自己的看法，你要用这种方式也分析分析吗？（治疗师继续布置作业。）

王军：（思考）还有……

李献云：有没有什么别的你对自己的负面评价，也要用这样的方式来分析分析的？

王军：先把这核心的弄完吧，这还是比较核心的。其他负面评价好像永远都是这些东西，到最后来都是这个。（患者拒绝用信念工作表分析其他信念。）

李献云：是吧？

王军：嗯。

李献云：可不可以花点儿时间来收集一些证据来发现自己还凑合，是一个还凑合的普通人的证据？（治疗师鼓励患者收集支持新信念的证据，这样来巩固新信念，促进新信念扎根发芽。）

王军：对，成。

李献云：每天收集点儿证据看一看，好不好？

王军：嗯，成，也看一看，也多观察观察别人，人，普通人都有的缺点。

李献云：好！观察观察别人的缺点，是吧？

王军：嗯(写)。因为其实这观察别人缺点，我最近实际上已经做了。就大家共有的、共性的，就不要就揪着自己有些这个小问题不放，就印证了我很差劲。

李献云：好！是吧？

王军：嗯，要不然……对，就印证了。

李献云：这就是你的作业了，好吧？

王军：嗯。

李献云：我们约下次的时间。

王军：好。

三、治疗回顾与反思

（一）复述的重要性

复述是心理治疗中经常用到的技术，反映了治疗师的倾听与共情能力，是推动患者改变的关键方法。卡尔·罗杰斯曾经说过，人只听自己想听的话。这与认知理论相符合，就是我们的信念将那些与信念不一致的信息自动屏蔽掉或将其改变成与信念一致的信息。在治疗中治疗师将患者传递出的主要信息加以复述，既可以让治疗师有机会确认自己的理解是否到位，也有利于患者感觉到被治疗师理解，还利于患者加深思考，谈出更多内心的困惑，帮助患者主动卸下防御、直面自身问题，让患者的改变成为可能。

最常用的复述形式是简单复述，就是治疗师重复患者所谈的主要内容，以此推动患者谈出更多相关内容，从而为顺势推动患者做出有功能的认知和行为转变找到切入点。因为患者谈的越多，其中的问题就呈现得越清晰。在治疗中经常用到简单复述，这次治疗也是如此。

复述的第二种形式是夸张复述，即治疗师采用夸大或夸张的方式复述患者所谈的某方面内容，目的是促使患者看到他所谈内容存在的问题。夸张复述时治疗师的语气应保持友好和尊重，这样才不会让患者感觉到被讽刺挖苦。比如，青少年说："父母和老师一天到晚都是谈学习，真是烦死了，我不想上学。"治疗师会说："他们不了解你内心的感受，只是一味强调学习，你对此很反感，甚至计划再也不上学了。其实不上学也未尝不可啊！人各有各的活法。"此时患者会说："我还是想上学，只是烦他们那种方式。"这里就采用了夸张复述，把患者的"不想上学"夸张成"甚至计划再也不上学了"，此种夸张表达既可以避免出现治疗师劝患者上学引发的阻抗，也有助于患者说出治疗师想说的话，比如"我还是想上学"。

复述的第三种形式是双面复述，即治疗师把患者所谈内容的矛盾之处复述出来，以促进患者的再思考。遇到患者谈论的矛盾之处，治疗师就可以采用双面复述方式，比如，"听你这么说，你一方面……另一方面你又……好像你无论怎么做，都很难"，以对比呈现患者的矛盾点，启发患者思考，增强患者改变的动机。

复述的第四种形式是总结复述，就是治疗师将患者谈论的主要或部分内容进行总结。总结复述可以用于澄清治疗师的疑惑，比如说，"听下来我理解的是……不知道我的理解是否准确？"；总结复述还可以用于突出展现患者的问题，比如说，"你刚才谈到……看起来目前你的主要困惑是……"；总结复述还可以起到小结作用，以利于过渡到下一个议题，比如说，"你刚才谈到……这一部分我们知道了，那接下来谈……"；总结复述还可以发挥打断的效果，将患者的注意力拉回来，避免偏离主线，促进讨论聚焦，比如说，"你刚才谈到……这很重要，我先记录下来，随后我们找时间再讨论。咱们之前谈的重点是……我们先把要谈的事情讨论完"。

(二)心境检查的时候，患者太啰唆，可不可以打断患者？怎么打断

这次治疗心境检查的时候，患者说很多，从他的话里读出关键信息会很难，因为他说的信息太多，不容易读出重点来。那么这种情况下可不可以打断他？怎么打断他？这是督导时最常被问到的问题。毫无疑问，在察觉到患者啰唆的时候有必要及早打断他，因为治疗的时间有限，需要把治疗时间用在关键内容上。比如可以说："我知道你很想谈你的亲戚的具体情况，不过因为时间有限，我们还是着重谈你自己。亲戚的哪一点让你联想到了自己的问题，请用一两句话来加以概括。"或者用前面谈到的总结复述引导患者："你谈到了你姐姐要卖两套房子换一个学区房，不卖的话，就整宿睡不着觉。好，这里我们不谈你姐家的具体情况，你姐的情况让你

想到了自己的什么？用一两句话来概括一下。"或者说："我理解的是你姐把不买学区房看成很严重的事情，尽管她家就在教育资源很好的海淀区，却还要追求最好的，这让你想到了自己也是她那样。你想表达的是这个意思吗？"这样对患者的谈话内容做些限制，就有可能避免患者接下来的赘述。

不过，通过前面十几次的治疗，治疗师已经知道患者有赘述的习惯，在心境检查阶段听到患者说"……肯定好很多，一方面……"，就不给患者机会说"第二点"直接小结一下说："你的状态好很多，因为想到肯定能毕业了以及其他的事情。在这里咱不说细节，简单一两句话（或花一分钟的时间）说一下你的状态好很多跟你信念和行为转变之间的关系。"这样有可能尽早引导患者切入主题，以减少赘述。

在治疗中，治疗师不打断赘述的患者的原因可能有多种。比如，害怕打断患者会破坏治疗关系，想贴着患者走，想收集更多信息，等等。治疗师需要留意自己的自动化思维，学会提醒自己去尝试打断患者，这样才会有机会收集到跟担心或预期不一样的结果。

（三）用信念工作表调整信念，是不是要先找出一个新信念再工作？可不可以先不找出替代信念

用信念工作表做治疗，不针对旧信念找出一个新信念就无法往下继续，不找出替代信念来自然就是不可以的，因为一上来就要找支持新信念的证据，如果没有新信念，找支持的证据也就无从谈起。这一点跟自动化思维记录表的工作方式不一样，后者是先找正反证据，通过正反证据来得出新的替代思维。治疗师可以鼓励患者回顾或收集反对旧信念的证据，从而帮助患者形成新信念。在找出新信念后，可以让患者学着用新信念直接替换旧信念，再来找证据支持和巩固新信念。

在本次治疗的开头和形成新信念的过程中患者有明显的回避，扯得很远，顾左右而言他。这说明患者有压力，在很多方面还没有从认知上理清楚，旧的信念还在影响着患者。因为旧信念是个体童年早期形成的直观印象，或者说是个体童年早期的直觉，即患者说的小时的感觉，患者不自觉地就会受到旧信念的影响。治疗师需要贴着患者的思路走，坦诚、有策略地创造机会探讨患者内心的困惑，顺势启发患者主动从另一

个视角思考，而非直接挑战患者的认知歪曲、企图促使患者形成认知层面的顿悟。

(四)患者不愿意做治疗师布置的作业，怎么办

这次治疗的重点是使用信念工作表调整患者的信念，作业自然就应该是患者使用此工作表进行练习，但患者拒绝做此作业，并给出他的理由。这时候治疗师需要尊重患者的观点，因为"我是废物、垃圾、特差劲"这个核心信念确实是最关键的，其他信念都源于它。如果患者给出的不做作业的理由不成立，治疗师则需要引导患者发现这一点，帮助患者转变认识，让患者有可能去做作业。

布置作业需要体现合作联盟的精神，由治疗师和患者共同商定，而非单方面的意愿，特别是不能是治疗师单方面的意愿。每次的作业要紧扣当时治疗的主题和治疗中使用的方法以及之前治疗所用的方法，目的是增加患者练习的机会，让患者通过练习掌握自我帮助的方法。

四、治疗记录

治疗记录	
2017 年 3 月 11 日	Session 15
心境检查	
患者状态好很多。患者的一个表姐要为孩子换学区房，患者认识到这是她的想法误导了她；同时患者发现他的一个大爷做事很有自信，生活工作就很好。患者认识到每个人都有自己的圈子，容易攀比，重要的是对自己有一个客观评价，才能降低攀比带来的不良影响。 　　患者记得上次治疗的内容，也做了作业。患者从小由爸爸陪着做奥数，患者父亲情绪无变化，不说笑，患者不会做题或不愿意做题时，那个氛围让患者觉得"我特差劲，我是废物，我要符合他的要求，没达到他的要求，就是废物、特差劲"。现在家里的氛围变了，患者爸爸开始说笑了，患者也会主动放松了。	

议题
我特差劲，我是废物；我完全不行，跟谁比都不行 通过下述问题引导患者发现如何重新看自己才是比较客观的对自己的看法： 如果是你大大家的哥哥，他也是你这样的环境，也有你这样的情况，他会怎么看自己？   我挺了不起的。 那么你可以怎样借鉴他对自己的看法，学着更客观地看自己？ 如果我说自己挺好的，我说不出口。 那么能说出口的对自己的评价是什么？ 我还凑合。 旧信念：我特差劲，我是废物 目前的相信度 10%；这一周最高相信度 50%，最低 10%。 新信念：我还凑合 80%。 否定旧信念支持新信念的证据： 1. 每天都打球，按兴趣学习。 2. 上完研究生了。 3. 会过日子了。 4. 慢慢坚持过了六级，也完成了咨询。 5. 推动家庭团结、走动的力量。 6. 主动放松。 7. 在本科、硕士时做了很多工作。 8. 对人的心思有了更多的了解。 虽然支持旧信念但有重新解释的证据： 1. "我的课题方向没有别人发展好。这是基于招聘信息上谈的内容而说的，认为别人毕业后月薪 2 万元，我月薪 6000 元。我总是和最好的情况比较，实际上大多数人毕业后都是月薪六七千元，而不是月薪 2 万元，我这样比就会永不满足，总的来说我的未来和大多数人差不多。"

续表

2."别人提出的要求我干不了或不想干。一般人有些事就是干不了了，总觉得别人比自己能干，但别人也有他们的局限性，大家都有想干或不想干、干得了或干不了的事情。"

3."在任何竞技或交往中，处于不利位置，不如人。可以拿姐姐的例子来说，实际情况没有想得那么糟糕，只是感觉糟糕而已，从旁人的角度看并不糟。我有这种感觉，但实际上我没有想象得那么糟糕。"

患者总结："总认为我特差劲、我是废物，让自己处于恐慌当中，越这样看待自己，越恐慌，越不想去做事，形成恶性循环。如果我把自己看成我还凑合，我是还凑合的普通人的话，就不会那么恐慌，就会该干什么就干什么。"

患者拒绝用信念工作表分析其他信念。

作业

每天收集一些证据来发现自己还凑合；

体验自己认为自己还凑合后，行为和情绪反应有什么不同；

观察别人身上的缺点，体会人与人之间的共性。

2016.3.11

核心价值观/信念工作表

旧的核心价值观/信念： 我特差劲 我是废物（   ）

行为

现在你对此核心价值观/信念的相信程度：（0~100%）　15%

在这一周，你对此信念最高的相信程度：（0~100%）　50%

在这一周，你此信念最低的相信程度：（0~100%）　10%

新的价值观： 我还凑合（   ）

行为　①体验 ②观察别人做出（共性）

现在你对新的价值观的相信程度：（0~100%）　　80%

否定旧信念支持新信念的证据	虽然支持旧信念但有重新解释的证据
每天都打球，兴趣盎然开心。上研究生了。会过日子了。慢慢坚持六级、咨询。推动家庭团结、走动。主动救俭。去、硬作了很多工作。人的心思了解。	比的只误题方向没有别人发展好。总想更好所以永不会满足。他的未来和大多数人差不多。别人提出的要求我不行或不想干。一般人有些事就是干不了。总觉得别人比自己能干 但他们也有自己的局限性。大家都有想干或不想干的事儿。在任何接触技或交往中，处于不利位置，不如人。姐姐的例子，实际没有想得那么糟。感觉糟，从客人言片不来糟。

第十八章

第十六次治疗：调整信念

一、第十六次认知行为治疗的总体框架

此次治疗以患者常见压力情形下的应对作为议题，依然是从信念层面、补偿策略和自动化思维层面展开讨论，促进患者的认知灵活性，教患者看到信念不同，特定情形下的自动化思维和行为应对就不同，这样患者在以后遇到类似情形时才能够用治疗中所学的方法去练习。在治疗中，尽管第三个压力情形在外人看起来跟前面两个类似，很容易想透彻，但患者还是有难度，所以治疗师需要根据患者的具体情况把握治疗的节奏，一步一步来，这样才能在合作联盟的基础上让治疗发挥作用。

本次治疗用时 48 分钟，与上次治疗间隔 1 个月。

二、第十六次认知行为治疗逐字稿与讲解

李献云：看起来这段时间还不错，是吧？

王军：嗯。

李献云：好。那简单回顾咱俩上次治疗的内容呗。

王军：上次主要就是咱们谈那个"我废物"这个核心信念，然后把它转化成"我还凑合"（笑）。然后就是取得哪些支持……我把录音拿出来。然后选了一些就支持旧信念的，就这些（指着上次的治疗工作表），就这两个，主要填的这两个。

李献云：主要填的哪两个？

550 · 拨开信念的迷雾：抑郁症认知行为治疗实录

王军： 就是否定旧信念、支持新信念的例子，还有支持旧信念但是需要重新解释的证据。

李献云： 好，那样的探讨啊，对你有什么价值？

王军： 嗯，然后我现在吧，就是之前有两天又有点儿想放松，就觉得只要努力放松之后慢慢就能好，然后发现也不是特别好。然后，嗯，现在就是每天都正点儿去学校，正点儿，反正五点半就就跟正常上下班似的。然后嗯，感觉过得就比较踏实了，因为之前那种说觉得要完全放松下来才能干事，那其实不对（笑）。（患者在转变的过程中依然会受到旧信念和补偿策略的影响，患者对此有觉察，非常好。信念调整后，行为应对就不同。）

李献云： 噢，所以，并不能说我们完全放松下来，什么也不干。

王军： 对对对。然后现在就是周一到周五正常上下班，就跟上班似的。

李献云： 哦。

王军： 然后8点多就到学校，然后5点多跟同学吃完饭回来休息。我已经很久没有过这种比较规律的生活，因为其实这才是常态，不管干什么。因为我从高中的时候，不管是因为我对自己的判断导致了这种过分努力，判断的错误吧。其实自己干的就是执行那种过分努力的事情，不管干得多好还是否定自己，但其实呢就是自己正常努力的话，是合格，就是我现在就这么评价自己。如果，哎，这个就是比如说，哎，到了高中就是、就是再怎么努力都不认可自己。然后到最后就想突破自己那极限，结果、现在想想、就把那个精神状态给弄坏了。（患者对过去有反思，这很好。但没有清晰体现出来对旧信念影响力的反思。）

李献云： 好，你过分努力了，也一样不认可自己。（治疗师小结患者谈到的主要内容。）

王军： 嗯，那是那段时间。现在……

李献云： 你过分努力的目的是要干吗？要达到什么就可以实现认可自己了？（治疗师引导患者认识到信念对他的影响。）

王军： 嗯，我觉得就是达到某种自己想象的理想状态，但那种想象理想状态是，现在想想是，或者说，比如说学习特别投入地学，然后都是暂态，它不可能持续时间太久，那种理想的状态。（患者依然没有切入到核心信念部分，谈的是补偿策略和由此设定的标准或规则。）

李献云：噢，想达到那种想象的理想状态，就可以认可自己，觉得自己……（治疗师引导患者思考。）

王军：而且还要持续达到那种理想状态，就不认可自己、不接纳自己。现在回想其实那段时间已经是 100 分，能打 90 多分了。但那会儿还是觉得自己没有达到那最好，走极端，就是高考的那段时间。然后等上了大学，就是大一大二不要放纵，但是还是没有特别学会从内心里肯定自己。（患者还是在周边绕，只是谈他的补偿策略和极端化思维模式，但未切入到核心信念。）

李献云：好。

王军：就是那种我是垃圾、我挺差劲、我是废物这个劲儿吧就是，还是反正对自己评价是非黑即白。现在呢就说上次是说的是我还凑合，但现在我觉得的就我合格。（患者认识到到旧信念对他的影响以及患者的认知歪曲，患者的新信念又在之前的基础上更进一步有提升。）

李献云：噢，好，所以从凑合变合格了，非常不错，好！

王军：嗯，合格。就是也未必一定要事事争优秀，然后现在呢合格，比如说我现在就是能每天周一到周五 8 点到学校，5 点回来，到晚上休息，这些都是合格的体现。也不能说就是要自己连轴转，比如说周一到周六，早上要有效学习两小时，下午有效学习三小时，晚上再干一会儿，再干个两三小时。嗯，那种状态，嗯，怎么说呢？就是没必要。（患者对自己的补偿策略反思很到位。）

李献云：非常不错啊！

王军：对。

李献云：所以这是回顾上次，也体会到自己的变化，也发现原来把自己看成"自己挺差劲、自己垃圾、自己废物"，然后为了避免这种情况，自己就非常努力、过分努力，想达到自己事事优秀的那种理想的状态，然后才会觉得自己不是自己认为的那样。（治疗师小结患者所谈内容，促进患者的反思。）

王军：对，原本还是不肯定自己，有些事情不认可自己。

李献云：不认可自己，是吧？

王军：嗯。

李献云： 然后本来想通过努力、过分努力来认可自己，但事与愿违。（引导患者发现补偿策略与信念之间的关系。）

王军： 对，对，要是没认可那个劲儿的话，永远都在这儿循环着，就即使做得再好，也是绷着。（患者认识到不改变信念的话，就是恶性循环。）

李献云： 也依然如此，好，所以学会怎么样认可自己，是吧？（认可患者的发现。）

王军： 对！

李献云： 好。哎，那你除了这些以外，这一段日子让自己规律生活、不过分努力以外，你还做什么别的作业，让自己转变既往的模式了呢？对自己的看法模式。（治疗师顺势检查作业。）

王军： 反正我就偶尔会记一些那个，嗯，做得还行的事。

李献云： 噢，好，简单说一下你记的。在手机上记录了一下，是吧？

王军： 嗯，就是辅导学生，就是突然有一个那个说考研的学生多，有培训班，然后说要辅导考研的复试，我也没怎么准备，我真的是不想怎么准备，就不像原先那么逼自己还要准备准备，我就想到时候随便说说，跟他聊聊天。嗯，最后发现人也考过了，嗯，反正聊的时候也挺融洽的。然后就感觉就是没必要非得觉得不准备就不踏实，怎么着人最后也考上了，我还挺高兴的。然后没事儿，也是给自己剃剃头，这头也是自己剃的。（患者转变了补偿策略，同时也记录了支持新信念的证据。）

李献云： 哦，自己剃的，噢。

王军： 反正就是也想就是有些事想自己干，就自己干呗，生活里头。然后生活就是买东西，买买菜，在网上购物，唉也投诉，就是感觉他哪儿不太好啊，就跟他说一声。现在网上也挺好。嗯，然后那课题呢，也就是说，就比如说有些课题它，它就是探索么，我这课题就是探索，我也允许自己失败，而且比如说这个东西暂时做不出来，也不在那儿较劲儿，我知道我那课题也是一种探索性质的么，它不是说百分之百的。探索不出来，我就先放一放，我就先做点儿别的，跟老师说一说，这些我就觉得都挺好，不是说我就非得把这事、这东西做完，我才、才行、才可以。反正就这样就舒服一些了。对，然后就跟同学一块儿玩也是，比如说那人上次打篮球，就打得不太好，他就说打得我都想吃冰棍了。就是人就是反正就打个篮球就是放松么，他也不是说这个非得证明一下自己呀，原先我就是打篮球非得证明自己。（患者有转变，无论是补偿策略还是信念的转变，均很好，也同样记录了支持新信念的证据。）

李献云：嗯嗯。

王军：其实就是，唉，就是玩，包括我原来玩游戏也是，玩游戏也是非得想一个特别规范的动作呀，或者一个标准的，玩游戏它有那种竞技性质的么。现在就，比如昨天周六日放松，那就是出去，嗯，跟我爸妈一块儿捞个鱼，那我觉得这个就是放松，然后也就是去放松。就是想，而且这个放松也不是说一天到晚都放松，还是周一到周五正常上下班，然后周六日放松这种，这才是一个常态。要不然我那样认可自己，那样评价自己，最后总是一个要一股劲儿，好像跟生活处处都是高考似的，都得绷那个劲儿。那个它不是个常态。

李献云：非常不错啊！好，今天谈什么？怎么想的？（如果将作业检查的主要内容做个小结，然后过渡到日程设置，可能会更好。）

王军：今天？今天我还没真没想，我觉得我这个生活中反正还是，尤其遇到了比如说压力的时候，就是"我特差劲、我是废物"这种想法就特别容易出现，就是一受到挫折的时候，比如说，我就那个时刻感觉不太如人。不过我现在想就是，那个时刻有的时候，比如说大家一块儿做汇报呀什么的，如果情绪不太好，也不用事后太纠结，然后回想回想这些东西，他们做得好，我想打 85 分，或者客观一点儿，人家做得就是好、优秀，我这边是合格，但做到一个合格的水平也就可以了。（患者继续分享他的改变，但没有回应日程设置。）

李献云：好，这么说你想探讨哪个呢？想探讨自己遇到压力时的那个状况，怎么应对？还是想怎么说？（治疗师把患者谈的内容与日程设置联系起来。）

王军：遇到压力的时候吧反正现在就是，因为现在状态还是挺放松的，反正就是也就是那个经验就是，我在这个小组会待明白了，包括老师跟学生的关系，老师那些项目也慢慢看明白了。反正我想我们那老师，大家肯定就是谁能使劲儿干就让谁使劲儿干，你实在干的一般的话，他也不能把你怎么样（笑）。反正这些也是经验慢慢积累，也就适应了。嗯，但是压力的时候，怎么说呢……我就觉得……嗯……（患者赘述的习惯来了，

554 · 拨开信念的迷雾：抑郁症认知行为治疗实录

还是对日程设置没有回应。）

李献云：所以咱们重点就放在讨论遇到压力挫折的时候，容易感觉自己"我是废物"，还是说你已经有应对的方法，我们要谈别的？你怎么想？（治疗师把患者的思路拉回到日程设置上来。）

王军：感觉我还是有应对的方法。就是……嗯……就是保持这么一个生活的张力，反正别人的话也不是特别看重，因为慢慢长大了，就好多事其实都是人为的么，就是一些东西，也说不好它成还是不成，所以别把别人的要求看得太重。（患者依然未切入此时此刻的主题部分，即设置日程。）

李献云：嗯，那咱们讨论哪个呢？（治疗师继续追问患者。）

王军：嗯，其实应该讨论（思考）……

李献云：对你来说，你自己觉得哪块依然是个问题，然后我们没有完全把它理清楚，需要我们俩一起来把它理清楚的？（启发患者思考日程设置的议题。）

王军：（思考）就是我想，如果我再遇到这种，比如说，因为我这回，还有就是跟这个环境也有关系。我有一个师弟也是，他现在也跟我遇到同样情况，就是老师也没想到他干什么的，然后呢就他是就想找个轻松的课题毕业那种，一直都是这么性格的人，结果弄得他也挺焦虑、挺慌的。因为老师不知道他干什么，每次他都得有汇报点儿东西，就是老师看着他也尴尬，他看着老师也尴尬，因为老师也有责任说得让他学点儿东西、干点儿什么，但实在没什么可干的。所以他也有这种相似的情况。嗯，所以的话，嗯，就是这回，嗯，但是他可能看待自己觉得自己还可以，他可能这方面还是能支持自己平稳过来的，他也不是说我今天没努力呀就要落后人多少。嗯……嗯……（思考）今天要谈点儿什么？（患者的赘述习惯明显干扰他的思路聚焦。）

李献云：嗯，这是最关键的。

王军：就还是在那个压力的状态下，比如说有些压力的时候，自己那个状态就不太好。（患者终于想到治疗议题的方向了。）

李献云：好，那我们就谈谈，看怎么样应对它，是吧？

王军：嗯。

李献云：我们也学了怎么样重新看自己。那你在哪些情况下会出现压力？（治疗师请患者找出那些有压力的情形。）

王军：我就感觉比如这事，那个别人的要求就是……

李献云：哪些情况下会是你的压力或挫折？

王军：老师提个要求，然后我达到不了的时候。

李献云："老师提要求，我达到不了的时候"，还有别的吗？

王军：还有就是，嗯（边写边说），在那个社会的标准里不太如别人的时候。

李献云：嗯，不如别人时，是吧？

王军：嗯。

李献云：还有别的吗？

王军：然后跟人交往的时候，感觉被冷落的时候、被嘲笑的时候。

李献云：嗯（写），与人交往感觉被冷落，是吧？

王军：嗯。

李献云：被嘲笑，还有吗？

王军：没了。

李献云：只有这些是你有压力、挫折的时候，没有其他挫折的时候了？

王军：嗯嗯，少。

李献云：好。主要是在达不到要求的时候，是吧？

王军：嗯。

李献云：老师提要求达不到了的时候，然后跟别人相比不如别人的时候，交往的时候感觉被冷落、嘲笑的时候。（小结患者所谈主要内容。）

王军：嗯嗯。

李献云：当这些出现的时候，你怎么想自己，那时候？（治疗师想让患者发现其中认知的影响。）

王军：反正跟人，嗯，老师，嗯，我反正我现在，好像……好像第一条我就想我就这样了，我就……（患者说话表达不利落的时候，往往是患者有压力、感到紧张的时候。）

李献云：原来你是怎么想的？

王军：原来我是……

李献云：先说原来你是怎么想自己的。

王军： 就是没达到老师要求，就觉得……就觉得……

李献云： 就觉得自己怎么样？

王军： 嗯，自己完了，就不受重用了，就达不到老师就不给……（这些是患者的自动化思维。）

李献云： 老师就怎么着？

王军： 就不爱搭理我了。（患者的自动化思维。）

李献云： 这是老师的那个，是吧？（写）然后不如别人的时候，按照社会的标准不如别人的时候，你觉得自己怎么着？

王军： 就觉得自己挺差劲的，就挺一无是处的。（既是自动化思维也是核心信念。）

李献云： 自己挺差劲的，挺一无是处的，是吧？

王军： 嗯。

李献云： 嗯，这是。嗯，跟人交往，感觉被冷落嘲笑的时候呢？

王军： 就会觉得自己融不进他们那个圈子，就觉得自己也挺孤僻。反正这种状态，挺否定自己这种状态。（患者的自动化思维。）

李献云： 觉得自己孤僻，还觉得自己什么？

王军： 嗯，然后就特别想急于摆脱这种状态。然后否认自己，这个状态本身就感觉自己特孤僻，就觉得自己特不好似的。（患者的自动化思维。）

李献云： 噢，觉得自己特孤僻、特不好，是吧？

王军： 嗯。

李献云： 嗯，这是以前啊。

王军： 嗯。

李献云： 好，哎，那你以前这么想自己，你看这三个方面想自己，这三个方面其实反映的都是什么？都是反映了自己怎么看自己呢？（把患者的这些自动化思维与其信念的关系建立起来，目的是期望患者从不同情境下的自动化思维中发现共同点，即患者的核心信念。）

王军： 怎么看自己？

李献云： 嗯，这三者，这是在遇到类似的情况的时候，你会怎么想自己，是吧？

王军： 嗯。

李献云：这三者之间有没有反映一些共同的内容啊？（治疗师启发患者从中看到核心信念的影响。）

王军：把自己看得一无是处。（患者的核心信念。）

李献云：把自己看得一无是处，是吧？

王军：嗯。

李献云：这是共同的问题，是吧？

王军：嗯。

李献云：所以把自己看成一无是处，这是共同点，那现在我们该怎么办？如果再遇到类似的情况，你就遇到这些，又这么想的时候，把自己看得一无是处时，现在怎么提醒自己？（治疗师引导患者思考认知层面的转变。）

王军：我第一个我就，嗯，老师的要求达不到，我现在就觉得这个事情我只要尽力了就可以了。

李献云：好，只要尽力，提醒自己只要尽力就可以了，是吧？

王军：对，然后对自己也没有什么……

李献云：那觉得自己完蛋了，自己完了，不受重用，老师不爱搭理自己，这怎么办？（当患者的回答不够的时候，治疗师结合患者前面提到的那些自动化思维，再次促发患者的认知转变。）

王军：我还是觉得就是自己尽力了，如果是自己就能达到这种至少是合格的水平。那至于说老师这要求他肯定是，还有今后领导的要求肯定是，他们都会是越高越好，所以达不到反而是正常的。不好说，看遇到一个什么样的老师和什么样的领导，自己心里头得有一个对自己认可的一个标准，一个合格的标准是什么，自己清楚就可以了。未必一定是跟老师说的是那样。（患者的信念有转变，新信念起作用了。这非常好。）

李献云：自己清楚自己的标准就可以了，是吧？

王军：对，就是什么是自己能达到的，基本上就可以……

李献云：自己清楚自己可以达到的标准就可以了，是吧？

王军：能达到的，也都过得不差。

李献云：好。

王军：不为难自己。

李献云：那是不是自己就完了，自己不受重用？老师不爱搭理自己呢？（治疗师继续激发患者思考自动化思维的替代思维。）

王军：嗯，那倒也不会。

李献云：也不会，是吗？

王军：对。

李献云：（写）那为什么呢？（治疗师请患者给出自己的理由。）

王军：因为老师提的要求就得比能达到的高一点儿（笑）。

李献云：老师的要求通常比能达到的高一点儿。

王军：对呀（笑），都要比较高一点儿的。自己不能那么傻乎乎的，就是绷着那个劲儿。当然如果自己对这事本身真是慢慢能投入进去也挺好，反正就是对自己评价就是，做自己能干的，实在干不了的也不至于。（患者在补偿策略方面的改变。）

李献云：噢，好。（写）实在干不了，也不至于怎么着？（治疗师请患者明确说出替代思维。）

王军：对，不至于就是完蛋了，我这前途就没了的。

李献云：也不至于完蛋了，前途就没了，是吧？

王军：嗯，实事求是。

李献云：嗯，那么老师不爱搭理你呢？老师不重用你呢？

王军：哎呀，老师心里有时候也清楚，真要是他觉得这方面我不太……如果这方面，就是分两种情况，一是他的确这个标准高了，大家也都是这个水平，那自然就无所谓；二是我如果这方面的确不太擅长的话，嗯，我告诉他，他也清楚，那今后那个这方面的事情就少做点儿，干点儿别的呗，这样、这样大家都不为难，也挺好。（患者重新审视他的自动化思维，很不错。）

李献云：就会干别的，是吧？

王军：嗯。

李献云：好，非常棒！这是针对第一个，是吧？（写）

王军：嗯。

李献云：好。那对第二个呢？自己挺差劲，跟别人比较的时候不如别人，你现在怎么帮自己呢？（针对那些压力情形，逐一请患者用新的信念再思考，以便患者遇到类似情况时能更快速地使用。）

王军：嗯，我现在一个是，就是说，嗯，全方面的比吧，嗯，就是就是自己反正就是说，嗯，就是说今后挣多少，假如挣得比较低……

李献云：嗯嗯。（治疗师通过语气词鼓励患者继续谈下去，不着急，患者就可以理顺思路。）

王军：是吧？嗯，那应该就是说，嗯，（思考）我就觉得自己达到一个大部分人都有的水平，是有这个信心的，嗯，不能总是跟那个少数比。因为我就是合格还可以的状态，总是跟那个特别极端优秀的人比，脑子里都是这种状态的话也不好。（患者有了新信念，自然就能提醒自己不跟极端优秀的人比较。）

李献云：噢，而不是和那极端优秀的人比，是吧？

王军：嗯，就是还是得客观看自己这个事。

李献云：那是不是就自己挺差劲、挺一无是处呢？（继续追问患者核心信念的改变。）

王军：那肯定不是。就是，嗯，得时刻提醒自己就是看全面，而且不能非黑即白地看这个事。（患者对自己的认知歪曲有认识，也能主动提醒自己，非常好！）

李献云：哦！看全面，是吧？

王军：对，而且就是总体来讲，还就是一个合格的，或者说有些事情能自然干得优秀，有些事情它就一般。但是非得就是跟自己较着那个劲，嗯，不看得很全面的话，那样不好。（患者有了新信念，对自己出现的状况就能相对客观地看待。）

李献云：噢，所以有些事干得优秀，有些事也就不行，是吧？

王军：有些事就是一般。

李献云：有些事一般。

王军：不太擅长，也都是正常。

李献云：那假如你就真的比大多数人的水平都还差一些，那真的就说明你挺差劲、一无是处？（治疗师继续追问，了解患者在特殊情况下认知的灵活性。）

王军：嗯，反正那也倒不会，反正因为假如就是差一点儿的话，那就是你看社会上有些看着就是不太灵光的人，他都是有作用的，大家都是，嗯。

李献云：有什么作用呢？

王军：嗯，就比如说这个，（思考）比如不管是那摆摊的，还是任何人吧，他那个价值都是多方面的，只是看到了某一些功能，就说他有用没用，其实这个是比较狭隘的一个视角。就比如说一个人他可能社会上他是一个摆摊的还是怎么样，但是他也是比如说父母的子女，然后他那个比如说一些人的父母或者一些人的兄弟姐妹，不能只看他那一方面，他可能这个为人比较这个宽厚啊，他跟人相处挺舒服的，有些人他可能计较一些，但是他可能有些事他愿意干，有些他能干别人不愿意干的一些事儿，其实主要是个价值观的一个问题。就是有些人他可能就想找份轻松的工作；有些人他就想挣钱；有些人就是好攀比，觉得花的钱多就是好；有些人就是觉得节俭一些是好。所以这东西，人一是不能总跟那个过得好的人去比，二是比的话，也不能就是陷进去，一个人他是多方面的。（患者的认知灵活性得到了印证。）

李献云：好！非常好啊！比较的时候也不是总陷在某一方面，是吧？

王军：嗯，对，而且人家再好也是人家的，自己的生活，他们也有他们的难处，好多时候。

李献云：好！（治疗师经常做些简单的认可和鼓励，就能激发患者更多的理性思考，让讨论变得轻松有建设性。）

王军：自己体会不到而已。还是对自己做点儿什么认可一点儿，就认可一点儿。对自己，嗯，就是维持一个正常、普通的水平就可以了，嗯，没必要那么较劲。

李献云：好，非常好！这是对第二个我们怎么来应对，是吧？

王军：对，然后要全面一点儿，当然有的时候难免，人都会有时候陷入一个死脑筋，就是在某一方面他比我强，有点儿难受，我觉得这也是，嗯，一方面是人的一个误区，另一方面也是社会发展的一个动力（笑）。

李献云：哦，好，非常好。

王军：就是大家有时候攀比什么的，包括你看任何那个泡沫，它都是能催生新东西。就有时候他们这些现在提得特别多的人工智能什么的，但其实因为我们也做这个东西，它现在……像那小雄他找工作的那个也是，找那创业公司，大家也都不知道它那个到底能不能落地，能不能就是真正能提高生产力。然后，但是大家现在挣的钱都是投资人的钱，就都是大家往里投。等到发现它，包括我们老师也发现，人工智能这玩意也就是拿别人的模型过来用一用，嗯，自己也搞不出什么新东西来。也就是把它做结合，还是做我们机电一体化这些东西，其实老师他也有这么个认识过程，一开始觉得人工智能特别火、特别热，大家的心情也都是，觉得挺好，然后发现它好像也就这个样子，然后泡沫有点儿破了，慢慢往下降，但是它的确还有好多东西得保留住，跟那个人的心情有的时候也差不多。（患者结合身边的例子发现，追求一时的好或上风不见得就代表永远如此。）

李献云：好，所以人难免会陷入死脑筋，是吧？

王军：对，也难免。

李献云：然后，怎么样也允许这个情况出现。

王军：对，也允许（笑）。

李献云：非常不错！

王军：大家都这样，都有这个。

李献云：人都有这个过程，就像我们……

王军：对，你看我们老师认识人工智能，他也是这么一个过程。

李献云：好。

王军：发现人工智能也就搞到这个程度就可以了，虽然说现在挺热的。对，反正我也现在也是看那个老师他到底怎么回事。也是一开始，研究生，哎呀，信心满满的，然后发现好像不是那么回事。

李献云：（笑）好，那针对第二个我们讨论得怎么样，到现在为止？（治疗师把握讨论的节奏，及时引导患者往下进行。）

王军：就两点，一个就是，嗯，不能跟最好的比；然后第二个就是得看一个人全面，他有很多属性。然后就是，这都是所有人都有的一个特点，大家都会这个样子。（患者主动在过渡前进行小结，非常好！）

李献云：好。那第三个呢？你自己融不进去，觉得跟别人交往的时候被冷落、被嘲笑，那时候你怎么帮自己？

王军：我现在就是，如果那时那刻有那想法，有时候我就管它呢，我就这样了，爱咋地咋地。就虽然有点儿心里堵得慌，但是还是觉得就是，有时候等一些主动的人过来跟我交往，我反正也不会硬逼着自己就是非得……感觉特别难受的时候非得跟别人交往。（患者依然受旧信念的影响，出现相应的情绪反应和行为上的等待。）

李献云：噢，不逼自己非得跟别人交往。（复述患者谈到的关键内容。）

王军：对对对，有的时候，对。反倒不逼着自己，就是原先比如说我不爱举手回答问题，然后我就……但是呢大家都夸这个举手回答问题好啊，说明人开朗啊，然后我逼着自己回答。而且反正也不是很舒服，那种体验。反倒是这种比如昨天钓鱼，有些人，我也不知道他怎么说出来的，反正我就不太搭理他，自己玩我自己的，嗯，我就不管他，最后反而这个人就是一个挺爱说笑的人，他过来主动说点儿别的，我就消除了这种他好像有别的心思的一个疑虑。然后我就放开了，然后就是反正这方面就是每个人不一样，我就觉得这个冷落就是，我即便我感觉到我冷落了，假如就是我真的就被冷落了，那就这样吧，我就我也不跟自己别扭，我就是被人冷落了，过一阵子反而就好了。（*患者能提醒自己等等看，有机会发现自己并未被冷落；也能够接受自己真的被冷落，并看到未来不会一直这样。非常好！*）

李献云：噢，好。

王军：我现在也就是说，不、不刻意就是我感觉我被冷落了，然后不行我一定得把这个势头给扭转回来，我就觉得自己这个反正就是大家都是普通人，相互尊重就可以了，只要不是人家说得特别过分。（*患者放弃了一直采用的补偿策略。*）

李献云：嗯，那那时候会不会自己觉得自己特别孤僻、不好？那怎么办呀？（*治疗师以提问促进患者的思考。*）

王军：特别孤僻、不好，嗯（思考）。

李献云：因为……

王军：我就觉得不管了，反正我就这样了（笑）。

李献云：嗯，那是真的自己特别孤僻、特别不好？

王军：嗯，说不好。（*由此可知，患者在这方面还需要深入探讨，才能理清思路重新看待。*）

李献云：那当时怎么看自己合适啊？继续那么看自己？

王军：（思考）交往这方面的确也是，嗯……

李献云：这块还是说不好，是吧？

王军：嗯，就感觉交往的时候有时候自己没那么开朗，有点儿不太认可自己（笑）。（*旧信念在人际交往的时候依然影响着患者。*）

第十八章 第十六次治疗：调整信念 • 563

李献云：交往时不太认可自己，是吧？

王军：因为反正像有些比如内向的人吧，他就已经享受或者说已经习惯了一个人吃饭，一个人去锻炼身体。

李献云：嗯嗯。

王军：他，我们宿舍有一个这样的人，然后我跟他聊就是，他说他已经挺享受这种状态了，他没有觉得自己这样是不好，但是我好像我还不像他那种状态。（患者给出的身边例子，可以用来启发患者再思考。）

李献云：所以你学着怎么看自己？自己真的就融不进他们的圈子，自己特孤僻，特不好？

王军：（思考）我觉得反正，嗯，在交往方面，嗯，（思考）交往这个是互相，哎呀说不好。真不知道这个东西应该怎么去评价自己的这种交往。不是，就是感觉自己比较孤僻的时候，或者说那种感受，我不知道来了之后……我还真不知道怎么处理。（患者在此方面转变对自己的看法很有难度。）

李献云：哦，那看来这个我们以后要作为一个专门讨论的一个议题了，是吗？（治疗师跟患者确认他的需要，因为时间已经不够再做深入讨论了。）

王军：嗯。

李献云：好。那看来其他的方面你基本上能应对，但交往这块还是你的一个相对薄弱的环节。是吧？

王军：嗯。

李献云：好，咱们就把它遗留下来。不过咱刚才说了两个方面的压力和挫折，当时的想法以及现在怎么想自己啊，那你觉得我们的重点是什么呢？重点想说的是什么？（治疗师把控治疗节奏，引领患者进入下一阶段讨论。）

王军：交往那一块，现在还没想清楚。

李献云：嗯，这是交往的问题，我们以后谈。（治疗师把患者的思路拉回到现在的主题上。）

王军：嗯，至于其他的，像这种平常这种工作什么的，我还是对自己有信心，嗯。

李献云：好，哎，（指着写下来的内容）那就上面那两个，老师提要求，或者跟别人比觉得不如别人的时候，跟你这个想法，自己觉得自己一无是处，这儿觉得自己是个废物、是垃圾，自己挺差劲，你觉得这是不是同一个概念呢？（引导患者看到这些想法的共同点。）

王军：嗯，对！对，我觉得前两个是。

李献云：前两个反映了这一个概念，是吧？

王军：对对对。

李献云：在这种情况下的时候，很容易看自己觉得自己一无是处。（治疗师直接点出其中的共同点，因为以前的几次治疗一直在讨论这个内容。）

王军：对对对。

李献云：也就是说，你的规则就是"如果我达不到要求，达不到比别人优秀，或者达不到老师提出的要求的话，那就说明自己是垃圾、废物、一无是处"。（治疗师把患者的中间信念清晰化，这也是之前讨论过的内容。）

王军：嗯。

李献云：而实际呢？现在我们怎么修改它？（治疗师促使患者思考如何改变中间信念。）

王军：嗯，我觉得大部分情况下就是，其实我这个基本是合格的，我做的都是基本上是合格的，要不然就是可能老师要求啊不是很合理或者比较高。嗯。（患者有很好的反思。）

李献云：现在学会……

王军：就是把自己合理化，就自己很多情况下，这种情况其实客观下我的这种成绩还是合格的。

李献云：哦，好。现在变成"我还是合格的，即使我达不到要求"，是吗？（把患者新的中间信念也清晰化。）

王军：就是那个要求达不到的话，它可能是本身那要求有点儿高啊什么的。

李献云：好。所以以前的话，你会怎么样让自己努力去达到要求，跟别人比是优秀的？（引导患者发现他的补偿策略。）

王军：就是强迫着自己去、去努力去，啊，就是然后一努力还、努力的还没、没、没黑没夜的。

第十八章　第十六次治疗：调整信念 • 565

李献云：没黑没夜地去努力，是吧？

王军：嗯嗯。

李献云：这样好让自己达到自己所设定的那个要求，或者是跟其他人比，自己优秀，好让自己不是一无是处、不是废物、不是垃圾？（把患者的补偿策略与其核心信念联系起来。）

王军：嗯，对对对，是有这种感觉。

李献云：好。现在开始发现自己，即使达不到别人的要求，即使自己在某些方面不如别人优秀，也依然能够让自己……（继续强调新信念。）

王军：是合格的。

李献云：觉得自己是合格的，也像前面说的，是什么？嗯，怎么努力来的？而不是过分努力，是吧？（引导患者发现放弃补偿策略的重要性。）

王军：嗯，就是这种保持这种生活的节奏前提下，嗯，去做一点儿，然后周六日放松（笑），正常作息，正常上下班。这样的一个状态，我觉得还挺享受这种状态。

李献云：好。过分努力，跟保持生活节奏下努力，它俩的区别在哪里呀？（引导患者对比补偿策略跟新的行为方式之间的异同。）

王军：对自己的认可，怎么看自己。（患者认识到是因为核心信念的不同。）

李献云：跟自己是怎么看自己有关系，是吧？

王军：嗯。

李献云：如果把自己看成废物垃圾，那为了避免这种情况，当然是过分努力了。如果把自己看成合格，自然也就开始……

王军：对，关键得是客观，就是关键是客观。其实跟人比较什么都是在一个大环境去比较。嗯，到了这个程度，对吧？那个硕士研究生，要是说特别优秀那种，那极少人能达到，对吧？要说大部分合格，大家都是这个状态，就可以了。没有必要就是非得是，嗯，就是那么去看自己。（患者还有赘述，但反思得不错。）

李献云：所以我们得学会怎么样客观地看自己，是吧？（总结患者说的主要内容。）

王军：对，客观看自己，对。

李献云：好，而不是一直追求那种事事比别人优秀，那样的去……

王军： 对，对，对！客观看自己这个，就原先如果那个劲儿不是客观看自己，得改。然后当能客观看自己的时候，那自然正常的劲儿，得尊重它。这两股劲儿，我感觉。（患者的反思很好。）

李献云： 非常好啊！

王军： 就是有些东西，就是干得还可以，或者说觉得这东西就是干不了，对吧？比较客观地看，才能就是说避免那些外在过分的压力压在身上。因为人在发展，尤其现在这个 AI、人工智能发展，我们也是当时觉得这个东西有多好，慢慢就觉得它能做的事情也很有限，远远没有像我们想象的那么好！但是人的那个心理他也是慢慢觉得，尤其我们老师也是一开始觉得它这个东西好，能挣钱，也都投这方面的项目，但后来发现我们也就是能运用它，能做一个实验室的一个东西就不错了，真正那个产品能稳定地运营，是做不了的，真做不了。

李献云： 好。所以总结咱今天谈的内容呗。（治疗师一如既往地请患者总结。）

王军： 嗯，今天，嗯，就是梳理了一下这个，当我遇到压力的情况下，尤其是这个，嗯，跟别人比较，就是在跟别人比较，和在老师的要求之下，这个其实对自己的这个客观认识、客观评价，最后而发展出的一种状态和感觉啊。带着这样的这个心情或者心理状态去生活是比较稳定的，是这个样子。但那个其他的，我反正我觉得劲儿也分两种，一个是那个错的劲儿，就不太客观看自己的时候产生的各种劲儿，包括那种不太、比较极端的，或者说，嗯，比如说有时候当压力一大的时候，就很自然地感到难受，就觉得自己挺差劲的，可能是那个惯性可以适当提醒纠正，要适当提醒纠正。还有一个就是当已经客观标准地认识自己的时候，如果再来一些压力的时候，这个时候要尊重自己这个劲儿。啊，就是说我能干的，我就干；干不了的，我就说自己干不了，也不能过分逼自己，这个还是挺重要的。（患者虽然赘述，但强调了改变信念和补偿策略的重要性。）

李献云： 好，今天谈这个内容，有什么困惑的地方吗？

王军： 嗯，没什么。

李献云： 当然也遗留一个问题，我们以后再谈，是吧？（治疗师跟患者确定对遗留问题的处理。）

王军： 嗯，是是是。

李献云：好，那你给自己留什么作业呢？

王军：我觉得还是这个东西得在生活中练，就是得遇到每件事情都可以去再练练自己对自己的这种评价，因为每件事情它有时候都不太一样，这玩意也不能给它学死了。（患者给自己布置的作业不太具体。）

李献云：好，非常好啊！所以你怎么样留意那些压力、挫折来的时候，你怎么样继续去练我们所学的方法，提醒自己……（治疗师引导患者把作业具体化。）

王军：对、对自己的评价！

李献云：留意原来是怎么想自己的，现在怎么想自己，让自己怎么去做，好不好？

王军：对，啊，是，对。

李献云：除此以外，你觉得上一次你做的那些要不要继续呀？上次你在手机上记录你做的。（鼓励患者把记录新信念成立的证据的作业坚持做下去。）

王军：哦，对，做的就是感觉还 OK、还合格。

李献云：还合格的，是吧？

王军：嗯，对。

李献云：而且你谈到，有的时候这个事情做得不好，比方说研究的一些实验做的失败了，其实也不是什么……

王军：失败了也不是什么，也是正常的，本身它就是探索，也不是非得特别追求有把握啊什么，没有把握咱就不干啊，那玩意也没必要。

李献云：非常好。我们就继续。

王军：嗯。

李献云：好。那就这样，然后我们就约下次的时间，你倾向于放到什么时候了？

王军：四周以后。

李献云：四周以后，我看看，那就是 13 日。13 日我们放到几点？还是？

王军：10 点吧。

李献云：还是 10 点，行。就这样。

三、治疗回顾与反思

(一)一个人可以有两类或者三类的自我核心信念吗

根据朱迪思·贝克(Judith S. Beck)的《认知疗法：基础与应用》，患者负面的自我核心信念有三类：无助的、没人喜欢(或没人爱)的和无价值的。一般来说，患者通常以某一类的核心信念为主，也有一些患者可以同时有两类或三类的核心信念存在。除了自我的核心信念以外，患者对世界的看法或对未来的看法也是患者的核心信念。

如果引发患者痛苦的情形多数是人际交往的场合，那么患者可能是以没人喜欢(或没人爱)的自我核心信念为主；如果让患者感到压力的情形通常是工作业绩或学业压力，那往往是无助的自我核心信念为主；如果折磨患者的是跟道德纪律有关的情形，那患者可能是以无价值的自我核心信念为主。这样由患者常见的问题情形来猜测患者的自我核心信念，有助于我们一开始接触患者时对患者进行案例认知概念化。这个患者两方面的压力情形都存在，一个是人际交往，另一个是能力或业绩；而且人际交往对于这个患者来说更关键。

(二)可否用挑战自动化思维的方式来调整信念

因为认知行为治疗一开始会做很多挑战自动化思维的工作，无论是治疗师还是患者都对质疑和挑战自动化思维的模式很熟悉。那么过渡到信念的调整阶段，可否沿用处理自动化思维的方式进行工作呢？一些治疗师感觉用处理信念的方式进行工作颇有难度，甚至感觉做不到。这也是现实中常遇到的情况，习惯了自动化思维的工作方式，换用别的方法就会有难度，人之常情。当然，文献中并没有明确提到不允许那么做，只是自动化思维是具体情形下的产物，而信念是去情形化的，所以调整信念时直接套用自动化思维的工作模式会不太适合。感兴趣的同行可以就这方面做相关比较研究，根据研究结果为临床工作提供指导。

在这次治疗中，针对患者常见的三个困难情形进行探讨，引导患者发现其相应的自动化思维、补偿策略和旧信念，进而带领患者学会用新的信念重新看待，形成新的更有功能的替代思维、应对方式和中间信念。这样的信念调整完全不同于自动化思维阶段的工作模式。在治疗中，把患者有压力的情形用认知模型重新理解后就变得清晰化了，患者就会发现他的很多情绪或自动化思维都源于同一个固定的核心信念、补偿策略，有助于患者的自我探索和自我理解，也有助于他未来遇到类似情况时给自己做治疗，提高他灵活处理自己问题的能力。

(三)临床上经常遇到疾病反复发作的患者，这是怎么回事

精神疾病是生物、社会和心理因素共同作用的结果，一些生物和社会学层面的易感因素到目前为止无法改变，比如个体携带易感基因或罹患某种无法治疗的躯体疾病，生活在特定的不利环境中无法摆脱，但患者可以学着从心理学层面做出改变。认知行为治疗主要就是从心理层面进行工作，帮助患者学会方法控制和改善症状，以及提供自我帮助。自动化思维和行为层面的工作，是让患者学会压力情形下的具体应对方法，以缓解症状和痛苦感受；而转变信念和补偿策略，是让患者遇到压力情形时不再沿用那些雪上加霜的功能不良性的自动化思维或补偿策略，或者少受那些功能不良性的自动化思维或补偿策略的误导，即使生物和社会层面的不良因素依然存在，但因为少了心理因素的叠加催化作用，疾病复发或加重的可能性就大大降低。

如果患者接受认知行为治疗之后，病情明显缓解后又出现加重或者反复发作的情况，往往与信念和补偿策略的调整不到位有关，这种情况在临床上很常见，因为患者自觉状况改善了很多，就不再想接受治疗，从而过早中断治疗。治疗师需要抓住患者疾病复燃或复发的机会，对患者开展信念调整的心理健康教育，引导患者愿意主动学习调整其信念的方法，并多加练习，可能就会显著降低其疾病复燃或复发的概率。

(四)不同种类的精神障碍是否与特定类别的核心信念有关

认知行为治疗最早的适用对象是抑郁症患者，抑郁症患者可以出现三类核心信念中的任何一类或几类。其他精神障碍自然也是如此，目前还没有研究发现与精神疾病类别相对应的特定类别核心信念，或者换句话说，还没有发现某一类核心信念只出现在某一种精神疾病当中的情况。

(五)信念的调整需要多少次治疗才能完成

信念调整或信念治疗往往在认知行为治疗的中后期进行，但也有在治疗一开始就对患者进行信念调整的。那么到底多少次的治疗完成后就说明信念调整到位了？目前对此没有明确的答案，就像询问挑战自动化思维需要多少次就可以结束了一样，不同的患者需要的治疗次数不同，这取决于患者的病情复杂性、病程持续时间、患者的人格偏离程度以及跟治疗师的合作程度。患者的病情越复杂，比如有共病，病程越长，有人格障碍，合作程度越低，自然需要的治疗次数就多，治疗需要的时间就长。

很多治疗师以为通过一两次的治疗把患者的核心信念调整好了，治疗就可以结束了，因为既定的问题解决了，治疗目标也达到了。但实际上患者需要更多时间练习使用新的信念去看待自己和周围发生的事情，让既往的模式逐步褪去，这个过程是不可能通过数次的治疗就实现的。核心信念调整后患者需要反复练习加以巩固，才能让患者的转变从理智上过渡到情感上，再落实到行动上。这就需要治疗师将治疗的节奏慢下来，跟患者反复进行巩固探讨，让患者有机会将学到的内容内化为患者自己的东西。

此阶段治疗的困难就在于治疗师特别着急，对于患者的改变有不合理的期待，认为已经讨论过了，患者就应该改变到位，治疗师就急于切换治疗的主题或结束治疗。很多时候需要根据实际情况将治疗的节奏慢下来、细化主题和聚焦讨论，治疗师留意自己不合理的自动化思维，才能避免被自动化思维误导，更激发患者的主动配合，让治疗对患者更有帮助。

(六)患者赘述明显干扰治疗的进程，可否直接给患者指出来

从第一次治疗到现在，患者经常有赘述，经常顾左右而言他，明显干扰治疗的进程。那么在治疗中直接指出他的这个问题合适不合适呢？对于这个问题没有一定之规，可能不同的人有不同的处理。直接指出患者赘述的问题，是否有助于患者改变此习惯？是否与目前治疗的主题相关或者是否会把它作为治疗的主题进行探讨？指出患者赘述是否会增加患者的压力感，让情况变得更糟？治疗师在意图直接指出患者的赘述习惯前需要慎重考虑这三个问题，如果前两个问题中有一个答案是"否"，或者后一个问题的答案是"是"的话，则不建议直接指出。

通过这十多次的治疗可以发现，此患者的赘述往往在每次治疗的初始阶段比较明显，到每次治疗的中后期就变得不明显，这说明患者的赘述与患者感受到的压力大小有关。治疗中治疗师采取的策略是引导患者聚焦，同时使用一些交流技巧来减轻患者的压力感，比如使用语气词、多鼓励、用易于理解的词语替换表达、多倾听、不时进行小结和提问等技术帮助患者学着把谈话聚焦讨论，也适度地允许赘述发生，因为一个人的赘述往往是多年养成的习惯，改变习惯并不容易，患者也不可能在短时间内改掉赘述的习惯。从这个案例的治疗中可以看出来，赘述虽然对治疗有一定的不良影响，但还是在治疗可以承受的范围之内。

四、治疗记录

治疗记录	
2017 年 4 月 15 日	Session 16
心境检查	
患者这段日子还好。一段时间患者总想放松，完全不干事，发现这样不对。患者发现规律生活，不过分努力才有帮助。在正常努力下，发现自己是合格的，而非像上次讨论后那样认为自己还凑合。 　　患者记得上次治疗的内容，做了作业，记录自己做得还可以、自己还凑合的证据。患者以前过分努力，就是想达到理想的状态，事事争优秀，可还是认为自己特差劲、自己是垃圾。所以关键问题在于患者对自己的评价，即自我核心信念。	
议题	
遇到压力、挫折的时候还觉得我是废物，如何应对？ 　　可能的压力、挫折情况： 　　1. 老师提的要求，我达不到时； 　　2. 按社会标准，我不如别人时； 　　3. 与人交往感觉被冷落、嘲笑时。	

续表

当时如何想自己？

1. 觉得自己完了，不受重用，老师不爱搭理自己；

2. 自己挺差劲的，挺一无是处的；

3. 自己融不进去他们的圈子，觉得自己特孤僻，自己特不好。

这三个方面的共性：看自己一无是处。

那么现在如何提醒自己？

只要自己努力就可以了，达不到导师的要求是正常的，自己清楚可以达到的标准就可以。通常老师的要求要高一些，做自己能干的，实在干不了也不至于完蛋了。如果实在达不到，可以让导师清楚他的标准高了，老师知道我达不到，就会让我干别的。

如果我挣得少，但能达到大部分人的水平，就并非挺差劲、一无是处，不要总是和极端优秀的人比较。要全面看自己，而不是非黑即白；看到自己是合格的，有些事干得优秀，有些事不太擅长。

假如就是差点儿的话，社会上不太灵光的人也是有作用的，人的价值是多方面的，从多方面看一个人；和人比较时，不是总陷在一个方面，而是看到其他方面。

人难免有陷入死脑筋心情难受的时候，那时是自己的看法出了偏颇，告诉自己，管它呢，我就这样，不逼着自己和人交往，过一会儿就好了。假如我真的被冷落了，不一定非得扭转过来，过一段时间就好了。

但患者在人际交往中感觉被冷落、嘲笑时，不太认可自己，这一点还没有想清楚如何应对，以后再谈。

患者以前总强迫自己去努力，没黑没夜。这与旧的中间信念有关：

如果我达不到设定的要求，不如别人优秀，我就一无是处、是个废物或垃圾；

如果我达到了要求，比别人优秀，那我就不是一无是处、不是废物或垃圾。

新的中间信念：

我还是合格的，无论是否达到要求或比别人优秀。

续表

保持正常生活节奏的情况下去努力，而非过分努力；学会客观看待自己；尊重自己的情况，能干就干，不能干就不干。
作业
在生活中练习新的信念，遇到事时多练习； 继续记录体现自己合格的事情。

第十九章

第十七次治疗：识别与挑战自动化思维

一、第十七次认知行为治疗的总体框架

这次治疗跟前面几次的信念治疗不同，是在具体情形下挑战自动化思维，进行认知重建。这个主题跟上次治疗遗留下来未解决的问题是一致的，也是患者想要讨论的问题。可见，在信念调整的过程中会夹杂着自动化思维的质疑挑战，而自动化思维的质疑挑战对于信念调整来说是非常必要的。

本次治疗用时 57 分钟，明显超时，与上次治疗间隔 1 个月。

二、第十七次认知行为治疗逐字稿与讲解

李献云： 你最近的精神状态怎么样？

王军： 还可以。对，那个我感觉有一点就是，嗯，就是组会的时候吧，就组会之前也是，嗯，就是这周干了多少事情，就说干多少事情。没有一定要在汇报前再加把劲儿，为了赶汇报而赶汇报那个状态。然后就反倒觉得不错，因为有的时候赶出来那个东西吧，往往是没有……是无效的，最后呢反而让自己白紧张一场，过了又得调整那么一两天，那样的效果反而不好。（患者的改变进行时。）

李献云： 嗯，你现在能够按实际情况是什么就汇报什么了，原来你是怎么想的让自己赶？然后你按实际情况这么汇报之后，跟原来想的有什么区别？（启发患者用认知模式看待自己的情况，不过，一次提两个问题有些多。）

第十九章　第十七次治疗：识别与挑战自动化思维 • 575

王军：我感觉第一点就是勇气！勇气呢就体现在对自己的认可。嗯，就是可能……就是……对……对……就有点儿像……就是因为我知道有些事，关键是有些事吧，就是说必须得按照自己的感受和行为这两方面都得共同去行动，才能慢慢培养出真的兴趣来，或者说，嗯，才是真的这个对自己有好处，或者说这件事情才能做好。之前往往是逼自己，就是行动虽然到位，但是感受不到位……（患者的赘述跟治疗师一次问多个问题有关。）

李献云：你那时候逼自己去行动，对吧？（治疗师小结患者谈的主要内容，即补偿策略。）

王军：对。

李献云：那时你在担心什么？（治疗师只提一个问题，以缓解患者的压力。）

王军：（沉默思考）就是担心不能达到目标，然后老师会批评，就担心这些东西。（患者的自动化思维）。

李献云：嗯，所以才会逼自己去赶一些事情，是吧？（治疗师在患者的认知与行为之间建立联系，抓住机会进行认知模型的心理健康教育。）

王军：对对对。

李献云：而现在你没有逼自己去赶一些事情，按实际情况汇报了，老师有没有批评你？（强化患者认识到自动化思维往往不是事实。）

王军：也没批评我，反倒是，就是我这一步我还没想好呢，老师会帮我再想一想，甚至有的时候，我发现，就是这回组会就是，嗯，就是我想做下一步，但是老师可能会再让我再慢一点儿，帮我想到了一个在做这步之前还要注意的一个事情。（患者给出了反驳自动化思维的证据。）

李献云：好！

王军：噢，就是我就觉得那个这样的话，反倒是既踏实，又挺不错的，就是。

李献云：所以你原来的那个担心，是不是事实呀？（强调自动化思维不是事实。）

王军：那个倒不是事实。

李献云：这才是最重要的吧？

王军：对。

李献云：你之所以之前每次汇报前，周会，每周工作汇报、研究进展汇报，你赶着赶紧添一些东西，你是怕老师说你达不到目标、批评你吧？

王军：对。

李献云：而实际上你按实际情况做的时候，没有赶，老师也没有批评你，反而帮你想到你做下一步之前还要注意些什么，让你把速度放慢。（治疗师通过小结对比两个方面的情况，以强化患者的认识。）

王军：对对对。

李献云：所以这是不是想法影响我们的行为？而我们的想法，我们的担心，不是事实啊？（抓住机会对患者进行认知模型的心理健康教育。）

王军：对，反正从结果来看，那个担心的确是挺多余。

李献云：好，所以要提醒自己，很多时候自己的担心是多余的，是吧？

王军：嗯，对，对（若有所思）。

李献云：你在想什么啊？（治疗师敏感地捕捉到患者的变化，然后了解情况。）

王军：因为我现在就在想，反正我现在遇到一些……我感觉自己心里就咯噔一下，或者挺担心的事儿，我反正也不会想那么多了，我就想自己从大面上还可以。然后呢去……如果这个事情能做一些的话，嗯，得按照自己感受做一点儿，就是得补救。但是如果我一判断这是开始瞎担心了，我就索性就做一些自己能投入的别的事情。比如，我现在就照着那简谱弹弹电子琴，我就觉得就是人得……这样的话能帮助自己，就是一个是排除没有用的担心。第二个是，然后不担心之后，还得再投入一些别的真正能放松的事情。嗯，然后就是……还有就是对别人的那个鼓励什么的也得就是……就是其实我觉得呀……就是说特别担心别人的批评，跟特别渴望别人的鼓励，它是一回事，它都是特别在乎别人的那个评价。我就觉得自己那个对自己的那个评价，或者说内在的那种体验，我觉得这是两方面。就是说一个是内在的体验，就是我感觉真正我有些同学比如说做得挺好，他们内在对自己的这种客观的认可，跟感受上的认可，是很强的。（患者能够在担心的时候提醒自己放松以及做该做的事情，也认识到他在意别人的评价跟他的自我核心信念有关。这很好。）

李献云：噢！

王军：我觉得这个咱们讨论的就是客观的这个认可，就是从事情本身来看。然后还有一种就是在做事情的过程中，自己的那个主观的体验的认可，那个东西也很重要。（患者认识到自我核心信念的作用了。）

李献云：好，所以怎么样？

王军：我就觉得之前不管怎么说，反正逼着自己肯定没有主观体验的那种认可和获得感，或者说少一点儿。所以说我觉得在生活中这方面的话，还可以去做一些。

李献云：好，就是怎么样从客观上、主观上分别给予自己认可。好！

王军：给予自己认可。

李献云：特别是在主观上……

王军：对！在做事情的过程中……

李献云：给自己认可。（治疗师复述患者的主要内容，就会给患者更多讲述的机会。如果治疗师在这里就过渡到回顾上次治疗内容的话，可以节约时间。）

王军：嗯，因为客观的认可，有的时候我能提醒一下自己，但那个内心的那种感受吧，当然我发现这个东西是长期的。就比如说，像咱们这样的咨询也是已经快持续一年了，但是我觉得每个月哎有这么一次效果就挺好，而不是那种搞突击的那种效果好。我现在感觉做好多事情都是这个样子。它不是说我给自己定个目标，然后就能达到，而是说我在做这个事情的过程中，我还感觉哎有收获。我可能做得也不是很频繁，但是做着做着，但是走过一段时间就发现哎干得还行。但是这个劲儿，因为原先比如说考试那个劲儿就是突击，高考也是突击（笑），然后就好像什么事情都是好像定目标很重要。我觉得定目标固然重要，但是生活中得有别的事情，而且这个目标也不能定得太死板啊，或者说定目标的出发点是、真是出于渴望别人的认可，而不希望别人的批评，这个出发点有的时候我觉得从心理上来讲它就错了。（患者的反思不错，说明治疗的成效显著，虽然有赘述。）

李献云：好，这是这个情况啊。哎，上一次咱俩谈的内容以及作业的情况呢？（治疗师考虑到时间原因，把两个内容放在一起提问了，这样做不太好。）

王军：上一次咱俩主要谈的就是应对压力的时候，一个就是老师批评的时候一个压力；一个就是同学攀比的时候，相互比较的时候。然后老师的那个压力的话，嗯，我的……我就觉得是……就像我刚才说的组会那个状态，就是不逼着自己，按照自己真实的感受跟老师交流啊，这个我觉得这样挺好。然后跟同学攀比呢这种得……因为每个人都是……不管是先天后天，他都是各有所长的，主要是得挖掘和认可自己的长处（笑）。（回顾上次治疗患者的收获很好。）

李献云：好！（治疗师这样简单回应，就给患者提供了下面赘述的机会。此处如果直接过渡到作业检查的话，会节约很多时间。）

王军：这样的全面地去评价，然后才能慢慢脱离这些纠结。嗯，还有一个问题就是，这个跟同学交往有时候挺干的，就有的时候感觉好像大家不理我了，或者说大家不喜欢我啊这种情况。嗯，当时说这是一个遗留的问题啊。然后我是觉得，嗯，就是我跟熟悉的人都谈得挺来的。当然我觉得跟熟悉的人谈得挺来的话，属于慢热吧，觉得这也不是个错。但是在交往的过程中过分讨好对方的话，就会发现哎大家不理我了，我觉得这是个问题。就是交往的过程还是说，我觉得是说内在的话，有需求才会有交往。如果我的需求就是让别人高兴，我觉得其实这种交往，让别人高兴，然后获得这种……你说助人为乐也好，助人为乐是人家真有难处，然后我真的看见人家的的确确挺困难的，然后我顺便做一些事情，我觉得那个的确是挺好的。然后这回我觉得就是说，我呢比如说，真的比如说感谢别人，是我真的勇敢地说出了自己的需求，然后别人也挺乐意。哎，我觉得这种交往是挺好的，比如说这回我们要申一个奖，这个奖它需要老师写个材料，然后我一开始觉得我配不配得这个奖（笑），然后老师愿不愿意给我写。然后我一想，不想那么多了，这东西我……我内心里还是挺想要……要这个奖的。那我就找老师写证明去呗，然后老师也挺乐意的（笑），让我先拟一个。所以我觉得还是，嗯，首先，嗯，我觉得就是说，想法跟我以为的老师的行动，的确不一样。但是我发现，要想去证明老师的行动的的确确跟想的不一样，得去做，但是做的前提是，得足够地想知道自己想要什么，就自己真的是挺想要的，然后把那种羞愧的或者说觉得自己低人一等的那个劲儿先放一放，然后这样的东西才能有对比。要不然的话，总纠结于或者说强迫自己、告诉自己，这个我其实还可以什么的，那些东西没有那个就是说真正想的那个劲儿，然后带着自己真正想得到的那个劲儿，去行动，然后再看那样来得是否真实。（患者虽然赘述，但清楚地谈到了自己的转变。）

李献云：非常好！好，一方面我们要提醒自己的想法不是事实，另外一点我们就把这些想法扔到一边去试试，试了之后、体会之后才知道纠结的东西是不是……（治疗师小结患者谈的主要内容，想试着过渡到作业检查，但被患者抢着继续说。）

王军：因为……因为我觉得从小反正，嗯，这可能是跟个性也有关系，跟家里教育有关系，就是我妈就是那种，她好多……有些人就是以别人为中心。我是觉得就是真正的健康是，我现在体验就是，以自己想得到的为中心，然后去观察。嗯，有的时候我就觉得如果总以别人为中心，都不知道怎么去真地帮助自己，或者说真的不知道怎么帮助自己，也没法真的帮助别人，根本看不出来别人什么时候是真的在需要自己。我感觉是这个样子，所以我现在就先是自己有什么需要……嗯……也不能说是什么始终都依着自己，都是……因为我知道只有这个样子的话，我才能是真成长。因为那种感受的体验进来了，人才能成长，如果要是始终是……就是说用……用脑去指导，就纯用脑和理性，或者说按照别人的那个劲儿去生活的话是体验不到成长的。

李献云：非常好啊！

王军：我现在是……体验是这样。

李献云：好。哎，那这是上次回顾了，也谈到你的练习。哎，记录你自己做得好的方面，那些怎么样了？

王军：嗯，记了。然后……

李献云：哎，做了记录，是吧？

王军：嗯，记了一些。

李献云：（看着患者的记录）啊做了好多记录啊！回头也可以试着发给我看，把这些好多的记录发给我，咱就不一一回顾它了。你做了这些记录之后，感觉怎么样？对自己的评价。你一直说内心对自己的评价，内心主观对自己的认可更重要，做完这些记录之后，你觉得对自己的评价？（治疗师把作业检查跟信念改变联系起来。）

王军：我觉得这些记录之后，就是能慢慢地就是……我现在体验到什么是真兴趣的培养，为什么是有时候真正的兴趣培养它是需要一段时间的。因为真兴趣，就是说第一次干它感觉挺舒服。比如说打羽毛球，我这儿写的，就是它不是说我玩这个，原先我就是说要打好，要打得……对，要打好。但是仔细去体验过之后，会感觉什么球怎么接更好，有些球如果它垂直度很高，就直着落下的话，这么抽，的确抽不到，就抽到毛上了。所以这个过程其实它挺有意思。它不是说强度有多大，然后怎么样的。我原先打篮球也是，也不是说一定要使劲儿，真的就是有时候逗逗乐，其实关注点在这儿。我觉得就这些东西反倒是能体验到的，然后下一次还想去再体验一下这个过程。（患者乐意分享自己的转变。）

李献云：好，非常不错啊！（如果此时治疗师小结一下，回到之前的主题上，治疗时间的把控就会好很多。）

王军：包括弹电子琴也是，它主要是，我原先就特别怵弹电子琴，我是小的时候，小学学的，家里现在也有，然后搬出来了，然后我就随便在图书馆借书，我觉得简谱还挺好，就弹简谱呗，然后那种高和低，去感受它的这种高低音的变化，然后哎觉得这个有意思，而不是说要求非得连贯。不是……好像不是那……那个感受。（患者分享了他的改变，但没有回到治疗师问的问题上，即谈他对自我评价的改变。）

李献云：好！非常不错！哎，你不是说跟你的大夫谈你的药物调整，后来谈了吗？（治疗师忘了之前的问题，将话题转向了药物治疗方面。这也是容易出现的问题，患者未对治疗师的问题做出回应，治疗师可能也忘了自己之前问的问题。）

王军：啊，反正现在就是，氯硝就……是这样的，上次我也跟大夫说，就是有的时候好像，那天那实验一想出一个什么好的结果来，特兴奋。然后大夫就跟我说，就是说这种兴奋啊其实不奇怪，但是呢如果要是这个过头了，拿药物控制控制、拽一拽也可以，然后主要还是自己内心的这个……听自己内心的这个感受吧，然后这样的话，慢慢地它就能巩固住。（患者的赘述惯性。）

李献云：那药调没调？（治疗师想了解患者苯二氮䓬类抗焦虑药的减少情况，因为患者此类药物使用时间长，已有依赖的可能性。）

王军：药……药……氯硝还是……我氯硝就吃得很少了，一周也就吃一两次，一次就吃 0.25 毫克。我就觉得这个东西，怎么说呢？就是这个量有跟没有就一样了。然后就是说，但实在比如说，有的时候有点儿焦虑的时候，或者说对未来找工作、干点儿什么有点儿焦虑的时候，还是要把生活规律先控制好，就别那个一下又睡不着了（笑）。（焦虑明显的患者，一部分患者不愿意调整他的药物，特别是减量的时候。）

李献云：噢，好！

王军：我觉得这个是药物的作用，就包括那个百适可，就是有的时候吃三片，有时候吃四片，反正就 15～20 毫克。

李献云：15～20 毫克。

王军：左右，就这个，因为我毕竟是从高中就、就这个状态就一直有，也就是十……我的印象特别深，就高二那时候要努力了，然后就就难受也要逼着自己干。所以我就觉得只要我这个生活的习惯，包括今后工作了，这个东西生活能稳定住，这个药物自然能减下去。

李献云：哦，所以每次 15～20 毫克，是吧？

王军：对。我觉得这个药的话还是，因为我是这种一股一股的这个劲儿，已经在我、从 17 岁就开始，我现在 26 岁，就是占的时间太长了，所以的话得重新去找这个感受，嗯，它是需要时间的。

李献云：好，看起来百适可我们需要吃一段日子，因为服药已经快十年了。当然你倾向于用氯硝西泮来控制一下自己的生物规律。（治疗师小结患者谈到的主要内容，以促进共情。）

王军：对对对。

李献云：因为你认为特焦虑睡不着反而不好，是这么说吧？

王军：对对对，是这个样子的。

李献云：好，这是药物治疗的情况。那咱们抓紧时间谈谈今天的主要内容，你今天想谈的是什么呢？（治疗师小结后过渡到日程设置。）

王军：今天就谈谈跟人交往吧。

李献云：好，谈谈人际交往，是吧？

王军：对，谈谈人际交往。因为我觉得这些东西它都会有反复的。可能今天我谈人际交往，过两天我还得再谈谈老师的压力啊、这跟人的比较啊，我觉得这都不是，都是在……但是我……如果我方法对了，就行为和感受都到位的话，持续段时间，慢慢这个状态就不一样了。（患者想谈的内容跟上次遗留未谈的部分是一致的。）

李献云：好，谈人际交往。你想谈的是哪块内容？（治疗师跟患者达成一致。）

王军：我想谈就是有的时候就是，跟陌生人就是想特别快地跟人家融进去，感觉融不到位有的时候，对，有的时候可能做得不太好，就有点儿尴尬。（这就是上次治疗中谈到的第三种情况及相应的自动化思维。）

李献云：你哪天？

王军：就那天好像跟……因为从另一所大学过来俩人，然后我就想跟他们一块儿回去，然后走到那个进地铁那块儿，就突然我发现我就卡里没钱了，我让他俩先走了。就我还挺想跟他俩一块儿走的，但一想就一站地就算了，然后就感觉挺尴尬的（笑）。

李献云：哦，这是这个情况，那我们就试着来分析一下呗。你用学过的方法来找找，你当时的那个尴尬跟什么想法有关系？（鼓励患者找自动化思维。）

王军：尴尬（沉默思考），就是感觉就是我挺想跟人家处好的，但是结果就没有（笑）。尴尬，就感觉怎么这个事竟然绊了一跤，怎么对自己的评价，我想想啊，就感觉这事都能没记住。（由此可知，尽管前面治疗了那么多次，患者遇到一些特殊情况找到自动化思维还是有困难的。）

李献云：你那意思是，卡里没钱……（治疗师通过关键词提示，想让患者说出其自动化思维来。）

王军：对，这事都没记住。而且关键是什么，关键是他是我们没认识多久的人。就是如果我要是跟比如挺熟的人的话，那肯定没事。就是跟这种可能就见过一两面的那所大学的……那所大学的……就是那个老师那边的学生，就是跟陌生人，就是不太熟的人，出现这些小状况。（患者没有如治疗师的意愿说出他的自动化思维。）

李献云：好，如果要是特别熟的人，你会怎么做？（治疗师只能再顺势让患者谈更多，以引导患者找到自动化思维。）

王军：就"哎呀，你等我一会儿，我去充个钱去"。就生人的话，就觉得可能是不是会耽误人时间了或者怎么样的。（患者的自动化思维，但这同时也是患者给自己行为的合理化解释。）

李献云：噢，好！

王军：而且也未必……对，大家在一块儿走的话能聊得有多高兴（笑）。（患者的自动化思维，但这也是患者给自己行为的合理化解释。）

李献云：所以要这么说，那问题出在哪儿了呢？要这么说，你说其他人不会这样？（治疗师启发患者思考。）

王军：对，其他人可能也会这么尴尬。

李献云：他们会尴尬吗？在这种情况下。

王军：有点儿不好意思呗。

李献云：我不太清楚，你说不好意思，他不好意思在哪块儿呢？（治疗师继续试着引出患者的自动化思维。）

王军：就是说我们不太熟，我本来想大家一块儿走，但没成功。因为我的这个问题、我的情况。（患者说的是事实而非想法。）

李献云：因为这个他们尴尬？（治疗师将疑惑反馈给患者，促发患者的思考。）

王军：（沉默，思考）

李献云：真的？

王军：就是吧反正我觉得会，就是就有点儿就是感觉被人拒绝了一样的尴尬。（患者真正的自动化思维出现了，这个自动化思维导致患者不敢提议对方等自己给卡充值后一起走。）

李献云：噢，所以这才是关键，感觉被人拒绝了一样，是吧？（治疗师复述关键的内容。）

王军：嗯。

李献云：好，这才会尴尬。你说其他人会不会像你一样有这种感觉，被人拒绝了？就是因为，如果熟的话，想跟人一块儿走，你就会说"好，你们别走，等我一下"。

王军：对对对。（患者没有回应治疗师的问题，只是对这种情况深表认同。）

李献云：如果不太熟的话，就说请人家先走，人家先走了，其他人在这种情况下会不会产生被人拒绝了的感觉？（治疗师转换得太快了，需要先就患者没回答的问题继续问下去，待患者回应后再问这个问题。）

王军：那倒不会有感觉。

李献云：好，所以影响你尴尬的是让别人先走了，是因为卡里没钱了，还是什么在影响你感觉到尴尬这个情绪？（结合前面的引导性发现，继续强化患者对自动化思维的认识。）

王军：那我肯定是感觉被人拒绝了。

李献云：感觉被人拒绝了，是吧？

王军：对。

李献云：这才是最关键的一个想法吧？

王军：对。

李献云：哎，那怎么帮自己呢？（治疗师鼓励患者自己思考方法，而非过多进行干预。）

王军：被人拒绝（非常轻声地重复，写，思考）。

李献云：（递自动化思维记录表过去）要不要用这个表试着把它写出来，具体的事件是什么？自动化思维是什么？然后让自己练习一下？（继续鼓励患者练习自己解决问题。）

王军：啊好。事件是什么呢？就是说想跟别人一起走，但是呢（写），但是自己卡里没钱了，让他们先走了，嗯。自动化思维就是……好像不管什么原因，就是我在跟人交往的过程中，脑子里冒出，就感觉……嗯……感觉被拒绝了！（继续写）情绪，哎，有点儿自责，情绪就是有点儿失望了，悲伤。（患者梳理的很好。）

李献云：然后先把情绪写出来。情绪既有失望……

王军：还有自责。

李献云：失望、自责。

王军：自责。

李献云：还有悲伤，是吗？

王军：没有。有点儿懊恼（笑）。

李献云：懊恼。

王军：嗯，这是情绪。

李献云：还有其他情绪吗？（在使用自动化思维记录表的时候，把患者当时所有的情绪反应都引出来非常重要，因为以情绪为切入口寻找自动化思维比较容易。"感觉被拒绝"对应的情绪反应不应该这么多，还有一些自动化思维患者没有意识到。）

王军：没有了。

李献云：好，所以你失望的是什么呢？（目的是引出患者的自动化思维。）

王军： 没跟他们一块儿走。（患者说的是事实，而不是自动化思维。不过，这是此情形下常见的情绪反应，因为患者前面谈到他想跟他们一起走，而未能如愿，会有失望情绪。）

李献云： 没能跟他们一块儿走，是吧？

王军： 对。

李献云： 嗯，自责的是什么？

王军： 怎么没带卡，而且我卡里没钱了。（患者陈述的依然是事实，而非自动化思维。）

李献云： 怎么，那卡里都没钱了，那怎么自责呢？自责……（治疗师继续引出患者的自动化思维。）

王军： 自己不注意卡里头没充上钱、没充满钱。（患者回应的依然是事实。）

李献云： 自己没注意卡里没存钱，那意思是自己不应该这样？（治疗师把患者的自动化思维表述出来，跟患者进行确认。）

王军： 对！

李献云： 不应该没注意到卡里没钱，是吗？（治疗师继续把患者的自动化思维清晰化，并跟患者确认。）

王军： 嗯，懊恼好像就是，嗯，这个卡里没钱被人发现了，就自己这不小心被人发现了！嗯（写）。（患者说出了自己的自动化思维。）

李献云： 嗯，卡里没钱，被人发现了，也发现了自己的不小心。那就怎么了？（治疗师继续追问患者的自动化思维。）

王军： 就感觉是失信于他人（笑），然后最后导致自己的愿望没满足（笑）。（与自责懊恼有关的自动化思维。）

李献云： 被人发现，自己失信于他人，是吧？

王军： 嗯（写），而且自己的愿望没满足。

李献云： 一个是失信于他人，然后愿望没满足，是吧？

王军： 嗯（写）。

李献云： 好，这是不是把 AT 都找出来了？（治疗师跟患者确认是否找全了自动化思维。）

王军： 嗯！

李献云： 好，你把它写在哪边了？（患者把 AT 写在了表格的情绪栏里，指着情绪栏）AT 写在这儿了，是吧？（治疗师发现问题后及时指出来。）

王军：嗯，对。

李献云：（指着表格的自动化思维栏）其实这是不是要写在这儿啊？

王军：啊？

李献云：自动化思维要不要写在自动化思维栏里头呀？你看，自己怎么没注意卡里没钱？不应该没注意到卡里没钱，是吧？（针对患者的疑惑，治疗师做出具体的指导。）

王军：嗯。

李献云：然后自己失信于他人，然后卡里没钱和自己的不小心被人发现，以及自己的愿望没满足。（指着自动化思维栏）这都是这里的自动化思维，是吧？是这么说吧？（治疗师继续小结患者的自动化思维。）

王军：嗯，对，但是这些的确跟情绪……对，是这样的，跟情绪又挺相关的。（由此可知，患者区别思维和情绪有一定的困难。）

李献云：当然了，自动化思维跟情绪相关不相关啊？（治疗师继续启发患者思考。）

王军：嗯，相关。

李献云：不仅仅是说自己被拒绝了，还有这些想法出现。哎，那你怎么帮自己分析一下这些想法？先看看这些想法的相信程度，包括情绪反应的强烈程度，要不要？（引导患者使用自动化思维记录表进行自我治疗。）

王军：卡里没钱挺失望的，唉，我觉得。

李献云：失望的程度呢？

王军：80％。

李献云：80％。自责的程度呢？

王军：也 80％。

李献云：80％。嗯，懊恼的程度呢？

王军：也 80％。

李献云：80％，噢，尴尬的程度呢？

王军：90％。

李献云：尴尬 90％，是吧？

王军：嗯。

李献云： 好。那再看看自己被拒绝了，那想法的相信程度是多少？

王军：（沉默思考）现在来讲也没有说别人拒绝我，就是但是就好像由于自己的这个不注意不小心，然后就导致别人……我就感觉好像就是，就潜意识里就觉得好像别人就会拒绝我，如果我没把握住的话。（在分析之前患者对其自动化思维就有反思，不过，还有一些意思没明确说出来。）

李献云： 好，那你的意思"自己被人拒绝了"，指的是什么？指的是……（治疗师顺势启发患者。）

王军： 就可能就是人家本身就不太想搭理我，然后我非得迎着过去。（这是患者之前未说出口的自动化思维。在治疗中这种情况非常常见，就是自动化思维在具体讨论的过程中才被患者说出来了。）

李献云： 噢，你被拒绝了，噢，是指的是说，如果你提出来让人家等一等你，会被拒绝，还是指的是什么被拒绝了？（治疗师对于患者被拒绝的自动化思维依然有困惑，于是请患者澄清，而非稀里糊涂地放着。）

王军： 就不是想……我想一块儿走，人家可能就想拒绝我。（患者的自动化思维。）

李献云： 噢，人家本来不想跟我一块儿走，是吧？（治疗师把患者内心的自动化思维表述清楚。）

王军： 对对对，我心里就有这想法。

李献云： 噢。

王军： 就我感觉我，会……能一块儿相处得愉快吗？（这是患者之前说出来的自动化思维，不过未被治疗师留意到。）

李献云： 好，这才是被人拒绝了。对于"人家本来不想跟自己一块儿走"，你对这个想法的相信程度是多少？

王军： 70％。

李献云： 70％。自己被人拒绝了，对这个想法的相信程度是多少？

王军： 就这个是，加上这个事发生了，我觉得也是70％。如果没这事的话，哎，我们一块儿走一走、看一看，是不是聊得挺开心，可能就……就没……没这个了。（患者的思绪依然会跑到其他假想的情形下，而非正在讨论的那个情形。）

李献云： 当然就这个事儿，当时70％，自己被拒绝了，是吧？（治疗师把患者的思绪拉回来。）

王军：对，对，对。

李献云：好，那我们再看看，自己不应该没注意到卡里没钱，"觉得自己不应该"这个想法的相信程度是多少？

王军：就跟失望一样，80％。

李献云：也是80％。

王军：但是如果要是跟熟的人在一起，这就不是个事。（患者的思绪会跑离主线。）

李献云：就还是这个事，不管熟人的事。（引导患者聚焦。）

王军：噢，80％。

李献云：自己失信于他人呢？

王军：也是百分之……就跟懊恼的情绪是一样的。

李献云：80％，是吧？

王军：嗯。

李献云：然后自己的愿望没满足，这个相信程度是多少？

王军：这是70％。

李献云：70％。好，所以看见了没有，其实这里的想法也挺多。

王军：是。

李献云：哎，把它标出来了吗？在你这儿。那个想法的相信程度？

王军：（写）嗯！

李献云：好。哎，那人家本来不想跟你一块儿走啊，你怎么知道的啊？（治疗师用引导性发现启发患者挑战其自动化思维。）

王军：我不知道（笑），我，好像就是我就觉得我这人好像、说话好像不是特别受人欢迎似的人。（这也是患者的自动化思维，被患者用来做支持的证据。）

李献云：好，因为觉得"我说话不受人欢迎"，是吧？

王军：嗯（写）。

李献云：欢迎，所以人家不想跟你一块儿走，是吧？

王军：嗯（写）。

李献云：还有别的证据吗？觉得别人不想跟你一块儿走。

王军：（写，沉默思考）嗯，就是我觉得好像我的一些观点跟他们有些不太一样。（支持的证据，也是想法。）

李献云：哦，好。

王军：就比如说，可能我们这边就相对轻松一点儿，他们那边就特别严格。或者说我每天能回家，他们就觉得好像跟高中的一样，高中的生活（笑），嗯。（这个内容跟患者说的观点不一样不是一个概念。）

李献云：嗯嗯，就是观点不一样，还是指的自己……（针对疑惑请患者澄清。）

王军：观点不一样。

李献云：观点不一样，刚才你说你自己，你刚才说的那个呢？就是自己这儿比较轻松……（治疗师继续请患者做出澄清，因为患者前面的回答还是不合常理。）

王军：对对对，可能，对，生活的状态也不太一样。（这才是相对准确的回答。）

李献云：每天回家，哦。

王军：他们会不会就比较反感啊，我觉得。（这也是患者的自动化思维，被患者当作支持的证据。）

李献云：他们会比较反感。

王军：（写）嗯。

李献云：好，这其实，一个是说你说话不受欢迎，一个是你的观点跟他们不太一样，另外自己这儿比较轻松，每天回家像高中一样，他们会比较反感。还有别的吗？（治疗师小结支持的证据，再跟患者确认。）

王军：没有。

李献云：就主要这三个？

王军：嗯。

李献云：那有什么反对的依据呢？人家本来不想跟你一块儿走，实际上并非如此的依据呢？（找完支持的证据后再找反对的证据，这是挑战自动化思维最常用的方法。）

王军：（写）反对的依据，人家根本就……人家无所谓（笑），就是人家因为一开始走，都是无所谓的。

李献云：人家无所谓，是吧？

王军：对，就是，就是这些就无所谓，人家顺道就走了，就是一个比较自然的事情。

李献云：顺道一块儿走，这是一个自然的事情，人家无所谓，是吧？

王军：嗯（写）。

李献云：好，还有别的吗？

王军：（写）感觉反对的也就是这个了，就是感觉，我、我自己感觉。（反对的证据的数目通常明显少于支持的证据的数目，这是常见现象。）

李献云：自己感觉就是这个了。

王军：因为我毕竟想着跟人一块儿走，我就觉得，反正心里还有想法，就觉得这是无所谓的事情。

李献云：那人家有没有说，在这个过程当中，就你们谈话，一块儿走的时候，有没有聊天？（治疗师需要启发患者，以增加患者思维的灵活性，引导患者学会看事实而非跟着感觉走。）

王军：聊啊。

李献云：聊得怎么样的？

王军：聊得……就聊聊他们学校怎么样，我们学校怎么样，就聊聊老师呗，就聊聊共同话题呗，聊得还可以啊，挺好的。

李献云：聊的还可以，你觉得这表示想一块儿走还是不想一块儿走？

王军：也挺……是……行……我觉得那时候聊还挺好的，还行，挺好的。

李献云：路上聊得挺好，是吧？（治疗师简单复述患者谈的主要内容，就可以让患者谈到更多相关信息。）

王军：对，在实验室聊也挺好的，聊聊。

李献云：路上和实验室聊得都挺好的，是吧？

王军：我就觉得我只能聊那些就是，就老师那些话题。聊别的好像就没什么。

李献云：就聊老师的话题怎么样？

王军：应该挺自然的（笑），也挺高兴的，啊。

李献云：挺高兴、挺自然，是这意思吧？

王军：对对对。

李献云：你觉得这是反对的证据还是支持的证据？（治疗师启发患者收集更多事实后，请患者思考证据的归属。）

王军：这是反对的（写）。

李献云：给你这个纸啊，你写的时候用。

王军：嗯。

李献云：好，那还有什么反对的证据呢？（治疗师再接着跟患者一起找反对的证据。）

王军：人家也没有刻意表示出对我的反感。

李献云：噢，人家没有，非常好啊！

王军：就没有直接表达，就没表达……没有表达出反感（写）。

李献云：没有表达出反感。

王军：嗯。

李献云：好！还有别的反对的证据吗？

王军：还问我吃不吃水果（笑）。

李献云：人家还问你吃不吃水果，是吧？

王军：嗯（写），也看我做实验，也问问我的实验情况，嗯。

李献云：还有别的反对的证据吗？

王军：（沉默思考）暂时说到这儿，我感觉好像的确也不太一样（笑）。（患者看到事实后情绪反应开始不同。）

李献云：的确不太一样，指什么？（治疗师需要慢下来请患者说出他的感受，而非替患者说。）

王军：就是这些反对的这个情况发生。

李献云：嗯，好，还有别的反对的证据吗？

王军：暂时没有，但是我觉得，问我实验情况这些，都是感觉就是就自然的相处。（患者看到事实后，就可以得出不一样的结论。）

李献云：噢，好，自然的相处啊。

王军：就自然的相处。

李献云：有没有不想跟你一块儿啊？

王军：好像也没有刻意的这种感觉。

李献云：好，那我们再来看看支持的证据。你说话不受欢迎，你感觉你说话不受欢迎，是吧？（治疗师在找完反对的证据后，需要引导患者重新审视那些支持的证据。）

王军：对。

李献云：在这一次你们交往过程当中，对方有没有说你说话不受欢迎？

王军：没有。

李献云：所以这属于不属于人家不想跟你一块儿走的证据呢？

王军：（写）我可能这方面对自己要求也太高了，就是感觉说话就非得是说得恰到好处啊或者是怎么样，可能说话就是跟人互动啊，或者说说自己的想法呀。但有时候我就觉得我说自己想法说得太强硬了，跟人互动的少了一些。（患者习惯把自己的感觉作为支持的证据。）

李献云：嗯，哪怕你说话太强硬，跟人家互动少了一些，人家有没有流露出或者表达出你说话不受欢迎？（治疗师依然鼓励患者看事实。）

王军：那倒没有。

李献云：所以告诉我们这能不能成为支持的证据？

王军：嗯（沉默思考），怎么说呢？就是（笑）强求自己说话说得十全十美是错的（笑）。（患者对支持的证据有批驳，很好。）

李献云：好。

王军：人家，对，人家不可能说，人家不表扬自己，（自己就）不高兴，就说自己说话不受欢迎。（这是患者的中间信念在起作用，追求别人的表扬。）

李献云：好。人家不表扬自己不等于什么？（治疗师启发患者调整中间信念。）

王军：自己说话不受欢迎（写）。

李献云：自己说话不受欢迎。好，那"我的观点和他们不一样"呢？怎么成为人家本来不想跟你一块儿走的证据？

王军：（沉默思考）有的时候还是隐隐会觉得这种交往里头，就是观点相同可能矛盾会少一点儿。但是呢强扭着自己的观点呢，那肯定那更不健康了。

李献云：噢。

王军：那更不健康了，这个交往。而跟……

李献云：那么哪怕你跟他的观点不一样，你们有没有聊啊？（治疗师启发患者看事实。）

王军：聊啊！

李献云：那在这种情况下，这个观念不一样，有没有让他们不愿意跟你交往啊？

王军：现在感觉，现在看来不是，而且不同人的确观点不一样，大家在一起交往反而是再自然不过了。（患者有了新的认识。）

李献云：哦。

王军：但是当时就觉得是不是……感觉就想跟（人）一起走，就非得是，他得受欢迎呀，得想法一致啊，跟他们才能融进去呀。好像这个观念不太对，就是。可能跟人相处，就是……就是大家各有各的（观点），嗯，能……能互相地交流，就是……本身就是一件好事（笑）。（患者的中间信念，患者对此有反思。）

李献云：哦，相互交流，是吧？（简单复述关键词，就能促进患者继续深入思考。）

王军：对，观点不一样。为什么非得交流就得要共鸣呢？当然有共鸣更好，只要……没有共鸣的，只要大家谈得气氛融洽，就挺好。

李献云：好。

王军：但也不能因为，为了这个气氛而失去了有些自己的观点（写）。

李献云：嗯，好，那这块呢？能不能成为对方不想跟自己一块儿走的证据？

王军：现在来看肯定不行（写）。

李献云：好。那再看第三个。

王军：就是生活的状……生活的状态不同，那更无所谓了。

李献云：好，这个更无所谓了，是吧？

王军：对呀。

李献云：好。为什么更无所谓？（治疗师请患者说出驳斥支持的证据的理由，既可以强化患者的反思，也有机会发现可能存在的问题。）

王军：那生活状态不一样，那就不能跟人聊天了？

李献云：好，难道生活状态不一样，就不能跟人聊天了吗？是吧？

王军：对呀（写）。

李献云：非常不错，那这么看起来支持的证据怎么样？

王军：一个都没有。

李献云：嗯。一个都没有。

王军：对。

594 · 拨开信念的迷雾：抑郁症认知行为治疗实录

李献云： 而看着那些反对的证据？

王军： 啊，看了，看了之后还挺舒服。

李献云： 好，所以怎么说替代思维出来？（替代思维一定出自患者自己。）

王军： 得跟人相处，还是要多观察别人的言行，不能自己瞎想。（替代思维的一部分，但与自动化思维不匹配。）

李献云： 这是要提醒自己的，是吧？

王军： 嗯。

李献云： 那对于人家本来不想跟我一块儿走，怎么说？（治疗师引导患者说出与自动化思维匹配的替代思维。）

王军： 看人家有没有明确表达出来。（患者还是说不出来。）

李献云： 那就这次的这件事，怎么说？是人家本来就不想跟你一块儿走，还是什么？（继续启发患者形成替代思维。）

王军： 可能这件事就是自己想多了。（替代思维出来了，不过前面还加了一个"可能"。）

李献云： 自己想多了，是吧？（治疗师故意把"可能"一词去掉。）

王军： 嗯。

李献云： 实际上呢？（治疗师启发患者看事实。）

王军： 实际上大家都还挺自然的。

李献云： 大家……

王军： 都还是自然地相处。然后我这个让人家先走，毕竟没那么熟，让人家先走也是挺好的。（有功能的替代思维出现了。）

李献云： 好。

王军： 就是人家，就是既没有说特别想一块儿走，也没有说就特别反感我，而是就是顺道。

李献云： 哦，好。所以非常不错啊，大家很自然地相处，让人家先走也是挺自然的，因为不太熟，是吧？

王军： 毕竟，对，没那么熟。

李献云： 因为毕竟不太熟。人家既没有……

王军： 人家也是两个人么，要一块儿回去。

李献云： 回去，也不表示人家怎么着？

王军：嗯，就是反感我，我也不要因为，为了讨好人家而刻意地要表达什么。

李献云：嗯嗯。

王军：我觉得这个是个问题，有时候我觉得可能别人会不会……就怕别人反感，所以刻意表达。（在讨论后期患者说出来之前本应该出现的自动化思维，这在治疗中也很常见。）

李献云：噢，非常好啊！所以这个，你对新想法的相信程度是多少？（治疗师继续聚焦在之前的谈话主题上，而非跑离主线。）

王军：新想法，我觉得观其言行，这个很重要（笑），70％。

李献云：（读患者写下来的替代思维）"自己想做的，实际上大家是很自然的相处，然后我让人家先走也是挺好的，因为毕竟不太熟，人家两个人一块儿回去也不表示人家反感我，我也不要因为要讨好人而刻意表达什么"，你对这个想法的相信程度是多少？

王军：70％。

李献云：70％，是吧？

王军：对。

李献云：对原来那个想法的相信程度呢？

王军：嗯，40％。（通常哪怕事实完全不支持自动化思维，患者对自动化思维的相信程度也不容易变成0。这也是常见现象。）

李献云：就变成40％了，是吧？

王军：嗯。

李献云：好。那这样的话，我们再来看看，自己被拒绝了，这个的想法相信程度会变成多少？（治疗师继续引导患者重新审视其他自动化思维。）

王军：嗯，30％或40％吧。

李献云：30％或40％，那替代思维是什么？怎么说这个？

王军：观察他人的言行，之后呢，（边写边想）发现……

李献云：发现什么？

王军：大家相处是自然的。

李献云：发现大家相处是自然的，自己有没有被拒绝啊？

王军：自己没有被针对。自己（继续写）……

李献云：没有被针对，是吧？

王军：对！而是……

李献云：而是什么？

王军：正常交往中的一分子（笑，继续写）。

李献云：好！你对这个想法的相信程度呢？

王军：80%。

李献云：80%。好，那我们再来看看那两个想法，就是，嗯，自己失信于他人。

王军：那就不存在于什么失信了。那就是说，这本身就是生活中的一个小插曲么，让人家先走，反而是照顾人家，也是为他人着想。（针对关键的自动化思维讨论形成替代思维后，就可以带来连锁效应。）

李献云：好，写下来。

王军：（患者写）

李献云：不存在失信，是吧？

王军：嗯，感觉跟人相处这个东西挺灵活的。有的时候得为自己多想想，有的时候也得适当为别人想。也不能特拧着自己，或拧着别人，也不能就是这个那个讨好别人，更多的是坚持己见，但是一旦发现坚持己见过了，就得、就得适当调整。这个挺灵活。（患者的反思很好，可见前面针对关键的自动化思维讨论充分了，替代思维就很容易浮现出来。）

李献云：好，对自己不存在失信的相信程度是多少？为他人着想。

王军：嗯，80%。

李献云：80%。好，那自己失信于他人的想法，相信程度会变成多少？

王军：30%。

李献云：30%啊。自己的愿望没满足呢？70%会变成多少？

王军：这还是没有满足，还是想跟人聊会儿。

李献云：还是这样，是吧？

王军：嗯。

李献云：对，确实愿望没满足，对吧？

王军：啊，对对。

李献云：所以还是如此，那就没变化，对吧？

王军：嗯，对。

李献云：好，自己不应该没注意到卡里没钱？

王军：这20％，这都是无所谓的事。

李献云：所以可以怎么说这句话，替代思维？

王军：我觉得这个事情，就是卡里有钱没钱还是主要受……就是是否认为跟别人……别人是否欢迎自己这个想法。

李献云：嗯，有关，是吧？

王军：对！它不是说，这个只是个导火索。

李献云：好，所以这个怎么说呀？你下次还会说自己不应该没注意到卡里没钱？（患者产生匹配性的替代思维，需要治疗师的耐心引导。）

王军：还是说这个正常交往中的小插曲么。

李献云：哦，好，这是正常交往中的小插曲，是吧？

王军：对。

李献云：存在不存在应该不应该呀？

王军：那不存在（写）。

李献云：好，那就很好啊！这么来想了之后，有这些替代思维了，那情绪会有什么变化？

王军：嗯，就平静多了，就不是那种焦躁的状态。（患者一开始未说出的情绪反应。）

李献云：那种尴尬呀、失望呀，分别会有什么变化？

王军：（沉默思考）尴尬、失望……

李献云：尴尬90％，会变成多少？

王军：尴尬90％，因为我就、就是本质上就觉得还是正常交往中的一分子，就这个想法，有这个想法的话，尴尬就会降到40％。

李献云：降到40％。

王军：对。

李献云：失望呢？

王军：失望，就是你有这个底气之后，也就30％。

李献云：30％。那自责呢？

王军：没有自责（笑）！

李献云：没有自责。

598 · 拨开信念的迷雾：抑郁症认知行为治疗实录

王军：不自责了（笑）。

李献云：不自责了。懊恼呢？

王军：懊恼还有一点儿。

李献云：还有多少？

王军：20％。

李献云：20％啊。总结一下。（关键内容讨论结束后，进入患者的总结阶段。）

王军：就我觉得吧在交往过程中，之前我可能也把自己……就觉得我是一个……之前咱们谈到这个压力，就是说正常的就是对自己评价是正常或者合格，我觉得我在交往中对自己评价也是有错误的，好像总是觉得自己像什么说话不受欢迎啊，对吧？别人不喜欢我啊，好像这个本质好像也是一样的，就没有把自己当成这个交往中的、正常交往中的一分子这么去看待。我感觉这个是个核心。（患者的信念影响患者的人际交往，反思很好。）

李献云：嗯，这才是最重要的，是吧？

王军：对，的确是。

李献云：好，今天谈的内容有什么困惑的地方？

王军：嗯，的确是这么一步一步这么找啊，最后找到这个情绪之下，有这个这些具体的、针对这个事情的信念、想法，然后再找到这个支持跟反对的理由，然后再找替代性的，然后通过看这个反对理由，然后把这个事情认识得更清、更全面一些，然后挖掘一下自己内在的这个想法是什么，然后找替代性思维的话，还是更好，就到核心了。就交往中正常交往中的一分子，这个还是蛮重要的。（治疗师了解的是患者的困惑，而患者做的是总结与正性反馈。）

李献云：好，哎，有什么困惑吗？（继续了解患者可能存在的困惑。）

王军：困惑啊？

李献云：嗯。

王军：就是我是正常交往中的一分子，这个之前我就为什么不信呢？或者说这个想法是怎么形成的？然后，或者说不管它是怎么形成，怎么在今后的生活中对自己在交往中的这种灵活的评价？因为我觉得在交往中有的时候的这种评价也是挺灵活的。（患者依然没有完全认识到核心信念对他的影响。）

第十九章　第十七次治疗：识别与挑战自动化思维 • 599

李献云：嗯嗯，慢慢把这个困惑带着，我们自己去找这个答案，好不好？（治疗师不再回应。）

王军：嗯，成。

李献云：你给你自己留什么作业？

王军：我觉得作业的话，还是在压力，首先是压力跟挫折下的对自己的这种、这种把握，未必是坚持，但是一种对自我的把握，就比如说还是组会压力来了，能别太 care（关心）它，而是真的按照自己的规律去做事情，不赶也不拖。然后呢在生活中继续培养好的感受和行为。（患者给自己的作业重点还是放在了转变补偿策略上，很好。）

李献云：好，所以可不可以说在压力挫折来的时候，留意自己的评价是什么，就会让自己把握不住自己的方向，是这意思吧？（治疗师把患者的作业跟今天所谈内容结合起来。）

王军：嗯，什么意思？

李献云：你不是说在压力挫折下，怎么样对自己有把握吗？

王军：嗯，对。

李献云：那是不是要留意一下自己在压力挫折的情况下会怎么想自己，让自己把握不住自己的方向啊？

王军：啊，对！要留意。

李献云：是吧？

王军：对！您说的对，您说的是。对，现在好像有的时候就那，对，我去体验体验再，是，我得，对，因为上周是有了正面的体会。

李献云：咱们不说了，因为时间已经超了，好吧？

王军：好。

李献云：想一想，然后也继续用今天这个方法帮自己。（治疗师布置作业。）

王军：成，好。

李献云：我们就这样，然后这张纸复印一下，这两张纸，复印一下，你拿走复印件，我留原稿，好吧？

王军：好。

李献云：我们约下一次的时间。

王军：好。

三、治疗回顾与反思

（一）如何应对患者的沉默

在这次治疗中，患者沉默思考的次数比较多，每次的时间也比较长。在治疗中如何应对患者的沉默，不同的治疗师有不同的方法，心理咨询或治疗的书籍也常教授此类技巧。除此之外，在应对沉默时更需要考虑治疗师本人的因素。比如一些治疗师害怕人际互动中的沉默，急于想说些什么来打破沉默，甚至在提醒自己不说话后还是忍不住急于打破沉默。因此，在治疗中治疗师一方面需要观察患者在沉默中的表现，另一方面还要察觉自己的自动化思维，提醒自己根据患者的客观表现来决定如何应对患者的沉默。如果观察患者还需要时间思考，就像这次治疗中一样，治疗师就需要继续等待；如果发现患者厘清他的思绪有困难，则适度给出患者一些提示或帮助。如果治疗师只是感觉自己受不了沉默带来的压力，那就多给自己一些时间等待患者主动打破沉默，看看自己是否真的承受不了；如果担心沉默让一方或双方感到尴尬，那也等等看，才能知道自己的担心是否是事实。这样通过行为试验的方式可以有效调整治疗师的认知误区。认知行为治疗在帮助患者的同时，更深深地帮助了治疗师自己。

（二）治疗开头患者讲得特别多，听起来云里雾里，怎么处理合适

这次治疗明显超时，超时 12 分钟，除了跟这次治疗讨论的自动化思维比较多有关以外，主要跟治疗师没有及时把控好治疗的节奏有关，特别是在治疗的开始阶段。比如，治疗师有时一次问几个问题，导致患者回答起来困难；在患者赘述的时候，治疗师没有及时意识到，还错误地以简单复述回应，属于变相鼓励患者更多赘述；治疗师知道患者有赘述的习惯，却没有在提问之前加以限定或更多使用封闭式问题。

在这次的议题讨论之前，前面花了近 20 分钟的时间，太长了，虽然有结构化，但也有结构化不强的时候，导致没有及时确定治疗的日程。治疗师需要提前打断患者，把患者的注意力拉回到谈论的问题上。如果患者讲得特别多，听起来云里雾里，治疗师感觉听不下去的时候，可以主动打

断患者，把自己的感受告诉他，把自己原来的问题重述一遍，然后请患者用一两句话说出他的答案。治疗师也可以总结患者所谈重点内容，再过渡到下一个阶段的讨论。如果治疗师前面的治疗节奏把控好的话，这次治疗完全可以在 50 分钟内结束。由此可知，实际的心理治疗从来不是完美无缺，而是有各种不足。

在临床上经常会遇到表达欲望强烈的患者，这时候就需要治疗师来主动把控治疗的节奏，及时将患者的谈话限制在当次治疗需要的范围内。要做到这一点，就需要治疗师非常清楚该次治疗的主题以及治疗各个阶段的主要任务，这样才能有意识地去主动掌控治疗的节奏。但治疗师也是人，也会有做不好的时候。如果治疗中某个环节没有做好，着重于把接下来的事情做好，而非把出现的问题看得过于严重，影响接下来的治疗。发现并接纳自己的不足，如果有可能，接下来或在以后的治疗中提醒自己练习着转变，而非苛责自己。就像这次治疗中一样，前面部分问题很多，节奏拖拉，但没有对整个治疗造成明显的不良影响。

赘述是患者常出现的问题，对于这类问题，治疗师需要保持耐心，即把治疗的节奏慢下来，给患者时间慢慢改变，因为患者不可能一下子解决掉他持续存在的惯性问题。接受慢节奏的治疗，稳步向前推进，或者接受治疗在一个阶段似乎原地踏步，如果这是患者的选择或适合患者的话。这种对患者的尊重和信任对于稳固的治疗关系非常重要。

(三)这次治疗日程是如何设定的

在日程设置阶段，患者想谈人际交往，患者谈到他的问题是遇到陌生人就想特别快地跟人家融进去，如果感觉融不到位或者做得不太好时，就有尴尬的体验。这与第十六次治疗遗留未讨论的部分是一致的，日程自然就设定在这块了。

不过，针对这次治疗没有确立明确的治疗目标，这是否合适呢？会不会让治疗走偏方向？是不是每次治疗都应该设定一个行为上的目标呢？其实不见得每次治疗都需要设定非常具体的、行为上的目标，针对日程设置中要讨论的问题展开讨论，以舒缓患者的情绪和改变患者的行为，这就是通常治疗的目标。这类目标虽然没有明确指出来，却隐含在治疗的日程设置中，从探讨的结果和患者的反馈就可以看出来这一点。

（四）在信念调整阶段怎么又质疑和挑战自动化思维了？那什么时候能结束治疗呢？为什么在一次治疗中质疑挑战那么多自动化思维

在这次治疗之前的几次治疗都是在讨论核心信念、中间信念和补偿策略，怎么又突然讨论自动化思维了？这样讨论下去什么时候才能结束治疗呢？有这样的疑问很自然。不过，没有任何一本认知行为治疗的书籍谈过不能在信念调整阶段对自动化思维进行工作，就像没有认知行为治疗书籍谈到过在治疗的开始阶段不能调整信念一样。通常来说，治疗的日程是治疗师和患者共同商议后确定的，而哪个能成为日程中的议题，取决于问题的紧迫性、问题给患者带来的困扰程度以及问题是否适合某次治疗，越紧迫、引发的困扰越大以及越适合现阶段治疗的问题越容易被选为议题。在信念调整阶段，如果质疑和挑战自动化思维符合上面谈到的议题确定的原则的话，就可以一起探讨。

心理治疗的结束时间，一般是在解决完要解决的问题以及治疗达到既定的目标后，就会考虑结束治疗。理想状态下，心理治疗的结束时间是治疗师和患者共同商量后确定的，不会因为在信念调整阶段讨论了自动化思维而延误结束治疗的时间。

经过十六次的认知行为治疗后患者的认知灵活性已经明显提升，所以在一次治疗中就可以探讨几个自动化思维，并分别找出替代思维。这在认知行为治疗的初期是几乎不可能实现的，因为当时患者的思维很僵硬，针对某一个自动化思维进行工作往往需要至少一次治疗的时间，自然不可能一下子谈那么多的自动化思维。如果在治疗中几个自动化思维需要讨论，先讨论哪个自动化思维需要治疗师综合考虑后决定。一般选择先讨论最关键的自动化思维，这往往取决于治疗师的专业判断，也可以是和患者协商后确定，或者找到与患者最强烈的情绪反应相关联的那个自动化思维。如果治疗师对于一次治疗中能讨论几个自动化思维心中无把握，也可以先讨论一个，然后根据时间再决定是否讨论其他的自动化思维。对于治疗中没有讨论的自动化思维，可以把它作为作业布置下去。

从这 17 次治疗中可以看出来，患者认知的改变是螺旋式上升的，并非大家期望的那样直线向上，这一点就跟我们日常工作学习中的进步一样。患者之前学过识别和调整自动化思维的方法，却依然有不会的地方，在认知重建的过程中，治疗师依然需要耐心地去引出患者的自动化思维，再加上逐步的引导，才能让患者的思维变得更开阔、更有灵活性，患者才能够形成新的看法，最终出现情绪的改善和原来自动化思维相信程度的降低。

四、治疗记录

治疗记录
2018 年 5 月 13 日   Session 17
心境检查

    患者这段日子还行。患者的变化：每周汇报研究进展的时候，不再像原来每次汇报前赶着做一些事情，而是汇报实际的进度。患者之前逼自己赶着做，是因为担心不能达到目标、老师会批评自己。实际上老师没批评患者，还会提醒患者慢一点儿以及需要注意的其他事情。由此患者发现他很多时候的担心挺多余。患者自我帮助的方法：当心里咯噔一下时，提醒自己，如果是瞎担心，做些别的事情，比如弹琴，帮助自己排除没有用的担心。

    患者的惯性：特别在乎别人对自己的评价，渴望人的认可、不希望别人的批评。患者的转变：实现自己对自己客观的认可、感受上的认可，再多加练习。

    患者回顾上次治疗内容清晰，患者发现去做才能发现想法是否是事实，做之前先放一放自己纠结的东西。患者做了作业，记录了自己做得好的方面，对自己的评价有提高。

    药物治疗：氯硝西泮，一周一两次服用，一次 0.25mg。未来需要鼓励患者停服氯硝西泮。

    艾司西酞普兰 15～20mg/日，从 17 岁服用到现在。

续表

议题

人际交往

患者跟陌生人在一起时就想特别快地融入进去，做不到就有点儿尴尬。别的大学过来两人，想跟他们一块儿回去，乘地铁时发现卡里没钱了，就让他俩先走了。这种情况如果是面对熟悉的人，就会让人等自己一下；如果是不熟悉的人，就不好意思，于是让人先走了。患者感觉没有和他们处好，本来想大家一块儿走但没成功，感觉被人拒绝了一样，于是尴尬。

其他人也会出现类似的情况，但不会像自己一样感觉被人拒绝了。

鼓励患者用自动化思维记录表整理并做如下分析。

事件：

想跟人一起走，但是卡里没钱了，彼此不熟悉，就不好意思让人先走了。

AT：

自己被人拒绝了70％（人家本来不想跟我一块儿走70％）。

没能跟他们一块儿走，怎么自己没注意卡里没钱？

自己不应该没注意到卡里没钱80％；

卡里没钱、自己的不小心被人发现了；

自己失信于他人80％；

自己的愿望没满足70％。

情绪：

尴尬90％；

失望80％；

自责80％；

懊恼80％；

人家本来不想跟我一块儿走70％（讨论完后变成40％）。

支持的证据：

1. 我感觉我说话不受人欢迎（实际上这次没有不受欢迎的情况，我觉得自己说话太强硬了，跟人互动少了，这是因为我对自己要求太高了，

续表

要求自己说的恰到好处。但强求自己说的十全十美是错的。人家不表扬自己不等于自己说话不受欢迎）。

2. 我的观点和他们不太一样（观点相同矛盾会少一些，但强扭自己的观点更不健康，观点不一样大家一起交往再自然不过了。当时我觉得一起走，得受他欢迎、观点一致啊，这个观点不对，实际上相互交流有不一样的观点是好事，不是非得共鸣才好，只要气氛融洽就好，不能为了气氛而牺牲自己的观点）。

3. 我比较轻松，每天回家像高中一样，我跟他们不一样，他们会比较反感（这个更无所谓了，难道生活状态不一样就不能和人聊天了?）。

反对的证据：

1. 顺道一块儿走，这是自然的事情，人家无所谓。

2. 在路上和实验室聊得挺好、挺高兴、挺自然。

3. 没有表达出反感。

4. 还问我吃不吃水果，也看我做实验，并问我的实验情况。

替代思维：

跟人相处需要多观察别人的言行，不能自己瞎想。

自己想多了，实际上大家是很自然的相处，我让人家先走也是挺好的，因为毕竟不太熟，人家两个人一块儿回去也不表示人家反感我，我也不要因为要讨好人而刻意表达什么70％。

观察他人的言行之后，发现大家相处是自然的，自己没有被针对，而是正常交往中的一分子80％。

不存在失信，自己卡里没钱让人家先走，是为他人着想80％。

这是正常交往中的小插曲，不存在应该不应该。

结果：

自己被拒绝了（谈论后相信程度变成了30％～40％）。

自己失信于他人（谈论后相信程度变成了30％）。

自己的愿望没满足70％：未讨论，因为是实际情况。

自己不应该没注意到卡里没钱（谈论后相信程度变成了20％）。

情绪：尴尬40％、失望30％、自责0％、懊恼20％。

续表

患者的总结：在交往中对自己的评价是错误的，觉得自己说话不受欢迎这才是最重要的一个点；我是正常交往中的一分子。

患者的困惑：为什么之前我不信它？它是怎么形成的？在交往中如何改变？鼓励患者带着困惑去发现答案。

作业

在压力挫折下留意当时是怎么看自己的，让自己把握不住既定的方向，学着用今天的方法练习；

继续记录自己凑合或合格的方面。

第二十章

第十八次治疗：调整信念

一、第十八次认知行为治疗的总体框架

上次治疗是从自动化思维层面进行认知重建，这次治疗继续在信念层面工作。治疗的重点是反复引导患者看到他的核心信念、中间信念和补偿策略对他方方面面的影响，引导患者认识到转变自我核心信念的重要性，并在日常生活中落实与体会。

本次治疗用时 51 分钟，与上次治疗间隔 1 个月。

二、第十八次认知行为治疗逐字稿与讲解

李献云： 我们开始啊。

王军： 嗯。

李献云： 一个月，是吧？

王军： 对，您那儿还有白纸吗？

李献云： 白纸，给你。

王军： 谢谢！

李献云： 有笔吗？

王军： 有笔。

李献云： 这个是你的笔，这个是你的评估表。嗯，看样子总体来说还行，是吗？

王军： 嗯，对。这个月反正，因为上次谈的是跟人交往的时候的自我

评价么，现在我在做什么事啊，都在定那个理性的目标的同时考虑自己的感受，然后进行调整。因为我从小到大都是比如说记个笔记，然后说我上个课，都是先给自己定一个特别细的一个要求，就这个应该记哪儿、怎么记才有条理，然后呢就逼得自己很累。然后做成了是挺有成就感的，但是一直逼着自己，就挺累的，包括跟人打交道也是就一直是希望有那种互动啊，都挺累的。现在我做法反正，我不能说又走向那个极端了吧，但至少我感觉就是说，我就是更多地就考虑自己的感受，对，然后我行我素的感觉。就跟人交往呢，反正我就我想怎么说我就说了。但大多数我都是不怎么说话的，但是就也不会就是说为了讨好就多说什么。（患者回顾了上次治疗，也谈了自己的改变。）

李献云： 那你有这样的一个变化啊，就原来你是为了达到什么目标，你不惜去讨好别人做一些事情啊？现在你就变成想说的时候，关注自己的感受，想说的时候多说一些，不想说的时候就不说啊。结果有什么不同？（治疗师小结患者谈的内容，并进一步了解情况。一次问两个问题，不好。）

王军： 我觉得这样的话不太累。（患者的回答显示转变后的好处，虽然没有说出治疗师想要的认知上的收获。）

李献云： 不太累啊，那你之前之所以那样是为了达到哪个目标要去讨好别人？不管想说还是不想说，都会去说，那时候是怕发生什么吗？所以才这么做的。（了解患者改变之前的自动化思维，为收集患者认知上的收获打下基础。）

王军： 怕别人不喜欢我。（患者的自动化思维。）

李献云： 怕别人不喜欢你。

王军： 不受欢迎。（自动化思维。）

李献云： 不受欢迎，那你现在这么做了之后，有没有发现别人不喜欢你？你不受欢迎？

王军： 好像也没有，好像还真没有，就反而好像……（患者的认知收获体现出来了，行为改变后的认知收获往往需要特意提醒才能被患者发现。）

李献云： 你有点儿我行我素了……

王军： 虽然没有什么更深厚的交情，但是呢也比……就是我好像有的时候故意讨好别人，然后又没得到自己期待的反馈，让自己心里舒坦，别人好像也……像那种状态，也没那种情况。（患者转变后的好处以及认知上的收获，虽然表达不明了。）

李献云：所以以前是怕别人不喜欢自己，是吧？

王军：对。

李献云：你故意讨好别人，而且之前要定个标准，要为达到那个标准去努力。

王军：期待，就是期待他这样反馈给我。现在呢就是自己想说啥说啥，自己真是高兴了，想开两句玩笑，就开两句。没什么想法的时候，就默默待着。

李献云：好，所以你这么做了之后，并没有发生你所担心的别人不喜欢自己的情况啊。（治疗师继续小结患者的重要收获。）

王军：嗯，对。

李献云：非常好的一个试验！那简单回顾一下上次的内容。上次内容跟这有点儿相似，但不完全一样。（请患者继续回顾上次治疗内容。）

王军：对，也是就是自己跟陌生的、新的、刚认识的同学坐地铁没带票，出了点儿插曲，我让他们走，我感觉他们好像就不欢迎我了似的。那现在想，如果要是就是管自己的感受的话，没那么想跟别人走了，就不会那么想着别人，那么想维护什么关系之类的，一块儿走的那个冲动也没那么强了。是这么一种感觉，就是而且没带票，让他们先走，自己充个钱，悠悠哉哉的，也挺好。（患者的上次治疗回顾与转变。）

李献云：也挺好的。（简单复述患者谈的简短内容，有鼓励患者继续谈更多的意思。如果治疗师这时不这么做，直接进入日程设置会更好。）

王军：不是说把这种，当然就是说到另一种情况就是，有两个男生，同时只有一个女生，而我们小雄那同学就是……小王也跟我说，就我们又不像小雄，见谁都能聊两句。就的确这个世界上就是，跟人相处的时候，有些人他就善于表达自己的感受，或者说他也乐于就是跟人聊两句，不聊两句他感觉不舒服，有这么一类人。但是一旦跟这类人待在一起，就旁边有两三个人，觉得他们话多了，自己好像又有点儿被冷落的，这又变成真实的感受了。就在这种情况下，就又有点儿难受。如果要是说大家都不太认识，或者说大家都相对比较闷的话，那就无所谓。但是有这么一个就是

······但是我感觉好像大家普遍都有这种心理，就有一个人说得比较多，大家都会相互有点儿嫉妒啊之类的，反正多少会有点儿。但是我反正心里头还是觉得比较别扭，同时呢也不知道该做点儿什么好。（除了赘述以外，患者的旧信念还在影响他。）

李献云：好，你留意到自己的情况变化，另外也留意到自己还遗留一些什么样的状况啊。好，那我们知道了。那这段日子你也继续按这个方式做了，是吧？

王军：啊。

李献云：你说说压力挫折下你是怎么样看自己的？（继续作业检查。）

王军：我现在压力挫折下，比如组会吧，我就觉得是外在一个标准，自己内心的一个理性标准，它再怎么样，还得有自己内心的感受的那一套东西，就是、就是原先我就是，就、就没什么主见吧，就是、就是靠着外面的人说好。比如说我突然想到一个好方法，就只是想到，然后呢我觉得老师可能会表扬我，然后就特别兴奋，然后恨不得就这两天就要出成果，但实际上我的精神啊、身体啊根本就受不了。就是，而现在呢我给自己定、定标准啊什么的，不管这事做成了，可能老师有多夸自己，可能或者说别人都说学数学好怎么怎么样，但是呢我都觉得哎呀这事儿，那个我估计我干的话，得慢慢悠悠干，一下干完呢我的确受不了。然后呢做这个事情也是，就是说我看到这种程度，虽然的确没有我一开始定的那个理性的标准好，但是我还是得放下来去、去体验我的感受。就我、我感受我可能累了，那我就休息了。就是现在就这么一个，我觉得这某种程度上就是一种抗压的体验。因为我在我生活中观察，真正抗压的人啊，他其实是没把外在的东西看得太重，他更多地留意的是自己内心的那个感受，那样的人，他往往，反正从我的观察来讲，他好像就显得抗压一些。（患者赘述的惯性依旧，不过谈到了新信念的重要性，也就是有了患者所说的自己内心感受的那一套东西，才能让自己不看重外界的评价。）

李献云：好，这是这个体会啊。

王军：这是最近的体会。

李献云：那咱今天谈什么内容，你怎么想呢？（进入日程设置阶段。）

王军：今天、今天啊，我就是想谈自己就是从小的这种就是没什么主见，然后呢又、又爱强迫的这个特、特征，尤其体现在，嗯······

李献云：怎么叫从小没主见、爱强迫？（治疗师核实患者所谈的内容具体是指什么。）

王军：反正，对，我现在也是，就是没什么主见体现在，比如别人说学数学好，我爸说学数学好，我从小就被引导就是说要数学好、随时学，然后到了高三也是，就是给自己的这个。像别人，如果要是他们有压力，或者说就、就反抗了，然后我就一直就是、就还还信着我爸这个权威，就一直抓着不放。像大夫有时候也说，就是，像就是"你遇到这么大压力，其他孩子就早反抗了，不管说你在多好的学校"，然后怎么样，反正就我自己就是……（患者的没主见指的是权威说什么就信什么。）

李献云：所以你想谈这个，是吗？

王军：啊。

李献云：好，想谈这个的话，你希望自己变成什么样子？通过谈这个，解决什么呢？（了解患者的治疗目标。）

王军：解决就是慢慢地我能，就举这么个例子吧，就是比如说，我现在想喝水，但是同时呢大家都在一起又得礼貌，对于外在的一些标准。然后呢我就比如说，就能够就是说先给大家倒一圈水或者问一遍，然后自己再喝。像原先我可能就是，就不管自己想不想喝水，先给大家倒一圈，还挺硬着头皮的就是，这种怎么着？就是说我原先可能就比较直，就是、就只只盯着外在那、那个标准，比如大家说这个好，然后弄得很累，然后也抗拒不住。（患者的赘述让其说的内容不明了。）

李献云：哦，我想问的是，就是我们探讨这一点，你希望自己的转变是什么样子？（继续了解患者的治疗目标。）

王军：到什么样的目标？

李献云：嗯。

王军：我期望啊、我期望自己就是说，比如说老师这回跟我说，"你现在做的、看的一几年的文章"，然后呢他们觉得过时了，但是呢我觉得对于我这个具体的问题还是有意义的。而且他们让我找比如说更高水平的文章，我一方面我想找，但是另一方面呢，我、我又觉得就是说这东西没有太多把握，如果找起来，其实花的时间很多，因为我马上也要毕业了，我想就是能不能在做法上就能折中，就是本来就是慢慢学会这种折中的做法，最主要的是顾及自己的感受，因为原先我是根本不顾自己感受，就跟着外界那么跑。（患者虽然赘述，但目标明确，即不期望追着权威的意见跑，只是表达不够清晰。）

李献云：那你刚才拿文章的这个事情举例，你指的是，老师让你看更高水平的文章，而你在看一几年的文章，那时候你就会怎么着？就会不看一几年的文章，直接看更高水平的文章？（引导患者把目标说清楚。）

王军：我就是当时情绪就特别兴奋，就特别鼓舞，就感觉哎呀我也、那我也冲一冲高水平文章。但实际上那个劲儿我、我，那个劲儿一旦我去做的时候，我心里反而更没底。一方面没底是高水平文章未必适用于我这个东西，我还没查呢；然后呢，而我第一就是一几年的东西，我只把原理懂了，真正程序还没写呢，那怎么毕业？就是说，我就是觉得就是说那种高的那个劲儿能让它慢慢冷却下来，就不是说，比如我小的时候，大家都说跑 1500 米好，然后我也逼着自己跑 1500 米，然后还特别引以为傲。然后高、高中的时候也是，比如说，分到一个实验班，然后就表面上的光荣，就感觉特别好，但实际上内心就逼着自己不行。现在我就是想，他们再说的好还是不好，我呢更多的是看我自己的那个做的时候那个状态，比如说，说白了我一几年的文章，我在学的过程中我真的有收获感，因为那些东西还、对我来讲还是新东西吗。然后当然老师的要求肯定是要想快，他们肯定是想出最新的东西，那样能发文章，但、但他们倒也没逼我。所以我就始终在、在想的就是说解决的什么问题，就是我能慢慢地把这种外在的激励的这种情绪给它降下来，然后呢自己内在的那些感觉还挺有收获的东西，给它……给它……这怎么说呢？给它在乎起来，我即便别人说这个东西一般、不太好。但是有的时候又容易动摇，就比如别人的确说人工智能好了，就像咱之前讨论的，别的课题就那么好了，但我能不那么上头。（患者依然是赘述，不过目标清晰一些了。）

李献云：哦，好，你想通过讨论从小没主见来让自己有一定之规，而非跟着别人的意见跑。（治疗师小结主要内容。）

王军：对，就是自己内在的信心，还有这种内在信心可能更多的是，就在生活上这些小事上，就生活小事，内在的就是说感受积累多了，它慢慢可能就不一样了。因为我昨天约的大夫，因为我原先总是就是说我做不好，我就内心特别不安，就是永远是依赖外在的标准。比如不管是高考啊，还是什么参加一些大学那些比赛，就是做得很累，做得也很好，但是依然不安啊。然后，因为那些东西都是，大部分是我去靠着外在，就总希望外在来肯定自己，就跟人际交往似的。现在我就想的就是，在人，但是我觉得人和人互动之间，它都有这种相互比较。也不能说，就是说，咱比来比去咱真的差，然后呢咱还说自己、非说自己挺好的，也不能这么简单。然后呢，我本来自己哎呀拼了命做得挺好的，但是感、但是感受却不好！我就觉得有时候这个挺、就是差不多，反正说了半天，不知道您、您的感觉是什么？（患者的赘述非常明显，说明患者在认知上需要引导才能清晰化，他没有清晰地认识到这是核心信念在影响他。）

李献云：所以你是希望自己能够转变这一点，能够一方面……假如真的客观不好，那就是不好啊。（小结患者的主要内容。）

王军：对。

李献云：另外一点呢就是，别因为自己很努力了、也做得很好，却依然感受不好。

王军：那是逼着自己。

李献云：逼自己靠近外在的标准。假如说就是外在有一个标准，你没有往这个标准上去努力的话，或者你最终达不到这个标准的话，它代表着什么意思？（运用垂直下降技术挖掘患者的核心信念，以加深患者对核心信念影响力的认识。）

王军：嗯，我就从小到大吧，我都是比如说小学学奥数，反正也没什么感觉，就那么学，稀里糊涂考一挺好的初中，然后稀里糊涂考一个挺好的高中。但是我内心始终不认可自己那个能上了这样的学校。然后，但是呢父母啊还有学校啊，那都是觉得周围同学都能考清华北大的，我就稀里糊涂地开始不管自己感受，就开始逼自己，然后高中就这、这、这状态了。嗯，所以对于我来讲，为什么从小要、要逼自己？我感觉是维护我的一种自尊，那种从小孩子的那种自尊，我那时候学习成绩也跟小伙伴比，我觉得这种从小的跟伙伴之间的这种比较……（逼迫自己以及跟人比较是患者的补偿策略，目的是维护自尊，从而不觉得自己挺差的。）

李献云：嗯，所以是跟……

王军：是一个自尊的一个……就这种比较会变成一种很深的自我的评价。就是如果跟哎呀这个同时的小伙伴比，感觉差一点儿，就会感觉整个自尊都、都不舒服。（患者的自动化思维。）

李献云：哦，假如你就跟同时的小伙伴比，你比他们差一点儿，那是什么意思呢？你就觉得不舒服。（继续用垂直下降技术引出核心信念。）

王军：就是差一点儿，我、而我又在这么好的学校，如果我在一般点儿的学校，其实我是无所谓的。但是就是这种差距，就是这种、我呢我就是这种，就是本身再比如说全北京市前三的学校，但当时我只觉得我能、就能考个区重点，然后就是这种，外在对我的标准跟我内在对自己的认可始终有这种偏差的时候，我为了维护外面的那个面子呀或者说自尊啊，我高中就开始逼自己。（患者运用逼迫自己的补偿策略，为了避免核心信念说的就是事实。）

李献云：哦，好，所以你本来只是能上一个普通的学校，可是上了……

王军：我自认为的。（患者更正治疗师不准确的说法。）

李献云：嗯，对，所以你当时是怎么想自己的？怎么评价自己的？（治疗师引导患者探索其核心信念。）

王军：怎么评价自己？就是我当时我就记得，我就上一普通学校，我就觉得那样能踏实一点儿。怎么评价自己？就是我如果去了一个，我反正我就觉得我去一个普通学校，我那样会踏实一点儿，我不懂您是说怎么在什么情况下评价自己？（患者不理解治疗师的用意，这也是治疗中的常见现象，这就需要治疗师调整问话方式。）

李献云：你当时是怎么看自己的能力呢？

王军：噢，就是怎么看自己的能力，我就是也是当时分析了一下，就我们班么，我们班那不就……我觉得前几名的确他们就是学习有天赋，也挺好，就是自然而然就学得还行的。我们就是，反正我、我高……我中考之所以发挥好，就是因为我就想好我就想一个最差的结果，我那时候就是这么一个心理的一个模式。（自动化思维，患者还是没有谈出他的核心信念。）

李献云：中考的时候就想最差的结果？

王军：就想最差的结果，我就想大不了我就考一个最、最差的，去一个什么特次的学校，我就那么想反而踏实。然后结果发挥特别好，然后就上了一个反而是最好的学校。就那个时候我就好像这种内心对自己客观的评价，就、就是说我我理性地知道我可以上个区重点，但是我感受上我觉得自己只有想到最差的，大不了去那个学校最差的，然后我能想的舒服一点儿，然后这种舒服的情绪让我发挥得还挺好的，然后结果去了一个最好的学校。但是一去了之后我就感觉压力特别大。（自动化思维。）

李献云：嗯嗯，所以其实是中考之前你就有一个习惯，总是想最差的结果，对吧？

王军：噢，对对对，来安慰自己。

李献云：想最差的结果，是从什么时候开始的呢？

王军：最差的结果，也就是从中考那会儿。

李献云：噢。

王军：我记得我小学的话反正也是，小学倒没有，不明显。包括我，像这种模式，我记得我到了高中也是，就是第一年高考给自己定高目标，然后考上了，但心理状态崩了。然后又考北师大心理，到最后就算了吧，随便选一个学校吧，就就工大，就也是想一个最、最差的一个结果。就每次它都是就是努力努力努力，哎，的确有、有收获、有水平，然后再努力就崩了，然后就落到一个就是我内心里认为最差的那个结果。包括我这个刚研究生入学也是，就是做那个比赛也是，努力努力，再一个之前都没有……未知的一个领域，然后也拿了全国的奖，但是呢老师再给一个压力，就让做碳芯啊什么的，然后就崩了。（患者既往养成的模式。）

李献云：那崩了，它意味着什么呀？本来你努力努力达到了，达到了再努力的时候就崩了，那意味着什么？（继续追问患者的核心信念。）

王军：就整个精神，就是人的状态，就是精神之前就一直紧张的状态，持续时间太长了。（患者在解释他崩了的原因而非说出其核心信念。）

李献云：啊，那如果这么说的话，那又怎么样呢？（变换提问方式探索患者的核心信念。）

王军：它、它长久来讲不太好啊，就是我能把这劲儿使匀了多好。（患者在反思他的补偿策略。）

李献云：噢。你之所以那么绷着、那么使劲地去学，是吧？

王军：嗯。

李献云：去努力，你害怕什么呢？（结合患者的回应继续转换提问方式，探索患者的核心信念。）

王军：我就、我就是害怕别人不认同我，比如说，比如说，比如说我上了这高中，有些同学上了一般的高中，我就觉得我上了高中之后，我就应该考清华、应该考北大。然后，然后比如那比赛，老师给我报了，我就觉得我应该对得起这老师，我就一定要得个奖，要不然老师就会看不起我，我觉得老师会看不起我，我不得奖的话。（患者的自动化思维以及隐含的中间信念。）

李献云：所以不得奖就会被看不起。

王军：嗯。

李献云：假如老师真的看不起你，别人也不认可你呢，那意味着什么呢？（继续追问患者的核心信念。）

王军：我就会很难受，我就会，我觉得没有人会喜欢这种感觉。（患者谈的是自己的情绪反应。）

李献云：那意味着什么让你那么难受？假如被老师、被别人不认可、看不起呢。（继续追问核心信念。）

王军：意味着什么？

李献云：嗯。

王军：这个（思考），就会很焦虑，就是看不起，看不起（思考，叹气）。是不是就是说，我不知道，反正就是。（患者还是在谈情绪反应。）

李献云：不知道，假如别人就不认可你，是吧？

王军：嗯。

李献云：也看不起你，会让你怎么想自己呢？（治疗师依然不放弃引导患者发现其核心信念。）

王军：当时反正就想着怎么越努力越完蛋啊，然后就是对不起他们似的。

李献云：假如就是你对不起他们，他们也不认可你、看不起你，会让你怎么评价自己呢？

王军：我就感觉好像自己，想起来就是、就得去完成这件事情。（患者的自动化思维，隐含着中间信念。）

李献云：嗯嗯，感觉自己得去完成这些事情。

王军：对，别人的要求，就是把别人要求看得很重，然后把别人的评价看得也重。

李献云：那你就说了，如果达不到别人的要求、别人的评价，是吧？

王军：嗯。

李献云：就会觉得别人看不起自己么，是吧？

王军：嗯。

李献云：为了避免别人看不起、不认可自己，你会努力去完成事情，达到别人的要求，达到别人的评价。假如就……

王军：不管自己……对，做这个事情真的感受如何。

李献云：假如别人真的啊就是也不认可你，也看不起你，那是什么意思？对你来说。

王军：因为从表面上看吧，我还挺成功的，你看小学也好，初中也好，高中更是好，就是大学这个不太、不太……就是感觉一直都挺好的，然后凭什么瞧不起我（笑）？然后给你证明证明看。（面对负面的自我核心信念往往让人很痛苦，患者不自觉地就转移了话题。这是运用垂直下降技术常见的现象。）

李献云：噢，证明证明看"我一直挺好的"，是吧？

王军：嗯。

李献云：那如果一直挺好的，别人偏偏就看不起你，你也没证明成功。

王军：啊，那就会特别生气，或者就、就赌气。包括跟儿时那些伙伴也是，就、就想在某方面要、要超过别人。

李献云：嗯，是想着在某个方面超过别人，因为想证明给他看么，但结果没有超过别人，或者被别人依然看不起、不认可，是吧？（治疗师小结患者的自动化思维。）

王军：对对对。

李献云：那意味着什么呢？（治疗师继续探究患者的核心信念。）

王军：哎呀，意味着什么（笑，思考）？我就觉得我也很差劲。（治疗师反复变换提问方式，患者的核心信念终于被引出来了。）

李献云：你也很差劲，是吧？

王军：我就会把他……就我认为不管是他们真想假想，反正就是，他们认为的……反正我就会认为我很差劲。（"我很差劲"是患者的核心信念。）

李献云：噢，假如你真的很差劲呢？（治疗师看看此核心信念是否探索到底。)

王军：（思考）真的很差劲，那就、就、就仿佛这这几年都白过了一样，要那么差劲的话，还不如当初就考个什么中专啊，弄个技校啊什么上啊。就这几年上了大学，我感觉怎么说呢，学到了一些，但好像也没学到什么，就会用一些软件。就是反正感觉就是挺、挺差劲的！

李献云：噢，好，在这儿我们稍微停一下，是吧？（用完垂直下降技术之后需要小结一下，以整理患者的思绪。）

王军：嗯。

李献云：你看我们俩一起就你之所以追求别人的评价，然后按照别人的要求、别人的标准去不惜付出一切代价地去努力，不惜付出一切代价地去努力，我们就来看看这跟什么有关系。那么你刚才说到，如果没有达到别人的那个要求、标准的话，你就觉得自己会受到……别人就会不认可你，也会看不起自己。当然了，你因为这种情况，怕被别人不认可、看不起，所以你就会很努力。因为你不喜欢这种被人不认可的感受，那当然在做事的过程中你就不顾自己的感受，只为了追求那个标准，这样的话才会让你有机会去证明给他看，他凭什么瞧不起你。（治疗师把患者的中间信念与患者的补偿策略联系起来。）

王军：对。

李献云：如果真的发生了那种你没机会证明的情况，你就会觉得自己很差劲，自己挺差劲的，是吧？（治疗师更进一步说出患者的核心信念。）

王军：对，对，就更加重。（核心信念感觉成真的话，患者自然就情绪更糟。）

李献云：就更加重。你觉得这是不是最关键的一点啊？最核心的一点，就是你觉得自己挺差劲？（治疗师强化患者核心信念对他的影响。）

王军：是，你要是说就是自己对自己的认同感不强。

李献云：好，你觉得自己挺差劲这样的想法，这样对自己的这种看法，是从什么时候开始产生的？（了解患者核心信念形成的时间。）

王军：（思考）我觉得好像就是中考之前吧，就是，我觉得。

李献云：小的时候有过吗？只是从中考之前才出现的？（因为核心信念形成于童年早期，中考之前出现不符合常规，所以治疗师继续了解患者核心信念出现的时间，以促进患者对自己的理解。）

王军：小的时候他们就老觉得我是老末。（与患者核心信念相关的童年经历。）

李献云：噢，小的时候他们老觉得，谁老觉得你是老末？

王军：就我们小学同学一块儿玩的时候，我最小，然后从感受上来讲感觉自己挺差的。（由此可知，核心信念出现的时间又提早到小学时期。）

李献云：从小感受上感觉自己挺差的。

王军：（声音变低）从小就是学、学东西都是……小的时候有那小奥数么，然后就总是背着同学们去学，因为那时候也有竞争么，我爸也不愿意告诉别人，不让我告诉别的同学我在学。然后我心里头其实挺、挺愧疚的。（与患者核心信念相关的童年经历。）

李献云：干吗不愿意让你告诉同学呢？

王军：不是小时候那样有竞争么，小升初啊还是，当时我就感觉自己有点儿不太合群，其实我倒是觉得小学的时候多半是……就是人的那个信心啊，有的时候不在学习成绩上，在跟小朋友的相处上。嗯，就说我现在说来说去，反正就是当时就是比如跟小朋友一块儿玩吧，自己就愿意当门将，愿意付出，然后愿意给别人传球，不太愿意说自己出风头，就这么个性格。（患者小学时的自动化思维及相关经历。）

李献云：嗯，那时候怎么觉得自己呢？

王军：就是那时候就觉得自己，就是比如即便是门将，我也要……就小朋友踢球，不愿意当门将，就、就、就是想付出、为他人着想，那个时候都不太考虑自己的感受，就感觉就是为他人考虑就是好！但是我看现在好像想一想就是，现在要是……就是健康一些的同学们都是从小就比较是按照自己的那个感受去发展，然后那样发展，最后发展得比较好（笑）。（这说明患者逼迫、压抑自己的需求以及讨好别人的模式很早就存在了。）

李献云：好。从小的时候你也会为了让别人开心，去选择……其实内心里你是想当门将？（治疗师故意反着说，以促进患者思考。）

王军：我不想当，我觉得除非就是、就是扑得好，我都是侧扑，直接倒那水泥地上，大家夸我，但其实真挺疼的！还是那心里、还是想当前锋进球么。然后那个时候也就是什么卫生委员，就脏、脏乱差的活，自己都逼着自己干，从那个时候就有这个这个特质。我当时这特质还挺被鼓励！

李献云：嗯嗯，所以从小的时候你说到你就，其实就要按着别人的鼓励去努力了，是吧？（引导患者发现小的时候他形成的中间信念与补偿策略。）

王军：嗯。

李献云：好，刚才你说感觉自己挺差劲的，你说好像从小感受上就觉得自己挺差的。（治疗师继续说出患者前面谈到的核心信念。）

王军：更多的就是说，当我就是不能完成自己真想做的事情的时候，这个感受积累久了，自然我、我感觉就、慢慢地就背离自己的那个内心了。本来想当一个前锋，或者说本来什么都不想管，但是却因为别人鼓励，说这个扑球好、扑球漂亮怎么样，我感觉这种行为多了，就是自己内心和自己的那个行为偏差久了，我觉得自然的这个自我的评价也就、好像就变了。如果要是，对，一直都是，比如说……（患者没有从认知理论的角度完全理解他的核心信念对其行为的影响。）

李献云：假如你小的时候啊，你就主动去当前锋，而不是去做这门将了，那会怎么样呢？（治疗师故意反向询问患者，以便患者看到核心信念对他的影响。）

王军：就是如果我现在脾气就是，门将这事谁都不愿意干。（患者的注意力回到了现在而非当时。）

李献云：嗯，现在你也不去做门将。（治疗师先回应患者现在的改变。）

王军：我、我也不去，那爱谁去谁去，我反正我就踢先锋。

李献云：就小的时候，你假如……（把患者的注意力拉回到小时候，以引出其核心信念。）

王军：小的时候我没这个劲。

李献云：假如你要……你那时候担心什么？假如你就去踢前锋，不是去做门将的话，你会担心什么？（治疗师继续引导患者看到当时的自动化思维及相关的核心信念，以促进患者对自己的理解。）

王军：我会担心我是不是不能融到这个团体来。（患者的自动化思维。）

李献云：担心自己不能融到这个团体来。

王军：因为这个团体需要一个这个门将，因为大家都不愿意做，包括我现在也是。有时候想法都是，那些大家不愿意做的，我去做。（去做大家不愿意做的事情，是患者的补偿策略。）

李献云：噢，好，假如你真的不能融到那个团体来，因为你也不想踢门将么，你只是想踢前锋，假如你真的不能融到那个团体来，对你来说意味着什么，你就放弃了？（继续引导患者说出他的核心信念。）

王军：我觉得对于当时一个小孩来讲的话，融不到一个团体，那生活就失去了很多乐趣，就是一种不被承认的感觉，就是就要不然就被孤立了，就感觉就。（患者的自动化思维。）

李献云：就不会被承认，是吧？

王军：对，就这种感觉，这种存在感，就是这种就哪怕当个门将能扑个球，总比在家里头闷着那种孤独强。（补偿策略可以避免糟糕的结果发生，即可以避免核心信念看起来就是事实。）

李献云：噢，假如你真的就不会被承认、被孤立了，然后没有存在感，代表着什么呢？（治疗师继续追问核心信念。）

王军：我会怎么评价自己？

李献云：嗯。

王军：（长长地叹了口气）我觉得这个东西，这是人和人之间这种互动更多的是一种这种感觉上那种亲密的感觉，或者说这种存在的感觉就没有了，这种亲密感、这种存在感就没有了。（患者依然强调不做补偿策略带来的后果。）

李献云：假如就真的没有这种亲密感，没存在感，也被孤立了，然后不会被承认，那就意味着什么呢？

王军：那我就、那就是垃圾废物就又来了这些东西，或者说就只能找爸妈使劲儿聊天（笑）！（患者的核心信念出来了。）

李献云：好，所以假如你真的是垃圾废物呢？（看看患者是否还有什么更深层次的信念出现。）

王军：真的是垃圾、废物？

李献云：嗯，意味着什么呢？

王军：（思考）真的是垃圾废物，就是那个劲儿会疲惫了，或者说被孤立了这种之后，当我真的……反正每天吧或者隔两三天都会有这种状态不好的时候，就能感到自己挺乏力的，感觉自己挺没有力量的，挺垃圾、挺废物的，那个时候唉的确难受！然后呢垃圾废物，这个时候又累，然后又不能做点儿什么来证明自己还挺好。唉，所以现在我会觉得那就该休息了，大不了吃两片药，该休息了！原先就是逼着自己，要证明自己不是垃圾废物。（患者的核心信念与补偿策略，证明垂直下降技术已经达到底部。）

李献云：嗯，好。所以这么说起来啊，刚才我们说你长大之后要按别人的标准来做，小的时候你哪怕踢个球，你都去踢那个门将，尽管自己不想做，你说是怕被别人不承认，怕被孤立，怕没有存在感，怕没亲密感。（治疗师小结所谈内容。）

王军：对，对，对。

李献云：其实很重要的一点就是怕如果出现这种情况，自己就是垃圾废物。那个是觉得自己挺差的，这个是觉得自己是垃圾废物。所以告诉我们什么？自己之所以……（治疗师的目的是启发患者发现其核心信念对他的影响。）

王军：唉，自己到底是不是垃圾废物啊（笑）？（患者却发出追问，而非强调改变核心信念的重要性。）

李献云：好，你觉得自己之所以去当……小的时候去当这门将，以及长大了去按照别人的标准去不停地努力，把自己看得挺差，或者把自己看成垃圾废物，有没有关系呢？（治疗师继续引导患者看到核心信念带来的影响，而不是回答患者的疑问，因为后者会让讨论脱离主线。）

王军：就是我小的时候吧，我要是比如说，有时候跟人、跟小朋友我都不想跟别人争，就比如他要踢……因为前锋、前锋就那么几个，大家都想踢，然后我也想踢，但是我就不想就是有冲突，或者说想、更多地想跟人搞好关系，或者说就避免发生冲突。但其实现在想想吧，真要是自己特别想的话，咱这么轮着来也挺好。但是反正当时就、就没那么坚定，自己就没那么坚定，然后非要说现在从哪些生活事件中找这些，我总觉得这个东西更多的是那种情绪带动的这个。（患者对小时候的情绪体会记忆深刻，却没有认识到是核心信念的影响让他有了那种情绪体验。）

李献云：好，你这样的一个所谓的情绪，就是我们说的是你对自己的看法，就你觉得自己挺差的，自己是垃圾废物，是吧？（治疗师把患者所说的情绪体验与核心信念联系起来。）

王军：对。

李献云：根据前面讨论的内容，这是从何而来呢？（治疗师继续引导患者看到核心信念源自儿时经历。）

王军：（思考）因为我从小要是，就不喜欢跟别人去、去争啊抢啊什么的！其实现在想想，小的时候也是别人……就这种自主的感觉特别少。（患者只是强调核心信念影响下的结果。）

李献云：家里有谁说你是垃圾废物吗？（治疗师想了解患者的核心信念是否源自父母的评论。）

王军：没有人。

李献云：没有人说你。

王军：你知道我这个情况，我就是跟小学的时候有个王小平，然后初中时候有个刘小雄，就这些孩子王，就是我感觉就是好像他们……一方面可能我自己不能给自己一些满足，但是跟着这些孩子王呢，只要就是说，比如我给王小平传球，他会鼓励我说，说我传得好；然后呢，那个刘小雄是初中的班长，帮他干点儿活，配合他干点儿工作呢，仿佛就他们这个……我受他们的影响特别大。（患者从小学开始跟着权威，显然与核心信念有关，也与童年经历追随父亲意见有关。）

李献云：所以当你跟他们做这些，他们会鼓励你，对吧？（小结患者所谈重点。）

王军：对。

李献云：所以你其实是一直在寻求别人的鼓励。（治疗师指出患者的补偿策略。）

王军：对。

李献云：之所以你当那门将，也是一方面觉得刷存在感，另一方面也是追求在这个过程当中别人的鼓励，是吧？（治疗师把患者小时候的行为与补偿策略联系起来，以强化患者的认识。）

王军：对对对。

李献云：好。（治疗师简单回应，期待患者思考后能谈更多。）

王军：然后我自己对自己的鼓励好像就是说，自己给自己定目标，然后并且实现，这个劲好像让我由衷地感觉挺棒、挺好。这个就是在我的生活中少。（患者并未像治疗师期盼的那样谈更多中间信念的内容。）

李献云：假如啊你没有追求到别人的鼓励，或者别人也不鼓励你，那代表了什么呢？（治疗师想引出患者反过来的中间信念。）

王军：那我就会特别恐惧，然后觉得自个儿是挺没用的。（患者的核心信念。）

李献云：噢，如果没有别人的鼓励，就特别恐惧，觉得自己没用，是吧？（治疗师反复引导患再思考。可见，让患者灵活应用认知模型理解其问题并不容易。）

王军：我就不想干事情，也没有培养出什么内在的兴趣爱好！我就总是逼来逼去的，就还是，现在打球也是，更多的时候……

李献云：假如你真的就是没用呢，代表了什么意思？（继续探索患者的核心信念，看看是否还有更深层次的核心信念，以加深患者对此的认识。）

王军：没用，就别人就……就没用，我不知道用什么词形容。

李献云：那你会怎么觉得？

王军：我觉得挺恐怖的(笑)。

李献云：觉得挺恐怖的，是吧？

王军：嗯。

李献云：好，那我就问，你自己，无论觉得自己没用也罢，自己挺差劲也罢，还是自己是个垃圾废物也罢，你觉得就这三个，是同一个意思吗？

王军：（患者点头）

李献云：都是一个意思。好。那么这种怕自己没用，怕自己挺差劲，怕自己是垃圾废物，多大的时候就开始隐隐约约就觉得自己没用、垃圾废物、差劲？（治疗师继续引导患者看到核心信念开始出现的时间。）

王军：我觉得从我小的时候，从、从那个父母开始给我报那些课外班的时候，就开始被动地去、去接受这些课程的时候，我就觉得我挺不想去的，但是那会儿就必须得去，就有那种无助的感觉，然后就做好了被鼓励(笑)。反倒是我记得我童年，就是跟发小一块儿玩泥巴，那个时候感觉自己可好。（患者相关的童年经历。）

李献云：小时开始报课外班，是从什么时候开始？

王军：那时我记得我有 6 岁左右。

李献云：6 岁左右，是吧？

王军：嗯。

李献云：好。而在从小跟发小一块儿玩的时候，那感觉挺好的。（治疗师强调患者在核心信念出现之前的状况。）

王军：也是五六岁。

李献云：也是五六岁，就五六岁之前还是感觉挺好的，是吧？（治疗师想向患者强调，患者并不是一出生就形成了那样的核心信念。但治疗师的表述不够清晰，而且下面的提问太开放，导致患者回答起来有难度，患者也不容易理解到治疗师想让他理解的内容，即后天经历让患者习得了那样的核心信念。如果治疗师说："你五六岁之前跟发小一起玩的时候感觉挺好的，那时候不认为自己是废物垃圾，而是认为自己挺好的；五六岁之后经历了那些事情，让你越来越感觉自己是垃圾废物，是吗？"）

王军：嗯。

李献云：好。所以这告诉我们什么呢？你觉得。（此提问太开放，患者回答起来可能会偏离治疗师想要的方向。）

王军：我觉得这告诉我（笑），就说不上来，但是我隐隐约约能感觉到就是，自己对自己的评价，它，就有些东西我不爱干，然后就非得逼着自己要那个奖励，然后呢就越干越没信心，反而这个就被鼓励的东西，它不是我内在这个认可的，但是我需要它（笑）。就为啥需要？嗯，不知道。然后为啥需要，就是因为我自己内心不肯定自己。那内心不肯定自己，内心感觉玩泥巴的时候，又特肯定自己，就是说自主的这种感觉的时候，特认可，这人他都是这种自己，哎，我想做什么东西我做出来了，这个过程它体验出一个自己内在认可的东西。（患者对自己的认识比讨论之前深入了，认识到信念对他的影响，但没有像治疗师期望的那样发现核心信念是习得而来的。）

李献云：好，你自己内心不认可自己，跟你小的时候，这种把自己看作或者感觉自己是个废物、垃圾、没用，或者觉得自己挺差劲，是不是从小这个评价更深深地影响着你呀？（治疗师接着强调核心信念对他的影响。）

王军：是呀！

李献云：所以使劲去追求外在的鼓励，无论当门将，还是外在别人的表扬，这样的话才会让自己感觉到自己被认可，被喜欢，自己不是没用，自己不是垃圾废物，自己不是挺差劲的，是不是跟这个有关系呀？（治疗师把患者的中间信念说出来。）

王军：嗯，我小时候的想法也不是基于理性的。（患者认识到中间信念的非理性。）

李献云：好，非常好！并不是基于理性的，是吧？

王军：对呀。

李献云：就是小时候就那么模模糊糊产生那样的想法，影响了自己一辈子，就这么走下来了。（治疗师强调信念的影响力。）

王军：我现在都能发现，就小的时候像刘小雄，那么小的时候就更多按自己的那个想法干事情，同时呢还能影响周围的人，虽然看着他挺狂的，包括我们父母都说挺狂的啊，但人家最后还真挺优秀，或者说反正人家自己过得挺知足。（患者看到了生活中与自己不同的例子。）

李献云：所以我们现在啊，当然小的时候就是那样了。（治疗师小结后转移话题的方向。）

王军：对对对。

李献云：现在我们可以怎么办呢？这才是最重要的，咱们讨论这么多。所以总结咱们……

王军：是呀，总得从行为上，或者说一些非理性的事情上，让自己真正感受到自己还挺好。（患者认识到强化新信念的重要性，此时的新信念跟之前几次治疗谈到的替代信念已经不同了，原来是自己还凑合、合格，现在是还挺好。）

李献云：也就是说，我们得转变对自己的那个看法，是这意思吗？（治疗师强化患者的认识。）

王军：而这个转变吧，它有的时候是在一些行动上、一些不经意的时候。

李献云：好。

王军：我感觉刻意找这种信心吧，比如记录些东西可以作为日常，比如说，可以；但是有些东西，有些体验吧，是叫积极等待（笑）。我、我，反正，这个……（患者主动给自己布置了作业，来强化新的信念。）

李献云：当然我们可以积极等待，这是一个方面。

王军：也可以积极地创造，但我也不知道怎么创造。

李献云：好，既有积极等待，还可以积极创造。

王军：嗯。

李献云：还可以，咱们以前说的，你前天说的那个……

王军：什么日常记录啊。

李献云：嗯。

王军：那些日常记录，就是说我自己想干点儿啥，然后最后干成了。但是现在我都比如 26 岁了，但是那个标准呢可能得自己真心想干，有的时候标准又太高，又有挫折感。那小的时候就想干就干了。（患者对于刻意练习有困惑。）

李献云：嗯，好。

王军：我也不知道突破口在哪儿。

李献云：我们一步一步来，总结咱今天谈的内容。（治疗师鼓励患者学会一步一步来，不急于求成。）

王军：就是发现这种被外在刺激的这种、这种模式吧，更多来自小的时候这种情绪上的体验，这种对自己总是不认可的这种体验（笑）。（与自我信念相关的童年记忆，依然被患者说成是情绪体验，因为带给患者印象最深的就是情绪体验。）

李献云：别忘了，对自己的体验是什么呢？（治疗师强化患者对核心信念的记忆。）

王军：就是不认可的，挺糟糕的，挺废物的，怎么把这种体验给腾笼换鸟（笑）。（患者的认识非常到位。）

李献云：好，非常好，腾笼换鸟，是吧？当然鸟还是同一个鸟，只是……

王军：而笼子，对，我觉得笼子是一个笼子。

李献云：可能我们怎么样？

王军：觉得怎么换，真得慢慢换，且着呢，反正内心的感受是要换……

李献云：所以那个鸟指的是对自己的评价，是吧？

王军：对，内心的感受，笼子还是自个儿。

李献云：笼子还是你自个儿这个躯体，好。所以非常好！所以接下来我们就要腾笼换鸟。

王军：是呀！我……

李献云：换你对自己的评价。

王军：我从高中我隐隐约约感觉就是，反正像刘小雄那些……就是我……就是他们鼓励我，那些人内在他们都特认可自个儿，不管是我爸、我大大，他们都是这类人，但我妈不是这类人。（患者的反思很好。）

李献云：好，不过你说到有一点，你一个是积极地等待，然后积极地创造，一个是做日常的记录。

王军：我觉得等待积极、积极做日常记录，但我真不知道怎么积极创造。

李献云：好，那先从积极等待、积极记录做起，是吧？

王军：啊，是，对。

李献云：我们一步步看怎么样去积极创造。

王军：是，我觉得等待这个东西也有积极之分。

李献云：那我想问的是，你一开始说的那个，说你试着不想说的时候就不说，关注自己的感受。（治疗师结合患者曾经的体会引导患者做作业时如何积极创造。）

王军：对，那也、那也算是积极等待的一种。

李献云：噢，这不属于积极创造啊？

王军：我觉得这叫积极等待！就是没、没主动做什么的时候，也叫积极等待自个儿内心，看自己内心有什么。

李献云：唉，那，噢，那我们就再继续观察，看看怎么样来积极创造，好不好？

王军：啊对，我觉得之后要等到一些东西，哪些东西是自己真认可的，跟哪些东西是外在给的，我现在内心还是……我从小（不）能分得开，但是被那一股子劲儿如果喷上去了，我就刹不住了，但现在我是能分得开的。

李献云：好！所以你给自己留作业是什么？（治疗师把患者的作业清晰化。）

王军：就还是就是首先记录吧，记录一些好的或者自己认可的东西，不管它是，记录的时候，就不管它是外在的还是内在，都记录记录。

李献云：好，非常好！下次带过来。

王军：嗯，然后呢这个积极等待呢，就是说，就是先多按照自己的感受去调整，就是反正不逼自己就叫等待。

李献云：嗯，好。

王军：然后呢自己这个觉得，始终觉得自己挺差的、低人一等啊，这个东西会在生活中方方面面，不管人际交往，还是说这个压力面前，它都是有的，它都是核心的，其实。（患者切实认识到核心信念对他的影响。）

李献云：好，那我们就从这些来看看我们对自己的看法，觉得自己差、自己没用、自己低人一等、自己垃圾废物，这个会不会变化，好吗？（治疗师强调转变核心信念。）

王军：嗯，成成成。

李献云：好，那我们就这样。下次的时间放在？

王军：四周之后吧。

李献云：四周之后，7月15日那一周。

王军：15日，可以。

李献云：我们还是这个时间点。

王军：周日10点。那其实我觉得咨询来咨询去，其实一直想聊这个，就是我说的咨询是指从大学以来的那个咨询，我都觉得是小的时候这个劲儿好像一直就不对。

李献云：好，我们就这一步一步来。好吧？

王军：现在我也没有那么着急了，我觉得感受上这个东西，真的是急不得。

李献云：你回去听咱们的录音吗？

王军：听。

李献云：好，不错啊，那我们就7月15日见。

王军：7月15日见。

三、治疗回顾与反思

(一)反复使用垂直下降技术的目的是什么

治疗中反复使用垂直下降技术,一直追问患者核心信念的目的是什么?虽然此患者已经接受了 17 次的认知行为治疗,但从患者在这次治疗开始的谈话中就可以发现,患者从认知理论的角度去理解自己的问题尚未到位,没有充分认识到信念是影响他的关键因素,让他形成了那样的模式。这说明患者需要再加强认知理论的心理健康教育,于是治疗师反复从案例概念化的角度促进患者对其问题的理解。即治疗师在治疗中结合患者谈到的具体内容反复运用垂直下降技术,引导患者从自动化思维层面深入往下思考,结合情绪和行为反应来引导患者发现他的补偿策略、中间信念和核心信念。

治疗师针对患者的具体情况进行个案认知概念化,反复使用垂直下降技术,有助于患者反思其模式,并对此形成强化认识,从而能够在接下来多加留意其核心信念、中间信念和补偿策略,学会转变。当然不同的患者可能适合不同形式的案例认知概念化,治疗师需要灵活调整案例认知概念化的形式。

(二)治疗师已经知道"自己是垃圾废物"是患者的核心信念,干吗还要问"如果你真的是垃圾废物,那意味着什么"

确实通过前面那么多次的治疗,治疗师已经知道"自己是垃圾废物"是患者的核心信念,干吗还要问"如果你真的是垃圾废物,又怎么了或意味着什么?"这么问的目的是什么?其实这里主要是治疗师的兴趣点,就是想继续了解这下面是否还有患者没说出来的更关键的对自己的看法,按理来说治疗师没有必要继续这样询问。由于人际交往是患者常见的诱发因素,治疗师就想了解患者有无与此有关的自我核心信念表达。在治疗中,治疗师需要控制自己的兴趣点,根据治疗的实际需要与患者展开讨论,而非仅凭自己的兴趣加以了解。只有治疗师的兴趣点正是治疗所需要的,才是治疗中该探讨的方向。不过,在治疗中治疗师会有判断失误的时候,这也是常见现象，治疗师需要学着不求全责备才能引导患者成长改变。

（三）治疗的节奏应该怎么把握

为了不断加深患者从认知理论的角度理解其问题，不同的患者需要的治疗节奏不同，治疗师需要根据患者的节奏来调控治疗的整体安排。无论如何，治疗师均需以患者为中心，对于患者出现的跟治疗期望不一样的情况，无论患者是感到纠结迷惑，还是似乎又返回原地，治疗师均需保持耐心，这样才能给患者营造轻松安心的治疗氛围，利于患者从认知行为治疗的角度去反复琢磨他自身的问题。此时，治疗师需要特别留意自己的情绪变化和相应的自动化思维，比如，认为患者不应该还不明白，怎么讲了半天还没懂？自己花的时间不值得，患者又重新回到了原点，患者太笨了，或者觉得自己没法为他做治疗等，治疗师需要学会提醒自己不跟着自己的自动化思维走。尊重患者独特的康复节奏，这一点很重要。

（四）每个人小时候对自我的感觉就是核心信念吗

核心信念形成于童年早期，中间信念形成于童年晚期。在童年早期的时候，患者根据自身的一些经历就形成了对自己的看法，即那种模模糊糊的自我感觉，就是患者的自我核心信念。患者需要通过认知行为治疗来调整的核心信念，毫无疑问是非理性的或负性的。在探究患者核心信念的时候，需要从患者的回应中辨别出哪些内容是他的核心信念。由于负面的核心信念带给患者的情绪感受不好，且记忆深刻，于是患者在成长的过程中，就发展出了一套自己的方法来避免其核心信念为真，这就是补偿策略和中间信念，以方便患者应对纷繁复杂的外界信息和安抚自己的内心。

比如，无论是从小父亲耐心陪着学习，还是跟孩子王一起玩，患者都觉得自己挺差、是垃圾废物。这是患者的自我核心信念。于是患者去做别人不愿意做的事情，努力满足别人的标准，追求完美、更高标准或者别人的认可与鼓励，选择跟比自己差的人待在一起，选择回避或压抑。这是患者的补偿策略，这样才能让患者觉得他自己还可以，而非挺差、垃圾或废物。

（五）自我核心信念为什么有这么多不同的描述

在认知行为治疗书籍里，对于自我核心信念，为什么有这么多不同的描述？是否不同的描述对应不同的补偿策略？三个类别的自我核心信念（无助、没人爱和品质败坏），从字面上看一些核心信念的表达有相似或雷同的情况，怎么区分？这是大家经常有的疑惑。

书籍中在每个自我核心信念类别下面都列出许多不同的表述，目的是方便读者理解。即使每个信念类别下有很多不同的描述，也依然没有穷尽所有可能的自我核心信念表述。这是因为每个人成长的背景不一样，尽管都有某一类别的核心信念，其具体的表述就会有所不同，就像不同环境下成长的人的说话表达习惯不同一样。治疗师需要用患者的语言来表示患者的核心信念，而非用治疗师的语言来概括患者的核心信念。

不同患者核心信念的具体描述或类别不同，不等于这些患者的补偿策略就不同，会出现拥有不同描述或不同类别核心信念的患者采用相似的补偿策略的情况。同样，不同患者核心信念的具体描述或类别相同，不等于这些患者的补偿策略就相同，也会出现拥有相同描述或相同类别核心信念的患者采用不同的补偿策略的情况。补偿策略体现的是患者的行为应对模式，通常也是由患者自己概括出来，而非由治疗师总结。

患者描述的某个核心信念，比如"我不够好"可以出现在不同类别的自我核心信念下面，比如出现在无助的和不可爱的核心信念下面。所以患者的此类描述到底是属于哪个类别，这需要治疗师仔细甄别才能确定。一个比较简便的方法是通过患者的诱发因素来区别，如果常见诱发因素与业绩或学习成绩有关，则属于无助的核心信念类别；如果常见诱发因素是人际交往场合，则属于不可爱的核心信念类别；如果常见诱发因素与道德品质有关，则属于品质败坏的核心信念类别。但这也不是绝对的，也会有例外的情况出现。比如这个患者，学习成绩或人际交往方面的问题都是患者的诱发因素。

四、治疗记录

治疗记录
2018 年 6 月 17 日   Session 18
心境检查
患者这一个月状态还行。以前无论是人际交往还是学习，患者总是故意讨好别人或逼迫自己，期待别人出现自己想要的反应，怕人不喜欢自己。现在患者试着关注他自己的感受，想说就说，不想说就不说，这样练习后发现，并没有出现他担心的情况，别人也没有不喜欢他。   患者回顾上次治疗内容清晰，做了作业。
议题

从小没主见、有强迫的特征（运用垂直下降技术）
    患者从小到大：
    别人说什么好，就使劲儿学什么（数学）或做什么，比如总是先给大家倒水，尽管自己很渴；只盯着外在的标准。老师让我找更高水平的文章，就会特别想往高水平文章的这个方向走，往表面的光荣方向努力，不管自己的实际情况。
    现状：
    做得很累很好，却依然不安，自己的感受不好。
    改变的目标：
    希望把外在激励降下来，只在乎内在的激励；希望建立起内在的信心，在生活小事上能体现出来。
    应用垂直下降技术跟患者探讨如果达不到外在的标准，意味着什么？
    考上了重点中学，但不认可自己能考进好的学校，跟小伙伴比较，感觉自己差一点儿。中考的时候就想最差的结果，结果上了一个很好的学校。
    一直很努力，害怕别人不认可；我就应该上清华大学、北京大学，

续表

我应该对得起老师，如果我不得奖，老师就会看不起我，我就会很难受，我就会很焦虑。自己得去完成这些事情、达到别人的要求、去在意别人的评价，不管自己的感受如何。

如果别人看不起自己，自己也没有成功，那意味着什么？

就会特别生气，我就觉得我也很差劲。那就仿佛这几年就白过了一样，就感觉我挺差劲的。

与"我挺差劲的"这一自我核心信念相关的经历：

小的时候他们老觉得我是老末，从小感受上感觉自己挺差的。从小都是背着同学去学的奥数，爸爸不让我告诉别的同学，心里挺愧疚的，因为小时有竞争，我感觉自己不太合群。跟小朋友一起玩，不太愿意出风头，愿意当门将，就是想付出为他人着想，实际上内心里想当前锋；卫生委员，逼着自己干脏乱差的活儿，背离了自己的内心，就感觉自己挺差的。

假如当时不做门将而做前锋的话，会担心自己不能融入团体。如果不能融入团体的话，生活就失去了很多乐趣，就不会被承认，会被孤立了，存在感就没了，亲密感就没了。那我就是垃圾、废物。我每天或隔两三天就会有这种感觉，觉得自己挺没力量的、累，觉得自己是垃圾废物，于是就逼着自己去证明自己不是垃圾废物。

不跟别人争抢，为了避免发生冲突。配合别人干工作，会受到鼓励。一直在寻求别人的鼓励，如果没有别人的鼓励，就特别恐惧，觉得自己没用，就不想干事情。

自己没用，自己垃圾废物，自己挺差劲。从6岁左右父母开始给报课外班挺不想去的，有无助的感觉，开始有这种感觉，做好了会被鼓励。童年五六岁之前，感觉自己挺好的。

不爱干，却被鼓励着干。我需要被鼓励，因为我内心不肯定自己。小时的想法不是基于理性的，情绪上对自己的体验。

患者认识到需要转变核心信念：

积极等待、积极创造、做好日常记录做的好的方面。

总是不认可自己，自己是垃圾废物、没用，就是需要腾笼换鸟。同

续表

一个笼子，即自己这个躯体；怎么换内心的感受，就是这个鸟，变成内在认可自己。 　患者不知道如何积极创造。 　患者要积极等待，比如不想说就不说，看看会发生什么状况。
作业
记录自己好的方面，不管是外在的还是内在的； 　多按照自己的感受去做，不逼自己，看看结果如何？觉得自己挺差的、低人一等在方方面面都存在，观察自己是否并不像自己认为的那样。

第二十一章

第十九次治疗：停服苯二氮卓类药物与改变认知

一、第十九次认知行为治疗的总体框架

在信念探讨阶段，这次治疗又插入了一个新的问题进行探讨，而非继续沿着信念探讨的思路进行下去。患者苯二氮卓类抗焦虑药依赖的问题一直存在，尽管未被列入问题列表中。可见首次治疗制定的问题列表并非一成不变，而是在治疗过程中动态变化、可增可减的。在第二次治疗时已经发现并探讨过此问题，当时患者服用氯硝西泮 1mg/晚、劳拉西泮 1 片/晚已经一个多月了，患者计划先停氯硝西泮、再停劳拉西泮。患者曾经成功停服氯硝西泮一段日子，却一直服用劳拉西泮。第十七次治疗时发现患者依然在服用氯硝西泮（一周一两次服用，一次 0.25mg）。这次治疗发现患者每天晚上服用 1/4 片氯硝西泮，开组会头天晚上吃半片氯硝西泮（1mg），白天心烦时服用劳拉西泮（一天最多不超过 4 片），患者这样服药快 1 年了；从初始评估到现在，患者的治疗已持续 1 年零 1 个月多了。由此可知，患者的苯二氮卓类药物依赖是一个值得治疗花时间解决的问题。

本次治疗用时 44 分钟，与上次治疗间隔 1 个月。

二、第十九次认知行为治疗逐字稿与讲解

李献云：正好一个月，是吧？

第二十一章 第十九次治疗：停服苯二氮䓬类药物与改变认知 · 637

王军： 对，正好一个月。

李献云： 正好一个月，总体来说怎么样？

王军： 总体来说这个月……嗯，上次说，其实上次说到那个积极创造，我觉得积极创造其实也好做。（上次治疗结束时患者说不知道如何积极创造，且对积极创造的理解跟治疗师不同，治疗师并未对此做出更多解释或探讨，而是鼓励患者继续观察看看怎样积极创造。现在患者有了自己的答案，所以在治疗中治疗师如何遵从最小干预原则更大程度地激发患者的能动性最为重要。此外，患者一如既往地对于心境检查部分不做总体回应。）

李献云： 嗯嗯。

王军： 就是自己喜欢什么就去做点儿什么，然后也别一做起来就对自己要求太高了。

李献云： 噢，积极创造就是去做事，是吧？

王军： 嗯，对，就是就跟小时候玩泥巴似的，嗯，这个像这回就是比如说，我原先挺喜欢弹、就是挺喜欢音乐的，然后就一直觉得那个弹电子琴、电子琴挺难的。但是其实在网上下下简谱，也都能弹出那个调来，就感觉挺、挺高兴。但是呢千万别……我反而觉得千万别对自己又开始高要求，一开始高要求呢又开始焦虑了，说今天干不干啊，就是感觉就对自己评价又太多了。（患者继续转变其补偿策略。）

李献云： 一开始就提高要求的话，是吧？

王军： 对，就失去了就是乐趣了。就我原先发现自己干事情都是就是，然后就开始批评自己又放弃："啊你怎么又放弃了？"其实它就是一个玩儿，就没有那种玩的感觉了，然后我就感觉就是，反正电子琴也是，像这些东西所谓的放弃，我都慢慢地也不再批评自己，而就是说很多事我可以体验，也不去钻那个牛角尖——就是说我今后干了，我就非要干成。原先就是比如说不管是为了鼓励还是、还是说自我评价怎么样，反正最后都、都是说自己干着干着，最后可能自己已经烦了，已经不想干了，还是逼着自己干。那个劲儿长了之后，嗯，反正就挺难受的。现在就是、就是说，就跟人说话似的，我想说两句就说两句，不想说的话，我也绝不逼着自己再做多了。

李献云： 嗯嗯。

王军： 嗯，这一个是弹电子琴。一个就是，我们不是，现在我们实验室有个 3D 打印机，然后我也没事就打自己喜欢的模型，然后再上上色什么的。我觉得，嗯，就是说，就这些本身就是每天有的时候去，想着可以打一个什么东西，就情绪上也挺高兴。然后就是，嗯，那个比如说一些软件啊什么的，大家都说软件好啊什么的，我现在对这东西也是，我也可以去接触，就比如下个程序跑一跑，但是呢我再去深究的话，如果我感觉有点儿难，就是说，就是说好像挺费劲儿，我也不去深究，但是我也愿意去接触，也愿意去尝试着玩一玩。（患者有很多变化。）

李献云： 嗯嗯。

王军： 就是不是像原先，就像我要接触这些东西，我得从最基础的一点点干干干。那样反正感受很难受。

李献云： 嗯嗯。

王军： 我就感觉好像这个还、还挺适合我。

李献云： 噢，好。不错，这是有变化啊。那上次咱俩主要谈的什么内容呢？

王军： 上次谈的就是，嗯，上次谈的主要就是这种从小到大的这种负面的自我评价导致的就是刻意地要求外在的鼓励，然后，嗯，差不多这就是核心。然后，我呢就去……也没有刻意去找这种，然后之前说的是积极的等待，然后包括记录一些东西。啊然后就是这个积极创造，我发现我也没特别积极地创造什么，就是自己心里头想的一些事情去完成了。但是千万、千万别装、装死脑筋，就是我一定要干得有多好。（患者清晰地回忆了上次治疗，也做了作业，并在转变自己的高标准模式。）

李献云： 嗯嗯。

王军： 就是不死脑筋就成，就、就能有这种还相对愉快的感受在。（在转变过程中有相对愉快的感受对于强化新信念、放弃补偿策略非常重要。）

李献云： 嗯，好，非常不错啊！你这段日子也能够体会到自己在这个过程当中怎样去做事就好了，而不是说一定要提出什么这个那个的要求。

王军： 嘶，对对对。

李献云： 是吧，这是挺好的一个变化！还有其他的练习咱们 CBT 的方法吗？做的记录以及……

王军：做记录啊。

李献云：体会自己对自己的看法的变化。

王军：啊！体会自己对自己看法的变化，我倒是现在时不时遇到烦的事情，我就会想想这个我怎么看自己的，然后有些时候还有点儿管用，就是、就是说不是那种特别极端的评价，而是说可能大家就偶尔脑子里念头，可能大家都是这个水平，或者说这就是个平均水平，我还是正常的。（患者做了作业，有了新的替代思维。）

李献云：嗯嗯。

王军：就不会特别极端。

李献云：所以心烦的时候能留意自己的想法，然后学会提醒自己。

王军：稍、稍稍提醒自己，我觉得就是还有……有……有的时候有用。

李献云：噢，好，非常不错啊！

王军：有时候是有用的，嗯。

李献云：所以学会怎么样来看到自己跟大家差不多，是个平均水平，而不是沿着觉得自己是废物、垃圾那个思路。

王军：那个思路就，对，闭着眼睛，好像……

李献云：闭着眼睛只想自己是废物垃圾了，然后情况就糟。

王军：对，对，而不是看看周围。

李献云：噢，好。所以能够提醒自己转变对自己的看法，然后看看周围。

王军：对，我觉得看周围很重要。就是我原先……我记得我高中的时候，就是别人可能……同学们在一起玩，其实我内心也挺想去玩的。但是呢我就是想、想要证明自己，要超越他们，我就不跟他们说话，也不跟他们交流，也不看看他们在干什么。其实现在呢比如说当然我有烦的时候，比如说小雄跟那个师弟坐在一块儿了，但是呢他们比如说学那些 Python，学那些软件的东西，我现在比如说我好奇，我觉得自己可能不如他们吧，或者说现在也不叫不如，就是想了解了解。就是不如可以，就是有的时候就是如果总是想不如的话，就在那儿如坐针尖似的，就感觉是我去问他们呢，他们好像也不愿意搭理我；然后不问呢，又感觉自己更不如，就、就在那儿如坐针尖劲儿地在这儿纠结。然后现在呢我就想就是说，我就想了解了解听一听，然后过去之后发现他们有些时候也挺愿意跟我交流交流的，如果实在我听得不太懂，那我就自然就撤。反正这个跟原先是有挺大变化的。就是说还是得这个人，他还是得多怎么说，就自然地跟外界有互动。就是这样呢其实是……然后呢在这个互动中，自然的有一些内发的东西，内在的东西可以激发出来。然后可能就也不是说完全就沉浸在自己的那个内在里头，不管周围的，其实那样的评价反而变成了就不自在了。（患者的认知与行为转变的具体例子，非常好的分享。）

李献云：好，所以主动跟别人接触才有机会发现，自己以为别人不爱理自己，或者以为自己不如别人。

王军：对对对。

李献云：然后真正接触了之后才会发现，其实人家并不是自己认为的那样，或者自己也没有在这些方面就那么不如别人。（治疗师小结患者的转变。）

王军：那么不如别人，对！就是，还是得顺、就是得顺着自己内心，不能跟自己的内、内心拧巴。就原先我就是刻意要求，比如说要做的这些东西，包括要做的有多好啊，包括就是一些……嗯，就是本来挺好奇的，但是呢非得就是说被那个……我觉得有些那个好奇心，现在我倒是比原先强一些了，就是。

李献云：嗯，好奇心起来了，是吧？

王军：对对对，好奇心，就是不是说不如别人说，而是说自己可以看一看接触接触，然后就不太管那些不如还是如的了。

李献云：好，非常不错啊！

王军：我就觉得这段时间好奇心，包括因为什么啊，因为我现在比如说 25 岁之前，从这个小学、初中一直到现在研究生吧，就是一直感觉是被要求走的一条道。

李献云：嗯嗯。

王军：就自主的那个劲儿真的不、不是很强，就感觉自己在走路，自己在上下探索。

李献云：嗯嗯。好，这是这块内容。那做记录的情况呢？（治疗师继续检查作业。）

王军： 做记录，反正就是我也在手机里记。

李献云： 也在手机里记录自己做了很多。

王军： 嗯，反正就记录什么装软件啊，就现在我也有……就比如有那个我那个谁呀，我一个表姐，她在银行那儿，我也帮着她推销点儿什么银行卡呀信用卡呀什么的，然后包括什么支付宝啊，有什么领红包的，我也没事就推销推销，我觉得。原先我特别不屑这个东西，但是我觉得现在其实也、也感觉挺好的。

李献云： 噢。

王军： 就是感受上有种获得感，可能也、它不是说几块钱的事。

李献云： 尝试很多不同的东西去了。

王军： 对对对。

李献云： 好，非常不错啊！所以这么尝试了之后，你怎么看自己呀？有这么多记录，发现自己去尝试很多东西。（治疗师继续引发患者谈出核心信念的转变。）

王军： 就原先比如我记的都是一个具体的小问题我解决了，现在我记的好像有些、是一些体验，就是说新的体验。然后包括我现在一没事，我就看、看之前的金庸的那些电视连续剧什么的，天龙八部什么的，人家那里头它还是比较讲情义的。就之前我对这些东西的、同学之间的情分呀这些东西，的确就是从感受上就是、就是不多。就是、就是比如说，就、就把理性的东西要求的自己太多了，而人和人，就包括自己跟自己的情感上的那个体验就少一些。（患者并未回答治疗师的问题，而且在认识上依然存在误区。由此可知，信念的调整不可能一蹴而就，而是需要时间不断体会，才能从迷惑走向清晰，取得认知和行为上明显的改变。）

李献云： 嗯嗯。（治疗师通过语气词鼓励患者谈多一些，期望患者能说出来他新的信念。）

王军： 然后，我现在就是说，嗯，就是说感受上……怎么说呢？就是、就是、就是反正这种感情的生活、这种交情吧，我也慢慢在体会吧，这东西，这跟人、跟人的就这种交情。虽然我现在我感觉还是，我还是挺看重利益的，就包括谁比谁强。但是这个感情这个东西，就包括谈女友，之前虽然女友说我不太在乎她，想跟我分手。但是我、我觉得就是感情这个东西，但是我们现在还是没事聊聊天什么的，我也慢慢感觉它不是说一刀子就特别理性，就能分得开什么的，它是……包括跟人的这种互帮互助啊，但是我也不强求，我遇到陌生人不想说话，还是不想说话（笑）。（患者依然没有回到治疗师的问题上。）

李献云：哦，好，所以有变化。（如果治疗师此时先进行小结，再采用封闭式问题询问患者信念的转变，会比较好。比如说："你记录了自己解决的很多小问题，也有一些新的体验，强调要关注自己的感受或情感上的体验，特别是在人际交往中，不再逼迫自己。这些都说明你很差劲、是废物垃圾，还是说明你这个人挺好的？"）

王军：就是这个东西我就是说、说一下呗。

李献云：好，那我们知道了。哎，今天咱俩主要谈什么？你怎么想？（治疗师意识到患者的积极变化了。患者未回答治疗师的问题，治疗师未再继续询问下去，治疗师认为这是需要在治疗中不断强化患者才能掌握的，于是过渡到日程设置阶段。）

王军：今天咱俩我觉得主要还是谈这个，就是就是这个，谈谈这个，就是原先我记得高中的时候啊，就是我就记得两个人、他们俩坐在一块儿，就包括小雄跟我这个师弟一坐在一块儿，我之前都特别不自在，就感觉他们随时都能超过我。现在吧这种想法不是很强烈，我就觉得，他们的那些东西我都可以去尝试，去看看，嗯，去玩一玩。嗯，未必做的有多好，但是多接触可能没坏处。我现在有这个想法之后我好像就不太烦了。但是我还是会……就是说，没事就去看看他们在干什么。我觉得，这个也不算，就是说，至少比就是说我觉得他们不搭理我这些想法要强。我觉得这个也算……（可以看到在人际交往中自动化思维对患者的影响，患者即使有转变，在人际交往中依然需要反复运用所学方法练习。患者还不能学着用新信念去看经历的事情，从而帮助他产生新的替代思维。这是未来治疗需要强化学习的地方，也是患者的需求，尽管患者对于日程设置的表述不清晰。）

李献云：所以咱俩重点放在谈谈这块内容上？还是谈什么？（治疗师始终以合作联盟的形式确定议题。）

王军：嗯，然后这可能是一个，我去梳理梳理。还有一个就是说，我现在可能慢慢就得找工作，然后找工作呢，就是我感觉自己好像现在慢慢变成自己在走路，而不是说刻意地想，比如说发文章啊或者说钻牛角尖啊。工作还有很多，其实要选还得选一个适合自己的工作呗。或者说这种工作本身也得去尝试、去摸索，在干的过程中慢慢发现自己哪方面干得还挺舒服的。（患者在找工作方面依然存在困惑，这是患者需要解决的问题，尽管表述不清晰。）

李献云：嗯嗯。

王军：反正这个我也、我也没太想好。

李献云：所以咱俩重点谈谈哪个呢？（治疗师依然与患者一起确定议题。）

王军：嗯，然后还有就是现在开组会吧，我感觉我还得吃氯硝（笑）。（这也是患者需要解决的问题。）

李献云：开组会就吃氯硝，哦。

王军：就是感觉，我觉得可能他们这外在的这个批评，就是……（患者的自动化思维。）

李献云：你吃多少？吃一片呀？

王军：吃1毫克吧，半片。

李献云：哦，半片。

王军：然后平时呢可能没什么事儿，就没太大事，但是……

李献云：如果你不吃氯硝，会怎么样？

王军：我还是晚上睡不着。

李献云：你开组会前，哦，第二天开组会，头天晚上就吃氯硝1毫克。

王军：哦。

李献云：那假如说你不吃就睡不着，你试了？

王军：对，试了。

李献云：平常不吃？

王军：我就是也不是平常不吃，上两周，我有一阵儿就是只吃、只吃劳拉，然后……

李献云：现在你都吃哪些药？（治疗师意识到需要了解患者目前的服药情况，因为患者除了服用抗抑郁药以外，同时长期服用两种苯二氮卓类药物，后者是需要逐步减停的药物。）

王军：就是我上次跟大夫讨论，就是说，嗯，有一段时间我是吃1/4

片，每天吃 1/4 片氯硝，之后周六、周日就特别困，然后我就把氯硝想减了。但后来发现组会之前，如果完全减掉氯硝呢，还真是睡不着。所以呢我就那个之前加了比如 1/10 片，就加一点点，但是最近好像状态还是有点儿反弹，就是吃不够氯硝之后，好像这个人晚上还是有点儿躁得慌，就有点儿焦虑的那个劲儿又回来了，所以说还是得把氯硝吃上。就是……（由此可知，患者目前存在苯二氮䓬类药物依赖的问题。）

李献云：现在每天吃着 1/4 片……

王军：现在基本上是每天吃 1/4 片。

李献云：氯硝。

王军：然后组会之前可能改成 1/2。

李献云：噢，嗯。

王军：然后同时有时候白天再吃一些劳拉。

李献云：白天吃劳拉，怎么个吃法？

王军：就随机吃，我感觉就是要烦了就吃点儿。

李献云：哦，还吃别的药吗？

王军：来士普还是吃 20 毫克。

李献云：20 毫克来士普，哦。

王军：对，（更正药物名称）百适可。

李献云：百适可。

王军：然后现在体重是、是增加，反而是胖了（笑），没那么焦虑，反正脾胃也好多了。我发现原先就脾胃不好，全、全、真的是因为焦虑！

李献云：然后白天是劳拉，随时吃。

王军：对，但一天不会超过 4 片。

李献云：一天不会超过 4 片，哦。

王军：嗯，因为那会儿是什么呀？就那会儿是氯硝，就三周之前吧，氯硝吃得特别少，然后我就想慢慢替，但是结果替不回来，感觉（笑）。（对于许多患者来说，停服苯二氮䓬类药物有难度。）

李献云：这药你吃了多长时间了？

王军：我氯硝都吃了快一年了。

李献云：你这个药已经成瘾了吧？氯硝跟劳拉西泮。（治疗师抓住机会对患者进行药物依赖的心理健康教育。）

第二十一章 第十九次治疗：停服苯二氮卓类药物与改变认知 • 645

王军：反正我觉得是，反正大夫是这样说，就是说先维持住基本的生活状态。（由此可知，不同的医生对待苯二氮卓类药物有不同的观点。）

李献云：嗯，好。所以你就准备继续这么先吃着？（治疗师需要先了解患者的意图，再决定如何进行干预。）

王军：因为，怎么说呢？就是我跟你讨论一下，就是反正就是生活这个事件吧，还是因为它有压力么，就是毕竟当别人又……还是……对，咱就讨论这个问题呗。就组会咱得……组会是咱的，包括……（患者现在明确了自己的日程设置，讨论组会可以一箭双雕，既解决组会当中的问题，也解决头天晚上服用药物的问题。）

李献云：所以咱就放在讨论组会这个事儿，是吧？（日程设置花的时间太长。已经18分钟过去了才确定了日程，其实前面可以缩短时间，特别是日程设置部分。）

王军：因为毕竟它好像这个药物跟它还有挺多关联的。

李献云：嗯嗯，好，那我们就把组会带来的压力作为今天的议题，因为组会前还需要吃药才能睡着，头天晚上。一周开几次？

王军：一周开一次。

李献云：一周开一次，每周几开？

王军：就一开。

李献云：嗯？就一次，每周几开？周几？

王军：周、周五开。

李献云：一般是周五开，所以周四晚上就要吃半片的氯硝西泮。

王军：对，因为不知道回头老师那脾气是什么样。（患者的压力来源。）

李献云：所以通常会担心老师的脾气？

王军：对，因为他净有的时候净、净人身攻击，就说"你这人不行"，反正。（这可能是患者的自动化思维。）

李献云：他怎么说的？（治疗师需要请患者复述具体情况，才能知道患者前面说的是事实还是他的自动化思维。）

王军：反正有时候，因为我是……怎么说呢？就是我不去年这个时候状态不好么，而且我也有那个诊断单，他倒没怎么特别凶过我，就。但是，反正他的要求就挺高，就比如说每次反正都是，就是，嗯，就总是希望自己还能比这个、比现在水平再高点儿。就比如说我做完报告，那就说我得讲一讲更深的东西，讲讲算法是怎么推的，而不是直接出个结果，这样才有意义。嗯，然后我就不想讲那么深，或者说我觉得我要讲那么深入，又开始逼着自己使劲儿在那儿抠哧了，可能也没啥必要。（从患者的具体描述中未发现老师有人身攻击的现象。）

李献云： 嗯嗯，那这老师这种情况，其实现在已经跟他待在一起两年了，是这么说吧？

王军： 嗯嗯，对对对。

李献云： 在一起两年了，他就是这样的脾气，有的时候会说一些难听的话。有时候会说难听的话，对吧？

王军： 嗯。

李献云： 有的时候他会……

王军： 对，还会发……有些跟我们那个，跟其他的同学那真是就是有的时候就骂上了就，就。

李献云： 比方说他会怎么说？（同样需要了解具体情况，即收集证据，才能知道患者说的那些是事实还是自动化思维。）

王军： 就说，"你、你要是这么做，嗯，你就完蛋了"；或者说，"我们那边大学的，就有的人就……"，说"那你干脆休学得了"。反正就有时候是威胁，有时候是、是、就是他那边就成心找我们那个同学麻烦。然后反正具体到我这边，就是也不知道他会怎么就说我，就是要不然就在那儿叹气，就（苦笑）。（可能是患者的自动化思维。）

李献云： 所以他没有像对其他同学那样对待你。

王军： 对，反正对我至少好一点儿就是，我导师她的老公嘛。

李献云： 哦，所以你们老师基本上把你们交给她的老公带？

王军： 对，对，反正这边带的少。或者说，组会的时候主要是听她老公的。

李献云： 你导师在场吗？

王军： 导师在呀。然后导师偶尔也会，有时他们俩也吵，说说吵起来了。觉得那个我们老师她丈夫有点儿过分了！就是反正就是对这种、就是这种压力吧，就是、就是我们好多同学都是选择就是、就是不反应，就是他爱说什么说什么，但是其实心里也都挺难受的。我这边呢就是我也选择就是不反应，但是我得靠药来、药来能、能睡着，反正我们有些同学倒不用靠这些，他们可能就是跟女友聊聊天啊，或者反正怎么样的，就反正就，但心里也都挺难受的，其实大家。（由此可知，患者对待组会的反应比大多数同学严重。这跟患者的自动化思维对他的不良影响有关。）

李献云：就是大家都挺难受的，是吧？

王军：对。

李献云：假如你不吃这个药，第二天会发生什么糟糕的情况？（了解患者的预期性焦虑。）

王军：反正不吃那个药就睡不着，就、就一直有点儿隐隐约约就担心、焦虑。然后焦虑之后就，我觉得第二天就，哪怕我第二天就是昏昏沉沉的，我也比就是紧张、消耗自己要好一点儿，或者说、或者说、或者说就是把握这么一个量，就是说让我别太激动或者说别太紧张，同时呢也那个。像、像我前天么，就突然就组会，就是本来是两点钟开，周五下午，但是一点半的时候，老师说有事、突然不开了，然后我就一放松，就睡一下午。（这些是给患者带来不良影响的自动化思维。）

李献云：嗯。

王军：但是呢如果要开组会的话，我基本上那种还能就维持，就精神的压力，就那种紧绷感。

李献云：你每天中午都睡一觉？

王军：每天中午睡一会儿。

李献云：你晚上吃药，每天中午再睡一会儿。

王军：啊。

李献云：哦，中午睡多长时间，在床上躺着？

王军：反正一天加下来10小时。（患者每天睡觉的时间偏长。）

李献云：噢，一天加下来10小时。

王军：就如果我晚上、我晚上睡的多的话，比如说从一点钟睡到十点钟，那我中午有时候就不睡觉，就去哪儿吃点儿饭，休息休息，就是。

李献云：所以你怎么想啊，你这个模式要继续这么下去，还是？（治疗师抓住机会请患者反思他吃药与睡眠时间长的问题。）

王军：我是觉得吧，那个这东西不能硬、硬来（笑）。但是就是说，比如说现在，比如我课题什么的，就只要、只要说我把东西能差不多做完，能毕业，基本上大家都这么想的。就就得了，不管他说什么了。

李献云：哦。所以那意思再坚持一年，就这个模式？（治疗师明确患者的需求。）

王军：也不是再坚持一年，因为马上9月要找工作了，基本上再，这么7月再干一个多月，我、我那个课题也基本就能干完了。（由此可知，患者改变这一服药模式的动力不足。）

李献云：所以就不用再特别为这个事跟他接触了。

王军：对，对，别太……但是我就是说这种，怎么说呢？比如说工作压力呀，就包括这些，首先我觉得现在就是说，我能分清楚就是他不对，可能。

李献云：就是我就想问，假如你不吃氯硝，你第二天比较紧张、消耗，那又怎么样呢？反正他也是这么发脾气，他也是这么说，那对你来说会怎么样呢，你为什么非要吃那个氯硝呢？（把患者的话题引回到前面未回答的问题上。）

王军：就是我就、就是有的时候不管他有时候在不在，就有时候我一个人待着的时候，或者吃完饭特别疲的时候，我也特别心烦。（由此可知，并非事件导致烦躁，而是认知导致烦躁。）

李献云：嗯。所以你不允许自己出现心烦的情况？

王军：我因为去年的这会儿吧，就那状态特别不好的时候，我就那个太难受了。（患者认为服药能避免他太难受的状况出现，这是患者的自动化思维。患者前面也是这么谈的，就是患者不愿面对焦虑难受的自己。）

李献云：那可是你是头天晚上吃的药，对吧？

王军：啊。

李献云：第二天你心烦就没了？

王军：睡得好了精神就好了。

李献云：睡得好了精神就好了。

王军：嗯，要不然，都是那种睡得不好的状态，再过去那就整个状态就更不好了。（患者的自动化思维。不过，这也反映了一定的事实：即不吃药的话，焦虑会影响睡眠；睡眠不好，第二天会更焦虑难受。）

李献云：那你就得想啊，你现在这个已经这么吃药一年多了啊，难道你准备一辈子就这么吃药下去？（治疗师故意用夸张的表达方式，以激发患者改变的动机。）

王军：我觉得就是比如说，上两周吧，上两周我也慢慢就开始减，但是减，感觉就是减到一半之后，减减减减几天之后，感觉好像还是睡得不踏实，所以才、才吃回来的。

李献云：那毫无疑问，你想想在减药的过程当中，肯定会睡得不踏实的，因为药已经形成依赖了嘛。（治疗师抓住机会正常化减药过程中的睡眠问题，对患者开展心理健康教育。）

王军：是，就是依赖……

李献云：所以你要不要因为减药睡得不踏实再把药吃回来？

王军：嗯……

李献云：而且你也说，你现在已经快毕业了，写论文也弄得差不多了。（治疗师把目前转变的好时机呈现出来。）

王军：那还得找工作呀（笑）。

李献云：对呀，所以你要不要就这么一直吃药下去呢？

王军：我觉得找工作也是个挺大的压力。

李献云：所以我们只要面对压力，我们就吃点儿药。不同的人有不同的选择呗，你觉得你想这样不？（治疗师把问题展现出来，请患者选择。）

王军：我觉得这玩意得两方面一起走，就是，一边是心理咨询啊，包括探索自己呀等等那个，反正、反正我觉得大夫也是那个意思，就是真的这个、这个比如说这些爱好啊什么的，这些感受啊基本上都到位了，然后这个撤药它可能会是自然一些。您、您的观点不太一样，是吗？

李献云：我的观点不太一样。

王军：哦。

李献云：我对于氯硝西泮、劳拉西泮这么吃下来，我显然有不同的观点。

王军：嗯，那您的观点是什么？

李献云：我的观点是，就是认为这个药你已经成瘾，我们就想办法把这药给它停了。

王军：就是……

李献云：当然停药的过程当中会有情况的变动，那是自然的。心烦啊、焦虑啊会出现，失眠啊肯定会出现，但也需要试着把它停了。否则的话，每天至少吃 4 片劳拉西泮……（治疗师对患者开展成瘾药物戒断后不适反应的心理健康教育。）

王军：啊不是，氯硝 4 片。

李献云：4 片氯硝？

王军：哦，4 片劳拉。

李献云：4 片劳拉西泮，每天吃 1/4 的氯硝西泮，这确实是个问题。

王军：哦，嘶。

李献云：然后一有点儿什么事就变成半片了，甚至往后可能慢慢就得半片不管用，就得变成 1 片了。（治疗师继续开展成瘾药物耐受性的心理健康教育。）

王军：啊（思考）。

李献云：你晚上睡不好觉，中午的时候再睡一会儿觉，这种补觉就会影响到整个晚上睡眠，晚上睡眠也会不好。（治疗师开展睡眠卫生的心理健康教育。）

王军：嗯。

李献云：所以你要想你到底要怎么办？你是选择继续就这样呢？还是说利用现在还没有工作的机会，把自己的这个模式调过来？（治疗师始终强调患者的选择权。）

王军：模式调过来？就吃药的模式？

李献云：对，吃药的模式。

王军：对。我当然也、也、也想不吃药。不过又……那我可以试一下呗。（患者做出了选择。）

李献云：那你就试一试。

王军：嗯。

李献云：试一试的过程当中，因为这个药是成瘾性的，成瘾性的，自然你停它，就会出现睡不好的情况、焦虑心烦的情况。在这种情况，一焦虑、一心烦就很想再把药吃上，这是人之常情。所以你怎么让自己能够……（治疗师正常化患者的停药反应和吃药需求，以帮助患者克服停药过程中的障碍。）

王军：对！这种情况的时候，我该怎么办？

李献云：你自己要想一想，面对心烦的时候，我们是继续吃上 1 片劳拉西泮？

王军：那我们就讨论一下就是怎么慢慢戒这个药吧。（患者转变的需求出现了。）

李献云：好，所以重点是戒这个药，对吧？

王军：对，反正具体有些事情就顺带地解决了。

李献云：所以你要不要开组会前吃药，每周都会有组会，你要不要这个组会前……

王军：我当然也不想啦！但……

李献云：那你要不要再把药从 1/4 变成 1/2？如果不想的话，那你怎么办？（治疗师激发患者思考并找到解决的办法，而非治疗师直接给出建议。）

王军：那我怎么办？

李献云：嗯。（治疗师能耐心等待患者的思考很重要，而不是患者有疑问就马上回答。）

王军：就是，就是一旦到那心烦的时候，我有什么好的方式能让自己放松或者转移一下注意力（笑），当然得忍。（这是常用的对待心烦的方法。不过，对于焦虑的患者来说，越转移注意力，越没机会发现无须转移注意力心烦也会过去。）

李献云：当然怎么样找好的方式让自己转移注意力是一方面，除此以外，你觉得即使心烦可不可以？（治疗师不提出自己的建议，依然是请患者思考。）

王军：那就烦着呗。

李献云：可不可以呀？让自己试试，那心烦会把自己怎么样？（治疗师顺势鼓励患者去尝试，才有机会验证患者的自动化思维不是事实。）

王军：就是前一阵儿，反正现在可能状态好一点儿，之前那个心烦的那个劲儿，嗯，反正太难受，可能现在跟之前不一样了，那我只能试一试。因为之前一心烦，是啥事都干不了。（这也是需要挑战的自动化思维。如果采用转移注意力的方式，就只能验证了这个想法是事实。）

李献云：嗯，之前你以为自己一心烦啥事都干不了，你要不要试试？看看到底是不是干不了，还是干得了？

王军：嗯，成。

李献云： 这是一个啊。那么睡眠确实是你很关心的一个问题，你晚上经常会觉得自己睡不好。所以咱们有关睡眠的这块有个卫生教育，就是什么呢？如果晚上睡不好觉，白天不能睡午觉。（治疗师再抓住机会对患者进行睡眠卫生的心理健康教育。）

王军： 为啥呀？

李献云： 因为白天再睡了，那人的睡眠的总时间……

王军： 就够了。

李献云： 睡眠总时间就够了的话，你躺在床上，你白天的躺、睡，自然就会影响晚上的睡眠。

王军： 噢。

李献云： 所以晚上睡不好的人，白天一点儿都不能往床上躺，打个盹啊或者歇一会儿啊，或者睡一会儿啊，都不行。（治疗师继续对患者进行睡眠卫生的心理健康教育。）

王军： 那白天干啥啊？

李献云： 白天你就得干自己要干的一些其他的事情去，而不是躺床上睡觉。

王军： 一干就容易……就别、别干过劲儿了（笑）。（患者恐惧自己既往的模式。）

李献云： 对，你干可以，怎么干事儿是你要想的，让自己去做点儿玩的事情或者怎么样。

王军： 玩的事情可以。

李献云： 对，玩的事情可以，但不能什么，不能睡觉，因为睡眠不好嘛，你白天再睡上一个午休，那晚上自然就睡得不好。

王军： 嗯，是，成，我去试试吧。

李献云： 这是一个白天不能睡，不能休息、不能躺，你得试一试，来帮着自己。然后你运动做得怎么样？每天。（因为运动在改善睡眠、焦虑和抑郁方面的效果明显，所以治疗师需要了解患者的运动情况。）

王军： 运动，打球。

李献云： 打球每天打多长时间？

王军： 我之前是两三天就有一次，一周打三次球吧。

李献云： 一周打三次球，是吧？

王军：嗯。

李献云：剩下的那个时间呢？

王军：剩下的时间偶尔、偶尔就走走路、跑跑步，跟同学。

李献云：偶尔是吧？

王军：嗯。

李献云：所以一周有过一次、两次？

王军：反正运动时间一周有四到六小时呗，有的时候一打球打两小时呢！

李献云：就每天有几次？

王军：平均……

李献云：就一周有几次？

王军：一周几次？

李献云：嗯。

王军：三四次吧。

李献云：一周三四次，你每次打完这个球之后，你的睡眠怎么样？（治疗师请患者联系其实际情况来帮助自己改善睡眠，从而能够为成功减药做好准备，同时有助于患者应对组会的压力。）

王军：好点儿。

李献云：所以，你觉得为了改善睡眠，为了能够把这个药给它停掉的话，你怎么办？

王军：嗯，我知道您的意思。就是我这也自己探索一下吧，因为……

李献云：你自己探索一下。

王军：对，因为也不是运动量越大，就睡得越好。（患者对于运动改善睡眠有顾虑。）

李献云：对！毫无疑问不是运动量越大越好，但是什么？（治疗师认可患者的顾虑，但依然激发患者去思考。）

王军：但适当的运动就是咱们还是有、有助于休息的。

李献云：适当的运动有助于休息，是吧？

王军：嗯，是。

李献云：所以怎么样适当地运动，每天让自己动起来？

王军：自个儿体会一下。

654 · 拨开信念的迷雾：抑郁症认知行为治疗实录

李献云： 体会一下，然后才能把这个药给它停掉，氯硝西泮给它停掉，否则 1/4 的氯硝西泮这么一直吃下去也是个问题的。（治疗师小结问题所在，然后过渡到下一个讨论。）

王军： 嗯，嗯。

李献云： 好，那这是一个，当然白天的时候你一直自己吃劳拉西泮。

王军： 嗯，就白天，要不然就得始终给自己找、找乐子，找乐趣，要不然就、就容易焦虑，就。（患者应对焦虑的方法就是服用劳拉西泮。）

李献云： 一个是给自己找乐趣。看起来你不允许自己焦虑一下、心烦一下？

王军： 我怕，我之前始终是那种状态。

李献云： 好，当然啊，以前有这个情况，所以害怕。你觉得现在你要不要看看到底这个焦虑的时候，你不吃这个劳拉西泮，你看看它会怎么样呢？你要不要试试呢？（治疗师依然鼓励患者尝试不一样的方法，从而有机会去发现不同的结果。）

王军： 反正从高考经验上来讲，我记得我高考，这次高考可焦虑了，就要死！好像两三天都没睡觉，考得也不错，反正智商上没啥影响。（患者有例外，即有焦虑，结果也不错。）

李献云： 嗯，高考你都那么大的事，你那时候没吃药也过来了，是吧？（治疗师抓住例外对患者进行正性强化。）

王军： 第一次真没吃药，我硬挺过来了。

李献云： 好，所以告诉我们什么？（治疗师继续试图引出患者新的认知。）

王军：（思考）但是一不吃药之后，脾胃什么的好像就是一焦虑就又拉肚子。（而患者强调的是焦虑后的身体不适。）

李献云： 对，那个是自然的。

王军： 那个是自然的，是吧？

李献云： 焦虑的时候，有些人比如你就走脾胃，出现腹泻腹痛，对吧？（治疗师指出焦虑后的肠胃反应。）

王军： 对对对。

李献云： 这是毫无疑问的。

王军： 对吧？还有这么多附加症状。

李献云： 所以你要不要因为自己有这些附加症状，就吃劳拉？

王军： 因为我感觉我从小就……之前那个一焦虑就、就吸收得不好。就是怎么说呢？就除了靠药物，其他的方式，我就觉得我可以试两周，比如说下次咨询我跟您约在两周之后，这样频率快一点儿呢，这样的话能够、能够随时能调整（笑）。（患者愿意尝试，非常好！患者主动因此调整治疗的频率，以确保安全，这是可以理解的。）

李献云： 可以啊！

王军： 嗯，是吧？

李献云： 好，因为毕竟要调药么，所以这个频率就不能像前面那样一个月一次了。（治疗师认可患者的观点。）

王军： 哦，是。

李献云： 好吗？

王军： 成。

李献云： 所以咱们……

王军： 调药的过程中，可能好多问题又、又爆发出来了。（患者的自动化思维。）

李献云： 这是自然的。

王军： 哦。

李献云： 我们要不要因为有爆发就……

王军： 那、那、那倒不至于，那倒不会的。

李献云： 你得体会一下，看看我们调了这个药，是不是说就又把你打回这个原形了？那我们得看看！

王军： 是是是，成成，我愿意试一试。

李献云： 另外别忘了焦虑、心烦的时候，（指着写下来的那些自动化思维）你要不要留意那些想法啊？你说呢？

王军： 啊，成，我试试吧。

李献云： 试试，好不好？

王军： 嗯。

李献云： 好，所以咱就达成一致了，要试着把氯硝西泮、劳拉西泮给它停下来。

王军： 哦，成。

李献云：一步步给它减少，停下来，这样我们才能够让自己体会到，不靠这个抗焦虑药，到底自己是不是就不能好好地生活了？

王军：是，是是是！可以试着停，看一看，然后看一看焦虑的时候怎么办，焦虑的时候怎么办！

李献云：看看怎么样啊，那总结一下咱刚才谈的内容。总结一下吧。

王军：其实我觉得现在有这些，反正有这些感受吧，也可以试着往前迈一步。然后这个停药呢，就是氯硝可以停下来，就是晚上不吃氯硝，组会之前也不吃氯硝看看，就比如第一周先吃劳拉。

李献云：嗯嗯，好，先把氯硝下来，是吧？

王军：嗯，对，就只靠劳拉，先试两周。然后心烦的时候，看一看被哪些想法笼罩着，把它记一下。如果实在太烦了，控制不住了，那就，那也不吃，想干什么干什么！（患者的总结很到位，也有新的替代方法。）

李献云：好。

王军：呵呵。

李献云：这是一个啊，然后我们为了让自己的睡眠稍微好一些……（就患者总结未提到的主要内容，治疗师再提醒患者总结。）

王军：反正就是不睡觉。

李献云：中午不睡觉，还要什么？

王军：适当运动。因为有时候不睡觉，有时候身体其实挺消耗的，过度运动是不可能的，就只能适当运动。尤其是运动的时候也是放松的状态，不是原先逼自己，就要……因为我在运动的时候也是逼自己（笑）。

李献云：（笑）噢，运动的时候，也是逼自己啊。

王军：对！就是那个，就是比如就我要达到什么目标了，而不是说运动本身我感觉挺舒服的。哦。

李献云：所以在运动的过程中体会那种运动舒服的感觉，而不是逼自己。

王军：对，那种舒服的感觉，那种放松的方式，去体会体会。

李献云：好，所以这是我们要做的一些内容。这块有什么不清楚的？

王军：没有什么不清楚。

李献云：所以留意心烦的时候那些想法，然后也得学会用替代思维帮自己吧？

第二十一章　第十九次治疗：停服苯二氮卓类药物与改变认知 • 657

王军：对。

李献云：要不要把它写下来？（把作业记下来。）

王军：（写）我觉得替代思维也是慢慢感受，慢慢感受出来新的替代思维。有时候可能咨询的时候未必有那种身临其境的感觉，但是有些瞬间还是挺管用的。

李献云：非常不错，就像你前面提到的你们那俩同学，他们俩在做什么软件的时候，你感觉他们要怎么样？（治疗师顺势引导患者留意其自动化思维。）

王军：是，但我就是好奇心促使我还是试一试，还是顺着心走，然后……

李献云：你能够让自己发现你的自动化思维影响你，然后你接触之后才发现事实并不是这样。（治疗师强调患者跟人接触才能有机会发现自动化思维不是事实，对于其他方面的担忧，也是如此。）

王军：嗯，是。

李献云：所以心烦的时候也要留意自动化思维。

王军：嗯。

李献云：然后也别忘了，自己本来在心烦之前自己是在做什么事儿的。

王军：哦，对。反正我是觉得比如外界的这些干扰吧，别刻意地要求它不存在就没事。

李献云：好，所以不可能不存在，是吧？

王军：嗯，原先我都一定要要求静（写）。

李献云：那我们就试试这些，好吗？

王军：嗯，可以，好。

李献云：好，那么今天就这样。那我们就约下一次的时间，下次时间如果是两周之后的话，我的时间不合适，最近合适的时间是8月5日。

王军：那就三周之后，成。

李献云：就8月5日，还是10点。

王军：可以。试试这三周调整调整。

李献云：好吧？

王军：好。

三、治疗回顾与反思

（一）失眠与焦虑

失眠与焦虑经常共病，相互影响，致使一部分患者长期服用苯二氮卓类抗焦虑药来改善睡眠。由于此类药物使用后立竿见影，很受患者欢迎，但药物的耐受性或依赖问题不容忽视。苯二氮卓类抗焦虑药往往开始是单一用药，慢慢就变成合并用药甚至多药合并，从低剂量变成高剂量，会给患者引发一系列问题，因此通常建议患者使用此类药物的时间要短。

此外，面对失眠和焦虑的患者，如果一开始的时候就采用非药物治疗的方法，有助于避免苯二氮卓类抗焦虑药的滥用或依赖问题。无论焦虑还是失眠，认知行为治疗均是临床指南推荐使用的一线治疗方法。对患者开始进行睡眠卫生的心理健康教育，教授患者改变不良睡眠习惯（如放弃午睡习惯），发现认知歪曲进行认知重建，练习带着焦虑去做事，学会耐受焦虑，适度增加运动等，这些都是很好的治疗方法，就像在这次治疗中使用的一样。

（二）激发患者的改变动机

心理治疗的魅力在于引导患者发现他有拯救他自己的能力，哪怕很微弱，也能逐步在尝试改变中不断壮大。心理治疗不是让治疗师去拯救患者，因为这不利于患者成为一个真正意义上的健康人。真正的健康不仅仅是没有疾病，更重要的是社会适应能力良好。一个只知道遵从治疗师的意见而不经过自己脑子思考就行动的人，不能体现其社会适应能力的良好，因为在未来的路上患者更多的是需要自己来帮助自己。

因此，在稳固合作联盟和共情的基础上，治疗师在治疗中抓住机会及时引导患者多思考，引导他看到那些不利的方面，激发患者主动改变的意愿和动机，才能让改变成为可能。了解患者在改变过程中可能存在的障碍或顾虑，帮助患者找到克服障碍的方法，才能让患者将改变落实到行动中的可能性变大。如果患者明确表示不同意见，也能尊重患者的选择权和决策权，允许患者不接受治疗师的建议或者允许患者先不改变，依然理解患者，才有可能让治疗稳步向前推进，让患者成为一个学着帮助自己改变并体会到改变好处的人。

(三)耐受焦虑与行为试验

焦虑患者通常将焦虑情绪和身体不适的生理症状看作难以忍受的问题，或者将这种体验视为自己精神状况变糟的迹象。于是患者就很想控制住这种不适、彻底摆脱或根除此类不适。但治疗的目标是让患者学会跟焦虑情绪和身体不适共存，从而有机会去发现有这些体验并不像患者以为的那么可怕，也能够发现他自己有能力承受这种不适。因此，在治疗中重要的是鼓励患者在有焦虑情绪或身体不适时该做什么还做什么，即鼓励患者通过行为试验来达到认知上的收获或改变，而非通过探讨进行认知重建。要想实现这一点，稳固的合作联盟是工作的基础。因为放弃回避、去面对所害怕的情形本来就不容易做到，只有在很好的相互信任的关系上才可能实现。

四、治疗记录

治疗记录	
2018 年 7 月 15 日	Session 19
心境检查	

  患者这个月还可以。积极创造，去做事，不对自己要求太高，因为后者会让患者批评自己，失去乐趣。现在患者允许自己不想干，不逼自己，尝试各种东西。

  患者记得上次治疗内容。做了作业，心烦时想想自己是如何看自己的，并看看周围人的情况，自然地跟外界互动，顺着自己的内心，不跟自己的内心拧巴(本来有好奇，却不让自己跟人接触，因为觉得自己不如别人，别人也不愿理自己，尝试接触后发现实际情况并非如此)。患者做了记录，有了很多不同的尝试，情感上、感受上的体验很多。患者看到同学两人在一起会觉得别人随时会超过自己，没事就想看看他们在干什么(既往模式的体现)。

  患者的现状：需要去找工作；开组会头天晚上吃半片氯硝西泮 1mg；

续表

每天晚上吃 1/4 片氯硝西泮，白天是劳拉西泮随时吃，一天不会超过 4 片；每天吃百适可 20 毫克/日。这样服药快一年了。

议题

开组会头天晚上吃半片氯硝西泮 1 毫克
 	
    患者的担忧：
 	
    不知道老师的脾气会怎样？老师会人身攻击，说人不行怎么的；老师总是希望自己比现在水平再高点儿；老师要求我讲讲算法怎么推出来的，而我不想讲那么深入；老师会骂其他同学，有时是威胁，有时成心找同学麻烦，要不然就会叹气；面对老师的这种状况，同学多选择不反应。不吃药的话，就隐隐约约担心焦虑，还担心睡不着，认为吃药后昏昏沉沉比紧张消耗自己要好。
 	
    每天中午睡一会儿，一天睡 10 小时；有时我会心烦，心烦太难受，一心烦啥事都干不了。一旦焦虑肠胃不好，就觉得干不了事。
 	
    协商后的应对方法：
 	
    试着将抗焦虑药逐渐减量直至停药；
 	
    先停氯硝西泮，然后再停劳拉西泮；
 	
    白天不午休；
 	
    每日增加适度运动；
 	
    心烦就心烦，允许自己出现心烦；
 	
    留意心烦时的想法，学会用替代思维帮助自己转变；
 	
    留意心烦前在干什么，继续干原来干的事情，而非刻意要求外界的干扰不存在，由此看看那些想法是否是事实。

作业
逐渐按计划减药甚至停药；   心烦时继续做事，看看是否一心烦就干不了事。

第二十二章

第二十次治疗：案例认知概念化

一、第二十次认知行为治疗的总体框架

在这次治疗中，治疗师依然是跟患者一起进行案例认知概念化的工作，以促进患者对其问题的理解。从第八次治疗开始就进入了案例认知概念化阶段，跟患者一起探讨核心信念、中间信念、补偿策略和童年经历对患者的影响，除了中间两次自动化思维的挑战和一次停服苯二氮卓类抗焦虑药的探讨外，用了十次治疗的时间来引导患者从认知理论的角度对他的问题有更清晰的理解。可见，让患者从认知模型的角度去充分理解其问题并成为自己的治疗师并不是一件容易的事情。

本次治疗用时 50 分钟，与上次治疗间隔 3 周。

二、第二十次认知行为治疗逐字稿与讲解

李献云： 咱俩开始啊，你说。

王军： 嗯，然后第一周就把氯硝反正没吃，然后还是坚持上学，有一天也是睡不太好，也坚持去学校上学，反正那天过得也还行。但是到了周六就突然就生病了，就感冒发烧，烧了一周，然后那在家里就休息了。然后周五的那个组会也是就是说，我记得那一次就是本来……

李献云： 所以你现在氯硝完全停了？

王军： 完全停了。（患者改变的行动力非常强。）

李献云： 好，不错啊。

662 · 拨开信念的迷雾：抑郁症认知行为治疗实录

王军：然后劳拉我现在也停了。

李献云：劳拉也停了，嗯。

王军：因为最近就是说、就是说真的也没有什么压力。

李献云：嗯！不错啊。

王军：一般就没压力，就是停了。但是就是说，我现在就是作息有点儿就是说因为也半放假的状态，老师也不过来、也不管了，这个可能也是我，比如这次咨询完之后，要试着就是努点儿力的方向。就是我觉得我反正说，之前我也说过，我之前比如说焦虑啊，有点儿怕、怕习惯了，但是我发现什么事，反正也不能就是从那个极端走到另外一个极端。（患者对自己的作息改变有反思，并给自己指出了努力的方向。很好。）

李献云：嗯嗯。

王军：就是说什么事，它外在条件变化了之后，还是可以去试着带引号的这个努力，就是说就进步吧。它，比如原先这种努力，它分时候，比如外部条件已经不太好了，或者说挺难受，那个时候应该卸下包袱，反正我觉得可能就是说，就是比如说就容易三四点睡觉，然后 12 点醒（笑）。（患者赘述的习惯在谈自己问题的时候比较明显。不过，随着治疗逐步取得进展，患者的赘述明显有改善。）

李献云：嗯嗯。

王军：然后，但是睡完之后，反正睡也能，就顶多是……

李献云：晚上三四点睡觉，12 点醒，你认为这种作息不能继续下去了。（治疗师小结患者的主要问题。）

王军：嗯，顶多是 7 点，或者说稍微醒、醒一下，然后但是也能接着就睡着，而且醒完之后还特精神。啊就是说基本上的这个整个的就是睡眠，就反正第二天没什么事的话都比较好。而且现在也觉得就是，就是说这个状态就还不错。而且我现在就是找到了一种就是跟同学……就是爱主动表达自己的那种感觉，就是说，比如说，比如说小雄他那个找了一个实习，我挺羡慕嫉妒妒恨的。嘿嘿嘿……然后他看到我、观察我这个情绪之后，他就愿意跟我聊一聊，我就觉得这、这人真是挺好的，就是说。但我也不会说我强颜欢笑，就是说你找到实习，我表面恭喜你。就是原先我都是愿意去、就是去、去伪装，而不愿意说……（患者在人际交往方面的转变很好，虽然依然有赘述。）

李献云：哦，现在不伪装，这羡慕嫉妒恨让人知道也可以。（治疗师继续小结患者谈到的主要内容。）

王军：对，让人知道了，我就是，反正我就觉得好舒服！然后我们反而就聊得挺好。所以我觉得这真的是我自己就是说，就是说得真把自己当自己，有的时候得把就是照顾别人，是把别人当自己，推己及人。但是真的好多时候，得把自己当自己，就是我就是我这个性子，我现在就是，而且这样的话，它才能……或者说这个感觉不错。

李献云：那你这样以后，你们彼此的关系怎么样？（治疗师引导患者发现他之前在人际交往中担心的情况并未发生。）

王军：反而更亲近了。但是那一段反正就是，就是说我就反而是感觉不错。

李献云：好，所以比你伪装成恭喜人家，然后在心里头……

王军：对对对！更难受！

李献云：（笑）

王军：然后就越来越焦虑，就、就难受至极，就是。

李献云：不错啊，所以可以给人主动呈现自己的感受，也并不一定非得伪装起来。（治疗师小结患者的变化。）

王军：对对对，对，而且有的时候原来就是说，好像就是把这个攻击性一表达出来，别人就一定要反击自己或者要害自己，原来好像一直是这个想法。（患者说出了他的自动化思维。）

李献云：唉，你表达后，别人反击和害自己的行为有没有出现？表达之后。（治疗师继续引导患者看到自动化思维的非真实性特点。）

王军：还真没有！

李献云：所以告诉我们什么？什么影响我们的焦虑和不敢表达啊？（治疗师利用一切可能的机会对患者进行认知模型的心理健康教育。）

王军：就这玩意就是，这叫固有的观念，意识形态，呵呵呵呵（笑）。

李献云：固有的观念、固有的想法在影响着自己，是吧？

王军：对，是是是。

李献云：你以为那是事实，自然就不敢讲，如果你相信别人会害你、会攻击你，那谁还敢表达呀？（治疗师认可自动化思维被作为事实看待后的行为反应。）

664 · 拨开信念的迷雾：抑郁症认知行为治疗实录

王军：嗯，对对对。

李献云：实际呢？最终表达完之后？

王军：反而真是不一样。就是这种，唉，挺挺……

李献云：所以这是你最近在人际交往方面的变化，同时你也把药停了。但是假期就这么睡眠有点儿颠倒，三四点睡，12点醒，是吧？（小结患者前面所谈主要内容。）

王军：嗯，但是我到12点我都还要去实验室，因为我还有一些论文的一些东西我得……反正就是我现在突然又感觉，比如说原先说神经网络、人工智能，我原先特别嫉妒，羡慕嫉妒恨，而现在我就发现，我那个东西也适当地借用一下他们这个东西反而挺好。就是说我现在不是说把他们就当成敌人了，就是说原先就是那种你死我活，就是说我学这个，然后我就要高、高你一头。然后现在我、我这回的体验就是说，我就是比如说我想把这个东西搞好，然后小雄正好会这个东西，然后小雄帮我写写代码，他会了，然后帮我写好了，按照我的思路做完之后，我也特别高兴！就是，就不是，就是说大家在团结合作做一个事，而不是说我多会一点儿，我就比你厉害，然后那种较、较劲儿；那样的话，永远干什么事，都是把自己处于一种孤立的状态，就不是说一种交融的状态。我觉得反正……但是，你知道吗？就是比如说，我反正最近也是在想，就是说我也跟……反正也是听听大夫的意思，就是说毕竟我还是要找工作，比如说找什么大的一个方向，大夫就是说，还找就是说这个行业能在发展的，就是说这样的需求也大，然后我盘算一下，其实我们专业就是……（患者有明显的转变，不过患者还是要叙述细节，而此阶段的任务是设置日程后尽快进入议题讨论。）

李献云：好，先不说那么多，今天我们知道这个了，也知道你的变化了。咱俩今天谈什么呢？（治疗师打断患者，把他拉入到日程设置阶段。）

王军：今天啊？

李献云：嗯。

王军：今天，嗯，反正我是觉得就是说，嗯，嗯，就是现在就是我现在做的有些事吧，就是我现在就是说我容易走这个两个极端。就是要不然就比如说就松套了，就受不了；要不然比如说我在想紧一紧的时候，又容易就是又容易较劲，就那个之前那个第一，我想当特别好的，就是说我要不然就、就一定要当那个第一，而不是那一种，就是说咱们共同发展的那个劲儿。就是我现在感觉的确这人他是，就比如说、比如原先就是我一股脑子就非得要高考、考研，那么一层层选拔，感觉跟、就只有竞争的这种感觉。（患者赘述，不能简单明了地设置日程。不过，他对自己的模式有了清晰的认识。）

李献云：所以你想谈这块的内容，是吗？（治疗师跟患者核实他的需求。）

王军：嗯，现在我就想比如我再回到，比如说我，比如说，比如说今后要工作，或者说再回到重新学习，或者说有目标的学习的这么一个环境里头，我感觉我的状态，我不希望……原先是那种就是要么就咬牙切齿，跟人就是、就是特别较劲儿的那个状态，啊然后呢就是，要么就然后一天到晚老想那些事，非得把它做好不可；要不然就是一下就、就、就实在绷不了的精神，然后一歇就歇个一年半载的，或者说也不叫歇个一年半载，这一年半载也是在或者说恢复，说恢复也好，调整也好，反正它的的确确精神上它是有变化，但是说这一年我也做了一些事儿。也就是说，比如说这半、这半年，我也按部就班地做一些事情，而且接触、稍微接触接触、了解了解，反而学得更快，而且还挺带劲儿。我就感觉好像这个……（患者依然赘述，不能简单地设置议题。）

李献云：所以想谈这个，是吗？（治疗师继续跟患者核实要谈的议题。）

王军：是，因为我……

李献云：我们可以把它作为今天的议题来谈。（治疗师及时打断患者，跟患者确定了议题。）

王军：对，因为我比如说，我现在比如说今后要工作了什么的，又要学一些新的东西。

李献云：嗯，那先简单回顾一下上次的内容，然后我们再来谈这个主题。（治疗师确定议题后，进入上次治疗回顾阶段。）

王军：哦。

李献云：上次内容咱俩谈了什么？

王军：上次内容，咱俩主要就是谈断药的问题，就谈了，基本上我当时也是想的，记得当时就想的是，我想把状态调整好了再断药，您说的是那个不行，咱可以试试，先把药断了，然后咱们再，然后这个再看看有什么问题，然后再、再清理障碍。然后现在就是说这个，这个药呢可能就是，怎么说？就是，嗯，反正现在就就断了。当我面临着新的，比如说我又要感觉跟，比如说因为，我比如说就是到就是现实，也不是说压力，也不叫说我能不给自个儿找麻烦，比如做个事咱就把事干好，也不是说一定就是，我非得给自己脑子幻想一个自己干得有多好，然后就就逼着自己使劲儿往自己认为的方向去干，然后稍微别人有点儿学点儿什么东西就特紧张（笑）。（患者后半部分的赘述明显，容易让治疗师迷失方向。）

李献云：我们上一次谈的是断药的事儿，当时你对停药有担忧，你觉得不吃药就会怎么样，而你这三周停了药之后，有没有真的发生不吃药就会怎么样的状况？（治疗师抓住机会引导患者发现他的担忧通常不是事实。治疗师并未被患者带着偏离主题。）

王军：嘶，唉，没有，嗯，反正，嗯，我觉得现在不吃药反而是正确的。

李献云：是这么说吧？有的时候你就是会有一些担心，对这个药物。对吧？

王军：对对对。

李献云：然后真的不吃了之后，也没有出现我们所担心的情况。（继续抓住机会对患者进行认知模型的心理健康教育。）

王军：对！而且我感觉这种就是说，嗯，最近感觉就是，我慢慢地会安慰别人了，因为我真的把自己的那些恐惧啊担心啊全都给它外显化了，然后我就觉得，哎别人说这么一句真是挺舒服的。然后原先我就觉得，就是我真是表面上就觉得他有点儿伤心了，我就应该去照顾他，现在就没这种体会。

李献云：好，所以我们停了药，现在你还手里还有什么药呢？

王军：我现在手里头，现在就吃每天4片百适可。

李献云：哦，每天4片百适可，百适可是一片10毫克还是5毫克？

王军：5毫克1片，20毫克。

李献云：20毫克，每天现在吃的就是20毫克百适可，是吧？

王军：对，因为，反正我跟您说一下这个大夫，这个对错我不说，大夫说我这个反正，因为他，大夫跟着我，比如说我从大三的时候，他，我就约的，从、我从复读的第二年就找他看。

李献云：高三一直到现在，复读第二年到现在。

王军：所以、所以说他可能，他可能反正就是说他可能知道，他就说我这个，反正从他那角度说，我这个思维有点儿强迫的思维，就比如说就是我一个劲儿非得一股脑，一个死脑筋，就那个劲儿，所以他就说这百适可一直得吃，可能能帮助。但反正就一直吃，我觉得反正吃那个氯硝跟劳拉的确有时候白天精神不太好，或者记性有点儿减退，因为毕竟把焦虑忘了，好多重要的事也忘了。呵呵呵……（患者赘述明显。）

李献云：（笑）好，所以把氯硝跟劳拉停了之后，精神状态有什么变化？（治疗师引导患者看到不吃苯二氮卓类抗焦虑药的好处。）

王军：反正就是不昏沉了，然后有激情的时候，就是不昏沉了，也不会说就是那种，本来想干点儿事，但脑子里还感觉被人打蒙了一棍，都不想醒来了那种感觉。

李献云：嗯，好，所以这是有好处的啊，停药的好处。

王军：对呀！就是不能就是说，已经外界没有那么大压力了，再那么睡着自己也不好。然后我倒是感觉，现在的的确确能从过去的经历中学到一些东西。

李献云：嗯嗯。（治疗师此时应该把患者拉回到议题的讨论上，而不是用语气词，因为后者会让患者继续说很多。）

王军：嗯，比如说我再去，比如说做事情，我就感觉就是说好多事吧，就是说大家都说好，其实使劲儿拼命追啊，也许从宏观上，它这个东西再好的东西它都有负面，反正就是，反正思想上也稍微成熟一点点。

李献云：好，非常不错啊！所以我们就谈今天的主题，是吧？

王军：嗯。

李献云：今天的主题，你发现自己想谈这个总是走两个极端，要不然特放松，要不然就在那儿……（治疗师把患者要谈的问题简单呈现出来。）

王军：对，要么特……就是这种状态。

李献云：那这种状态，你觉得跟你的什么有关系呀？要放松就放松一年半载。（治疗师引导患者发现其行为模式与中间信念的关系。）

王军：我觉得跟我制定目标有时候不切合实际有关系。（患者的认识到位。）

李献云：嗯嗯。（于是治疗师通过语气词鼓励患者多说。）

王军：就是说，要、要么一定……目标就觉得自己要、一定要出人头地，要了不起，要特炫，要达到一种出、出彩的效果。（患者的中间信念。）

李献云：噢，要出人头地。

王军：要出彩！也未必出人头地，反而是要出彩、要显眼。（患者的中间信念。）

李献云：嗯嗯。

王军：其实我是一个，说我性格挺张扬的，其实也有点儿（笑）。（患者虽然对自己状况理解到位，但不能把中间信念清晰地说出来。）

李献云：要出彩，要显眼，是吧？

王军：嗯。

李献云：哎，假如你就不出彩，也不显眼，那代表着什么呢？（于是，治疗师引导患者看到核心信念对他的影响。）

王军：那我觉得我就特别没有存、存在感，就没有。（患者回答的是结果或情绪反应。）

李献云：就没有存在感。

王军：对，我是一个，这个这个，就多少人都希望这个这个自己呀受关注啊什么的，就这种受关注的感觉，我感觉少。我不管是通过什么方式，我得出彩。（患者的补偿策略，追求被关注。）

李献云：这样才能受关注，是吧？

王军：嗯。

李献云：那假如你就不受关注、不出彩呢？

王军：我觉得（沉默）……

李献云：意味着什么呢？（患者未把核心信念说出来，于是治疗师继续追问。）

王军：我心里就特别不爽（笑），意味着什么？

李献云：嗯。

王军：倒也不是垃圾、废物，我就觉得挺没劲儿的，活着，就生活就没有（叹气），不知道。（患者否认他的核心信念，依然说的是结果。）

李献云：就不出彩，怎么生活就挺没劲儿了呢？

王军：（思考）

李献云：那就怎么就没劲儿了？不出彩，不出人头地，对你来说它怎么就没劲儿了？

王军：（思考）就觉得脑子就、就是一热的这种感觉。

李献云：嗯嗯，脑子一热，那当然。就是，假如你一直追求出彩、出人头地、显眼，然后假如你就追求不到，会让你怎么看自己？

王军：让我想想，假如追求不到会怎么看自己？我感觉自己挺差的。（这是患者的核心信念，需要反复引导才能出来。）

李献云：感觉自己挺差的，是吗？

王军：嗯。

李献云：假如自己就是挺差呢？

王军：（思考）就是挺差的，我就特别不甘心。（这已经到达底部，即患者的核心信念出来了。）

李献云：特别不甘心啊，如果自己就是挺差的，意味着什么？让你特别不甘心。（治疗师又继续追问。）

王军：嗯，嗯，我就总觉得自己超不过那些童年的小伙伴们，（思考）然后就感觉、就会让他们就瞧不起我。（患者以自动化思维形式出现的核心信念，对他人的核心信念。）

李献云：哦，假如他们真的瞧不起你呢？

王军：（思考）我就特别伤心，我觉得就是从小就有这种感觉，就是，啧。（证实这是患者的核心信念。）

李献云：会让自己怎么想自己呢？他们瞧不起你。

王军：（思考），嗯，（叹气）怎么感觉又是垃圾废物这些东西（笑）。（患者的自我核心信念。）

李献云：又是垃圾废物，是吗？

王军：嗯，对，被他们瞧不起。

李献云：好，你刚才说到，你从小就有这种感觉啊。

王军：嗯。

李献云：从小怎么了，发生什么事儿了呢？（治疗师通过追问相关经历，继续引导患者把他的核心信念与其童年经历联系起来。）

王军：（思考）嗯，（叹气）我从小好像就、就跟着别人屁股后头玩，就

670 · 拨开信念的迷雾：抑郁症认知行为治疗实录

是，就是别人就领着我玩，然后他们命令我，然后只要我干得还好，他们就会表扬我。（患者童年的自动化思维以及追求被关注的童年经历。）

李献云：嗯嗯。

王军：但是从心里头，我是特别想就是跟他们平等的这种交往的，但是内心里总觉得就是，就是不、不顺着他们，感觉就会失去他们这些朋友，而自个儿一个人待着呢又太无聊（笑）。（患者童年的自动化思维。）

李献云：嗯。

王军：（思考）自己一个人待着又很无聊，自己又找不到其他的小伙伴们能一块儿玩，就只能是感觉依附于他们在那儿玩，然后就得好像得为他们做些什么，然后自己就、就感觉不到这种交往中的这种平等的这种感觉。然后呢，自尊心好像就比较低。（患者童年的自动化思维。）

李献云：所以，从小在一起玩的时候都是感觉自己是比他们低的，跟着他们屁股后头玩，他们命令你做什么你就做什么，做好了他们才会表扬你。（治疗师小结患者的自动化思维。）

王军：嗯，对，我才觉得我在这个群体有价值。

李献云：才觉得自己在群体里，被表扬才觉得有价值。（治疗师小结患者的中间信念，这是在跟小朋友的互动中形成的。）

王军：嗯，嗯。就是我都觉得我父母对我都没这么多影响。（患者没认识到父母对他的影响，不等于事实就是如此。这需要进一步的治疗患者才能意识到父母对他的不良影响。）

李献云：哦。

王军：就是我父母都是、其实都是反倒没批评过我，就反倒是跟同学们在一起这种自尊心的一种体验，就对我影响特别大。

李献云：好，这是小的时候，上学之后是这样的？还是说？

王军：就上学始终都是这样。

李献云：上学之后，那没上学之前呢？

王军：就是我幼儿园的事我就不记得了，就上小学，我就感觉就是这个样子。

李献云：就觉得自己跟他们不平等。（治疗师说出患者童年的自动化思维。）

王军：要不然就是，我爸顶多是、就是让我上奥数，一方面学得也挺好，就反正有一些成绩，但是呢内心里头也挺痛苦的，就感觉这玩意是逼自己学。呵呵……能一方面又学得挺好，我爸又在那儿鼓励（笑）。但是我又、就其实就为了这鼓励就又逼自己，但是不逼自己吧，又觉得、我就觉得没有什么理由好像反抗我爸命令似的。就感觉他们说的都天衣无缝的对。就我爸又不批评我、又不打我、又不骂我，然后，然后呢说我学的挺好，的确也有一些成绩，但是我就是不太喜欢这东西（笑）。但是我又没有什么，就是说我也不是说特别自我那种，因为这小伙伴们之间都是这种交流模式，然后我自己呢自尊就、就没把自己当自己。就是没有什么说过自己的这些本能的这些意愿。

李献云：尽管你内心里不喜欢，但你爸爸那么鼓励你，你就觉得自己得努力学。（治疗师小结患者的补偿策略。）

王军：对。

李献云：然后跟小伙伴在一起，其实你觉得不平等。

王军：对！

李献云：然后你也得逼着自己去……

王军：因为我感觉我一个人好像就是这种就是能拉一些小伙伴一块儿玩的能力好像就弱一些，然后，但是凑在他们一起那里头呢，还能感觉到有人搭理我。但是我的那个自尊就比较低了，就相当于。（这是患者的自动化思维。）

李献云：那时你觉得自己自尊低，是怎么想自己的？（治疗师继续启发患者思考其核心信念对他的影响。）

王军：怎么想自己，就觉得，就隐隐约约的感受就是，他们都挺厉害的，我就、就感觉跟，那时候就感觉他们就……就感觉自己有点儿差，就在这一方面。然后就这种差的感受可能就推广到别的方面上去了，就整个情绪就也不太会……就是说学会怎么，现在我看那些小孩的小伙伴得学会爱自己呀，就这些小伙伴们拒绝自己，自己要勇敢说不啊什么的（笑）。当时反正情绪就容易，就是就在自己情感差的那个情绪里待着。（患者对他人和自我的核心信念。）

李献云：噢，所以就是感觉，就隐隐约约就感觉自己有点儿差，别人都挺厉害的。

王军：就还是跟那个、跟小、小朋友这种相处可能更影响，就其实学习成绩什么的有时候倒反而给我信心，就是说能凑合学着好像也还凑合。当时但是好像情绪上……反正不知道，我觉得主要还是小伙伴们的因素多一点儿。

李献云：当然隐隐约约感觉自己有点儿差的话，所以你跟小伙伴在一起，就觉得自己没有能力拉其他人一块儿玩，就只能跟着别人屁股后头听人指挥。（治疗师小结患者的核心信念对他的影响。）

王军：对，是这样的！

李献云：听人指挥获得别人表扬的话，就会认为自己有价值，感觉好一些，是吧？（治疗师小结患者的中间信念。）

王军：对，对，对。

李献云：当然你自己内心里不喜欢学奥数，可是你爸爸总是鼓励你努力去学。

王军：而且还老给我，还给我，对对对，还老说我成绩挺好（笑）。

李献云：嗯，说你成绩好，所以这样也会激励你。

王军：对，所以从他角度讲，的确没错（笑）。

李献云：噢，好。

王军：从我的角度就不是（声音低微）。

李献云：哎，那隐隐约约感觉自己有点儿差，在小的时候还有什么特别的经历让你有这种感觉吗？（治疗师继续探索与患者核心信念有关的童年经历。）

王军：唔，真没有什么，就是一个事件，我就感觉就是这几年日积月累下来的，慢慢地就。

李献云：就、就那么慢慢就变成那样，感觉自己差了。比方有什么人经常说你差呢，或者怎么？（治疗师有自己的假设，比如被人这样经常说，才形成了患者这样的核心信念，最终影响了他的人际互动，于是治疗师做出询问。）

王军：就是跟同学这种互动之中，就感觉小伙伴总是，比如说那个留在一起玩，反正感觉他们总是唱主角的，我就是打打配合什么的。（患者的回答否定了治疗师的假设。）

李献云：噢，那你怎么就知道唱主角的就不差？谁说唱主角的就不差了呢？（治疗师了解患者的思维过程。）

王军： 就是差不差，当时更多的是一种亲密感，就是感觉好像他们之间更亲密。就他们更能聊到一块儿，或者说比如三四个人一块儿走路，就他们两个就，比如我记得……我到研究生才有这种感觉，比如三个人一块儿走路，我走中间的感觉特别好（笑）。（患者的自动化思维。）

李献云： 哦哦。

王军： 就那会儿就，我一般，比如三个人走路，我就，他们两个人就就容易靠在一起，我就高中都是那种感觉，我总是走在最外边，就感觉，就是这种。（患者的自动化思维。）

李献云： 这是和同学在一起，是吧？

王军： 就这种情绪的体验。（由此可知，患者容易记住的是情绪体验，并把问题归为情绪。）

李献云： 那在家里有什么特别的经历让你感觉自己差吗？

王军： 没有。

李献云： 没有特别的经历。

王军： 没有，没有特别的经历。

李献云： 那你刚才说到了，那个你学奥数，其实你内心里不想学，可是你爸爸总是耐心地鼓励你，对吧？

王军： 嗯。

李献云： 陪你学，那时候你会感觉自己差吗？

王军： 那时候就是感觉难受，但是总觉得，啊只要自己努力，就能有成绩！还是这股劲儿占上风，虽然可能学的时候有点儿难受。

李献云： 学的时候有点儿难受，那学奥数时你都多大了？

王军： 学奥数，小学四年级。

李献云： 那是四年级之后了，是吧？

王军： 是 9 岁吧，快过 10 岁了。

李献云： 9 岁、10 岁之后了。那之前有什么特别的事情让你觉得自己差呢？

王军： 您是说，比如说……

李献云： 在上幼儿园的时候，小的时候有什么特别的事情？

王军： 上幼儿园的时候，小时候，我真不记得了！那都是特别的事情，我真不记得了！反正我爸我妈也在一直想这事，他们就说小的时候换保姆换得太多了，而且那些小保姆有些就对我不太好，还有小保姆写信回来，但我都不记得了，说那小保姆说对我不太好啊，到后来当妈了才知道。（患者的相关童年经历。）

李献云：小时候换过几个保姆？

王军：三个！

李献云：三个，都多大的时候换过？

王军：也就零到，就半岁还是 1 岁半啊，1 岁半到 3 岁之间吧。然后之前是，先在我奶、姥姥家看，然后我反正就掉下来了，就是、就是从床那一侧掉下去了，然后当时就不敢让我奶奶看了、我姥姥看了，反正当时又、又去二姨妈看，反正看，后来才换的保姆。（患者的相关童年经历。）

李献云：就最早之前是姥姥、奶奶看的，是吗？

王军：是姥姥看。最早那个半年好像都是我妈在看我，那半年是。

李献云：后来是你姥姥看你。

王军：后来是我姥姥看，但是每天回家都跟我妈睡，就每天反正晚上都跟我妈睡，保姆带也都是，白天可能带。

李献云：但是后来你姥姥看，因为你姥姥……

王军：对，身体也不太好了，看不了了，然后反正就、就二姨妈也看了一段时间。那我就，我 3 岁之前的事真的是一点儿都不记得。我唯一有印象的就是，就是我这儿这个疤说是幼儿园的时候，一个，就当时我、我就记得有，好像就在玩金刚葫芦娃，就当时什么老大老二老几，记得我就是老七，然后被老大从滑梯上推下来了，但我也、我都忘了这事儿了，但我也不知道当时是怎么一个事，怎么回事。就是我反正觉得这些东西有关系，但是绝对都是比如潜意识回忆不出来的。

李献云：嗯嗯，好，这我们知道了这个情况，是吧？

王军：嗯。

李献云：不过之所以觉得自己差，自己垃圾废物，看起来也是跟自己小的时候经历有关系，是这么说吧？（治疗师探索患者的相关童年经历，没有新的发现，于是总结所谈内容，即核心信念与童年经历有关。）

王军：嗯。

李献云：而你说，你之所以要追求出人头地，要出彩，要显眼，是不是也跟这些经历有关呀？（治疗师强调补偿策略与童年经历有关。）

王军：嗯。

李献云：那你那个较劲儿、咬牙坚持呢？（治疗师想让患者说出正是因为那些童年经历，才要咬牙坚持，这样才能显眼出彩。）

王军：感觉也有点儿，就是想小的时候那种在后面那种被人瞧不起呀，或者说这种亲密感啊就是没有的一种补偿，感觉是。但我反正有那么个劲儿在。就现在我都能想着我小学的那帮朋友，就尤其是那两个比较、就是对我影响比较大的，或者说到了初中和高中还是在我心中像是孩子王似的，就是就比较的，怎么说？就比较的记恨，我感觉无时无刻不在想起他来，这个人，这俩人。（患者说得不像治疗师期望的那样清晰。）

李献云：无时无刻不想起小的时候这俩人。

王军：对，就、就是对初中和高中的时候，对，反正就是 10 岁到 18 岁这个阶段，这两个人。

李献云：他们都是孩子王。

王军：嗯。

李献云：好，这是我们知道的这个情况啊。那你这个咬牙坚持，当然是为了要超过别人，要出彩，要出人头地，从而显得自己不比人别人差，不被人瞧不起，自己有价值。（治疗师把患者的中间信念清晰化。）

王军：对。

李献云：好，那后来你说你一放松就放松一年半载，这个跟什么有关系呀？（治疗师把话题拉回到这次的议题上，请患者结合其经历和信念重新思考。）

王军：这跟这个有关系，就是太较劲儿了，太想出人头地了、太好强了，然后精神上就始终是紧绷的状态，就感觉我松一天就完，就要、就要退后、退后十天那种感觉，然后就一时一刻不让自己松下来。那、那自然到了一定阈值，或者说外在再给一些，比如说像比如说高考的压力，或者说比如说高考我都是之前提前好长时间先准备，然后高考前三个月或者说前半年，那时候状态特好(笑)，那时候成绩特别好，然后一到高考那个劲儿，我实在是绷不下来了、绷不了，绷不了就崩了。（患者说的内容没有完全跟前面探讨的内容联系起来，说明患者从认知理论角度对自己的问题的理解还有欠缺的地方。如果患者说："我现在明白了，正是因为我内心里感觉自己挺差的，虽然我没意识到这一点，但我心里隐隐约约有这种感觉，我自然就会太较劲，太想出人头地，太好强，而且我认为只要我一松的话，我就完了，于是我就只能紧绷着，才能证明我不差、我有价值。但我是一个人啊，绷的时间长了，终有绷不下来的时候，于是我就崩了，就彻底放松下来，因为那时我觉得我完了，我就是挺差的，也就不会再努力了。"如果患者这么说的话，就表示患者对自己的问题理解到位了，也就没有必要跟患者继续进行下面的案例认知概念化了。）

李献云：嗯嗯。

王军：然后研究生这个也是，考研也是，哎呀，我考研好，然后上了研究生我更得加倍使劲努力，我要出彩，或者说我要压制住这帮同学，然后遇到一个他自己方向都不太明确的老师，然后我又给自己整的，本来我想啊超前别人两步，后来发现我又比别人落后，然后就慌了，然后精神上就、就受不了（笑）。（患者意识到自己的问题，却没有跟其核心信念联系起来。）

李献云：所以跟这个有关系，是吧？

王军：嗯。

李献云：老是让自己努力，绷着绷着，比别人强，然后发现结果呢，依然有人比自己超前。（治疗师把患者的问题进行小结，以促使患者从认知理论的角度认识自己的问题。）

王军：对，然后有时候，对，然后有时候加上，比如说，因为毕竟，比如说老师的课题方向呀，它就不像想象的，不像我自己想象的，说那么、那么像教科书似的，那么线性增长，咱努力一点儿就是一点，就能积累一点儿。人家比如说，今天这节课题去这个方面，然后又去那个方向，就、就感觉就没有什么积累（笑），然后也不知道干什么，到最后老师都不知道干什么。现在大学有时候就是这样，就是按项目走么，老师也不、不挑自己本职专业，然后有时候老师接的项目，就会发现不利于找工作（笑）。（患者的这些赘述更加说明患者需要接受案例认知概念化方面的强化训练，才能加深他对其问题的理解。）

李献云：所以呢，我们今天的主题就是探讨你怎么容易走两个极端，是吧？（治疗师把患者的注意力拉回到主题上来，而非跟着患者前面的赘述跑偏方向。）

王军：对，其实我觉得就是小时候的这种，就感觉融不到小伙伴那种温暖的感觉，然后就为了融入而把自己的自尊心降得很低，我觉得这个反正是它起源吧。但至于说怎么变化，肯定说咱不能回到小时候了。我还、我还真不知道就是怎么就是说，比如说这个体验错过了，是吧？就是怎么能不影响？或者说今后这个生活，或者说影响的少一点儿？也只能是，也只能是，对吧？这样了。（患者意识到自己的问题跟小时候的经历有关，但没有把之前谈到的自我核心信念联系进去。）

李献云：所以你意识到这些跟小时候的经历有关系，也跟自己的想法有关系，是吧？（治疗师跟患者强调童年经历和想法对他的影响。）

王军：是啊，我老跟我爸说，我跟同学关系不好这个东西特别困扰我，我爸就不懂，他脑子也就是，人际也就是同事同志之间的关系。还有他老跟我说，他们小时候不会想这些东西，就大家都穷，没什么、没什么可孩子王之类的（笑），没体验过这些东西。

李献云：他没体验过，你跟他说，他也理解不了。

王军：对呀！肯定，就当时高中的时候，他那一天到晚地弄，但他就特别有耐心，真的，我爸还是挺喜、挺爱我的，呵呵呵呵（笑）……但是也没法去强求人家去感受他没有经历过的事，那感觉，唉。

李献云：所以既然跟小的时候那些经历有关系啊，让自己变成这样了，那接下来我们怎么帮自己呢？你觉得，是继续这个模式？还是怎么样帮自己？（治疗师想让患者意识到：既然能变成这样，也能变得不一样。）

王军：所以我现在的朋友都是一般是跟我聊得来，甚至我现在朋友就是，我愿意用一个高的眼光去压制他们（笑），就有点儿这个。但是我现在觉得还是这种平等互助，都是表达自己内心的这种体验的、这种体验好。（患者在人际交往中有新旧方式的对比。）

李献云：嗯，你愿意用高的眼光去压制别人，是吗？（治疗师复述患者谈到的关键内容，但没加上时间框架，以启发患者思考。）

王军：我不愿意！就是但是，就是当时，就有一阵很愿意，前一阵很愿意，就是我记得我刚上大学那会儿说，我一定要，就是说当，比如那一个同学姓王、一个同学姓刘，当这个王同学跟刘同学啊也是要管理别人。其实可能他们内心也、当时没这么感觉，他们只不过可能自我意识更强一点儿。但我不知道，不好说。但我还是比较恨他们。呵呵。（患者既往的人际交往模式引发的问题。）

678 · 拨开信念的迷雾：抑郁症认知行为治疗实录

李献云：所以你觉得你要怎么变？（治疗师继续聚焦在引导患者思考转变的方法上。）

王军：我要、至少要跟同学、跟现在的这些朋友流露，在适当的时候流露真情实感，就自己当、把自己当自己，不喜欢就是不喜欢，有脾气就是有脾气。（患者在人际交往方面的行为转变。）

李献云：好，适当的时候流露真情实感，是吧？

王军：啊就不是说，我好像就是说，我好像欠对方什么，我就必须得是装着伪善，就是对着讨好那种感觉，我为了融入这个集体，或者说跟对方这个关系建立好。嗯。（患者说出了他的中间信念，尽管表述不够清晰。）

李献云：好，哎，我就想问你的是，以前你是必须装着伪善讨好别人，对吧？

王军：或者说我本身不愿意，或者说有些不情愿，但是我为了维持这个关系，是吧？就为了维持这个关系，就、就是总是感觉反正自己跟自己不太顺气。

李献云：好，所以在你脑子里头是怎么一个逻辑关系呢？如果你不情愿，你不去装着伪善去讨好别人的话，会怎么样？（治疗师引导患者思考，以把患者的思路整理清晰，启发患者找到影响他的中间信念。）

王军：就、就咱们这关系就破裂了。但我发现其实不是这样，真正好关系好像真的就是说，得去表达真的自己，甚至有些冲突啊什么的，这些才、才有真正的、真交情。（患者说出了与他的讨好、伪善有关的担忧，即自动化思维。）

李献云：如果你不去装着伪善、讨好，关系就会破裂，别人就会怎么想你，就关系破裂了？（治疗师想引出患者的信念。）

王军：我倒，我会觉得，他会把我最、最在乎的东西拿走。我们俩这关系本身，我会觉得又少了一层温暖。（患者说出的是他的自动化思维，而非信念。）

李献云：最在乎的什么拿走？

王军：就是、就是我特别在乎其实这个朋友之间，就是我都，但是我感觉自己又不太会这个交朋友，是愿意跟很多人维维、维持一种交往，但是感觉又、又很表面。我怎么去形容这件事？就是我内心里，比如说我我怕这种受伤，我怕这种伤心，我是，啧，就是我不知道，反正我小学体验就是，有些小朋友他很自然地就能让很多小朋友跟他玩。啊。（患者没有把他的意思表述明了。）

李献云：嗯嗯。

王军：然后我也特别渴望那种大家在一起那种踏实或者说愉快的感觉。但是呢我呢就只能靠这种讨好那个中间那个最受欢迎那个人，或者说当他的小助手之类的，就听他的，来维持这种关系，而不是说平等的说我有什么需求，我讨厌你了，我要跟你说。

李献云：噢，所以，你是去讨好那个孩子王，是吧？

王军：差不多是那意思，就是适当压一些自己的真实的需求，然后觉得讨好他，反正得到奖励，或者说跟他维持好这个关系，我就感觉能跟好多小伙伴维持好这个关系，或者说我就超越了好多这小伙伴，我跟他最好，嘿嘿。而不是说我们是这种相对，就是说我们是可以离开的，就是说我要是……对方要是不听我的，咱们这友谊断掉我也无所谓，大家就不是朋友，就这么一种感觉。（患者说出了他人际交往的模式。）

李献云：所以你一直以来是要去讨好那个孩子王，然后这样才能维持跟其他人好的关系。

王军：然后跟别人也就是说，感觉我们俩都是小弟，就感觉就、就是跟别人关系就感觉就，也不太在乎别人感受，就感觉像是个命令的，或者说大家互相都瞧不起那种感觉。呵呵呵呵呵呵呵呵（笑）……

李献云：一个是孩子王，其他人都是小弟，是吧？

王军：对，我也觉得自己是小弟，是、我是最小的那小弟，然后我们就相互瞧不起，或者相互损，是这么一种心态（笑）。

李献云：所以你并不是对所有人都讨好，只是讨好那孩子王。（治疗师跟患者核实他人际交往中讨好的对象。）

王军：对。或者说最受欢迎的那个，但我现在可能，就也不是说讨好吧，就是能相处，真正相处好的，都是性格上我觉得有点儿就是不是特别坚强的人。

李献云：嗯嗯。

王军：嗯，就跟他们能合得来，现在反倒那些孩子王，我觉得他们那种控制欲又太强，我就赶紧逃跑（笑）。

李献云：嗯，好。这看起来啊是这样的一个情况。那接下来，你在过去的那个经验的基础上，你还是要这么做？还是你准备有什么变化呢？（治疗师了解患者改变的意愿。）

王军：我打算，因为吧，就之前那个孩子王他也真是，我记得他就老给我，就有一段时间老给我发短信说，好像就说我们如果要是做朋友的话，我是这么这么想的，你是怎么怎么想的，如果你不是怎么怎么想的，那我们就不做朋友了。（患者的赘述明显，没有直接切入主题。）

李献云：他发短信给你发这个？

王军：对。

李献云：他干吗给你发这个？

王军：我也不太清楚。就反正可能，我觉得对于他来讲，就是说，可能他那会儿已经很清楚，就是说我们这个朋友关系是可以断的，如果就是说我们之间的确有一些就是说思想上不统一，或者说观念上的不一致，我们发现，就是反正那时候也是，大家都是青年吗，在探索，包括对朋友定义是在变化的，因为他当时就开始想这方面了。而我呢就感觉还是，就是像，他是相对的表达，并且去跟别人交流谈判的这种感觉，反正他是往这个方向发展。我还是那个就是说，如果对方要不想跟我当朋友，就拉倒，反正就是、就有这个劲儿了，就从那种特别的依附到就是完全的那种决裂（笑）。（患者继续赘述。）

李献云：噢，从依附到决裂，这是跟孩子王的关系的变化，是吧？

王军：对，甚至现在就比较记恨，反正就是，是。

李献云：你们之间没有发生什么事情就这样了？（治疗师就此提出自己的疑问。）

王军：也有事情，就是、就是我记得，我都高三、都17岁了，那会儿有姓刘的那个，反正他能力也挺强的。他就那会儿我记得我们一块儿去青岛，那会儿我精神状态就不太好，我刚考完高考，那次就那个东西，那个事，我七天没睡着。我整整七天没睡着，高考完了之后。我，然后他，那时候我就，我每天晚上我就给我爸打电话，然后他那个时候正好就翻手机，看我跟我爸打电话，打那么多，他、他就觉得我特别不可理喻，他就觉得"你这个年纪，你父母也就给你经济上的一些支持"。然后，我觉得就特别、特别丢人，我就感觉就在他心目中我一下就是个垃圾废物了。因为他已经说，因为他是那种比较自主的人，他反正初、初一的时候就是我们班班长，然后就自己建什么论坛啊，反正他是一个自发、反正自发的，然后现在也是，反正说去伯克利三年就毕业了。然后现在在普华永道，反正就挺厉害的，说、说反正挺厉害一个人。但是他那个东西对我打击就特别特别大，就感觉自己还是个小孩，他们好像就已经慢慢长大成人了。（由此可知，患者跟孩子王的关系由讨好到破裂即不接触，还是核心信念在影响着他。）

李献云：噢。

王军：反正这是个事件吧。

李献云：所以自这个事件之后，你们的关系开始破裂了，是这意思吧？

王军：对，对，就基本上不联系了。

李献云：就是因为他不理解你为什么你跟你爸打那么多电话。（治疗师先抓出当时的事实，期望患者谈更多他当时的想法。）

王军：他就觉得我好像还是个小孩。然后我当时，因为我一直就是听他的嘛，包括什么高一的时候一块儿去什么志愿者。我感觉我就是他的一个，就是他在实现自我的道路上、探索道路上他可能需要就有一个人陪着他，他会觉得心里踏实点儿，或者说好玩点儿，不那么孤单，我就充当那么个角色。呵呵呵（笑）……（患者谈的内容不是治疗师所期望的。）

李献云：哦，好，那是这样的一个，就是他不能理解归不能理解。那你怎么就一下子跟他决裂了呢？（治疗师启发患者谈自己的想法。）

王军：就是他、他首先都瞧不起我，特别瞧不起我。（这是患者当时的自动化思维。）

李献云：噢。

王军：他就觉得不可理喻，他是受、他是美国思想，就是他觉得，当时他什么事都自个儿在干，而且他在帮他父母买这个、买一些 iPhone，代购一些东西，他就觉得自己就特别独立，他就特别瞧不起我这个，就是我一下打那么多电话给我爸，他这都、这都觉得不可思议。（患者的自动化思维。）

李献云：那你怎么知道是他瞧不起你的？他直接说了？（治疗师继续收集信息以启发患者思考。）

王军：我觉得，我觉得就是，他那会儿就感觉就他们思想都比较、相对成熟一点儿，我总觉得自己还需要一个拐棍撑着，他们就自己想干什么就干什么了，就半脱离父母了那种感觉。我觉得这个人成熟，反正就我的观点，真是有早有晚，或者说心理状态真的不一样。（患者的自动化思维。）

李献云：嗯嗯。

王军：像，因为我们，我在那学校就是特别多元，有那个高中就出、出国了，反正他就属于那种。

李献云：所以我想问的是，当然有可能他看不起你……

王军：他就是看不起我！对。（患者对自己的自动化思维坚信不疑。）

李献云：他就是看不起你。

王军：嗯。

李献云：所以也让你觉得自己就是个垃圾废物。（治疗师把患者的核心信念说出来。）

王军：对呀。

李献云：所以你们的关系就决裂了。

王军：对呀，我现在跟他说话，我反正上次稍微问了一句，反正他就……我特别紧张（停顿一会儿），反正这、这、这个是……

李献云：这个说起来你心里还是挺难受的，是这意思吧？（治疗师确认患者现在的情绪反应。）

王军：嗯。唉（沉默），然后我就，因为他们都不用参加高考，他们直接去美国读书去了，我就觉得我高考完了我把自己整成这个状态，七天没睡着，说出去玩。当时还有我高一的时候就女友吧，反正就感觉自己就那种特别木，整个人状态就。哎呀，啧，唉，反正其实这是我就是我可能我这起伏以来最大的，就是其实我从高中，我从高中我就知道这些是一个大问题。但是我始终都不知道，就是尤其这种被别人、被同学看不起的这种融不进去的这种感觉，我觉得它就跟旋涡一样，我就慢慢在往下坠。嗯，这真的、真的是我的一个就是最大的……（患者的自动化思维。）

李献云：最大的障碍。（当患者赘述时，治疗师依然倾听患者的问题，同时说出患者未表达出来的心声。这有助于共情，并使合作联盟更稳固。）

王军：对对对，最大的障碍。

李献云：嗯嗯，感觉被同学看不起、融不进去，是吧？（治疗师抓出患者的自动化思维。）

王军：对对对。

李献云：好，那我们一步一步来看怎样转变，不过咱们今天谈这些……

王军：啊我真的是挺感谢您的，我就觉得这真的是，就是，啧，唉。

李献云：那你感谢我什么呢？（患者给出正反馈后，治疗师需要了解具体的内容，才能有助于未来继续将此发扬光大。）

王军：我觉得这东西被挖掘出来，本身就很好。（反复引导患者进行案例认知概念化，让患者对自己的问题有更清晰地理解，这是患者所需要的。）

李献云：嗯嗯。

王军：嗯，就是我就觉得这个其实，这不管表象如何，这个东西其实真的是埋在心里头，我觉得，然后我从高中就、就隐隐约约就有一些、就有这种感觉，感觉说这东西早晚会影响我特别长一段时间。

李献云：嗯嗯，一直埋在心里不说，是吧？

王军：包括什么，像别的咨询吧，好像都没那么系统。（认知行为治疗有助于患者更好地了解自己的问题所在。）

李献云：嗯，好的，我们一步一步来。来总结一下咱今天谈的内容。

王军：哎呀，就是这种跟伙伴的这种交往过程中的这种低自尊感，就是形成了恶性循环。越低自尊，越要依附他，越不敢表达，然后越压抑自己，感受上越低自尊。然后呢，为了这个低自尊，就必须要找外在的这些表面认可，不管是成绩上的，还是就是这种被鼓励的这种东西。（患者的这段总结很到位，也更加清晰地理解了他自己的问题。）

李献云：是吧？

王军：对呀。

李献云：所以以后的重点是怎么样打破这种恶性循环。

王军：是啊，是这样的。

李献云：我们一步一步来。（治疗师强调转变不可能一蹴而就。）

王军：（叹气）

李献云：至少你在这次之前你尝试了，你看到一些什么情况，同学的情况，你就直接表达……（治疗师指出患者已经出现的转变，有助于患者

684 · 拨开信念的迷雾：抑郁症认知行为治疗实录

在希望下继续转变。）

王军：对对对，这个是我心里特高兴的一件事。

李献云：是吧？你并不继续去讨好别人、压抑自己。（治疗师继续强化患者的转变。）

王军：对对对。

李献云：而是直接表达出来，发现并没有发生自己所担心的情况。

王军：虽然我认为这个同学他是可能也是挺受大家欢迎的，但是他好像做事情就不太、跟之前不太一样。是，所以我觉得现在这些同学真的是挺好的，所以说不一样。我再慢慢去，这个事也是，他，我觉得好多事情就是即便是再好，咱也、咱也不要强求，比如说这同学真好啊，我就一直要抱着他，不是、不是那种。可能我自己变、变化了，好多人也就跟着变了。因为我发现的的确确，比如说真的是这样。（患者认识到自己改变的重要性，非常好！）

李献云：好，非常不错！所以给自己留什么作业呢？基于前头的那个体验。

王军：哎呀，我还是就是说，跟任何同学相处的时候，在他们面前试着表达真实的自己，就把自己当自己，看看什么效果。（患者给自己布置的作业。）

李献云：噢！试着表达真实的自己。

王军：对，烦了就是烦了，就不用就是说为了就是说我水平高，我掩饰一下，那些都是，我其实是不太，是、是由于内心里的真不自信导致外在的一些刚强。（患者对自己的问题有了更深入的理解。）

李献云：好不好？

王军：啊，成。

李献云：我们看看结果会怎么样？

王军：试试。

李献云：我们来打破这个恶性循环。

王军：是，试试。

李献云：继续这样试试。好，那我们今天就谈这么多，中间谈的有什么不清楚的地方吗？

王军：很好，感觉很舒服。

李献云：好，那我们就约到下一次什么时间呢？

王军：三周之后吧，最近还是三周比较好。

李献云：9月2日可以吗？

王军：9月2日可以。

李献云：9月2日还是这个10点。

王军：这是个体验的过程和探索的过程。

李献云：好，就这样。

王军：好，谢谢您！

李献云：不用谢！

三、治疗回顾与反思

(一)患者的核心信念已经被找出来很多次了，还用垂直下降技术的目的是什么

虽然患者的核心信念已经被找出来很多次了，可是患者遇到具体问题时并未能联想到信念对他的影响以及相关的童年经历，所以治疗师希望由具体问题的探讨引导患者认识到信念对他的根本性影响，以加深患者对其问题的觉察和随后的改变。就像让患者理解自动化思维而非事件是影响他的关键因素一样，尽管这个道理简单易懂，但遇到具体问题的时候患者很容易不明白，需要反复练习才能逐步掌握和真正理解。核心信念和中间信念，要让患者从具体问题中意识到并改变本不是容易的事情，不是一两次治疗就能解决好的。

精神分析或动力学治疗很注重挖掘患者的童年经历对他的影响，认知行为治疗也同样需要了解患者的童年经历对其信念和补偿策略的形成的影响，但二者的重点不同。前者在于挖掘童年经历本身，后者在于引导患者理解他的核心信念和中间信念的形成不是无缘无故的，而是与经历有关，让他看到信念的可改变性，从而更有助于他的改变。通过这20次的治疗，我们可以看到患者一步步地改变。患者每次取得的点滴变化才促成了现在比较大的变化，患者的信念也发生了改变。

（二）贴着患者走，顺势引导而非强势扭转

治疗需要个体化，需要根据患者的具体情况滴定心理治疗的剂量与速度，才能让心理治疗深入患者内心，从而激发患者自我改变的力量。这个患者的赘述明显，从评估到现在一如既往的啰唆，几乎每次治疗都会有明显的赘述。治疗师怎么接纳患者的赘述特点，不因为自己的自动化思维让自己变得烦躁、生气或气馁是非常重要的，因为这个世界上的人总是会有这样那样的不足或缺陷。

无论患者有赘述还是有其他所谓的"毛病"，我们都能始终接纳和尊重患者，慢下来和稳得住，倾听患者所谈的关键内容，贴着患者走，形成稳固的合作联盟。可能患者需要纠正的问题很多，倾听的同时能分主次、抓重点，紧扣重点主题、围绕主题展开探讨，让讨论流畅进行下去。即使发现患者的一些看法明显不对，在交流时也能不带偏见地去引导他，跟着他往下走，顺势引导而非强势扭转或纠正，才能让患者最终有新的收获。比如，这次治疗中患者谈到他父母对他这个模式的影响不大，主要是小伙伴在影响他，患者的这个观点显然与事实不符，一部分治疗师听到后就很想马上纠正患者的这个错误看法，让他改变。再比如，患者说作为孩子王的那个同学伤害他，于是他恨那个同学，想报复那个同学，现在已跟同学决裂；患者没有认识到不是同学伤害他，而是他自己伤害了自己。一部分治疗师遇到这种情况，就很想提示患者这一点，强势提醒患者认识到这是他自己的问题，与他同学无关。如果治疗师这么做的话，很可能会干扰治疗的主线，并影响合作联盟的稳固性。

（三）低自尊与恶性循环

自尊，牛津词典把它解释成"个体对自己的性格和能力感到高兴的状态"。自尊也常常被称作自我价值，牛津词典把自我价值解释成"对自己是一个好人和有用的人的信心感"。一个人越是低自尊，就表示他对自己的评价越低，自然这就不是一个人喜欢面对的状态。就会出现患者所说的"越低自尊，不敢表达，越寻求认可；越得不到认可，越低自尊"这样的恶性循环。因为不表达自己的观点，似乎不会让人发现或暴露自己的问题，不公开暴露自己的低自尊；但同时也失去了被自己或他人认可的机会，就

会变得更加低自尊；越低自尊，越不敢表达，看见别人表达后被认可就会更加羡慕或嫉妒，在比较下变得更加低自尊。

调整信念就是引导患者从低自尊状态中走出来的过程，也是打破这一恶性循环的过程。只有调整了信念，患者才会悦纳自己的性格和能力，悦纳自己的缺点或不足，即使跟强大的人比较也不会陷入低自尊，因为他能整体或综合地看待自己或他人，也才能真正体会人无完人、山外有山这一社会常识。当然认知行为治疗中的调整信念不是空泛地硬性改变，而是基于患者的亲身经历来跟患者一起查看事实和进行客观分析，从而让患者对信念调整心服口服，愿意用新的信念去思考和体会。

四、治疗记录

治疗记录	
2018 年 8 月 5 日	Session 20
心境检查	
患者已停服氯硝西泮和劳拉西泮，感觉最近没有什么压力。患者认为放假期间作息有问题，晚上三四点睡觉，中午 12 点起床；睡眠比较好，状态不错。看到同学找到工作羡慕嫉妒恨，直接表达后彼此的关系反而更亲近了。不把他们当成敌人了，不是要高他们一头，而是一起合作做事。 　　患者记得上次治疗的内容，也做了作业。现在百适可 20mg/日，白天不昏沉了。	
议题	
容易走两个极端，要么放松一年半载，要么跟人较劲、咬牙坚持，要当第一而非共同发展 　　患者的目的：能从过去的经历中学习东西。 　　患者一直以来要出人头地、要出彩、要显眼，这样才能受关注；如果不这样，就没有存在感，不爽，就觉得活着挺没劲的，感觉自己挺差的，是垃圾废物，于是特别不甘心。	

续表

如果自己挺差的，意味着自己超不过童年的小伙伴，就会让他们瞧不起我，特别伤心，从小就有这种感觉。我就是垃圾废物。

患者相关的童年经历：

从小跟着别人屁股后头玩，别人领着我，命令我，只要干得好就会表扬我。自己一个人待着很无聊，只能依附于他们玩，为他们做什么，感觉不到跟他们的平等，自尊心特别低，被表扬才觉得在群体里有价值。上学之后始终都是这样。自己拉小伙伴一起玩的能力弱。

我爸鼓励我上奥数，我内心里挺痛苦，学得挺好，那时已经9、10岁了，得逼自己努力，但是内心里不喜欢这个东西。

隐隐约约的感受就是自己有点儿差。感觉他们总是唱主角的，我总是配合，感觉他们之间更亲密，比如三个人走路，他们两个靠在一起。

小时候换保姆太多了，半岁到三岁之间换了三个保姆。开始由姥姥看，姥姥看不了，找二姨妈看，后来找保姆看，曾被保姆虐待。幼儿园时被从滑梯上推下来。小时候跟在大家后面，被人瞧不起，比人差；经常想起初中和高中的两个孩子王。平时太较劲、太好强，精神上总是紧绷的状态；当觉得不能超过别人，精神上就受不了了，就绷不住了，就会放松下来。

小时候为了融入大家而把自尊心降得很低。我现在的朋友，过去我愿意用高的眼光去压制别人，要去管理别人，现在是在适当的时候流露真情实感。以前必须装着伪善、讨好别人，为了维持关系。如果我不装着伪善、讨好别人，别人就会把我最在乎的东西拿走，关系就会破裂。自己不太会交朋友，怕受伤。我总是讨好孩子王，压抑自己的需求，才能跟很多小伙伴维持好的关系；感觉自己跟其他人都是小弟，就相互瞧不起。跟孩子王的关系，从过去的依附到现在的决裂，源于高考完出去玩，七天没睡着，他发现我跟我爸打电话很多，他特别不能理解，觉得我还是个孩子，他特别瞧不起我，他的思想更成熟一些，而我还需要拐棍支撑着，我一下子感觉自己就是垃圾废物。

患者的反馈：

感觉被同学看不起，融不进去，这些感受一直埋在心里，现在被挖

续表

掘出来很好。低自尊形成恶性循环，于是就找外在的表面认可，自己需要打破恶性循环。

作业
跟同学相处时，试着表达自己真实的感受，不掩饰自己，看看结果会如何？

第二十三章

第二十五次治疗：调整信念与改变行为

一、第二十五次认知行为治疗的总体框架

这次治疗的重点是以患者目前存在的问题为切入点，采用垂直下降技术继续引导患者发现核心信念、中间信念和补偿策略对患者的不良影响。强调患者信念的改变并不是单纯从认知上改变，而是多措并举，在认知改变的同时，行为上的改变和感受上的良好反馈更有助于良性循环的建立。

本次治疗用时 44 分钟，与上次治疗间隔 2 个月零 10 天；第二十次至第二十四次治疗，每两次治疗之间间隔 1 个月。第二十一次和第二十二次治疗调整的是与患者焦虑有关的中间信念"跟人比较如果某方面不如别人，我就低人一等"，第二十三次治疗就患者面对好消息时觉得自己不配进行信念的调整（自己特别差劲、一无是处，只能非常努力地达到外在的标准，自己才有用），第二十四次治疗是患者梳理其练习收获。①

二、第二十五次认知行为治疗逐字稿与讲解

李献云：咱们开始啊。

王军：嗯，十周之前。

李献云：十周之前，快仨月了。

---

① 第二十一次至第二十四次治疗延续此前的沟通策略，患者整体表现为信念上的平稳恢复，这部分并无需要特殊说明或反思的要点，为节省篇幅，故于此处略去详情。基于同样的理由，后文还略去了第二十六次、第二十七次治疗的详情。

第二十三章　第二十五次治疗：调整信念与改变行为·691

王军：对，是这样。

李献云：总体来说怎么样？

王军：总体来讲挺好的。因为这十周之中呢反正有一个压力性的事情，就是我们给公司的老板做一个报告，然后处理的，事先估计的跟就是准备的时候也没有过分地就是吓唬自己，而对这个事有一个大致的一个估计。然后也没有说让自己想要做的有多炫，也就是给自己一个合理的定位，然后去、去按照自己的想法去做，然后再看看，做完之后呢再看看当时他们是什么情况，基本上对于公司跟我今后要做的事有一个整体的把握，然后呢结果也是、就是正常范围内稳步地推进。（患者在心境检查的同时谈到了自己的近况及练习情况。）

李献云：噢。

王军：然后的话呢，这个就是过节么，过节就是，嗯，还有我们一篇论文，那篇论文就是在年前也是做了做工作，就加了一周的班吧，反正我觉得我加班就跟上学一样，然后上学也都跟放假一样（笑），就比较没有这个张力。然后这个然后自己呢反正对自己现在做事情，尤其像写这个文章也比较满意，觉得之前我的那个思维吧就是由于担心一些细节做不好呢，而不太容易把握大体的思路、整体的思路。现在做事情就是先有一个整体的思路，第一层，然后再深入到某一点，再去细抠，细抠之后才能回来。原先就是好像哪个点都要细抠细抠，最后在底层的一些细小逻辑上很混乱。现在做事情呢能把握这一点，嗯。然后的话就是过寒假，过寒假的话，就是也愿意去、去了解一些其他方面值得去、值得去了解的事情。比如说，比如家里头啊父母有的时候可能收拾屋子啊，怎么能让屋子收拾得更好，做这些事情呢也是。就是如果说这个认知行为疗法是对自己的看法，那我现在做的一些事情就是对生活中各种其他事情呢能有一个提炼吧，或者说是、是这个样子。所以的话，整体的生活就觉得顺畅一些了。（患者体会到了将认知行为治疗运用在生活中给他带来的变化。）

李献云：非常不错啊！简单回顾上次的内容，十周前，还记得吗？

王军：嗯，十周前主要就是，这个是我听这个、这个……

李献云：你整理了一下。

王军：嗯，整理了一下。

李献云：噢，好，你听了上次的录音。

王军：上次的，主要是上次，因为我觉得还是要抓重点么，因为上次是一个总结性的回顾，嗯，觉得更有帮助。而且呢我感觉，当然整理我发现我在生活中有做些整理，但是发现呢听录音跟工作整理的感受还是不一样的。听录音的……（患者想分享自己听录音的感受。）

李献云：你简要说一下你听录音的感受。

王军：听录音的感受就是，它能回忆起一些就是嗯情景那种在线，它能勾起那时候的情绪反应，印象更深刻。有的时候它不是说看本书，书上列几条，就能明白的。啊这是我觉得咨询听录音的、它的优势所在。嗯，然后呢，但是生活里，如果是从生活中本身提炼了一些自己写的东西，对自己思考还是有帮助的，能快速做决定。然后，当然那是另一方面。回到咱们咨询上，咨询就是，我都感觉每一次其实我来之前，坐车的时候我会又听一遍录音。我发现每一次吧，就每一次我来的时候，发现听录音还是对我有特别大的启发。就在这个、就是来、来的这个过程里，每次都觉得好像当时我竟然还那么想过，我就觉得我当时，而且现在我会，有的时候我会把一些事情呢抓得过细，就是说就容易有这个倾向。其实我、我今天来的时候也是突然回忆，就想这个事儿。就是我高考也是，然后高考，不是，怎么说呢？就情况有一次不太好么。然后这个，这回也是，就是突然老师给了一个新任务。然后啊其实往往什么时候容易出现问题呢，当我发现我一步一步在进步的时候，我还想往上走，还想较那个劲儿的时候，我的状态就老紧绷，就放松不下来。嗯，其实高考那个时候我的努力的程度啊、包括效果、成绩都是可以的，嗯。然后我也在，所以这是个现象，今天可以去讨论一下。然后，而且现在我也是状态又好了，我就发现有些事情我容易就是说，比如说又想学这个、又想学那个，然后反而让自己没有这种放松的状态去体会、去前进。（患者分享了听录音的帮助，也谈到了自己的问题和本次治疗想探讨的内容，只是依然有赘述。）

李献云：噢。

王军：啊现在我也在慢慢体会这些东西，有的时候是这样子。然后上次主要就是，嗯，整理了一下么，整理了一下就是，这个先说了一下就是之前的那些行为上的一些总结，就是做的练习。还有就是基本上就是觉得还挺好、还挺不错的。然后把这个最开始咱们咨询的时候那个那些问题又摆出来了。然后我发现其实吧，虽然我现在状态还挺 OK，发现某个至少是具体的事情上，我都比原先好像看得更明白一点儿。不过那些核心的，比如说跟人打交道，哦，那些就是能不能在生活中放松这个东西还是需要、得去练的。就是我回忆了上次。（患者发现自己的进步，也认识到了自己还需要解决的问题。）

李献云：好，所以这段日子总体来说也不错，也能够在具体的生活当中啊，无论是在单位还是在家里，都能够提醒自己，不是对自己要求的那么不合理，而是放在一个合理的位置，抓整体，而不是抠细节，是吧？（治疗师小结患者所谈主要内容，为日程设置打下铺垫。不过，如果治疗师小结的时候，能把患者发现的需要解决的问题也说出来的话，就更好了。）

王军：嗯，对，对对对。

李献云：所以整个有变化。那好，今天咱俩谈什么？

王军：哎，其实今天我路上我也在想这个问题（笑），我是说就是，因为我现在就是觉得吧，嗯，就是怎么说呢（思考），就是当我想，就是这种，就刚才那个问题吧，当我觉得我一步步向好的时候……

李献云：就又有更高的要求了。（治疗师把患者要说的问题直接说出来，以减少患者赘述的机会，同时促进对患者的共情理解。）

王军：又有更高的要求（笑）。

李献云：所以没办法让自己放松下来。

王军：所以又有的时候就不是非常自信，总觉得我的那个、那个构架就像什么什么造塔，好像就一步一步往上垒，然后就感觉垒上瘾了，然后就还想往上垒。但其实有的时候它越垒啊，就反正精神上不放松，好像就慢慢地开始像、像走木桥似的，好像每一步都开始得小心谨慎了。（患者虽有改变，但既有模式还在影响着患者。）

李献云：噢，就担心自己每一步没走好。

王军：对，稍微有点儿东西没记录上……

李献云：就会坍塌。

王军：对，有点儿担心，就有点儿又、又往那个就刻意上扭去了。嗯，就像有的时候，包括学一些东西也是……

李献云：所以咱就谈这个？（患者赘述明显，于是治疗师先把议题跟患者确定下来。）

王军：嗯，就是……

李献云：那咱就谈一谈这个。

王军：有的时候走着走着就往刻意上去，就是像我的大夫说的，他说我就有点儿强迫的那个惯性。那不是说，大部分人都愿意就是比如放松了、没事就出去玩，我可能还想对自己有些要求啊或者有些刻意，要不然就有时候一放松就打游戏，在家里头。我觉得怎么着让自然的放松，就是人比较……

李献云：你之所以不敢放松，就是你一旦往上取得成绩的时候，你还想继续努力取得更好的成绩，然后不敢让自己放松，是吧？（治疗师先把患者的问题清晰地呈现出来。）

王军：嗯，对对对。

李献云：就假如你让自己放松了，会发生什么？就是你担心会怎么样，所以不敢让自己放松？（治疗师引导患者发现他的自动化思维是最关键的因素。）

王军：（思考）就有点儿就是，这个时刻往往我内心里就认为我已经比别人强了，但是呢我就会有点儿患得患失吧，就觉得之前是努力得来的，有这么好的果子、成果，我不想失去，觉得失去之后就亏了。（患者说出来他的一部分自动化思维，但不是全部。）

李献云：噢，失去之后就亏了。是努力得来的，那毫无疑问，是吧？

王军：对。

李献云：那你的意思是说，如果放松了就会失去？（治疗师跟患者确认患者没有说出来的自动化思维。）

王军：嗯，人就容易忘，就觉得这东西好像忘了，就没了。就好像每天都得反复提醒自己，就容易老往那儿转。（患者的回答跟治疗师的提问不匹配。）

李献云：自己就会容易忘，指的是什么？（对于不清楚的地方，需要请患者说清楚，而非凭猜测不做澄清。）

王军：就比如说，我们咨询得到这些启迪，如果我不经常地拿回来看一看，回头我就怕又遇到相同的问题的时候，我又重蹈覆辙。（患者的解释依然不够清晰。）

李献云：噢。

王军：然后就总是想着提醒自己，尽可能这个不、不忘。

李献云：嗯，就会忘了，重蹈覆辙，是吧？（治疗师继续把患者没有清晰表达的自动化思维说出来。）

王军：对对对。

李献云：噢，所以还是怕会忘了重蹈覆辙。

王军：对。

李献云：噢，那假如就重蹈覆辙了，又会怎么样呢？（治疗师引导患者往深处思考。）

王军：（思考）那也太不应该了(笑)。（患者的自动化思维。）

李献云：那意味着什么？

王军：一方面之前的努力呢就白费了(笑)。（患者的自动化思维。）

李献云：噢。

王军：一方面又造成，因为每一次这个自己给自己整的状态不好吧，自己的代价都挺惨痛！（患者谈论那样的后果，反映了患者的灾难化思维。）

李献云：噢。

王军：一方面是身体的代价，一方面呢是，就是、就整个身、身心的代价都不好受！

李献云：那假如之前的努力就白费了，然后不应该的事也就那么做了，就重蹈覆辙，也代价挺惨痛的，那意味着什么，你不敢让自己放松？（治疗师继续引导患者发现他的信念在影响他。）

王军：就假如我又，比如上午工作了，又、又开始出现那种高三似的突然人就崩溃了。（患者的注意力依然放在后果上。）

李献云：所以它会意味着什么，让你觉得自己不能放松，还得不停地给自己提要求？然后谨小慎微的。（治疗师把患者的注意力拉回来。）

王军：我、我会突然感觉就是啊，我会开始指责自己是不是会有些虚荣，就是感觉呢这个。你看啊，就是我、我高三的时候想上个好大学，也、也不能算虚荣吧，就是说还是高考。就是现在，我想取得更多成绩，获得老师的表扬。这个我去了好单位，肯定外在的认可能会很多。我失去这些呢，外在的认可可能就少了很多么。所以我在想会不会我自己还是这对外在的这个认可太看重了，所以呢，但是，所以呢这个当我失去了这些东西的时候，可能就抵抗力就不行了。（患者对自己的状况有反思，但并没有反思到位。）

李献云：所以你失去这些东西了，就会重蹈覆辙了吗？（治疗师小结患者所谈关键内容。）

王军：对。

李献云：那就是外在人就不认可。

王军：认可就又没有了。

李献云：那假如真的没有这些外在认可，意味着什么？（治疗师继续把患者拉回核心信念的探究上。）

王军：哎呀，（思考，声音明显变低）又垃圾了废物。就感觉我们聊、聊了好多事都逃避不了这些问题。（患者边说边画）就是我不管我外在的成就有多少，是吧？其实这个外在的成就呢，是的的确确是需要一方面是靠悟性，本身的悟性和努力、努力来、来不断地这个、这个攀、攀登的。然后呢，但、但是反正对于我来讲，这幅图案就是说，嗯，还有就是，嗯，别人吧，就、就是别人，这其实就是人，就是别人，还有别人对自己的认可。嗯，不得不说呢，我认为跟……至少我认为就是跟我外在的这个这些东西吧还是很正相关的，但是这这的确是。（患者的核心信念出来了，患者也反思到了这个影响他不能放松的关键因素。）

李献云：好，所以你意识到了，你努力获得他人的认可，然后才觉得自己不垃圾、不废物，跟这有很大的关系。（治疗师把患者说的重点内容小结一下，即患者的中间信念。）

王军：对对。

李献云：如果没有外在的认可的话，就觉得自己又垃圾又废物了。

王军：嗯，对。

李献云：是这么说的吧？

王军：对对对对对。

李献云：好，所以恐怕跟你对自己的这个看法有很大的关系，你为了获得他人的认可……

王军：对。

李献云：然后更重要的是，不把自己看成垃圾和废物了，你会做些什么让自己获得他人的认可？（治疗师引导患者发现他的补偿策略。）

王军：（思考）努力提高自己，在各方面提高自己。

李献云：所以就会非常努力，是吧？

王军：当然不得不说，这些努力有一部分成分的确给我带来、生活带来了一些方便，我觉得这是好的地方。但是它、其他的一部分成分就是，比如说我比较喜欢在他人面前学习，我觉得这样呢，这种姿态本身就是可能别人对我认可，我就好像有动力。

李献云：所以在他人面前学习，这是你采取的一个策略，是吧？努力。

王军：嗯嗯，这是内心驱动。

李献云：嗯，对。还有什么？你采取什么方法来让自己觉得自己能够获得别人的认可，从而内心自己觉得自己不废物、垃圾？（治疗师继续引导患者发现他的补偿策略。）

王军：啊，这个，比如说，老师交代什么东西，主动请缨要写一些东西（笑）。

李献云：噢，主动请缨，对吧？

王军：嗯，对，主动给自己加码。

李献云：嗯，好。

王军：然后的话，就基本上……

李献云：还有哪些方面？

王军：还有就是扩大自己知识面，反正尽可能就深入了解一些东西，也是充实自己，学习更多东西。

李献云：尽可能去学习，是吧？

王军：对，尽可能地去、自己不出现一些漏洞（笑）。

李献云：所以在细节上让自己不出漏洞，是吧？（治疗师把患者谈的关键内容总结提炼，并跟患者确认。）

王军：嗯，当然我也通过这些学习，我也学到，就是说，就是说我们当然要从错误中去反思自己。不过呢，如果又把这个错误中反思自己呢当成了一个别人认可自己的那个标准的话，就挺痛苦的。

李献云：在错误中反思，就是说稍微有点儿错误，赶紧就反思自己。这是你的一个问题。（治疗师明确患者所谈的补偿策略。）

王军：对，就刻意反思。

李献云：好。还有什么方法让自己获得别人的认可？

王军：然后就是比较就是不太去尊重自己内心感受，然后去……怎么说呢？刻意地学一些道德的标准，就是说比如说金钱不重要。金钱呢就是容易就是，就是说，因为有些判断呢，它还是……怎么说呢？就很多事它其实是，像金钱这个问题就是说，如果没有它的时候，它会格外重要；但是当它变得充足之后，它其实就成为了一个、我们的一个朋友、一个工具。不过呢，如果我刻意地在乎别人的认可，我有的时候就是，当我本身就有的时候就过分地强调就是道德上的那部分，就是金钱不重要啊什么这些东西，就是。如果当自己真的很缺乏的时候，尤其是当自己有些需要的时候，就比如说就容易可能会变得好面子吧，嗯，可能就。（患者依然有赘述，但谈到了他的问题。）

李献云：就是好面子，是吧？

王军：嗯，对，当然这一点我好像自己在、在改善，就是说。（当治疗师直接小结患者的问题后，患者不自觉地为自己辩解。）

李献云：这是既往一直好面子，咱们先整理既往你的那些方法……（治疗师把患者的注意力拉回到既往模式上。）

王军：明白。

李献云：那些让你变得能获得别人的认可的方法，把这些咱找出来后，才能知道是什么让自己不放松的，咱以后才能避免这种情况。

王军：啊是这样的。还有一点就是呢，比如说我现在我也是，我喜欢唱歌。我发现，因为就是换换脑筋么，唱唱歌挺舒服。然后家里又有琴，我想练练琴，然后有的时候练琴的时候，本身就弹点儿曲子就、就随手玩一玩，只要感觉快乐就可以。但是有的时候就容易给自己又开始提高要求，就开始指法对不对？又开始怎么能流畅（笑）？就忽略了说我弹琴的那种感受了，就。（患者谈自己的变化，也谈自己追求完美的旧模式。）

李献云：噢，忽略最初的这种目标……（治疗师把患者谈的内容小结一下。）

王军：对，玩的感受了，玩的这种感受。啊就容易就变成了，又变成为了达到考级似的标准，而不是说我玩的时候这种感受、这种体验。包括我跟朋友打篮球也是，嗯，就是玩，在玩，就这些能带来体验的这些活动中啊，给自己设定了一些人为的标准，外在的标准太多了。

李献云：噢。

王军：自己给自己的。

李献云：设定一些高标准，是吧？（治疗师继续小结患者谈的关键内容。）

王军：要求，就是在……

李献云：本来是玩的。

王军：哦。

李献云：本来就是弹弹琴，为了让自己放松一下。

王军：对。

李献云：本来是跟别人打球了，可是把这个变成一个竞技场了。

王军：是，还有一些就是，当跟别人一些，因为毕竟发现我们同学其实呢，嗯，因为初中同学、高中同学毕竟也都长大了，也会发现他们家里头有些人可能，有一些可能父母呢相对优秀一点儿，或者他们见识多一些，就愿意去，怎么说呢？请他们做一些……有些倾向性的，而比如忽略一些就是更多就比如说家庭条件一般甚至家庭条件不太好的同学，而且呢做决策的时候就有一些倾向性。我感觉这可能也是一方面的认可吧，就是说，我会讨好一些可能对我来讲重要的人，而轻视一些我认为对我这个不太有……就是说，在这种就是外、外、外面的这种东西上。但是其实我发现那些，那个就外在的成就我们看起来好像是一般的、甚至不太好的同学，他们其实有些时候他们的情绪的能力，跟他们这么其实相处很舒服的，啊就是说在这方面就是跟人交往方面，嗯，这个核心的东西，我发现它也就是潜移默化地实施了影响。

李献云：那样，如果跟有学问、家境好的那些人接触，那可能才显得自己得到认可，那才说明自己真的不是垃圾、废物，是吧？（治疗师继续小结患者谈到的关键内容，以强调中间信念对患者的影响。）

王军：啊对，但是他们有些，对对对，是这样，所以跟他们相处就比较累。或者说就，但其实的话就没有一个平常心跟他们相处。也没有个平常心跟家庭条件啊或家境或者学识一般的同学相处。啊。（从认知理论的角度看，患者的上述表述提示患者对其问题的理解未到位，依然有负面的自动化思维出现。）

李献云：对。因为把它看成了一个能不能获得认可的一个机会。（小结患者的问题。）

王军：嗯，渠道，对。

李献云：好，这是我们刚才说的，是吧？

王军：对。

李献云：所以这么说起来啊，告诉我们什么呢？（治疗师请患者反思所谈内容。）

王军：我觉得简单地说这个否定，就是说，嗯，别人对自己这个……自己过分在乎别人的这个认可，这个事本身呢，其实人人都会适当在乎，完全否定是不对的。关键是如何建立起来自己对自己的切实的这种从感受层面的认可。嗯，因为我是感觉就是好多东西吧，嗯，要想剔除掉一个坏习惯，重要的不是否定它，而是建立好的习惯来。就说这个对自己的认可肯定是重要的，但是到底我们的依据跟标准，还有它这种情感的来源在那里头，是、是更重要的。（患者的赘述容易让治疗师抓不住重点，所以治疗师需要在倾听的基础上抓住患者谈的主要内容。）

李献云：所以建立起你对自己的认可更重要。（强调重新建立新信念的重要性。）

王军：对，但是其实就像比如说我之前跟您讲过，就是比如说之前会说自己，感觉自己还可以，这是我们之前的替代性思维。不过这个替代性思维不是靠理智，或者说，我们之前做的可能就是理智上或者说去提醒自己。但是如果在生活中慢慢地就是培养起这种内在的感受，慢慢地把……这个理性的它是提出来的，所以这个点是……（患者对如何建立新信念有认识，这很不错。）

李献云：好，所以一方面理智上提醒自己，另外还从生活的点点滴滴当中去体验这一点。（治疗师小结患者谈到的方法。）

王军：嗯，体会。

李献云：嗯，好。

王军：嗯，然后慢慢地可能把别人对自己的认可实际上就少一些了。因为我也能看到我身边的例子，比如我大大，他就是从小就就是自己做收音机啊，自己什么事都自己干，所以他就不太 care 这些，可能也比如说领导说的东西。所以我发现这样的人，他其实反而是相对心理是健康的。所以的话，应该是朝这方面去行为的。现在我发现，嗯，方向就是从行为中发现自己的可贵的地方，哦。当然我们刚才说的这些，就是这些努力、踏实的努力是能提高自己这种内在收获的。因为我现在也、也能体会到，而这种额、额外的，就是为了过分追求别人的认可而额外的努力，说我应该去……而且会、已经发现难受了。（患者发现旧模式的弊端，也有从日常行为中建立新信念的方法，虽然患者的表述不够明了。）

李献云：所以区别是额外努力还是说这是需要的踏实的努力。很重要的一个标准就是，看看这种行为是不是让自己过于的难受……（治疗师把患者谈的关键内容清晰地小结出来。）

王军：对。

李献云：是不是超出自己的身体和心理的承受范围了……

王军：对对对。

李献云：这是很重要的一点。

王军：对。

李献云：如果在你的身体心理承受范围之内，那去获得别人认可，也未尝不可，是吧？（治疗师引导患者重新认识他的问题。）

王军：对，是这样的。

李献云：非常好，所以这是标准之一啊，很好。

王军：对，这是个标准，对，我也觉得，对，也是（笑）。这就是一个标准。

李献云：如果你的身体能承受，然后你的心理状况能承受，那自然可以。如果做了这个事，反而让自己越来越难受了，那时候我们就要调一调。（治疗师通过小结引导患者发现在什么情况下患者就需要主动做出改变调整了。）

王军：对，对，对，其实你看我高考，包括这回这个就研究生阶段都是，当我已经难受的时候，我还在刻意坚持。如果我难受的时候，我会相对坦然地放一放，但是那放有时候不容易，已经就是……如果照着这个已经获得别人的认可，那就感觉身体都很、很舒服的，也是那套有点儿膨胀的时候，让自己放下来的时候。所以的话，怎么让它变得容易或者变得可行起来。（患者认识到改变过程中存在的障碍。）

李献云：所以你一直以来就是只要你有成绩了，就不停地给自己加码加码加码啊。（治疗师先呈现患者的模式，以利于启发患者。）

702 · 拨开信念的迷雾：抑郁症认知行为治疗实录

王军：对。

李献云：然后如果有一天加码加、加、加疯了（笑）……

王军：对。

李献云：那时候就……

王军：对，这种、这种、这种对自己的内在的模式的内源性的矛盾（笑）。所以的话，有的时候，而且有的时候我发现这种认可吧真的是，比如说只能去培养新的东西，才能去慢慢地替换掉它。（患者有了自己主动调整的方法了。）

李献云：所以你怎么样培养新的东西起来？

王军：当然最重要的，比如说先止损，比如说我们现在已经提到了一点就是说，一方面我们通过理性去提醒自己，自己给自己提动力。第二方面呢，就是说，当我遇到不好的已经难受的时候了，这个时候做一个标准，证明它是一个判断的依据，我开始往……我习惯性地开始往下走，其实它不是往下走，它其实是，嗯，它其实是这种积极地调整的策略，让自己呢身、心、体力都能达到更好的状态。应该是这么看这个事。（患者把他的改变策略具体化了，非常好！）

李献云：也就是说，感觉不好的时候，调整自己不等于往下走。（治疗师小结患者改变中克服障碍的新认知。）

王军：不等于往下走，肯定是不等于往下走的。

李献云：嗯。这很重要。

王军：对。

李献云：如果认为是往下走的话，就不愿意调整，是吧？

王军：对，然后呢，我也在看到我在这种真正的努力中吸取东西，真正的努力。比如说我现在弹琴也是，我就有时候也不刻意学一些东西，我就体会我的手的灵活的这种感觉，就是这种自发的这种东西。包括我现在在体会生活的时候也是，自己内心里有些自己悟到的一些东西，然后写一写，然后发现在生活中就有用。这种、这种是、就是说白了就是我反馈，到底在哪里作为反馈。原先是我做到别人认为 OK，反馈；但是我认为我改变了之后，发现它真地对我生活有改善，反馈。

李献云：好，所以以前是以别人认可作为一个标准来反馈，觉得自己做的好了。（治疗师继续把患者谈到的主要内容小结一下。）

第二十三章　第二十五次治疗：调整信念与改变行为 • 703

王军：嗯。

李献云：现在是以自己的认可，同时发现自己的这点收获对接下来的生活有帮助。

王军：生活真有效，是真有效，而不是说停留在别人的口头上或者说内在的支持上。嗯。

李献云：非常不错啊！

王军：所以我发现这三点就基本上、应该是比较主要的因素。

李献云：你要不要给它写下来呢？（在治疗中请患者把关键内容写下来，有助于患者记忆和复习。）

王军：嗯，要（着手写）。（思考和自语）这一个什么问题呢？是过度地在乎别人的认可，从而导致过分的努力。（先说完后写，再接着边写边说）嗯，理性提示，注意身体疲劳与焦虑的提示。从踏实的努力中体会给自己的生活带来方便的愉悦感。现在老打字，写字就忘了。

李献云：提笔忘字啊。

王军：嗯，是。

李献云：你写了哪三点？

王军：第一点是理性提示。第二点是呢，注意身体疲劳与焦虑的这种提示。第三呢，是从踏实的努力中体会给自己生活带来方便的愉悦感。

李献云：好。这是这几点，是吧？

王军：啊。

李献云：好，非常不错！

王军：是，我也觉得还挺好（笑）。

李献云：好，接下来。

王军：接下来是……

李献云：咱们这个内容谈清楚了吗？

王军：我觉得还挺好的。

李献云：所以最主要的你说到的是，一步一步往上走的时候，还继续不停地加码，让自己不停地努力，这是一直以来存在的问题啊。那怎么把咱谈到的那些改变落在实处呢？你刚才这一块谈得挺好的，接下来你在哪些方面，无论是心理治疗这块，还是工作当中、生活当中，哎，你怎么把它落到实处？就以这三点来谈。（治疗师请患者考虑把他想到的三个改变方法落到实处。）

王军：我觉得是这样的，当自己这个疲劳的时候，因为现在的确有些疲劳，比如说记一些东西，我可能会提醒自己，就是说，嗯，就是当我这个转……就开始感觉到疲劳时都其实啊自己内心的那种愉悦感已经消失了，就变成了是一种负担了。（患者的回答有些偏离主题。）

李献云：你举个具体的例子，比方说在治疗当中以及在工作当中，然后在生活当中，从这三个方面谈。你现在那个学业已经完成了，是这么说吧？

王军：学业，7月还、才毕业呢。

李献云：7月才毕业，基本上这事都已经告一段落了。

王军：嗯，对，就比如说这个寒假吧，这个寒假我就觉得有、生活中有很多……比如说像写日记这个事儿，有的时候就有一些想法觉得有价值，想记下来，但是又是感觉这一天挺疲劳的。嗯，然后呢就是想给自己加加码，就这个时候我好像就有些焦虑这种。（患者把自己生活中具体的问题呈现出来了。）

李献云：好，那时候你会怎么做？

王军：那时候我可能会简单地……我写在手机上之后再、再整理。但有时候整理这事有时候也挺烦的，就是有时候整理很多琐碎的事情，总想抄个整段时间来给它统一起来，但有时候它也不好统一，或者它可能就是些生活琐碎。就像咱们可能现在，像跟您谈都是一些整块的问题其实更有价值。但是，当有些生活过于琐碎的时候，那些感受就有时候显得就没那么大的价值，整理起来反而又费时费力。但是又想哎呀，如果我丢失了，又感觉失去了一块什么东西似的，它其实没那么重要（笑）！（患者怕失去重要东西的认知影响患者。）

李献云：好，所以这时候怎么提醒自己呢？

王军：（思考）提醒自己是，在这个时候，我身体的平衡、精神的平衡更比这些东西更重要。嗯。

李献云：可不可以有的时候，如果真的是你很疲累、承受不了的话，就先放一放，看看是不是真的丢失了就那么可惜？（治疗师鼓励患者通过行为试验来验证他的自动化思维是否是事实。）

王军：对对对，其实更重要，拿到那个阶段更重要的事情。嗯。

李献云：这个例子举的很好啊，好，这是在日记当中啊。还有哪些需要提醒的？（治疗师继续鼓励患者把方法灵活应用于生活中。）

王军：还有就比如说我现在体育锻炼，原先那会儿体育锻炼，我觉得好像不锻炼这一天身体就不行了，就掉肉，比如说，有的时候……（患者的自动化思维。）

李献云：一天不锻炼就会这样觉得。

王军：对，对，对。然后现在我也想，我就在想，"你看看生病，你都生病了，都瘦成那样了，你好好休息一天"，哎，反而觉得有劲儿了。所以看来这个身体锻炼过度是不好的。

李献云：嗯，好。生病的时候也会要求自己锻炼，以前？

王军：以前是，就是……不是。是这样的，就是说，不生病，但是就是说身体没有生病情况下，就跟……其实是一样的，还有点儿劲儿，精神还行，但是就是身体已经疲劳了，那时候还想着锻炼。然后我就会，现在怎么想呢？就像，原先我比如说我生病了，有时候比如说肠胃不好，甚至比如说我过度焦虑有可能会让自己抵抗力下降发烧，这是它不好因素。而同时呢，当我发烧之后，我发现我歇一天之后，这身体反而恢复了，就证明不是我持续锻炼效果就好，给自己调整的时间特别重要。

李献云：好。这是锻炼，还有哪些？

王军：还有就是当我工作的时候啊，有的时候可能是想出彩，想出彩不就是想得到别人认可么。但有的时候吧所有人，我们工作要办事情都得是客观的，都不能超越这个时代的这些技术。嗯，所以的话，我现在工作中倒、倒还好，就是说，我会想这个问题的局限性在哪儿，就有些事它可能就是，这个方法它的局限性就是这些，我可能先给同事或者说老师要列一列（笑）。

李献云：所以你以前工作想出彩，想得到别人认可的时候，你会怎么做？

王军：以前我就是硬逼着自己去读一些自己根本不太明白的、看不懂的文章。

李献云：哦，硬去这么做。

王军：对。现在我可能就是从能看懂的入手，同时告诉大家，我现在要面临这个问题，它的难点在哪儿？它的局限性在哪儿？我们可能有些事就是做不好，那么我们能解决的矛盾是什么？我们的新方法特点是什么？啊，我工作上这方面好像学明白了，尤其是好像我这回写……我因为我、我毕设也是，原先我毕设那一套，我就是自己抠着抠着抠着特慢，现在我发现写文章之后这一点可能，就反正这是已经有的东西。

李献云：嗯，好。

王军：现在比如说在记日记啊，在身体锻炼这方面，在生活上能时时放松，这个我觉得是、是可以再前进的地方，或者说再调整的地方吧，不能老不前进。

李献云：就工作已经学会调整了，对吧？

王军：对，至少是做工作上的事情、技术上的事情。

李献云：没问题了？

王军：嗯。

李献云：好，还有哪些吗？在接下来需要把咱说的那三个方面落到实处的地方？

王军：还有就是那会儿也是想跟人交往，这个东西也得有个限度，不能每天都跟人家社交啊，今天又跟这个吃饭聊天，其实就是个程度问题。当已经累了的时候，尤其写日记、锻炼身体、社交它们，当在体力精力都OK的情况下，做的都是好的。但一旦超过那个度，就得提醒自己说，提示平衡，让自己本来的那种愉快是很重要的。差不多了。

李献云：好，这是人际交往这方面。还有别的吗？

王军：没有了。

李献云：那不错啊，所以我们就需要在写日记、锻炼身体和人际交往这几方面继续提醒自己……（治疗师在患者说完后进行小结。）

王军：对。

李献云：不要超过自己身心能承受的度。

王军：对，对。

李献云：而且很重要的在这个过程当中，不那么总是为了得到别人的认可而去刻意努力，是吧？

王军：对，而，先不要刻意努力（笑），嗯。

李献云：好，还有别的吗？

王军：然后更多的是，其实我发现这个是，不要让别人……重要的是，其实我发现我在生活中这种体会特别深，就是这个东西我做完之后，给我自己这生活带来挺方便的，挺有愉悦感的。（患者对改变后的好处有了情绪上的体会，就更愿意改变。）

李献云： 就是关注⋯⋯

王军： 这个关注，关注这个东西。

李献云： 对自己的那个⋯⋯

王军： 自己的，对，就是自己的在踏实的悟性跟适当地做一些行为，改变自己行为，这个上面发现有些，哎，的的确确给自己生活带来一些方便。哎，这个东西我发现挺重要。

李献云： 关注自己的愉悦感、自己的悟性、收获带给自己的⋯⋯

王军： 嗯，给自己的生活带来的便利，哎，就会发现自己好像有、是、是有这么点儿变化。比如我也是打乒乓球，我现在也开始动脑子了，反正，从乒乓球这个特点里头发现打乒乓球的要素，他、别人的特点是什么，然后我就对应地我就按照他的弱点那么打，哎，我发现赢了，唉，特开心！我发现这个东西，我发现，我也发现就像弹钢琴也是，我发现我不太刻意照着书本上，哎，自己这手怎么灵活怎么变，哎，我发现这个东西好像挺给自己带来方便的。我发现就从这两方面入手。一个是我已经比如说感觉到难受的时候怎么停，一个是真实的努力的时候，我呢怎么去找这个收获。嗯。（患者体会到改变既往模式更有益于他的健康、进步或成长。）

李献云： 这是最重要的。好，行，那今天谈的内容差不多了，是吧？

王军： 嗯。

李献云： 嗯，简单总结一下。

王军： 嗯，简单总结（笑），基本上就是，我觉得我今天一直在总结（笑）。

李献云： 确实是，反复总结啊。

王军： 就是我们遇到的问题呢就是过度地在乎，我生活中过度地在乎别人认可，而导致的这种过分的努力会让自己陷入一种疲惫啊、就是抓一些细节那种无厘头的状态之中。嗯，方法呢主要是两方面，一方面当我已经进入这种状态的时候，让它停下来；另一方面就是，我怎么培养自己对自己的这种反馈。啊第一个呢就是，焦虑的时候提醒自己，啊要提醒自己身心的这种平衡其实是在这个时刻更重要。然后理性的也提醒自己，自己、自己还OK，自己其实还行。可能这个理性提醒当时还没什么感觉。然后呢什么让它真正变得有感觉呢？就是我生活中真正的努力的时候，我发现有些东西我自己在悟、自己在在提炼的时候，然后给生活带来一些切实的方便。这个过程是、觉得是自身在给自己认可的沉淀。嗯，基本上。然后入手的措施呢就是，这个写日记，这个、这个锻炼身体，跟人打交道，然后同时呢在生活的各方面可以有长进的地方，去体会自己的、自己的这个能力啊，自己本来的状态给自己带来的方便。（患者的总结很到位。）

李献云：所以这也就是接下来我们要继续往这一方面做的。

王军：是，是。

李献云：好，有什么困惑吗？今天谈的内容。

王军：嗯，没有，没有什么困惑。

李献云：好，那我们下一次的时间，你计划放在什么时候？可以把它变得更长一点儿，是吧？这次是十周。

王军：还是十周，别太长了。

李献云：还别太长了，是吧？

王军：嗯。因为是这样，还十周吧。

李献云：十周，那差不多我们就得，这是2月17日，那就差不多到5月5日？

王军：就5日吧。

李献云：那就5日。咱就可以把它变长，如果情况很稳定，咱就间隔变得更长。

王军：成。

李献云：非常不错！现在药怎么样吃的？

王军：在稳定用。

李献云：还用了哪些药？

王军：就用的是来士普，就用的是百适可20毫克。

李献云：百适可20毫克，总体可以，我倒觉得你可以试着把你的百适可……

王军：再减一减。

李献云：对，变成 15 毫克。

王军：我下周再跟大夫商量，我正好下周挂号了。

李献云：跟大夫说一说，看看能不能减量，把它减下来，好吧？

王军：成。

李献云：行，我们就这样。多长时间看一次大夫？

王军：一个月。

李献云：那不错，好的。

三、治疗回顾与反思

(一) 信念调整并非局限于认知改变上

根据认知理论，改变功能不良性思维可导致患者精神症状的改善，而改变影响功能不良性思维的功能不良性信念（中间信念、核心信念）才可导致患者的精神障碍更持久的改善。所以信念调整在预防精神障碍的复燃和复发方面的重要性不言而喻。把患者的适应不良的旧信念调整为适应性的新信念看起来并不复杂，无论是调整核心信念还是中间信念，引导患者发现旧信念的逻辑漏洞或不合理之处，自然新信念就呼之欲出了。不过，让患者把新信念运用到其日常生活中、按照新信念去生活却并非易事，需要不断地在出现问题的时候练习、强化和体会，即发现旧信念对患者的影响在哪里，从而导致了问题的出现；然后学着用新信念去重新看待和体会，无论是从理论推演上还是在实际行动中去重新看待和体会，才有可能让新旧交替变换成新信念的茁壮成长和旧信念的黯然退场。

此外，通过这么多次治疗就会发现，对于旧信念的记忆，患者在经历基础上掺杂了强烈的负面情绪感受，所以患者才会通过补偿策略和中间信念去努力让负面信念显得不像事实。那么在新信念形成和壮大的过程中，患者也需要反复体会这个过程中所带来的正面情绪感受，这样才能推动患者更愿意去持之以恒地为之努力、去改变自我。

(二) 赘述依旧在，改变却未停

患者的赘述是多年养成的语言表达习惯，即使经过认知行为治疗，也不可能让患者的赘述消失或者有特别显著的改善。这就要求治疗师在倾听的同时能抓重点，通过小结把患者的意思简单明了地表达，以有助于患者对自己所谈内容的再理解，让治疗沿着既定主线进行下去。治疗师的每次治疗都有自己的不足，患者也会有他的局限性，这并不妨碍治疗取得进展和患者的改变之路。因此，面对患者的一些明显干扰治疗的局限性，治疗师需要留意自己的自动化思维，避免跌入自己的思维陷阱才是关键。"人无完人，金无足赤"，心理治疗从来不是塑造完美的人，而是让有缺陷的人发现自己也一样可以好好地生活。

(三)认知行为治疗虽看重教育患者，却非教条灌输所谓正确的东西

认知行为治疗强调的是，患者越理解认知理论，越能在治疗中取得进步，这也为研究所证实。所以在认知行为治疗中特别强调，抓住机会对患者进行认知理论的心理健康教育的重要性。无论是对患者的心理健康教育，还是引导患者有新的发现、做出新的尝试改变，认知行为治疗从来都不是或者很少是给患者直接提出建议、对患者进行洗脑式地灌输，让所谓正确的东西直接成为患者的思维，从来都不是！而是通过苏格拉底式提问或引导性发现，在社会常识和生活阅历的基础上让患者自己去体会什么样的认知和行为才是他需要的、对他有帮助的。所以，认知行为治疗总是跟患者一起，根据患者的承受力去做或多或少、或大或小、或快或慢、或行或停地认知与行为改变，从而让患者在自身新体会的基础上选择自己要走的路。

四、治疗记录

治疗记录	
2019 年 2 月 17 日	Session 25
心境检查	
患者这 10 周总体挺好。在给公司老板做报告的时候能合理定位，并未像以往一样要求自己做的有多炫。目前做事、写文章比较好，不像以前那样抠细节而忽略了整体。	

第二十三章　第二十五次治疗：调整信念与改变行为 · 711

续表

患者记得上次治疗内容，也做了作业。患者听录音并做整理，认为听录音有收获。目前存在的问题是，一步一步往上走的时候，还想往上走，不让自己放松下来去体会前进的快乐。

议题

一步一步往上走的时候，还想往上走，不让自己放松下来去体会前进的快乐

应用引导性发现，使患者发现是信念的关键作用：

取得成绩后，不敢让自己放松，认为自己比别人强了是努力得来的，怕放松了，就会重蹈覆辙。假如重蹈覆辙了，就太不应该了，之前的努力就白费了，自己的代价很惨痛。取得成绩获得人的表扬，对外在的认可太看重了，失去了那些成绩、没有了外在的认可，自己又垃圾了，废物了。

中间信念：努力获得他人对自己认可，才让自己觉得不垃圾不废物。

采取的策略：努力提高自己，让自己获得认可；在人前学习、主动请缨、非常努力、抠细节、反思错误、不太尊重内心感受刻意学习、好面子、忽略娱乐需求、给自己设定高标准、讨好重要的人并轻视一些不重要的人。

患者发现：虽然人人都在乎别人的认可，但自己过分在乎别人的认可。关键是建立自己对自己的认可，才有助于自己不过分在乎别人的认可。

之前的替代思维：自己还可以。

帮助自己的方法：

1. 理智上提醒自己；

2. 从生活中去体会这一点，发现自己可贵的地方；

3. 根据自己的承受力踏实努力而非额外努力，如果让自己难受了，就需要调整而非坚持，学会让自己放一放，而非等到自己崩溃了；

4. 需要培养新的东西。

替代思维：感觉不好时，主动调整自己不等于往下走，而是积极地

续表

调整策略。看到并体会自己在真正努力的过程中的收获，看到这些收获对于接下来生活的效果。

过度在乎别人的认可导致过分努力，改变这一点从以下几方面做起：

1. 理性提示；

2. 注意身体的疲惫与焦虑的提示；

3. 从踏实的努力中体会自己的愉悦感。

接下来的具体落实：

1. 写日记身体疲劳时，感觉不记录丢失了很可惜，于是记录和整理而不顾自己的疲惫：尝试身体疲劳时不记录；

2. 体育锻炼时，一天不锻炼就会觉得身体不行，身体疲劳、肠胃不好、发热的时候也要求自己锻炼：需要给自己休息调整的时间；

3. 工作想出彩时，想得到别人的认可，硬逼自己读不懂的文章：现在从能看懂的地方入手，认识到目前存在的难点与进步；

4. 人际交往时，总想和人社交：不能超过自己身心能承受的度；

5. 总是刻意努力：关注对自己的愉悦感、悟性收获给自己生活带来的便利。

总结：学会让自己停下来；培养自己对自己认可的反馈：理性提醒、在生活中体会。

作业

把治疗所谈方法落到实处。

第二十四章

第二十八次治疗：总结展望与案例认知概念化

一、第二十八次认知行为治疗的总体框架

这次治疗的重点是回顾总结并展望未来的问题情形与应对方法。通过回顾及垂直下降技术的运用，患者发现：其问题来自童年早期跟父母的互动，在与父母的互动中形成自我的核心信念。然后在成长的过程中跟同学互动，让患者对自己的负面评价"自己是垃圾、废物"深埋在心里。于是在行为方式上就是找自己的缺点，通过努力或逼迫自己、回避求助来消除这种评价的不良影响。过去这种行为方式让患者取得一定的进步，但是它容易让患者过度疲劳、放松不下来。未来患者继续以外部具体的事情为切入点，在做事情的过程中，主动寻求帮助，跟别人打交道，慢慢发现别人并未像自己认为的那样想自己。在自己能力提高的同时，慢慢觉得自己的确不错，觉得自己很好，做这个事情有价值。实现后者的转变还需要时间的积累跟感受上的不断体会。

本次治疗用时 50 分钟，与第二十七次治疗间隔 2 个月零 10 天；第二十七次和第二十六次治疗间隔 3 个月零 7 天，第二十六次和第二十五次治疗间隔 2 个月零 10 天。第二十六次治疗针对的是如何取得自己对自己的认可，调整的是信念"我还是挺废物的、挺垃圾的"；第二十七次治疗依然是进行信念的调整，针对的是遇到困难挫折就认为自己"能力不行，是垃圾废物"。

二、第二十八次认知行为治疗逐字稿与讲解

李献云：我们开始啊，怎么样？

王军：最近状态还是非常好的，我感觉。

李献云：嗯。

王军：当然了就主要是这个工作上也是这种，嗯，实际上就是更熟悉一些了，然后也知道了一些学习的方法。然后呢，这样呢，等于说自己能理解了这个比如说现在要做的东西，那样学起来不就是更、更明白了吗？就说大概是、是这个样子。

李献云：非常不错，那简单回顾咱俩上次谈的内容。

王军：上次的主要就是说呢，这个在遇到不会的时候啊，就说没有必要吓唬自己。遇到一个不会，然后就开始去觉得自己有很多地儿不会，然后就在那儿啃书，啃的没边，无边无际。而是说呢，提醒自己其实我可能只有一点不太会，我要做的就是梳理一下整体的思路，从知道整体的，然后具体到我这一点的话，我可以局部地再看一看，也就是这个样子而已。没有必要就是吓唬自己，然后把自己整得很被动，觉得自己差得很多，然后对自己的评价呢也是、就是那么糟糕。然后，这是具体做这个事。然后呢针对人呢，就说周围的人吧，当然了我是这么感觉，周围、我认为周围人怎么看我，很大一部分取决于我怎么看自己，当我觉得自己真的懂了或者会了的时候，就忽然（有人）觉得我不懂、不会，那也不重要了。

李献云：非常重要的一个体会啊！好，那这是上次的内容。在这一段日子当中，你怎么样落实咱上次的内容，用咱们所学的方式去看自己？

王军：就是说，我会就是说看自己的话，就是那好，既然我知道了，就是说一个问题来了之后呢，可能我就是某一点不会，我只要宏观地理解整个层次的逻辑，然后再具体到这个具体的问题，那我就会这样去做。所以呢我找资料一般都是，先找它宏观的、它各个模块都是干什么。然后具体到我要想到的模块，再去、再去学。那这种思想就是，这种思想我认为就是两方面，一个是怎么看自己，一个是怎么做这个事情，因为这两点也是相互的么。真的找、找对了做事情的方法，看自己就觉得做的没那么差了，或者说做对事了，那看自己这样也好。那么看自己看得对了之后呢，

也会帮助自己更好地落实这个事情，条理更清楚，而是针对这个事情，而不是针对别人对自己的态度啊，自己对自己态度啊，真的是就是针对事，而不是被自己的错误的看法左右自己的情绪，从而产生了很多动力之后，再把那个事就看、看得变形了。（患者对于信念改变和行为改变之间的良性循环有了很深的理解。）

李献云：好。哪怕你做事没做对，做错了，你这时候怎么看自己？（治疗师抓住机会进一步检验患者的认知灵活性。）

王军：哪怕做事情做错了，实际上呢，我今天听，反正听之前的那个、那个语音呢，也是我就在想，其实我现在的问题也是会经常问一些很基础的东西，但是呢我原先就不让我问，就限制自己问一些很基础的东西。我觉得跟刚才您提的这个问题呢其实是一样的，就是说我当然觉得呢，就说我如果问基础的问题，别人会看不起我；那么如果我犯错呢，实际上别人也可能会看不起我，就是说，就是说如果发生这种情况。但实际上呢，现在我会感觉就是说，其实犯错的过程，那其实才是、也是进步的一个必然，而且大家都是这么过来，至于说我怎么看自己，我觉得这属于就是说正常。（患者认知的灵活性出来了。）

李献云：好，就一个人犯错了，这属于正常。是不是一个人差劲、垃圾废物、没价值的体现呢？

王军：不是，肯定是"不是"的。而且的话，对，而且体……对，是这样，而且体制，其实、其实我现在觉得，原先觉得工作了，或者人类社会它是不存在尽量不要犯错，但其实上仔细去了解的话，大家都是说犯一个错误，想怎么去改进，犯一个错误，然后想怎么去改进。它是这么一种生产方式(笑)。（患者对犯错有了很好的认识。）

李献云：好，这么一种往前走的方式。

王军：对，不管是公司啊还是历史啊，好像都是、都是这个样子。

李献云：公司、历史、国家，包括个人，也都是如此，犯错之后才能逐步往前走。

王军：对，逐步完善，嗯，它是这样。

李献云：好，那这么说起来，别人会不会看不起你呢？你问基础的问题或者你犯错了。（继续检验患者的认知灵活性。）

王军：我觉得，如果他们看不起的话，那只能是他们的认知有偏差。

他们可能不太清楚，就是说也不太允许自己犯错，他们可能是过得就对自己要求比较高吧（笑）。然后，但是真的有水平的人，他绝对不会说看不起犯错误的人的。

李献云：好，非常好啊！行，那今天想谈什么？

王军：今天实际上我其实没有、没有想好（笑）。

李献云：没有想好。

王军：因为这段时间过得也是比较顺利的，尤其是就是这一个月吧，很多之前我可能还纠结很多具体的东西。但现在其实我把这个事情给它想通了，或者说理解透了之后，就变成了大的模块之间有逻辑、有条理、有框架，小的模块之间它是分层的，它是一种分层的那种。就跟学医，我觉得学医可能也是这样，它可能有些东西，它大的东西，可能在顶层它可能都、事物都是相通的。但是具体到某一个模块上，那它可能神经系统、一个心脏它具体怎么运动的，它又是隔离的。所以说原先我经常容易就是说把一些，很容易把一些很具体的事情就想到、马上想到跟另一个模块它怎么去联系上。那就，那可能学习方法不对，然后再加上看自己不对，那容易就、就这个样子。（患者在分享自己的改变而非设定议题。）

李献云：好，这是自己的改变。所以在没想好谈什么的情况下，你的方向是谈什么呢？（治疗师把患者的注意力拉回到议题设置上。）

王军：那就是总结为什么，就是说现在可以，就是说，那肯定就是说总结现在过好的经验，然后预测一下未来有可能发生的问题。然后想一下这种最有可能的发生的问题和最有可能的相对来好的解决的措施吧。（患者成功地设置了治疗日程。）

李献云：好，那咱就总结一下，总结一下咱到现在为止，今天其实是第二十八次的治疗了，看看到底通过这些次的治疗发现了什么、学会了什么，然后由此可以预测未来在什么情况下自己还会跌入同样的一个泥潭，然后怎么样让自己一步步走出来，如果遇到的话。咱就把它放在这一块，怎么样？

王军：嗯，嗯，可以。

李献云：好。你非常不错，每次咱们治疗完之后，你都会听录音，也都会做记录，然后在这个基础上一步一步往前走，对吧？（治疗师认可患者的努力与进步。）

王军：嗯。

李献云：你觉得经过这么多次治疗……从什么时候开始的第一次？应该是从，我瞅瞅。

王军：应该是从两年之前。

李献云：两年之前，是吧？

王军：大概是 2017 年 6 月或者是 8 月。

李献云：2017 年 6 月或者 8 月的话……

王军：那我印象中。

李献云：那咱们到现在为止，咱都学会了些什么？

王军：我觉得这个治疗给我印象最深的一点，就是说，我可以想问题，遇到一些事情可以上升的层面去考虑。一个是这个事情、具体事件，一个是这个事情发生了之后我怎么看待我自己，那这个过程其实脱离这个具体事件了，我觉得这个是我最大的一个启发。而且我现在看周围的人，也往往是这样去看人的。就说这个事儿是一回事，但是这个事情发生了之后自己怎么看待自己，脱离这个事、这个对象，看待自身，这个其实是能否调动自身能动性的一个标志。（患者的治疗收获是现在既能从事情层面、也能从信念层面考虑问题。）

李献云：好，所以你以前出现问题，你当时是怎么看待自己的，让自己不能调动自身能动性的？（治疗师引导患者发现既往有问题的模式。）

王军：我会倾向于发现自己的问题，然后看自己的缺点，然后觉得这样好像能调动自己的动力啊（笑）。

李献云：所以你有一个规则，就是说，你发现自己的缺点能让自己努力，是这意思吧？（治疗师在认知行为治疗的模式下转换患者的话。）

王军：（拿出既往的记录纸）因为这是上、上次的，还没用完。

李献云：哎，你可以再用新的，这样的话。

王军：是吧？我就觉得因为上回，其实我觉得这个还是挺核心的，我觉得可以就是串下来，要不一张纸就觉得感觉没用完。

李献云：行，那你就继续用上次的。

王军：嗯，之前是……

李献云：之前你是通过发现自己的缺点，来让自己调动自己的能动性，是吧？（因为插入了一些别的内容，所以治疗师复述前面的内容。）

718 · 拨开信念的迷雾：抑郁症认知行为治疗实录

王军：嗯。就以为这个样子我能……或者说习惯这个样子（开始写）。

李献云：你写的是什么？

王军：嗯，就是之前发现缺点，然后，这是方法，然后目标是，调动自己能动性。

李献云：你的应对方法就是，你发现缺点之后，你调动自己的能动性，你发现缺点的时候，你对自己的评价是什么样？

王军：（写）评价就是垃圾废物（笑）。

李献云：所以发现缺点后就是这样的一个自我评价，是吧？

王军：对。

李献云：那这样的话，你对自己这样的一番激励的模式，从哪儿来的？

王军：（思考）嗯，我不知道，反正有可能是从，嗯，其实小的时候呢……

李献云：经过这么多次治疗的探讨后，你简要说说它从哪儿来的？

王军：我慢慢感觉是，小学是这样的，小学有些东西我比较擅长，比如说数学当然比较擅长，那自然呢那也就做得反而比较好；而那个英语呢，就不太好之后呢，总是想补缺。当然我、我不太理解说您这个、这个问题的意思啊，就是说从哪儿来？是从就是说我……（患者童年的学业训练，让他养成了找缺点的习惯。）

李献云：根据你自身的经历，你从哪些经历当中学会了这样的方法？发现缺点，然后评价自己垃圾废物，就有助于调动自己的能动性。（看来治疗师的问题对患者来说不够清楚，于是治疗师把自己的问题表述完整。）

王军：我觉得从应试的这个教育吧。

李献云：那我就想问，那其他人也都是应试的教育啊，别人也是这样的一个模式？（治疗师请患者思考前面回答中可能存在的不合理之处。）

王军：嗯，我觉得中国孩子或多或少有一点儿，但是我不太、不太具体了解啊，当然我不能这么说。

李献云：发现缺点，大家都会去发现缺点，是不是所有人都会评价自己垃圾废物呢？然后通过这样的方式来调动自己的积极性呢？（治疗师把自己的问题说得更明了一些，有助于患者思考。）

王军：那，嗯，我感觉这个东西前面画的就是，当然我现在只是我想到什么我就说什么了。（患者很自然地为自己辩护，人之常情。）

李献云：噢，对。（治疗师认可患者的说法，以鼓励他继续谈下去。）

王军：嗯，就是有的时候我感觉这个东西，有的是来自跟朋友的互动，就是当自己觉得，当然一方面学习是自己跟自己在相处，实际上有的时候跟朋友在互动的时候，总是不能就是处于一种优势的或者说平等的地位的时候，这个小孩他就容易自卑。然后呢，他又想通过学习来、来反超、来证明自己。但实际上呢他其实是这种动力，他没有看到自己有多好。当然这是我的一个现在想到的。

李献云：嗯嗯，所以也跟从小自己与朋友的不平等互动模式有关，让自己觉得自己像个垃圾废物。是这么说吧？（治疗师小结患者的谈话。）

王军：嗯，对，就是这个评价它可能，肯定不是来自说，我发现我有缺点，我就能直接觉得自己是垃圾废物。

李献云：是先有了这种……（治疗师结合患者的体会，顺势引出核心信念的影响。）

王军：（突然强调）垃圾废物的感受……

李献云：感受。

王军：（语气加强）这个是来自感受的。

李献云：好，先有了垃圾废物这种感受，于是在跟别人的互动过程当中，感觉自己总是处于不平等和劣势的一个位置。（治疗师指出核心信念对患者人际互动的影响。）

王军：啊。

李献云：然后才发现，"如果我发现缺点了，我就能超过别人"。（治疗师再顺势指出患者的应对策略。）

王军：对，我把这些改了，我就觉得我能超过别人了。

李献云：好，所以你的规则是什么呢？发现缺点，评价自己垃圾废物，调动自己的能动性，看起来是这样。所以这么看起来的话，你的规则是，"如果我能发现缺点，我把它改了，我就不是垃圾废物了，我就超过别人了"。（治疗师把患者的中间信念说出来。）

王军：对，啊，那应该是，可能是、是这个评价是核心呀，这个内核其实是一种感受。（自我核心信念对于患者来说的确是一种感受。）

李献云：是吧？

王军：嗯，是一种感受（写）。然后可能感受到呢，自己有一些、有点儿这种感受往往就是从小孩那种互动（开始边写边说），产生了一种评价，一种评、评价，那么，然后呢，然后再是方法（笑）。大概是这么、这么一个。（患者在整理其思绪。）

李献云：所以除了跟孩子的互动以外，你觉得你父亲那种对待你的方式跟这有关吗？你父亲耐心地陪伴着你，而你很不愿意学习的状态。（治疗师帮助患者把相关经历串起来。）

王军：有（大声吸气）。

李献云：而你父亲是你学习的榜样，是吧？

王军：嗯（笑），而现在，当然现在我可能会跟他就是这种比较平等的这种相互帮助，甚至我们去讨论这些问题。（患者谈现在两人相处方式的转变，此时治疗师容易跟着患者的思绪跑而偏离主题。）

李献云：嗯，那时候呢？

王军：但是从高中来看，我感觉他是在抑制我的一种力量，就感觉他说的好像什么都对。

李献云：嗯，是不是从小的时候他就是这样陪伴着你，给你这种感觉？

王军：对，他总问："你知道这个吗？我来告诉你。"然后什么小制作啊，他就帮我做了。啊。（童年日积月累的点滴经历给患者的感受，形成了他的自我核心信念。）

李献云：所以你觉得那个会让你产生跟朋友互动过程当中那种感受吗？

王军：嘶，嗯，我、我现在先不想谈我自己，我感觉现在我还看得不是很清楚（笑）。但是我可以说就是我的一个发小，他的确是，我发现跟父母的这种互动方式啊很容易就会带到外面去。他父母就是，他母亲就很……也是一个教授吧，在家里也是很强势（笑）。他父亲呢也是外企的高管，常年不在家。他呢这个就感觉自我压抑的东西就多，在父母面前就是。然后呢，跟别人相处呢，也把这个劲儿就、就容易带过来就，因为他自己、就自己出主意，自己想、自己做的机会不多。如果说我在我父亲面前，喷，小的时候都需要有这么一个人来引领着，那么我就很自然地在外面的朋友也会寻找这种容易引领我的人。那么呢，我，因为其实朋友按理说都应该是平等的，但是呢，如果我找的就是那些能够引领我的人，自然我就感觉不舒服，他们在这个关系里就占据了主动。（患者结合朋友的情况对自己的问题有了深入的理解，也就是说，患者把童年养成的跟父母的互动模式挪到了其他人际交往中。）

李献云：好，所以你这个分析很好，你就由同学，就你的发小的情况，看到他家庭对他的影响。

王军：对。

李献云：然后反思自己家庭对自己的影响。

王军：啊。

李献云：所以在家里你被你父亲引领着的时候，你那种感受是什么？对自己的感受、评价是什么？小的时候。（治疗师引导患者留意童年时期形成的核心信念。）

王军：哎呀，那个就感觉还是差的有点儿多，还要走很长的路（笑）。而不是说，说，哎呀我这个点子，我就随便想个点子，我自然那个想法就很好。

李献云：所以那时候会怎么想自己？评价自己呢？小的时候隐隐约约的。

王军：就觉得自己还有很长的一段路要走。

李献云：好，有很长的一段路就要走，似乎对几岁的孩子来说，他会这么想吗？还是用什么样的词描述？现在你当然是觉得那时候的感受是这样说，但在你小的时候，那时候隐隐约约的感受是什么？跟……

王军：就感觉得逼自己，得逼自己，就是小的时候，本来我不想学这奥数了，但是它实际上就说白了这个劲儿啊，它有点儿像这个、我这个工作时候的这个劲儿，就之前说要学很多，然后逼自己学。啊，有点儿像这个劲儿，我能、我能感受到。（给患者印象深刻的是逼迫自己。）

李献云：也有点儿像这个劲儿，所以那时候的感受跟小的时候在朋友面前的那个感受一样吗？在父亲面前的感受。（治疗师试图引导患者发现情形虽不同，感受却相似。）

王军：嗯，是这样的，就是说，嗯，就是说我说学习的时候的感受，因为……

李献云：就对自我评价，先不着急说学习的时候，就那种对自我的评价的感受，当时。（治疗师怕患者的注意力脱离主题，所以把患者的思绪拉回来。）

王军：嗯，这种感受它会……就现在，我我我这么梳理一下，我可能我也讲着讲着才能出来这种感受。（患者给出的理由有道理，于是治疗师通过语气词就请患者说下去。）

李献云：嗯。

王军：就是说为什么我现在能感觉那种感受它是一致的呢，就是说我现在比如说逼着我，原先我说我去学习，和小的时候我爸看着我学习，虽然我表面上我可能很高兴，说这题终于解出来了，但其实过程很痛苦。啊这两种痛苦可能是有相似的地方，就现在至少是我方法上有相似。但、但是至于说我对自己的评价，因为小的时候啊那种自我的评价没那么清晰。（患者对于逼迫自己的痛苦体验印象深刻，但没有呈现出核心信念的影响力，这也是自然的，因为负面的核心信念太令人痛苦，往往不会自然浮现出来。）

李献云：嗯嗯。

王军：是吧？所以说当时我的评价还是说我就要努力，我就要拼搏，我就要实现这个比如说老爸的要求。（患者的补偿策略。）

李献云：是努力拼搏实现老爸的要求之后，自己就会怎样？（治疗师引导患者思考补偿策略与信念之间的关系。）

王军：哎，如果不实现的话呢，那就感觉自己就坠入万丈深渊之中。（患者说的是后果。）

李献云：哦，不这样的话就坠入万丈深渊，是吧？

王军：嗯。

李献云：那那时候是什么样子的人呢？

王军：就是被动的、被别人的要求牵着鼻子走。那至于我是怎么评价我自己的，我都不知道我是怎么评价我自己，就我的评价来自外部。

李献云：对呀，那就是什么样的？万丈深渊当中的自己是什么样子？

王军：实际上那个时候还没有评、形成一个对自己的评价。

李献云：嗯嗯，那时候的感受是什么？

王军：就不行，那样就不行。嗯。

李献云：自己就不行，是吧？

王军：不是，那样如果做不出来这个题，不努力是绝对不行的。不是，倒不是说自己不行，反正自己逼一逼自己呀这个事我，反正我抠哧抠哧花的时间长，我还能把事儿解决，倒是这个自信我倒是有的(笑)。

李献云：如果逼自己拼搏了，努力了，那就能够……

王军：可事实是，有些题我抠哧一小时、两小时，哎，的确能给它抠哧明白(笑)。嗯，所以说评价也不是说那么单一，就是说绝对的自己完全不行(笑)。

李献云：肯定不是完全单一的自我评价。（由上面探讨的过程可知，引导患者把他的童年经历跟他的信念串起来思考并非易事，所以治疗师先对患者给予认可。）

王军：对。

李献云：但是在那种状况下，你在家里头感觉被父亲引领着、逼着……（于是治疗师再现患者当时的情形和感受。）

王军：对。

李献云：在外面被小朋友……

王军：同学领着……

李献云：领着……

王军：那自然自己的话就不敢说出来，或者说自己就没有这种自己掌握自己的感受。（这也是患者的补偿策略和小时候的感受。）

李献云：所以就没有掌握自己的感受，是吧？

王军：对，那就是很被动，一旦跟人际，尤其同龄人陷入被动之中，就容易自卑。我的这种感受吧。

李献云：好，就是你的感受是被动、自卑，是吧？（指着患者的自我核心信念)所以那时候会像这样评价自己吗？会像你……

王军：我觉得开始刚跟朋友开始互动的时候，就有这种垃圾废物的评价，就觉得自己做点儿什么都不敢做。（患者的自我核心信念成形于和小伙伴的互动。）

李献云：在互动当中形成的。

王军：对，那可能跟朋友互动来自跟父母互动，我跟父母的互动，当时可能没这种感受，只是说我做好了，我父母就会很欣慰，我也觉得自己很棒。我做不好呢，父母就会，我会认为父母感觉失落，那我就会感觉自己不太好。嗯，那至于说当时跟父母的、在互动过程，我自己有什么我的评价，完全来自父母（笑）。（自己不太好，是患者跟父母互动中形成的自我核心信念。）

李献云：所以这就……

王军：或者说那个时候、那个时期其实是正在形成自我评价的一个时期。啊可能是这样。

李献云：所以在那样的一个形成自我评价的时期，再加上跟朋友的互动，（指着纸上写着的自我核心信念）就出现了这种自我的感受，是这么说？

王军：啊对。

李献云：好，所以在那个时候，你的父母有没有，好像咱们谈过这一块内容，并没有对你有特别多的负面评价。

王军：对。实际上他们一直挺鼓励我的，只不过他们没有负面评价，而且他，但是呢也……就是说，可能用成年人现在的方式，会感觉那是一种陪伴。但是从小孩子来讲，就是他的奖励的机制也不多，他就是默默地陪着。但是对于小孩子呢，可以理解成它是一种压力（笑）。（由此可知，对于同一个行为，孩子的理解跟成年人的理解并不相同。）

李献云：对你来说是一种压力。

王军：对。

李献云：可能不同的人对这个事的理解不一样。

王军：对。我现在来看可能还……陪孩子学习啊，而且"我也没训过他，我就单纯地陪伴他"，我觉得作为父母都 OK。但是呢如果，但是我父亲也不是说那种，哎，"你做题好了，我都要夸你真棒、不错那什么"。

李献云：不这么夸？

王军：对。

李献云：那一般他会怎么做？

王军：他会觉得，"哎呀，这题我都没有想出来"，他可能就是，他可能就是自己内心感觉愉悦，但他可能不是说，在当时他可能不是说表现得那么……他可能就嘿、傻傻地那么一乐，嘿嘿。

李献云：那时候你对他那傻傻地一乐，你是怎么想的？

王军：我会感觉，我会没有什么感觉。

李献云：你对这个没什么感觉，哦。

王军：对，因为其实不同人表达情绪的方式不一样，像我妈那种情绪表达就更奔放一些。那相对于我妈这种情绪表达，那我父亲这种表达对我来讲可能感受就……即便是表扬，也、我也感受得不是那么……感受层面上不是那么很强烈。（患者依据跟妈妈交往的经验，自然感受不到来自父亲的表扬，才会觉得自己不太好，何况学习需要父亲的陪伴，得逼迫自己才能做出来，手工也是父亲帮忙做。）

李献云：所以你妈妈会怎么说？比方说你要做出题来。

王军：那是，我妈没事就夸我做，做、我做得好不好、坏不坏都都夸我（笑）。

李献云：哦，你妈妈是这样的。

王军：但是我就感觉她那种夸，反而觉得没有那么有、有价值。相对于我爸，我爸这样还是有标准的。

李献云：可是你爸也不夸你。

王军：对，我爸那种夸，只是比较隐晦（笑），我又感受不到。

李献云：所以你小的时候能感受到他那种隐晦的夸吗？

王军：感受不到。

李献云：那在你心里头，他是什么样子的，看起来？

王军：他对我要求挺高的，我感觉反正。

李献云：哦。所以在你小的时候，心里头感觉你爸对你要求高，所以你认为他在心里是怎么看你的？

王军：我觉得他就是，他在心里头怎么看我？这个问题，那么点儿小孩好像很难想这么深奥的问题。

李献云：小的时候没有想过。

王军：他不会去想，因为他只会在乎别人怎么看待我，他哪儿会去想，就是说，就是说，他只会在乎别人对我的直观的评价，他不会在乎这个评价背后这个人他会怎么看待我。他的内心……

李献云：好，所以你内心觉得你爸是怎么评价你呢？

王军：就是老让我上这课、上那课，的确是为我好。但是吧感受上……理性上感觉为我好，感受上并不是这么感觉的（笑），感觉还是挺……就有种又爱又恨那种感觉。

726 · 拨开信念的迷雾：抑郁症认知行为治疗实录

李献云：哦，所以你恨他的是什么呢？

王军：就就是说，恨的是他潜移默化还是在控制我。（患者对于父亲陪伴学习的理解。）

李献云：所以这个被控制的感觉是最明显的。

王军：对对对。

李献云：好，其实那时候并不想别的。

王军：对。

李献云：就觉得他在控制自己。

王军：对。

李献云：一直到很大的时候一直是……

王军：嗯，包括高中啊，我跟朋友之间我感觉我受限制了，我又会找回来，回来找着他帮忙、帮助。（患者把跟父母的互动平移到跟朋友的交往中，也有被限制的感觉。）

李献云：所以在跟朋友相处的时候也感觉被控制。

王军：那是很自然的，因为这个过程其实是一脉相承的。

李献云：嗯，好，那这么梳理了，让我们稍微回顾总结一下这块内容。因为我们重点还是回顾总结治疗学的东西么，所以这个探讨跟我们治疗学的东西，你觉得让我们在哪方面又完善了一些呢？（治疗师发现探讨差不多了，不再有新的情况出现，于是把患者的思路拉回来进行小结。）

王军：嗯，很多事情吧，真的不是说把这个事情做好了，我就就好了。而是说需要的是，嗯，提醒自己，噢，原来这些感受可能是来自过去。

李献云：好。

王军：而这个已经形成的来自过去的感受呢，它可能影响我现在判断一些事情。我需要的是让感受来影响事件，而不是被这个事件所牵动的过去的这感受拎着鼻子去走（笑）。

李献云：你要不要写下来？（在治疗中把关键的内容写下来才有助于患者记忆和复习。）

王军：（患者写完后）是这样，嗯，我来读一下：用良好的健康的感受呢来带动这个事件，而不是呢被这个事件所触动的这个不良感受，从而引发的这种不良的自我评价影响这个事、做事。

李献云：好，所以不良的自我评价，你刚才说了是跟既往的这个经历有关系的。（治疗师引导患者完善其总结。）

王军：对，可能来源于就是，根儿可能是我跟父亲的这种互动。但是我觉得，现在我依然跟他互动，但是完全就不太一样了吧。

李献云：好，其实在既往这个互动的过程当中，我们学着把这个感受、不良的感受给它强化下来了，或者把对自己的这种评价给它强化下来，是这么说吧？（治疗师强调经历对患者的影响。）

王军：对，这是之前的。的确是这样子，包括就昨天，我还记得，就我其实现在有些有知识，我给他讲，他也很感兴趣。但是呢他对我提一些意见呢，我觉得内心里比较抵触（笑）。（患者后面谈的内容反映了旧信念对患者的影响。）

李献云：你发现自己这个特点了。

王军：嗯。

李献云：所以当你被他提意见的时候，那时候你的想法是什么？你的自动化思维是什么？这个自动化思维跟什么样的既往感受被搅动起来有关？（治疗师引导患者用认知模式重新思考他被父亲提意见时的情形。）

王军：就他好像觉得我还是不行。（患者的自动化思维。）

李献云：好。

王军：就我还是不行。（患者的自动化思维。）

李献云：他提意见给你，你认为他这样说就表示他认为、他觉得你还是不行。好。所以他觉得你还是不行，这是不是自动化思维？

王军：对。

李献云：哎，这个自动化思维背后被搅动的那个自我曾经的感受是什么？或者核心的信念是什么？

王军：啧，我觉得这已经就是核心信念了吧（笑）。

李献云：好，噢，所以自己不行。

王军：因为这个也就是跟他互动的时候这个过程，这个也就是核心信念。

李献云：好，所以是这个核心信念，是吧？

王军：嗯。

李献云：也就是当时的自动化思维。

王军：嗯。

李献云：那个"还是不行"……

王军：嗯。

李献云：跟自己一直说的那个垃圾废物是不是一个意思？（治疗师核实患者的核心信念。）

王军：是，差不多，但是肯定是，跟、跟亲人在一起么，对自己评价还没有那么糟糕，但也……

李献云：没用那么糟糕的词，是吧？

王军：对，就是我觉得其实就是，因为可能跟外人，因为毕竟有时候跟外人什么的，毕竟是生人，反正我觉得人可能都是这个样子，我觉得这很正常。

李献云：非常好。

王军：可能做久了，就会太、太丢人了。在亲人面前我感觉，唉，顶多了也就那么回事，虽然的确不舒服。（在外人面前跟在亲人面前患者的核心信念的表述不同。）

李献云：这是我们刚才就这个谈到的，包括你昨天跟你爸讨论问题、谈事情的状况，所以你觉得这个中间的规则是什么？如果有人给你提意见的话，那就说明什么？

王军：规则，什么叫？是中间，是介于哪两层之间？（由此可知，术语对于患者来说理解起来有难度，所以治疗中应该少用术语。）

李献云：就是你的信念跟你的自动化思维之间，怎么就说明你这个人不行了或者垃圾废物了？

王军：嗯，不太明白。唉，我的信念跟我的自动化规则，我的信念不就是，比如说我觉得我不行，其实我的信念就是我的评价。

李献云：对，对自己的评价，这是一部分。

王军：嗯。

李献云：然后你的自动化思维，当然这次也是"我不行"，对吧？

王军：对，这个，对。

李献云：自动化思维是"他觉得我不行"，信念是你觉得"我不行"，这是"我不行"，然后呢中间信念就是"他提意见，那说明他觉得我不行"……（治疗师试着结合例子谈术语。）

王军：（治疗师指着纸上写的内容）这是事件。

李献云：这是你的自动化思维，"他觉得我不行"。

王军：噢，就是从……一个信念反正是固定的，跟事件无关。自动化思维呢，反而是这个事件对应了一个自动化思维。（患者的理解非常好。）

李献云：所以这么说的话，在什么情况下就证明了你，或者说明了你不行这一点，那就是规则，也被称为中间信念。

王军：啊，就触发。

李献云：嗯。

王军：嘶，就有这种外界的否定就会触发。

李献云：好，那你就会把什么情况变成、看成是一个对自己的否定了？（治疗师引导患者把诱发情形即激活核心信念的情形具体化。）

王军：嗯，一个，你看比如说有人潜移默化地瞧不起，或者说，或者说有些压力事件……

李献云：就是有人说什么就变成瞧不起啊、否定啊，从而证明了自己不行？

王军：有人提出质疑。

李献云：噢，提出质疑，是吧？

王军：哦哦。

李献云：还有别的吗？

王军：嗯，有人可能冷漠（笑）。

李献云：冷漠？（治疗师引导患者用客观词汇而非主观评价来描述。）

王军：冷漠就不搭理自己。自己问什么问题，他不搭理。

李献云：不搭理你，不搭理是吧？

王军：嗯，对。

李献云：还有什么？

王军：然后有人过得更好（笑）。

李献云：嗯，还有吗？

王军：还有就是，当然了还有一些情况，就是我处于一种压力之中，就是说这件事情我需要讲个课，我要去面对别人可能的各种各样的评价。

李献云：那就是还是有事情……

王军：就未知评价，面对未知评价……

李献云：好，未知，不确定的时候。

王军：不确定，那也这种情况其实更多，其实尤其在生活中么，别人直接说自己其实是很少，但是这种不确定其实挺多的。

李献云：有人提出质疑，不搭理你，过得更好，不确定对方会有什么评价……（治疗师小结患者谈到的诱发情形。）

王军：对呀，评价，那比如说要去讲个什么东西呀，去展示一下自己呀。

李献云：就是否定质疑自己，就是自己不行。

王军：嗯，因为有些人可能觉得我展现一下自己，我都、我都觉得自己好得不得了了，别人肯定会觉得我很好，有人说，就上去就说两句，是吧？

李献云：嗯，好。所以你觉得这是不是你一直以来遵循的规则？（治疗师引导患者把探讨的情形与前面谈到的规则联系起来。）

王军：嗯，那可能，那现在来讲是比较清晰的。

李献云：很清晰了，是吧？

王军：嗯。

李献云：好，那你要不要把它写下来？

王军：行。（边写边说）信念，然后事件会触发我的这个自动化思维，当然这是由信念产生，那什么样的事件会触发我这种负面的思维呢？那基本上这种事件就是质疑、冷漠，还有什么？不确定，不确定评价，当然还有就是比较，啊基本上是这样。

李献云：好。那比较指的是（别人）过得比自己好，是吧？

王军：对呀。就不行，就信念就是不行。

李献云：好，这就是自己不行了，是吧？

王军：嗯，对。

李献云：好。那这么说起来，怎么个情况就说明自己反过来就行了呢？（治疗师继续引导患者思考其中间信念。）

王军：那么，就得别人比如质疑之后，我能讲得很清楚；然后呢别人，我，冷漠的时候，我打声招呼他就回话；然后不确定的事件要发生的时候，我要尽可能地准备好（笑）；然后别人，跟别人比较的时候呢，我要尽可能地占据优势。

李献云：噢，占据优势。这时候就说明自己行了？

王军：嗯。

李献云：要不要写下来？

王军：（患者写，写的时候说）不确定的评价。嗯。

李献云：你写的是什么？

王军：就是因为我每个都……就是我刚才说的吧，每个都对照下来，当别人有这些评价，或者说我认为别人有不良评价时，我尽可能避免那么我的一些所谓的，当然也有些真努力呀成分在，最后导致了……行。

李献云：所以为了实现自己还行、不是垃圾废物，你采取的措施是什么？（治疗师引导患者把补偿策略放入进去，使中间信念表述更清晰。）

王军：其实就是让自己变、变得努力呀、优秀，但是这个东西不能过（度）。

李献云：就是努力变得优秀，逼自己，是吧？

王军：嗯。

李献云：好，这就是你的措施。为了避免自己不行、成为垃圾废物，就是采取这个吗？

王军：对。但有时候难就难在逼自己的时候，又、又怕问别人（笑），然后就又难受了。因为问别人，其实也是反映了……逼自己，想提高自己，要提高自己就得问，那么问别人，又觉得哎呀这玩意又得体现我不行（笑）。（患者说出了他另外常用的补偿策略。）

李献云：好，回避问别人。

王军：当时就很纠结，那就得更逼自己去看很多东西。

李献云：所以你就选择回避，回避问别人或寻求帮助，是吧？

王军：对，因为，对，就觉得问别人，可能别人就会冷漠自己呀，或者觉得自己……就负面地评价自己，就死循环的了，在这里头。自己就不是一种开放的心态。

李献云：所以就回避问别人、向别人求助。

王军：对对对。

李献云：或者说还等于……

王军：就是，其实它逻辑是这样的，我的信念是为了避免自己不行，但是呢我通过……那我怎么办啊？我为了避免它，但我这个过程、行为，我的方法里又得告诉别人我的确不行，就等于不是刺痛自己吗。（患者把他的中间信念与补偿策略说得很清楚。）

李献云：噢，如果去问别人，那就让别人明明白白地知道自己不行了。

王军：就明白自己不行了，我的目的是、是让别人知道自己行（笑），那就得逼自己，那很难受。

李献云：绝对不能问别人的。

王军：对，那就只能自己在那儿抠哧（笑），虽然抠哧的确也有效果。但是……

李献云：嗯，这是自己采取的一些措施，是吧？

王军：对，但是感觉的确是这种方式呢不是那种更好的方式，虽然它在某些程度上能保持平衡。

李献云：某些程度上能保持平衡，但能不能一直保持平衡呢？

王军：对，其实这就是有时候我大起大落（笑）的一个根本原因吧。（患者意识到中间信念对他的影响了。）

李献云：好，所以你接下来怎么办呢？前面回顾了既往你会在什么情况下出现问题，那也是未来你会出现问题的情形，那么你又怎么应对呢？（治疗师顺势过渡到议题的第二个部分。）

王军：顺的时候怎么都好说（笑）。不顺的时候吧，当然实际上我感觉我在、我也在改变啊。其实我现在是……之前都是一个果子，这个信念是从内形成的，慢慢可能生出很多问题来。但是这个问题的解决，可能通过开始一面的了解说，我其实问别人，别人也没那么看不起我，是吧？然后呢，我呢别人质疑我，他也不是说，他可能就是简单地想知道这个事本身；啊别人冷漠我，他可能就在想别的而已。啊，然后呢慢慢、慢慢就是可能还是从那个具体的事情入手，然后一层层剥到核心，就发现这些事情其实在改变自己、想让自己提高的过程，其实这些方法并不影响别人看待自己。然后慢慢可能觉得可能，哦，当然就是自己水平提高了，当然会发现可能自己行不行，跟自己水平也没有必然关系。当然这个我感觉现在太难达到了。（患者虽然赘述，但描述了改变的两条途径，即自动化思维的转变和信念的转变。）

李献云：就这么一步一步练下去的话，那对于未来可能遇到的一些逆境也罢、一些问题也罢，能不能用这样的方法继续面对呢？（治疗师引导患者思考其应对方法的可行性。）

王军：当然可以了，肯定是。我还有个问题，哎呀这个问题是，我很头疼啊，我感觉自己好像不行了，但是我问别人，我也有头痛，但是慢慢我可能感觉，问别人也没关系，跟别人讨论讨论也没关系，别人质疑质疑我也没关系，就这么一层层地破(笑)，最终呢还是把这个事给解决了。

李献云：所以总结咱俩今天谈的内容。

王军：谈的内容嗯就是，因为最近做得不错么，所以呢想总结一下这个为什么做得好。想、想总结为什么做得好，就要知道问题来自哪儿，可能来自之前跟父母啊互动形成的这种自我的信念。然后呢在这种青春期的不断成长过程中跟同学之间互动，就演化成一种对自己比较负面、垃圾废物的这种评价，埋在心里头。然后呢，行为方式呢，可能是想通过外在的努力，来消除这种啊至少外人看到的这种评价。啊，现在呢其实这种方式是一种方式，它有好有坏，的的确确学到很多，但是它还不够好(笑)，它容易让我过、过度的疲劳，停不住。那么今后怎么办呢？那么呢也是，由表面，由外部这些具体的事情为牵引，嗯，在这个过、做事情的具体过程，要去问别人，要去跟别人打交道，慢慢发现，哦，在这些细致的事情，别人没有那么想自己，没有那么想。在自己能力提高的同时，慢慢觉得自己的确不错，慢慢地到最后就是，我行不行跟我本身事件没关系了，我这个事情就是为了我想推动这个事情，我觉得自己很好，这个事情有价值。当然我觉得到那一步还需要时间，跟、跟感受上的体验吧，那、那就很长(笑)。（患者的总结很到位。）

李献云：好。所以今天谈的这些内容有什么困惑的地方吗？

王军：嗯，反正没有，反正就是，这事情也没有。我感觉困惑可能在于，每一次感觉到难受的时候，它也帮助自己可能就是说让……就是说是往自己感觉更差那边倒，还是说往自己更好那边倒。它反正都是个契机(笑)。（患者思维的灵活性体现出来了。）

李献云：所以每次感觉难受的时候，就是一个改变的契机。

王军：那也、那也倒是。

李献云：好，虽然这是你的困惑，不过也是你的体会。

王军：哦，啊。

734 · 拨开信念的迷雾：抑郁症认知行为治疗实录

李献云：好。今天谈这么多，收获最大的点在哪里？

王军：我觉得都挺大的吧，反正就把这个东西捋顺了。嗯，过去、现在和未来。

李献云：好，非常不错啊！接下来的练习？

王军：接下来的练习，我觉得我现在这几天的的确确我，我至少这个月我不再记成功日记，因为我感觉没有必要那么刻意地去提醒自己了（笑）。很多事情呢可能就是说，嗯，有些东西已经内化了，或者说，所以说继续这么做吧，我感觉生活的每一个事件来了，它都是一次练习吧。（患者已经把作业练习常态化了，非常好。）

李献云：好，就像跟你爸爸谈、交流的时候……

王军：对，包括跟我爸谈、交流，它可能又唤醒了之前的那次回忆、那样的评价。但是新的东西已经在发芽，这东西，反正总会顶、顶开的么。

李献云：非常好啊！所以唤醒之前也是让新的东西发芽的时候。

王军：对。

李献云：好。

王军：对，的的确确是这样，每一次反正都是难的时候提醒才有意义么。

李献云：好，非常好！那我们就约下次的时间，咱们可以约得稍微长一点、更长一点儿，是吧？

王军：嗯。

李献云：所以你倾向于约到什么时候？

王军：明年，反正春节之前吧。

李献云：春节之前，那就是 1 月的时候？要不你就 1 月到时候再联系？

王军：1 月再联系，倒是那也成，我怎么就到时候再打电话，是吧？

李献云：对，这确实是个问题，我看看 1 月我给你约到什么时候，2020 年对吧？

王军：对。那就……

李献云：那就到时候你跟这儿打电话，打电话，到 12 月的时候跟这儿打电话，那时候我们再约，好不好？

第二十四章 第二十八次治疗：总结展望与案例认知概念化 • 735

王军：成，好的。

李献云：好，就这样，照顾好自己。药还是那么吃着的，是吧？20毫克？

王军：20毫克，对。

李献云：你倒可以试着减一减，变成10毫克试一试。

王军：是，我打算是入职，就说春节过后吧，半年，因为入职半年么，这个东西我觉得稳健一点儿没有坏处（笑）。

李献云：好的，行，那就这样。

王军：好。

三、治疗回顾与反思

（一）借回顾总结与展望未来将案例概念化引向深入

患者目前一段时间状况很好，往往是回顾总结和展望未来的最佳时机，也是将案例概念化引向深入的最佳时机，这样才能帮助患者更好地理解他的问题，使患者将学到的方法灵活运用于他的生活中。这次治疗的重点就是如此，同时也为治疗间隔拉长以及为结束治疗打下坚实的基础。通过深入的案例概念化让患者理解其问题的根源与改变的方法，从而形成一套对患者来说行之有效的自助策略，患者才能真正成为自己的治疗师。

个体的童年早期经历，让个体形成对自我的核心信念。个体那时年龄小，认知能力有限，语言表达能力有限，自然对自我的看法就显得简单、直接和绝对化，个体更多体会到的是主观感受，特别是相应的情绪体验。如果是负面的自我核心信念，个体的感受就很不好，于是个体就逐渐学会了一套应对方法，以采取措施帮助自己不像自己以为的那样，这就是个体的补偿策略。再随着年龄增长，就逐渐建立了自己的一套判断标准或人生规则，以方便个体应对外部世界和自我的内心感受，从而保持自我的平衡和对生活的掌控感，这就是个体的中间信念。所以中间信念是个体在童年后期形成的，也就是个体在走向成年的过程中形成的，它体现的是补偿策略与核心信念之间的关系。无论补偿策略还是中间信念，都是个体用以自我帮助的具体策略，以应对那个让个体痛苦的自我核心信念。如果个体生活的环境、遭受的刺激、生活习惯或身体健康状况没有太大的变化且个体能承受时，个体的那套规则和补偿策略还能发挥保护作用，个体就能维持这种平衡状态；一旦出现较大变化或个体承受不了时，个体的那套规则和补偿策略不但不能发挥保护作用还会起反作用，个体就会出现心理行为问题或罹患精神障碍。

（二）对药物治疗提出调整建议

治疗师本身是精神科医生，对药物治疗有自己的看法，不过患者的药物治疗方案并非出自治疗师，所以治疗师会对患者提出自己的减药建议，请患者跟他的主管医生协商药物治疗方案的调整，而非直接将患者的药物减量。治疗师之所以这样做，是因为认知行为治疗本身在抗抑郁和抗焦虑方面的效果不亚于药物治疗，甚至在预防抑郁焦虑的复燃、复发方面优于药物治疗。而且患者经过 2 年的系统认知行为治疗，已经掌握了认知行为治疗的方法，信念也做了调整，是时候将抗抑郁剂减量了。在此之前，治疗师也曾建议患者将苯二氮卓类抗焦虑药逐渐减停。当然，如果治疗师的专业背景不是精神科医生的话，给出类似的建议时需要慎重，可以请患者根据他的病情变化跟他的主管医生协商药物使用的问题，而非直接提出停药或减量的建议，以避免跨专业给建议的陷阱。

四、治疗记录

治疗记录	
2019 年 10 月 13 日	Session 28
心境检查	
患者状态非常好，工作和学习无异常。患者记得上次治疗的内容，学会转变对自己的看法，做了作业。 　　患者的收获：以前认为问别人基础的问题或者犯错了，别人会看不起我。但其实犯错是正常的，这是人进步的过程，大部分人不会看不起犯错的人。	

议题
回顾治疗收获，展望未来可能出现的问题及应对方法。 　　患者的既往模式：发现缺点，评价自己垃圾废物，从而调动自己的能动性。 　　患者回顾此模式的来源：来自找不足的应试教育和跟朋友的互动，不能处于平等和优势地位，想通过反超证明自己不是垃圾废物。我爸帮我做小制作，还会问我："这个你会做吗?"学习时爸爸默默地陪伴是种压力，感觉自己被控制。我爸从来不夸我，情绪无变化。我在父亲面前是被引领，在外面找朋友也是找能引领自己的人。人际互动中没有掌控感，被动、自卑，感觉受限制，如同跟爸爸在一起一样。 　　我逼迫自己努力、拼搏；如果不这样的话，就坠入万丈深渊。只有把事情做好了，我就好了。现在爸爸提意见，让我觉得他觉得我还是不行，这既是自动化思维也是核心信念。 　　患者出现问题（不顺）的情形：如果有人提出质疑、冷漠(不搭理我)、(跟人比较)别人过得更好、不确定对方的评价时，就认为是否定、质疑自己，被人看不起了，就说明我不行(我垃圾废物)。只有我能做得很清楚、很好、占据优势、别人搭理我且评价很好，才说明我还行、不是垃圾废物。于是努力变得优秀，逼自己；回避问别人(寻求帮助)，以避免自己不行。 　　患者的总结：不顺的时候就需要改变了。问题来自童年早期跟父母的互动，在与父母的互动中形成自我的核心信念。然后在成长的过程中跟同学互动，让患者对自己的负面评价"自己是垃圾废物"深埋在心里头。于是在行为方式上就是找自己的缺点，通过努力或逼迫自己、回避求助来消除这种评价的不良影响。未来需要以外部事情为切入点，在做事情的过程中，主动寻求帮助，跟别人打交道，慢慢发现别人并没有那么想自己。在自己能力提高的同时，慢慢觉得自己很好，做这个事情有价值。实现后者的转变还需要时间的积累跟感受上不断的体验。

作业
每一个事件都是一次练习，每一次感觉难的时候提醒自己用所学方法帮助自己改变。

第二十五章

第二十九次治疗：案例认知概念化与总结

一、第二十九次认知行为治疗的总体框架

案例认知概念化的目的是加深治疗师和患者对患者问题和疾病的理解，从中找到患者转变的主线。患者从小跟易怒母亲交往的模式影响了患者对自己和对他人的看法以及患者的应对策略，从而发现"自己在把跟母亲的交往方式复制到跟其他人的互动中，而现在并不是每个人都是我童年时的母亲"。当然，继续转变信念、自动化思维和行为模式并收集支持新信念的证据是患者一直需要练习的内容，特别是面对新的要求的时候。

本次治疗用时 45 分钟，与上次治疗间隔近 3 个月（差一周 3 个月）。患者经过治疗后自评量表得分变化如表 25-1 所示。

表 25-1 自评量表得分变化表

Session	0	1	2	3	4	5	6	7	8	9	10	11	12	13	14	15
BHS	14	3	4	6	5	13	3	10	1	3	6	6	3	9	3	8
BAI	21	9	9	9	21	21	15	8	2	1	4	6	2	8	3	2
BDI	21	9	9	17	13	16	9	3	4	2	3	10	1	11	3	6
Session	16	17	18	19	20	21	22	23	24	25	26	27	28	29		
BHS	5	5	4	5	8	7	8	0	0	0	1	1	2	0		
BAI	2	1	4	5	2	2	2	0	1	0	0	1	1	0		
BDI	3	3	8	7	6	0	3	0	0	1	0	1	0	0		

注：Session 为治疗次数；BHS 为贝克绝望量表；BAI 为贝克焦虑问卷；BDI 为贝克抑郁问卷。

二、第二十九次认知行为治疗逐字稿与讲解

李献云：怎么样这 2 个月？

王军：啊，这不止 2 个月了，就 3 个多月了。

李献云：3 个多月了，哦。

王军：是，上次 9 月来的。非常好，我感觉最近，各方面都感觉，反正也就是想问题都成熟多了（笑）。而且主要是方法还是一个成功日记吧，我感觉这个还是很好。反正自己现在是不仅记成功的东西，还会记一下目标，然后还会记一下具体的最近遇到的问题和解决的方法。这样就给自己就是更明确了。其实咱们治疗也是，之前一直在说我们一旦遇到很多不确定的时候、迷茫的时候，都会提醒自己目标是什么，这样还是很有效果的。（患者在心境检查的同时，谈到了他的练习和收获。）

李献云：好，所以记录了成功日记以及记录了目标之后，对自己的评价，对自己的那个自我的认识、信念有什么不一样？（治疗师强调信念的改变。）

王军：就觉得自己呢，嗯，越来越、越来越好（笑），就是觉得自己越来越好，而且是我会发现，不管是就是我们这样做心理的咨询重新看待自己，还是说在生活中一些不懂的事情……因为其实心理这个问题我也是因为有困惑，所以来学习来了，它都可以呢，可以重新认识自己和世界的很多方面。然后呢通过改变自己的认识提醒自己，不管是遇到一个压力，在自动化思维来临的时候，提醒自己改变自己的看法；还是说遇到了一个之前一直感觉比较困难的事情，开始提醒自己用别的思路去看待它，从而呢改变行为，它都是一个特别好使的一个方法。（患者的新信念被强化被完善，也继续有了新的改变。）

李献云：所以不仅用来做心理方面的问题的解决……

王军：对。

李献云：还可以用来处理你生活当中、工作当中的一些困难。

王军：所有的事情。

李献云：非常好啊！

王军：基本上是所有的事情都可以用这种改变认知的方法先开启。

740 · 拨开信念的迷雾：抑郁症认知行为治疗实录

李献云： 很好，所以简单回顾一下的上次内容。

王军： 上次的内容就是说，因为比较顺利，因为上次也是比较顺利，我们其实呢就想总结过去和展望未来，在总结过去跟展望未来的第一步，我们要知道是什么因素导致了我们之前的问题，就是这个问题呢就是对自己负面的消极的评价，它到底来自哪里。我在路上也听了这个、这个上次的录音么，后来我就有了新的发现。实际上、上次我们总把这个问题的原因归结于、解释成跟我父亲的互动。其实我发现，在我跟我父亲，而后跟我父亲的互动，然后导致演化成跟同学之间的互动被动，然后呢再演化成对自己的不、不自信。我发现在父亲之间还有一环是跟母亲（笑），啊，嗯，这个我母亲是一个其实比较情绪化的人。就小的时候呢我经常需要就……可能在我五六岁的时候，或者说，我可能就需要照顾她的感受。嗯。（患者听录音让患者回想起更多相关的童年经历，从而使案例认知概念化更加完善。）

李献云： 哦。

王军： 所以我发现这一点就一下就全解释通了。就是说，她有很多些不满、有些情绪，我得牺牲我自己去照顾她，而且是在很小的时候。那这样的话就很容易的话就是说别，就很容易很容易在意别人的评价跟别人的期待。就导致说，其实我爸是一个非常智慧的人，他能，他相对来说成熟一些，他能去遇到问题去看书，去学习，改变自己认知，去反思自己。所以说他，我是，我的根儿其实是在跟母亲的互动之中形成的。然后在跟父亲的互动之中慢慢地好像就是说爆发问题，在跟同学之间爆发问题。所以说我都把别人的那个评价，别人的期待，哪怕他不说，我都把它想得特别重要，感觉……（患者小时跟母亲的互动模式是其核心信念的起源。）

李献云： 你理解成，你就理解成他对自己的负面评价。

王军： 嗯，就是说，就是说我倒不是理解成别人对自己的负面评价，是我会特别特别在乎别人的感受，嗯，觉得只要别人对我有一点儿不满意，我就不好。然后呢，那自然自己也就被压抑掉了。（患者从小学着养成的内归因模式和补偿策略。）

李献云： 所以这跟小的时候跟母亲那种情绪化……

王军： 对，情绪化。

李献云： 母亲出现情绪化的时候，你就会觉得自己不好。

第二十五章　第二十九次治疗：案例认知概念化与总结 • 741

王军：对。

李献云：然后想方设法是让母亲的状态好起来。

王军：母亲高兴，嗯。

李献云：好，非常不错！所以回顾上次治疗也联想到曾经的经历……

王军：对。

李献云：被自己忽略掉了那个曾经的经历，一直以来以为只是父亲那种默默的陪伴给自己压力……（在治疗早期患者经常会有意或无意地忽略掉曾经的关键童年经历，这是治疗中的常见现象。原因可能是多方面的，比如治疗关系不够稳固，患者不愿意谈；患者有各种各样的顾虑让他不知道该从何谈起；不到特定的情形下患者也回想不起来相关的经历，因为记忆需要一定的感受刺激或感官刺激才能被激活，特别是负面的生活经历；等等。）

王军：对。

李献云：其实忽略了母亲的情绪化带给自己的影响。好，非常不错啊！那今天咱俩谈什么？

王军：嗯，今天其实上就怎么说呢？还是，嗯，从这个母亲，因为我觉得上次呢一方面跟父亲的那一块实际上谈的，因为我听了录音之后，我也觉得有点儿僵硬就是，因为毕竟根儿找错了么（笑）。

李献云：噢，好。

王军：对吧？所以呢，我们可以重新谈一下就是，因为当我们有了新的认识，觉得这可能是跟母亲、在跟母亲的互动之中形成的这种认知，我们可以再捋一下。（患者的日程设置符合治疗师的期望，于是回顾童年经历完善案例认知概念化就成了这次治疗的议题。）

李献云：非常好，那咱就将讨论放在捋一捋上啊。好，那你说说你怎么捋的，然后你觉得……

王军：就分享一下，因为其实现在可能特……就是说就随便聊一点儿，我觉得目标还是就是说把这个我怎么从跟母亲的这个、由于母亲的情绪化，导致呢我小的时候呢特别特别在乎她会不会满意，然后进而跟父亲相处，跟同学相处，慢慢形成了，哎，我自己不好。

李献云：那你说说你母亲小的时候是一个什么样的情绪化状态？（治疗师的表述不严谨。）

王军：是我小的时候，是吧？

李献云：你小的时候，对，就你感受到的，你那小小年纪其实并不懂这是怎么回事的时候，你感受到的是什么？

王军：我感觉我有的时候得得顺着她，就说我知道我我母亲可能是在单位受气了，或者是她、她因为、她因为受气了之后情绪不好，我就得、就是说不能把自己真实的想法表达出来。

李献云：那你怎么知道你不能把自己真实的想法表达出来呢？

王军：因为母亲脸一耷拉（笑），我就知道就是她就不高兴了，啧（沉默）。（由此可知，患者小的时候就比较敏感。）

李献云：那她脸一耷拉就一耷拉呗，你是一个小孩子，你怕什么呢？

王军：因为我想让她高兴。（取悦母亲是患者小时候的应对方法。）

李献云：哦。

王军：噢，就是有可能就是说这个母亲她这个一不高兴，因为小孩不知道她到底……我可能不知道她到底是……现在可能知道是单位的一些事、别人。但可能当时就总是想通过自己的行为让她变得高兴（沉默）。

李献云：嗯嗯，想用自己的行为让她变得高兴，所以小的时候你看见她脸耷拉的时候，小小的年纪，那时候你会怎么看自己呢？那时候你也不知道她是为什么事不高兴么，所以你那时候会怎么想自己，要拼命使她高兴？

王军：有可能就觉得自己哪儿做得不太好了，要帮帮她，给她刷刷碗，做点儿让她觉得自个儿是懂事的事。（看着母亲的脸耷拉下来，患者本能地觉得是自己做得不好。）

李献云：哦，所以那小小年纪看见她脸耷拉了，就觉得是自己做得不好，可能是自己犯错了。

王军：对，就做一些大家都说"这孩子乖、懂事的事"。

李献云：哦，那母亲在教育你的时候也有类似的情况吗？她比方说她不高兴了，就觉得是你做的不好，她会这么说吗？

王军：倒没有，她倒不会直接这么说。就是说她每次都会，她也会反思自己，但是她总是口头上反思（笑）。就是她自己处、情绪上处理得也不够好。（患者的注意力从童年又回到了现在。）

李献云：她怎么个口头上反思？

第二十五章　第二十九次治疗：案例认知概念化与总结 • 743

王军：因为她总是会说，说很多问题都是家长的问题，就不是孩子的问题。

李献云：你小时候，那不是，你大了她这么说。（治疗师需要记住此阶段谈论的主题是什么，而非跟着患者的思绪走。）

王军：嗯。

李献云：你小的时候她会这么说？

王军：没有印象。

李献云：就先不把现在的她的说法放在这里，现在你得了抑郁之后她会这么说。就在你小小年纪的时候，你那时候谁也不知道你有什么问题，你还好好的情况下，她一般会怎么说呢？

王军：说自己？评价自己？

李献云：她会怎么跟你说话？或者怎么说她自己？她回家脸一耷拉或者……

王军：就是，嗯，包括现在啊，其实我母亲都是就是说，嗯，她也知道自己做得不对。（患者依然不自觉地为母亲辩护。）

李献云：嗯嗯。

王军：但是呢她就是说，嗯，她大部分时候都是平静，但是冷不丁不知道遇到什么事儿，就是回家就脸一耷拉，然后就指责，就看我爸不顺眼，就说我爸两句，说爽了就就忘了这事儿了（笑）。（患者母亲的这种指责他人模式容易让患者内归因。）

李献云：哦，好，她一回家她自己不高兴了，她就会开始指责其他人。

王军：对。

李献云：主要是指责你爸。

王军：对。

李献云：一般你爸这时候是怎么处理的呢？

王军：我爸就，嗯，我爸当时就是说就回避么，就是就沉默。是，就是现在呢，其实我们家庭里一直在改变这个事情，现在已经变得非常非常令人满意了！就我妈对自己的评价呢也有的就是没事夸夸自己呀，就是。您要是，因为您要是现在让我回想当时呢，就是说我也在这其中做了很多努力跟帮助他们的事情。但是因为现在已经变得挺好，就是说至少我已经

744 · 拨开信念的迷雾：抑郁症认知行为治疗实录

满意了。但是说让我回到当时……（患者父亲是患者的榜样，患者从父亲那里学习了回避的模式以避免人际矛盾升级，但患者的注意力很容易回到现在的变化上，来为父母辩护。）

李献云：咱现在是为了梳理你的状态么，咱现在不是要看现在的情况。（治疗师结合这次治疗的目的来提醒患者回到过去。）

王军：对对对。

李献云：你是想梳理一下跟母亲的这个关系……

王军：对，是。

李献云：让自己对自己的情况有一个更清晰的了解，所以……

王军：对对对，是这样的。

李献云：需要你把记忆力带回过去，而不是，有的时候会不自觉地回到现在……（治疗师把患者注意力回到现在的情况正常化，促进共情理解，从而推动患者卸下戒备谈过去。）

王军：对对对（笑）。

李献云：再带回过去想一想，就是你妈妈她在外面受气了，我们也不知道她为啥受气了……（治疗师复述患者母亲的表现，有助于患者的思绪回归童年。）

王军：对。

李献云：她回家就把脸一耷拉……

王军：对。

李献云：然后就开始东指责西指责，指责你爸，然后也顺便说不定也会指责你吧？

王军：嗯，她可能不会指责我，就是会、会，我会小的时候明显就感觉她生气的时候手就是冰冰凉的那种。就是我去摸她，她也没有什么反应（笑）。（患者儿时母亲生气时的触觉体验。）

李献云：哦，所以她一生气，你过去摸摸她，发现她……你能依然记得她手冰凉的那种感觉。

王军：嗯，对。

李献云：所以那时候你们家就会变成什么样子？什么样的一个模式？

王军：（思考）就会变得就是，我不知道，当时其实我爸比较忙工作，特别小的时候，老出差，其实好多时候都是我跟我妈单独相处。（可见患者和母亲的互动是如何影响他一生的。）

李献云：她那时候会怎么办？

王军：所以她那个时候呢就是，啧，她也不会批评我、指责我，但是呢，我的内心呢就比较敏感，因为能、这种情绪是能感觉到的。我妈呢也不会就是说成心冲我发火，但是呢她就会急躁和变得不耐烦。

李献云：比方说，你举个例子。

王军：（思考）我能想象的例子都是现在的例子。我就小的时候顶多就是记得，我妈那个就一生气那手整个就冰凉，然后给我的感觉就不对了。

李献云：哦，那时候你感觉到的是什么？她手冰凉，没有反应，你去摸她了，对吧？

王军：对。

李献云：回家。

王军：我就会感觉很不高兴，我也不快乐，然后我就想努力让她变得快乐。（患者在人际交往中努力讨好别人的模式由来。）

李献云：哦，你就会怎么做？

王军：我就会去迎合她。

李献云：你怎么知道怎么做就迎合了她呢？

王军：嗯（思考），就问问她怎么了呀，安慰她呀，应该就是那样，就是，啧，从一个孩子觉得那个能讨父母欢心的那个（笑）。

李献云：嗯嗯，就去讨她的欢心，哦，好。

王军：嗯，帮忙做做家务，但我不知道我五六岁的时候是什么样的状态。反正初中是，初中就明显能感觉到，初中就更能意识到她是开心还是不开心了么。嗯。

李献云：所以这是你小的时候能感受到和记忆的，一些具体的她怎么发火也记不得了。但能记得的是，你看见她不高兴，过去摸摸她手，都能感觉到、到现在还记得她手冰凉的那种感觉。（治疗师复述患者儿时的记忆和触觉感受，以促进共情和帮助患者回忆。）

王军：对，就能感觉她、她好像那个情绪就特别起伏（笑），能感觉到她那个那股情绪在。

李献云：而且家里只有你跟你妈妈俩人，你爸爸出差不在家。

王军：对，对。其实我跟我爸关系非常好。（患者不自觉地就会为家人辩解，所以治疗师让患者感到安全和不被评价才有助于患者说出相关童年经历。）

李献云：那当你爸回来的时候，你妈妈这样的脾气，你说你妈妈就，你爸爸就会沉默⋯⋯

王军：有时候也实在忍不住就发火，哦，就当时其实在初中的时候，我经常调解他们俩什么的。

李献云：初中时候经常调解他们俩的矛盾，你怎么做的？

王军：就我觉得就是和稀泥的感觉，就是在我妈面前说我爸的好，在我爸面前说我妈的好。

李献云：那你怎么知道这么做呢？

王军：我不知道我是不是初中的时候开始做的，还是我初中的时候就⋯⋯我忘了，因为我现在是这么做的（笑）。我真的忘了初中的时候。

李献云：所以他们俩矛盾的时候会是一个什么样的状态？你还记得吗？

王军：初中的时候已经就是⋯⋯

李献云：小学的时候也可以呀，或者更小的时候。

王军：初中的时候，就记得小的时候有一次他俩反正就吵架，反正把那个豆腐罐给砸了，就摔摔碗、摔东西么。但是我现在真的是记不得太清楚了，我就记得我妈那个就是生⋯⋯或者说逛商场的时候，我呢也知道老妈这个这个，就好多想要的玩具就不敢要了（笑）！这这我印象挺深，想要的玩具不敢要。

李献云：不敢要，怎么想的？

王军：就怕我妈不、不开心。

李献云：嗯嗯。

王军：就有什么话呢都要就藏着掖着不敢说，就即使是好事，也不想说（笑）。嗯（思考），我觉得，嗯，就是说这种相对来讲压抑自己的感受，可以是我特别特别在乎老妈的这个情绪所引起的。

李献云：所以在从小的经历中学会的。

王军：对。

李献云：然后你学会如果压抑自己的感受的话，你妈妈的状态是不是就？

第二十五章　第二十九次治疗：案例认知概念化与总结 • 747

王军：对，就我不说，就是或者说去迎合她。

李献云：迎合她之后？

王军：她就会高兴。（患者补偿策略的形成，习得后被强化。）

李献云：她就会高兴。

王军：就至少，对。

李献云：嗯，好，这是你。那你爸爸呢一般会怎么对待你妈妈？

王军：我爸爸其实，现在来看的话我爸其实当时根本不懂这些，他就觉得女生可能发发火也正常，他就没觉得这是一个特别大的事就。

李献云：你爸当时会去像你一样去压抑自己、迎合她，让你妈妈高兴吗？

王军：嗯，啧，就我爸还是会跟她讲理，就是我爸会聆听，就老妈那种，我爸就大部分时间都是在聆听开导，但是实际上现在回过头来看呢，我爸说的那些理性的话，我妈在情绪下根本听不见、听不清。我妈呢其实有很多情绪吧，她也知道我爸为她好，所以呢大多数情况下呢都是使劲儿说她单位里的那些事，对吧？就当一个情绪的感情的一个垃圾桶，但是偶尔呢会会这个会迁怒于我爸（笑）！嗯，就这么一种情况。

李献云：嗯，所以这么说起来，我们就看到的是，你小的时候在这个环境下，你自己是怎么应对家里的低气压的。（治疗师进行小结。）

王军：对，对。

李献云：所以你学会了要么讨好他们……

王军：对。

李献云：要么就是不说自己的内心想法。

王军：对，其实我爸他这个人心智还是很健全的。包括之前我总说他默默陪着我学习、鼓励我，嗯，其实嗯他的心态是挺平和的。只不过我就是说，我跟我妈形成这种互动吧，应该是在至少上小学之前就养成了，为什么呢？因为我发现我爸这个人出现在我生命里，就是基本上小学二年级开始上奥数（笑），他开始陪着我，那个时候我就出现这种迎合他的、不理解他的这种行为了么和心理模式，那么就说明我跟我妈的这种互动模式，可能是在小学二年级之前就慢慢形成了。（患者对自己问题的理解很到位。）

李献云：好，所以现在就看到了，其实你不愿意学奥数，但你记忆当中你爸爸总是默默地陪着你，而且他也没什么表情变化的时候，以你小的时候经验，你会怎么揣摩你爸的心思，让你自己就那么挺着学习？

王军：对，我就觉得我要不这么做，他可能发火了，所以他半天没发火，我很惊讶（笑）！

李献云：（笑）是吧？

王军：对（笑）。

李献云：所以你会把对你妈妈的判断放到你爸爸身上……

王军：对。

李献云：然后你就不敢说出自己的心声，就那么硬挺着。

王军：（声音变低）嗯，对，对。

李献云：所以才会导致一开始我们似乎觉得你问题根源就在于跟你爸爸相处这一段，而不在于之前。

王军：（声音继续很低）对，对，对对。（声音变高）包括再往后推，跟同学相处也是压抑自己，就让别人满意，给别人打辅助，对吧？成全别人（笑）。包括公司里头也是，哎别人别、千万别对我有什么不满意的，不敢问别人，怕别人说我水平低，这东西都能解释通了。嗯。

李献云：这我们就知道一个人的模式是从小养成的，或者有的是不知不觉养成的。（治疗师强调模式是逐渐养成的。）

王军：对，是这样。

李献云：然后这个模式就一直用在任何场合。

王军：对，是这样，就是我我这，因为我那个，应该您听过这本书就是《少有人走的路》应该都比较著名。

李献云：听他们说过，但没看过。

王军：是，就讲的都是一回事，就是潜意识，就是我们现在做的所有的心理都是在、在用各种方法从意识改变潜意识的那种错误的不适宜的认知。

李献云：就是小的时候的经历，我们就会形成一个对自我的认识。

王军：对。

李献云：然后形成自己的一个应对这个世界的模式了。

王军：对，是这样。

李献云：如果我们没有机会去探讨它的话，就这个模式就……

王军：一直下去了，一辈子。

李献云：一直下去了。如果我们学会探讨它，发现是这么回事，可能才有机会转变它。（治疗师跟患者强调，理解了自己的不良模式后重在改变它。）

王军：对，对，对，是这样。就是我们，包括现在一些知识，可能比小的时候，因为小时候认识太根深蒂固了，不容易给它覆盖、覆盖掉，而这些新的东西学起来相对更容易一点儿（笑）。

李献云：那这么说起来的话，你已经发现这个特点了，所以你的转变呢？你的模式的转变，无论是对自我的认识和新信念这一块，中间信念这一块，还是行为模式这一块，你觉得你接下来要做的是什么？

王军：我觉得我有一个重要认识应该是对他人的认识，就是他人现在根本伤害不了我什么。就是这个其实是一个挺重要的认识的。然后呢就是发现其实别人现在已经就是、就伤害不了我什么了（笑），就自己完全可以更放松地去生活。（患者从小形成的对他人的核心信念以及新的对他人的核心信念。）

李献云：所以小的时候总觉得别人会伤害到自己。

王军：对。所以呢得把这个达不到别人要求呢，就就逼着自己达到。但其实现在自己有更多的选择权。

李献云：那你觉得以前认为别人会伤害到你，跟什么经历有关系呢？

王军：就跟小的时候这种，当非常小的时候，母亲的情绪动不动她就会，这个影响，因为我母亲的情绪，因为我妈亲的情绪这个波动比较多、揣摩不定，动不动会伤害到我（笑）。嗯。

李献云：所以之所以形成你觉得别人会伤害到自己，跟你小的时候跟母亲互动有关系，你母亲确实是阴晴不定……

王军：对对对，的确是。

李献云：她就是会伤害到自己。

王军：对。

李献云：所以对别人的认识是别人会伤害到自己，对自己的认识是什么？

王军：嗯，对自己的认识就是自己不够好，达不到别人的目标。（患者对自我的旧的核心信念。）

李献云：自己不好。

王军：对，这一下就解释得很通了（笑）。

李献云：所以对自己的认识是自己不好，对别人的认识是别人会伤害到自己。

王军：对，别人会伤害到自己。

李献云：这就是一个是对自我的核心信念，一个是对他人的核心理念。（治疗师抓住机会对患者进行认知理论中有关核心信念的心理健康教育。）

王军：对，对。

李献云：所以采取的策略就是讨好别人，努力去做别人让做的事情……

王军：对，对。

李献云：或者是压抑自己的真正的内心的想法、自己的感受……

王军：对，对。

李献云：然后只有这样的话，似乎才能让别人满意……

王军：嗯，自己也心安理得，心安一些。

李献云：自己也显得好，也不会被伤害到。

王军：嗯，对。

李献云：你要不要把它记录下来？

王军：嗯，是（开始写，写的过程中叹气）。

李献云：（看见患者停顿下来）所以你写完了？

王军：嗯，没有（继续写）。（写完了，总共用了三四分钟）嗯。

李献云：好，你写的是什么？

王军：从小和情绪不稳定的母亲的相处过程中形成的思维模式是，看待别人呢，觉得别人可以伤害到自己，自己必须满足别人的要求才可以避免伤害；看自己呢，是自己总是不够好，离别人的要求还差得很远，别人会批评自己。行为呢就是逼自己达到别人的要求或者自以为的别人的要求，压抑自己的愿望。（患者的总结非常到位。）

李献云：嗯，好。所以看待别人是别人会伤害自己，看待自己是自己不够好。

王军：对，对对对。

李献云：所以形成的中间策略就是必须满足别人的要求。

王军：对对对。

李献云：然后如果自己满足别人的要求，迎合别人、讨好别人，那自己就不会被伤害。

王军：对。

李献云：别人也不会伤害自己，自己也不是不好。

王军：对。

李献云：否则的话，自己就是不好，别人也会伤害自己。

王军：嗯，嗯。

李献云：好，这我们就很清楚这个模式了。

王军：嗯。

李献云：所以你捋一捋，因为你从你高中开始出现问题到现在，您觉得每当你出现问题，最常见的情况是什么？是什么情况往往会压倒你、击垮你？（治疗师继续引导患者察觉常见的扳机因素。）

王军：就是别人来了一个新的要求，不管是社会的，反正你看比如高考，就是一个社会一个很高的要求，当然要求自己一定要去考好成绩、考好学校，就是为了考好而考好，在我当时看来。

李献云：就是来了一个新的要求的时候。

王军：对对对。

李献云：无论是学业上的要求，还是……常出现的是学业上的要求？还是人际交往上的要求？

王军：其实都有。

李献云：嗯。

王军：实际上就是说，你看高中爆发的时候是学业上的，但是呢我也会给自己，比如刚上高中我也会给自己定目标，定各种各样的，比如说人际交往的目标（笑），就总会给自己提要求，可能那个要求更多的不是发自内心的。

李献云：那给自己提的这些要求，你觉得压倒你的这根稻草是偏业绩上的，还是偏人际交往上的？

王军：业绩上的吧。

李献云：偏业绩上，所以你这个不好指的是自己什么不好？

752 • 拨开信念的迷雾：抑郁症认知行为治疗实录

王军：（思考）自己能力。

李献云：好。

王军：我不太懂您提的这个问题啊。

李献云：就我们得找一找到底经常压垮我们的是什么？而这个不好到底是偏能力还是在人际交往上感觉不招人喜欢啊之类的？到底是哪块？（治疗师跟患者核实扳机因素的类别，以帮助患者以后应对。）

王军：嗯，实际上如果当……其实我高中的时候就感觉到自己人际关系不好，总还那样……当时还想着总要我爸让我、我要住宿。其实，嗯，嗯，但是给我影响最大还是高考那个事吧，可能就它们。（由此可知，引发患者压力大的因素还是业绩或能力领域。）

李献云：所以还是业绩上的。

王军：对对。

李献云：这是最主要的，其次才是人际上的。（患者在治疗中总谈论自己的人际交往，所以治疗师跟患者核实人际交往问题是否是患者罹患精神障碍的扳机因素。）

王军：对，包括我现在就是说跟同事什么的聊天也很随意，就不怎么在乎，不聊也无所谓，我也不怎么在乎。当然感觉工作得做好（笑）。（由此可知，对于患者来说他的关键扳机因素不包括人际交往问题。）

李献云：所以对你来说这个不好指的还是能力，自己能力上的不行。

王军：啊，对。

李献云：那其实如果我们要避免自己再一次被压倒的话，要留意哪些领域呢？（治疗师引导患者把案例概念化的内容跟扳机因素结合起来思考。）

王军：嗯，要留意，我觉得，就是看待别人、如何看待别人跟看待自己。就是说呢，当然这个别人呢其实是，像我领导，像领导，就是说虽然我们在乎的是业绩么，但是业绩的一个晴雨表其实就是领导对自己的看法（笑）。嗯，就是说像就包括，我还可以举我我认为我做得不错的例子啊。就是那那次有一个问题呢，然后我也边学习边解决，然后领导看了之后就说，嗯，就说"这个你得好好看"，然后就告诉我怎么怎么做。我原先的解读呢，很自然就感觉领导是不是批评我了，然后让我好好看。后来我发现不能这样去看待别人！就是如果我比如说我做了，我让我的师弟做一件事，我说"这个你得好好看，你在这儿看、这儿看、这儿看"，我只是觉得这东西很重要，我看就是了。他不是在批评我！所以说一定要揣摩别人真正的用意是什么。就是说这在在，就是说不会……要不然别人说句话，就觉得人家是在伤害自己（笑）。（患者对于他的问题有了很好的自我觉察和改变。）

李献云：好，所以你很容易敏感……

王军：对对。

李献云：对别人的一些话……

王军：对。

李献云：有你自己的一个……

王军：解释，解释。

李献云：被批评的解读。

王军：对，我得，这个我也是，我在成功日记里头写写过，当然我在这儿能不能提炼一点儿或者说怎么样，或者换个换个看法，我不知道。因为这些事情、这些东西吧它是一个核心信念，它发生、永远都发生在、从具体的事件中映射到（笑），所以每一次都得去一件一件事地去修正自己，对吧？当然了也可以说，可以，反正现在我能想的就是说，再看到别人，我会发现别人肯定是伤害不到我的，本质上。当然了他到底怎么想的，也得具体问题具体分析。（患者对他人的新信念。）

李献云：所以学会看待别人不是在伤害自己。

王军：对，对，并不是在伤害自己。

李献云：那么面对别人的评价的时候，可不可以产生不一样的思维呢？

王军：对，我我我举的那个例子也是么，就是我就在，唔，在想，就原先总往别人在批评我、伤害我那方面拐，现在我就会反思一下别人说那话，他他虽然说是那么说，但是他到底情绪怎么样，得自个儿揣摩出来到底是什么样，真实的情况到底是什么样。

李献云：所以不是凭着第一感觉去认定他的意思……

王军：对对对，对。

李献云：而是在学会提醒自己别人不是伤害自己的情况下……

王军：对。

李献云： 然后去仔细想一想……

王军： 对，得去揣摩一下。

李献云： 仔细想一想，揣摩一下，然后才能更客观地看这句话的意思。

王军： 对，对。

李献云： 你要不要写下来？这常常也是你很容易出现的一个情形。

王军： 嗯（开始写，用了近2分钟）。就是说，日常的别人不经意的话，思维总是拐向别人是在批评我，方法就是提醒自己现在不一样了，别人是不会没事故意伤害我的（笑），揣摩别人真实的用意。

李献云： 好，这是对别人的看法，别人伤害自己，批评自己，实际上别人不是这样啊。

王军： 对对对。

李献云： 那对自己的看法呢？

王军： 哎呀！

李献云： 自己不好，能力不行，废物垃圾，这个怎么提醒？

王军： 我现在经常就提醒自己，自己还可以。没事就提醒，没事就想最有可能的情况是啥（笑）。

李献云： 那如果变成自己还可以，学会遇到任何事情的时候，都学会这么提醒自己的话，你觉得你的想法会有什么不一样？

王军： 嗯，啧，我觉得，嗯，就是说其实我之所以这么看待自己，是永远都是觉得别人会伤害我，对吧？总是觉得别人的目标无限高呀，别人要伤害我。如果说我觉得我这儿做好了，自己就看自己本来已经真的就挺好的。

李献云： 好，如果看自己本来，遇见事儿，除了从别人会不会伤害自己、批评自己的角度来看，然后也学会提醒自己还可以、自己挺好的话……

王军： 对，对对对，是这样。

李献云： 那别人还会不会伤害到自己呢？

王军： 就就不可能，实际上是不可能，就就是说，我前几天也跟我爸妈一块儿聊天，我发现任何两个人沟通，对于一个人来讲应该是有4个人。一个是那个人说的话，一个是自己听到了什么，然后一个就是自己的大脑对自己怎么说、怎么解读、怎么评价，一个是自己的感受（笑）。就是说吧，别人说什么我控制不了，但是我可以就是说，当我是一个情绪正常的时候，可以完全听到别人的话，不会有选择去听。然后呢自己对自己说："自己怎么评价自己？怎么看待这个事儿？"然后那别人他说对了，我也可以，那当然很好；他如果说的不对，我通过看待自己的这个思维，对这个事情的认为，对吧？我永远都不会伤害自己的。

李献云： 好，我就想问，你之所以别人说了一句话，你有选择性地去听，跟你对自己的看法有没有关系呢？当你把自己看成自己不行、自己废物、自己垃圾的时候，你会……（治疗师引导患者发现是核心信念影响患者选择性地听取对方的话。）

王军： 对，那我就会跟自己说，我垃圾、我废物！这些东西都感觉是，我都听到了。

李献云： 所以你会不会选择性地去倾听？

王军： 对呀，那也会呀，那就也会呀，就是说信什么，就会听到它，然后解读到自己内心。

李献云： 好，所以是不是跟自己对自己的认识有关系，让自己选择性地倾听那些或者解读成符合自己对自己认识的那些？

王军： 对，就跟朋友聊天一样，有些人，我现在就别人即便是给我开玩笑，我都很快一转，就变成对我有利的情景（笑）。这个叫原先，可能要是对自己评价不够高的话，就当时就、当时就语噎了，就不知道说什么了，反应呀情绪呀这都不一样。

李献云： 所以关键点还是在于自己对自己的看法以及对别人的看法上了。（治疗师反复强调信念的影响，对患者进行认知模型的心理健康教育。）

王军： 对，实际上……

李献云： 导致选择性地解读一些内容。

王军： 对，对，实际上就是说，我之前也在成功日记上记了，当然是就是说人应该是积极地看待自己，就是说看自己要积极，人只要能调动自己能动性就非常好。然后看待别人跟看待外物都要相对来说客观一些，对吧？然后看待生活呢要全面一些，很多事。所以我觉得，而且看待自己这个事情，我觉得现在已经做得已经比较不错了，尤其是我也每天记成功日记，这个这个东西更更是一个好的方法论（笑）。然后今天我觉得主要是看待别人这一块，（敲击自己写的内容）我觉得很很重要！（患者的反馈很到位。）

李献云：你做了一个调整。

王军：对。

李献云：好，那说到这一块，咱们理清楚了吗？

王军：啊，理清楚了。

李献云：那再结合上一次治疗，你前面谈到跟童年经历有关，跟父亲交往那一块有些机械，那你怎么把上次治疗跟这次治疗所谈内容整合在一起呢？（治疗师把患者前面谈的内容拿出来，以排除患者在理解上可能存在的困惑。）

王军：机械就是说我比较，机械是什么意思？

李献云：你刚才说，上一次治疗谈的有关父亲的那块经历跟自己的状况的联系……

王军：嗯，哦，就有点儿这个。

李献云：理解起来有点儿机械，你可以怎么……

王军：那现在、那现在就说得通了，因为就像刚才您说的，我只是说把我小的时候看待母亲的这种模式，对吧？我认为父亲跟母亲的模式都是一样的，对吧？我父亲跟母亲经常会发火，但是他们俩完全是两种性格的人。是吧？其实世界上那么多人，他们真的都不一样。

李献云：所以就只是把跟母亲交往的模式复制到另外的人身上，把另外的人也都想成跟母亲差不多一样的人。（治疗师简明表达患者的意思。）

王军：对，对，对。而且我原先是那种比较乐于助人的人（笑），也不太愿意发火，但是我发现现在我会变得，就是说如果有必要去发火的话，完全是一个好的方式方法（笑）。对吧？这也能说得通么。

李献云：好，那接下来就意味着我们继续学着转变自己，而不是复制既往的模式。（治疗师强调转变需要继续。）

王军：对，对，是这样，这个这个点很重要。嗯，因为每次谈都会发现，其实都是在生活中有一定改变了之后，我们再把它总结的更更更透彻一些、更清晰一些。

李献云：好，所以给自己留什么练习呢？

第二十五章　第二十九次治疗：案例认知概念化与总结 · 757

王军：练习当然，因为我觉得记成功日记这是个好方法，记日记、成功日记吧，没有什么更好的方法。这里面会有所有的目标、新的感受还有新的问题（笑）。

李献云：非常好啊，这真的是非常不错！继续记录成功日记，来发现自己做的好的地方、自己能力还行的地方、自己还可以的地方甚至挺好的地方。

王军：对，对。

李献云：也来发现其他人并没有伤害到自己的地方。

王军：对。

李献云：然后也结合自己的目标。

王军：对，有目标就会有新的问题，得到新的认识。

李献云：不过你也知道，压倒你的、让你情况出现问题的，往往是在业绩上、能力上的时候、提出新的要求的时候。（治疗师结合治疗所谈内容，给患者布置作业。）

王军：对，是这样的。

李献云：这时候学会提醒自己。

王军：对。

李献云：你也有你达不到的地方，或者有的时候暂时达不到的地方。

王军：（声音低）对，（声音恢复正常）就是就是原先说的逼自己学好多（笑），就那种情况么。

李献云：所以允许自己有你不会的地方、达不到的地方。

王军：对，是这样，可以。

李献云：好，那非常不错！那今天谈的内容有什么困惑的地方吗？

王军：没有了。

李献云：那一句话总结你收获最大的地方是什么？

王军：就是现在并不是每个人都是我童年的时候的母亲。

李献云：好，写下来。非常好。

王军：嗯（写）。

李献云：好。那这么说起来，咱俩呢治疗时间要不要拉得更长？这次是三个月，要不要变得更长一点儿？

王军：啊，可以，可以到……

李献云： 变成半年左右。

王军： 可以。

李献云： 那就暑假的时候。

王军： 对，六七月的时候我再找您吧。

李献云： 咱是先约时间还是到时候你……

王军： 到时候再约吧。

李献云： 到时再约。

王军： 时间跨得太长了。

李献云： 好，所以我们就试着练习学过的方法，给自己更多的时间来练习，好吗？

王军： 好。

李献云： 当然这中间会出现波动，波动的时候也给自己时间调整。

王军： 好，可以。

李献云： 好，那我们就这样。

王军： 嗯。

三、治疗回顾与反思

(一)治疗结束的日子才是案例认知概念化结束的时间

对于认知行为治疗来说，案例认知概念化很重要，治疗师总想尽快完成案例的认知概念化，以便制订的治疗方案方向更明确、更有针对性，让治疗切中患者的关键问题。所以从初始访谈开始，治疗师就一直在对案例进行认知概念化。不过在案例督导和讲课的时候最常被问到的一个问题就是，什么时候就可以结束案例的概念化了？理论上，什么时候对这个案例完全理解到位了，患者不再有新的内容补充进来的话，这个案例的概念化就该结束了。那么什么时候知道患者不会再提供新的内容出来，这常常是有难度的。因此，认知行为治疗书籍上常常谈到的是治疗结束的日子就是案例概念化结束的日子。从这个案例的治疗中可以看出，到第二十八次治疗的时候，我们就会以为案例认知概念化已经不会再有新的内容出现了，应该是案例概念化完全成熟的时期了；而第二十九次治疗又把案例认知概念化推向深入，因为出现了新的内容。这就是说，治疗结束的日子才是案例认知概念化结束的时间，这是治疗师需要提醒自己的地方。

通过这个案例可以知道，童年早期经历对于个体影响的深远，无论是好的方面还是不好的方面。如何养育孩子是一门值得父母好好学习掌握的学问与技能，而不仅仅是一种繁衍本能。在养育孩子的过程中，父母需要学会管理好自己的情绪和言行，才能让孩子从自己这里学习更多有助益的人生观和价值观，而非受到自己有意无意地伤害。做到这一点，对于一些父母来说并不容易，甚至非常艰难，或者说几乎不可能。

（二）识别诱发或扳机因素类别的重要性

人在什么情况下容易被击垮，不同的人会有所不同，这主要跟个体的核心信念和补偿策略有关。所以在案例概念化完成后治疗师需要引导患者清楚地发现击垮他的诱发因素或扳机因素类别，对于患者未来有效应对这些情况非常重要。患者需要学着留意那些诱发因素，及时或尽早地用所学方法帮助自己，才有可能成功阻断疾病的复燃或复发。在这次和上次治疗中探索了这些因素并反复强调了相应的自我帮助方法，这是在为结束患者的认知行为治疗做准备。

四、治疗记录

治疗记录	
2020 年 1 月 5 日	Session 29
心境检查	
患者状态挺好的，记录成功日记，并记录自己的目标、发现的困惑及解决方法。 患者记得上次治疗的内容，听治疗录音后意识到了从小母亲的情绪化带给自己的影响，而非仅仅是父亲对自己的影响。	

议题
从小跟母亲的互动带来的影响 　　患者母亲情绪化、阴晴不定，面部喜怒变化明显。她经常回家脸一奔拉，患者就会觉得自己哪儿做得不好，去摸她手，她手冰凉没有反应；她不高兴就指责别人，她不批评患者、不成心冲患者发火，但会急躁和不耐烦，她生气摔东西，迁怒于爸爸。小时候患者就会迎合她，顺着她，不表达自己的真实想法，安慰她，做家务，讨她欢心。 　　小时爸爸经常出差，家里就患者和妈妈。患者从小感觉母亲阴晴不定，说不定什么时候就会伤害到自己。 　　患者经常调解父母的矛盾；妈妈生气，我爸给她讲理，妈妈听不进去，使劲儿发泄，爸爸沉默回避。 　　小学时跟爸爸接触时，爸爸表情无变化，总是陪着自己学习，迎合爸爸，逼迫自己学习。跟同伴在一起也是迎合别人。 　　核心信念：自己不好，别人会伤害自己。 　　补偿策略：讨好、努力满足别人的要求、压抑自己的感受或需求。 　　中间信念：如果我达不到别人的要求，别人就会伤害到我；我要努力迎合别人、努力讨好、努力满足别人的要求、压抑自己的感受或需求，别人就不会伤害我，就不是我不好。自己必须满足别人的要求；否则，我就不好，别人就会伤害我。 　　诱发因素或扳机因素：有新的要求，业绩不好（能力上的）。 　　学会调整自己：面对领导谈对自己的看法时，不那么敏感，不把别人放在伤害、批评自己的角度去想，而是放在别人不会伤害自己的角度去揣摩别人的真实意思，那就会出现不一样的看法。把自己不好、自己能力不行、废物、垃圾，变成自己还可以、挺好的。 　　强调患者的选择性地倾听跟信念有关。 　　患者的收获：自己把跟母亲的交往方式复制到跟其他人的互动中，现在并不是每个人都是我童年时的母亲。以后继续学着改变自己。
作业
接着记录成功日记和用新信念提醒自己。

治疗中患者的记录：

2020.1.5

逼自己：

从小和情绪不稳定的母亲相处过程中形成了思维模式是：查核别人，觉得别人可以伤害到自己，自己必须满足别人的要求才可以。

查核自己：自己总是不够好，自己离别人的要求还差很远，别人会批评自己。

行动：逼自己 达到别人的要求我看自以为的别人的要求 压抑自己的愿望。

目标：别人不经意句话，思维总拐向别人是在批评我。

引发：提醒自己现在不一样了，别人是不会没事故意伤害我的，揣摩别人真实的用意。

现在告诉我周围的每个人并不是我小童年时的母亲。

五、完善后的案例认知概念化

案例认知概念化表

咨询日期：2017 年 5 月 28 日—2020 年 1 月 5 日

王军，男，24 岁，汉族，硕士研究生一年级，未婚

诊断：重性抑郁障碍，反复发作多次，伴焦虑

(一)童年经历

一岁半之前由母亲、姥姥和姨妈带，之后由保姆带，三岁前换过三个保姆，其中一个保姆经常对患者发脾气。母亲性格敏感，情绪化，情绪阴晴不定，患者感觉动不动她会伤害到自己；心情好时总夸患者，不论做得好不好；母亲总觉得比人差，常回家生气、抱怨或迁怒父亲，脸耷拉着．

手冰凉、用手摸她没什么反应或不耐烦，生气摔东西。爸爸忙工作经常出差，家里只有妈妈和患者。努力压抑自己和讨好母亲。父亲在家时母亲指责父亲、父亲回避沉默或讲道理；初中时常调解父母的矛盾。从小学开始学剑桥英语和奥数，父亲表情无变化地陪着，患者学烦了，也是逼自己学，觉得父母期望自己这样，感觉被父亲监视、控制和引领着；他总问"你知道这个吗？我来告诉你"，小制作都帮着做了。总感觉父亲什么都对，是自己的榜样，自己和母亲靠着父亲，他能解决一切问题，得按照他的标准做。从小跟朋友玩感觉被边缘化，总是老末、被带着玩的，迎合孩子王，做孩子王要求自己做的事情或大家都不愿做的事情。早一年上学，在班里最小；小学三年级时，被老师说内向老实，逼自己改变；应试教育总是训练查找不足。

(二) 核心信念

自己不好，自己不行，自己不如人，自己是最差的，自己挺蠢的，自己废物垃圾，自己没价值，自己跟别人不一样，自己有问题。自己挺懦弱、争不过别人。

别人会伤害自己。周围人横、力量足、特别强。

(三) 中间信念

我要比别人强、高人一等、完美才行，那才聪明；否则就蠢、废物。

我应该照着标准去生活，否则就会失控、堕落。

只有跟比自己差的人在一起，才显得自己比人强。

如果努力达到完美了，自己就不蠢、挺好，就不比别人差；如果努力达不到完美，自己就蠢、不好、比别人差。

只有迎合别人、不表达自己的观点、逼迫自己或压抑自己的需求，才能融入大家、被大家接受，自己就能和别人一样、没有问题、不蠢；如果别人的要求跟自己的不一致，就应按别人的要求来努力，才会被赞美、认可，才完美，才不会被认为不好、蠢；如果没按别人的要求努力的话，就是自己蠢、堕落了、差、不好。

如果我努力讨好、努力满足别人的要求、压抑自己的感受或需求，别人就不会伤害我、就不是我不好。

自己必须满足别人的要求；否则，我就不好，别人就会伤害我。

（四）补偿策略

拼命努力，追求优越感，追求完美；敏感，跟人比较；迎合别人，压抑自己，不说真实感受，回避，不寻求帮助；跟比自己差的人在一起。

（五）不同情形下的自动化思维与反应

情形 1：

高三一模成绩比同学差。

AT：

自己费了那么大的劲儿还不如别人，自己挺失败，自己不如人。

反应：

低落、焦虑，想自杀。

情形 2：

组织同学去爬长城，自己很疲惫，还未买烧烤酱。

AT：

同学会因为没有烧烤酱说我组织的不好，我到时会尴尬。

反应：

焦虑，起大早去买烧烤酱。

情形 3：

高考后和同学去青岛玩。

AT：

那些同学都挺自在的，就自己比别人差，感觉融不进去大家的圈子里，他们都不懂我。

反应：

低落，失眠，只是跟着大家。

情形 4：

小雄说他想去互联网公司工作，要在北京买房。

AT：

他比我强，他要超过我，他原本不应该比我强，我无能为力。

反应：

紧张、焦虑、烦躁，坐立不安、出汗，想让他倒霉。

常见的诱发因素：

有新的要求，业绩不好时；有人提出质疑、冷漠（不搭理我）、（跟人比较）别人过得更好、不确定对方的评价时。

第二十六章
案例认知概念化与治疗方案

　　案例概念化，又叫案例分析，就是治疗师和患者一起在心理治疗中通过合作联盟的方式以某种心理治疗流派的理论去重新描述、理解和解释患者的问题或困扰，并一起找到解决问题或走出困扰的方法的过程。换句话说，案例概念化就是依据一定的理论去不断收集患者的信息，再把收集到的纷繁复杂的信息加以整理，用相应的理论梳理，使之系统化；同时教授患者也以此理论去重新理解、解释他的问题和他自己，就此跟患者达成共识；之后再依据这一理论共同找出解决问题、走出困扰的方法，教授患者方法并由患者去实施，以检验和体会这一方法的效果。在收集信息和解决问题的过程中不断修改补充完善对患者及其问题的理解，最终达到相对准确地理解患者的问题或精神疾病，制订并落实治疗计划，实现既定的治疗目标，最后完成治疗计划结束治疗。

　　在临床工作中，精神科医生也经常用到案例分析或案例概念化，只是分析的内容不同而已。医生依据精神病学理论与知识，通过病史采集、精神科检查、体格检查和实验室等辅助检查的结果收集各种信息，然后将这些多方面的信息总结出患者的症状、症状的条目数、综合征、症状出现的先后时间顺序、症状持续存在的时间以及不良影响的严重程度，依据诊断标准考虑患者属于哪类精神障碍中的哪种疾病，然后再排除一些器质性疾病所致精神疾病和成瘾物质所致精神疾病，再与可能出现此患者相关症状的精神疾病做鉴别，最终给出患者特定精神障碍的诊断，如果患者符合诊断标准的话；然后根据患者的精神障碍诊断和症状表现、曾经的治疗用药与疗效，依据治疗指南、文献和临床经验给予患者相应的药物治疗或物理治疗，并在这个过程中继续收集信息不断修改补充完善对患者疾病的理解，以取得既定的治疗效果。既往精神科医生在临床实践中只强调患者要遵从医生的治疗方案，现在也越来越强调对患者和家属进行相关疾病和治疗的健康教育，以建立很好的医患联盟，发挥患者和家属的主观能动性以达到既定的治疗效果。这是精神科医生的案例概念化过程。

案例的认知概念化就是治疗师和患者一起在认知行为治疗中通过合作联盟的方式从认知理论的视角去重新描述、解释和理解患者的问题或困扰，并一起找到认知和行为改变的方法来解决问题或走出困扰的过程。案例概念化的主要作用就是帮助治疗师和患者更准确地理解其疾病或问题，帮助治疗师和患者一起明确治疗的方向，彼此达成共识后制订并落实相应的治疗计划，从而使治疗方案能更有效地缓解患者的痛苦并增强其心理承受力。美国临床心理学家杰奎琳·珀森斯（Jacqueline B. Persons）提出，案例概念化就是提出一种假设，是提出有关引发某个患者罹患某种或几种精神障碍和出现那些问题的心理机制和其他因素的假设，以及提出让其精神障碍和问题持续存在的心理机制和其他因素的假设。而威廉·库肯（Willem Kuyken）等临床心理学家给案例认知概念化下的定义就是，治疗师和患者在一起工作的过程中首先描述患者在治疗中呈现的问题，再接着解释患者在治疗中呈现的问题，这个过程就是案例的认知概念化。案例认知概念化的作用就是指导治疗计划的制订，明确治疗目标，以找到缓解患者的痛苦并增加其复原力的方法。因此，案例认知概念化是认知行为治疗的核心组成部分。认知行为治疗的研究证实了案例概念化在认知行为治疗中的重要性。

一、案例认知概念化的形式与内容

案例概念化既可以不同的形式开展，还可在不同的层面开展，也可以不同的格式记录；不同历史阶段和不同学者的案例概念化不完全不同。比如，认知治疗鼻祖艾伦·贝克（Aaron Beck）早期把他的认知心理治疗称作自知力心理治疗（Insight Psychotherapy），把他的案例概念化称作技术，包括宏观层面方法（即纵向方法）与微观层面方法（即横断面方法），并且他对此只是粗略提及。他强调患者独特的认知模式（即图式）被激活与患者的自动化思维和抑郁症状有关，却并不把图式分为核心信念和中间信念，也不谈补偿策略这个概念。哪怕是艾伦·贝克，他早期的案例概念化和他后期的案例概念化也不完全相同，他早期在抑郁症的治疗中特别关注患者对自我、对世界和对未来的看法对抑郁症状的影响，但他没把它称之为信念或图式，也没提及案例概念化，尽管这其实是患者的核心信念，也是案例概念化的重要组成部分；在他后期的著作中这方面的描述就更具体和深入。

艾伦·贝克早期的案例概念化和其女儿朱迪斯·贝克（Judith Beck）的案例概念化就有区别，后者把案例概念化变成一个清晰的图示，特别突出童年经历、核心信念、中间信念和补偿策略，这就是艾伦·贝克所说的宏观层面方法。朱迪斯·贝克把艾伦·贝克所说的微观层面方法具体化到特定情形下的自动化思维、自动化思维的意思、相应的情绪行为和生理反应。基思·多布森（Keith Dobson）的抑郁症案例概念化图示，就强调核心信念、假设或图式与生活事件或扳机因素一起影响着自动化思维的出现，自动化思维影响着情绪和行为；自动化思维、情绪和行为反过来又影响着核心信念、假设或图式，而情绪和行为反过来影响着生活事件或扳机因素。杰奎琳·珀森斯在她的案例概念化中包括了如下内容：患者需要治疗的主要问题，精神障碍的具体诊断，对自我、他人、世界和未来的看法，诱发因素或激活的情形，工作假设或中间信念，成长发育中存在的问题，治疗计划或治疗目标，治疗中存在的障碍与优势。基思·多布森的案例概念化、杰奎琳·珀森斯的案例概念化跟朱迪斯·贝克的案例概念化在形式上和内容上均有所不同，但核心内容是相似的，就是都强调信念对患者的影响。

案例概念化通常包括患者精神障碍的具体诊断。比如，患者是罹患其一种精神障碍还是共病其他精神障碍，患者是否罹患某一人格障碍，以及具体的诊断名称。不同种类精神障碍的具体认知模型会有所不同，所以不同种类疾病的案例认知概念化自然有所不同，尽管通用的认知模型，即认知影响情绪、行为和生理症状，而非仅仅事件影响情绪、行为和生理症状，适合任何一种精神障碍。明确患者的诊断之后，就会让治疗师和患者均初步知晓接下来治疗的难易程度、需要的时间长短、治疗中特别要关注的问题、可能存在的障碍与优势。如果患者有不止一种精神障碍、罹患人格障碍或者共病人格障碍，治疗的难度大，需要的治疗时间长；如果患者有偏执型人格障碍的诊断，治疗中就需要格外留意关注治疗关系，患者对人际的不信任、过分敏感会是治疗中的障碍，强意志力与执着精神就可能是治疗的优势所在。不过，有关患者精神障碍的具体诊断不是案例概念化的重点，因为仅明确患者精神障碍的诊断对于制订认知行为治疗方案来说是不够的，认知行为治疗方案的制订需要更加个体化的案例认知概念化。

案例概念化通常涉及横断面的案例概念化和纵向的案例概念化这两部分内容。横断面的案例概念化就是首先运用认知理论的通用模型去理解某个具体情形或事件下患者的自动化思维及相应的情绪、行为和生理反应，有时也会通过深入探讨将患者的信念和补偿策略挖掘与展现出来。纵向的案例概念化就是把患者既往的人生经历、特别是童年早期经历和治疗中收集到的信息整合在一起，再运用认知模型加以理解，通常包括患者的童年经历、核心信念、中间信念和补偿策略以及患者患病以来近期遇到的多个问题或情形下的相关信息（自动化思维、情绪行为和生理反应）。认知概念化通常先从横断面的案例概念化开始，也就是说，一般先从患者近期经历的具体情形或事件下的案例概念化开始，以帮助患者理解通用的认知模型和重新认识其问题，然后逐步进展到纵向层面的案例概念化，一起找出患者的信念和补偿策略以及相关的成长经历，以帮助患者站在历史发展的视角用认知模型去理解其问题。

随着精神病学相关研究的推进，在认知行为治疗的案例概念化中，也逐步将患者患病的生物学因素及其他易感因素放入患者的认知概念化模型中，越来越注重收集患者发病或疾病加重的诱发因素（即扳机因素）、疾病持续存在的维持因素和患者具备的保护因素（即患者的优势与力量），从而更全面地理解患者的得病以及病后恶性循环的建立。因此，案例概念化就是抓出患者成长经历中的关键因素，运用常识、精神病理学和认知理论的思路，特别是认知理论的思路，把这些因素串起来，形成对某一患者的精神疾病、疾病的症状表现以及目前存在的各种问题的概括性理解。这方面的总体描述就是案例的认知概念化。

二、案例认知概念化的步骤与治疗方案的制订

在合作联盟的基础上，案例认知概念化始于治疗师和患者第一次接触

的初始访谈，再在后续每一次治疗的过程中逐步完善，结束于治疗师跟患者的最后一次治疗。案例认知概念就是从跟患者的第一次接触开始的，通过跟患者的访谈、查看患者的量表测评结果、其他辅助检查结果和查阅患者既往的病历记录等方式收集信息，形成患者疾病的诊断并依据此类疾病的认知模型、患者的个性化特征、具体病情表现进行案例的认知概念化，用患者能理解的语言且根据患者目前对认知行为治疗了解的程度，治疗师跟患者进行恰当的、适合患者相应阶段的案例概念化分享。治疗师再根据患者的反馈信息对案例概念化进行修改完善，再在后续治疗的多次接触过程中收集新的信息，不断评估案例认知概念化的准确性和全面性，再对此案例概念化进行修改、补充和完善，再与患者进行分享，再评估、修改、补充、完善，如此往复，直至治疗结束。这个过程充分体现了案例概念化的假设性质，需要不断地在合作联盟的基础上进行验证、修改和完善。

　　案例的认知概念化对于患者的治疗来说非常重要，因为这关系到治疗方案的制订与具体的实施过程。面对患者的疾病诊断和诸多问题，如果对患者有一个相对准确完整的案例概念化，治疗师就可以用一种相对协调一致的方式去理解患者的症状和问题，从而相对有方法、有效率地去调动患者的积极性和合作性，以合作联盟的方式确定治疗的重点、次序和策略，再促使这一治疗计划有效落实下去。因为在案例概念化的指引下，治疗师就可以跟患者一起避开可能的陷阱，即避开那些可能强化患者功能不良性信念和补偿策略的行为，确定治疗要解决的问题、明确治疗的最终目标、发现打破恶性循环与建立良性循环的方法，从而一起制订出适合的治疗方案。比如，患者的核心信念是自己不好；他的补偿策略就是不停地与人比较并找寻自己的不足，然后非常努力地去改正；中间信念是，如果我很努力改正自己的错误，获得其他人的认可，我就很好、很成功，就不是不好。那么在这样的信念和补偿策略的影响下，他就会不自觉地把很多本不是问题的情形列入要解决的问题列表中，如果治疗师有了对患者相对准确的案例概念化，就可以引导患者不跌入不断与人比较并努力改变的误区；或者即使跌入了，也能引导患者相对早地发现并更正。

　　在落实治疗方案的过程中，治疗师更是需要充分利用患者的那些保护因素，鼓励患者尝试放弃他已经习惯的那些补偿策略等使疾病维持的因素。患者在运用治疗中学会的新方法的同时，也继续使用他固有的那些有益的方法，再在认知模型的视角下多加练习，学着去改变功能不良性的认知和行为，收获新的体验并得出新的认知。再在新的更有帮助的认知影响下继续尝试，逐步放弃补偿策略，继续更新或巩固新的认知、质疑并削弱既有的认知，从而慢慢将功能不良性信念调整为适应性信念，促使患者在新的信念下生活，最终按计划实现既定的治疗目标。

三、案例认知概念化的价值

鉴于治疗师的案例认知概念化水平对于有效开展患者的治疗很重要，所以学者们专门就此开展了研究，并制定出了相关的案例认知概念化评估量表，从不同维度评估治疗师在认知行为治疗中的认知概念化能力。威廉·库肯等临床心理学家在这方面做了大量工作，尽管在实际的临床工作和治疗师培训工作中几乎不用此类量表。但无论如何，案例认知概念化在认知行为治疗中的重要性涉及治疗的方方面面。威廉·库肯等临床心理学家依据文献复习和切身经验，把案例认知概念化的十大价值总结如下：

1. 把患者的经历或体会、认知行为治疗理论和文献研究的结果整合起来。
2. 正常化患者所呈现的问题，并加以验证。
3. 推动患者参与治疗的过程。
4. 把复杂问题变得容易理解和处理。
5. 指导治疗中干预策略的选择、重点和应用顺序。
6. 发现患者的优势，并就如何增强患者复原力的方法给出建议。
7. 提出最简单且最具成本效益的干预策略。
8. 预测治疗中可能出现的问题并给出解决方案。
9. 有助于治疗师理解患者在治疗中的无反应情况，就如何改变找到其他途径并给出建议。
10. 有助于高质量的案例督导。

四、案例认知概念化的分享

认知行为治疗特别强调稳固的合作联盟的重要性，强调患者对于认知理论的理解，因为研究证实患者越理解认知理论，治疗的效果就越好。所以在认知行为治疗的过程中，贯彻始终的是结合患者的具体情况对患者进行认知模型的心理健康教育，这就是案例认知概念化分享的过程。比如，结合患者在特定事件下的自动化思维以及相应的情绪、行为和生理反应，让患者理解影响他最关键的是他的自动化思维或认知，而非他所认定的事件，这就是横断面的案例认知概念化分享。如果由此自动化思维入手，采用垂直下降技术引出患者的核心信念，再由此核心信念引出患者的童年相关经历，并对此进行总结，引导患者认识到他之所以在那个事件下出现那样的自动化思维，跟他的核心信念有关，而他的核心信念的形成与他谈到的童年经历有关，他是在这样的经历下学着形成此核心信念的，自然也可以学着改变，并由此引入改变的具体方法。这就是纵向的案例认知概念化分享。这种案例概念化的分享既可以是治疗中的口头交流，也可以是把这些相关信息写在纸上、白板上、平板电脑上或移动设备上进行分享。每次跟患者进行案例概念化的分享时，治疗师需要用患者习惯的语言来表达，而非用很多术语；分享的内容及数量多少一定要根据患者的理解程度和治疗的进展阶段来安排适合的内容和数量，而非一下子把治疗师知道的所有内容都跟患者进行分享。

此外，随着跟患者治疗接触次数的增多，治疗师对患者及其问题的理解就会越来越深入和系统，从而形成一个患者的完整案例认知概念化表，其中包含了患者的基本资料、精神障碍诊断、童年经历、核心信念、中间信念、补偿策略以及不同困难情形下患者的自动化思维、自动化思维的意义、相应的情绪行为和生理反应等信息。当治疗师认为对患者的认知概念化理解基本到位的时候，就可以把写满内容的案例认知概念化表跟患者在治疗中进行分享，请患者思考这样的案例分析是否准确反映了患者的问题。如果不准确的话，具体是哪些方面不准确，给患者再思考、补充、完善此概念化表的机会，从而更为准确全面地理解患者及其问题。当然在治疗中进行这样的案例概念化分享之后，治疗师也可以把此表交给患者，请他结合此表所谈情况在日常生活中留意和观察自己，以促进患者的自我觉察和理解，才更有可能修改补充完善这个表中的具体内容。通常这样的案例认知概念化分享一般放在患者连续治疗的中后期，因为只有到那个阶段对患者的理解才相对到位。

附　录

一、认知行为治疗知情同意书

我(认知行为治疗师)，　李献云　(用工笔字写下姓名)，作为此文书的签字人之一，以及作为认知行为治疗(CBT)师和精神科医师，为因心理问题或精神障碍前来找我治疗的患者或来访者提供按花费的时间付费的心理评估、心理治疗和随访评估。

我已在患者或来访者签署此知情同意书之前已告知其如下信息：(1)在开展心理治疗之前患者或来访者要接受一个包括量表测评在内的全面的心理健康状况评估，在治疗期间和治疗结束后还会对其开展评估，以了解其状况并用这些评估数据开展研究。(2)对患者或来访者开展的心理治疗是认知行为治疗(CBT)。(3)这个治疗需要每周一次，每次45分钟左右，连续治疗16～20次；到期后是否继续接受CBT，需要根据病情变化和双方的意愿而定，如果继续治疗，表示本协议继续有效。(4)参加此CBT治疗并不意味着接受这个治疗就一定会取得令人满意的效果，治疗效果通常跟病情的复杂程度和患者(或来访者)的投入程度有关。(5)治疗会被全程录音或录像。(6)治疗当中的录音或录像资料会被用于案例督导、教学培训和质量评估和研究。(7)在播放患者或来访者的录音或录像时向所有在场人员传递下述信息：任何个人不得再录音或再录像。(8)此录音或录像内容禁止在网上播放。(9)所有资料无论被用于研究还是被用于其他用途，均不会暴露其个人身份信息(如姓名、工作地点、居住地址及相关人员姓名等)，我会采取严格措施确保其个人信息不被泄露；除非涉及司法问题，则需按照法律相关条款执行。(10)患者或来访者有权利随时退出此评估和治疗，患者或来访者的退出不会对其在医疗机构的进一步就诊和治疗带来任何不利影响。(11)患者或来访者在约定的治疗时间迟到且主动通知诊所或李献云医生,迟到耽误的时间会被计入总的治疗时间收费。(12)患者或来访者在未提前通知诊所或李献云医生的情况下,如果有任何一次不在约定的时间就诊,视作患者或来访者主动中断后续的治疗。

我(患者或来访者),(用工笔字写下姓名),作为此文书的签字人之一,因心理问题或精神障碍主动寻求李献云医师的认知行为治疗(CBT)。我同意李医生对我开展心理评估、心理治疗和随访评估,并为此支付费用(具体费用按双方确定后的数目执行)。

李献云医生在我签署此知情同意书之前已告知我如下信息:(1)在开展心理治疗之前我要接受一个包括量表测评在内的全面的心理健康状况评估,在治疗期间和治疗结束后还会对我开展评估,以了解我的状况并用这些评估数据开展研究。(2)对我开展的心理治疗是认知行为治疗(CBT)。(3)这个治疗需要每周一次,每次45分钟左右,连续治疗16~20次;到期后是否继续接受CBT,需要根据病情和双方的意愿而定,如果继续治疗,表示本协议继续有效。(4)参加此CBT治疗并不意味着接受这个治疗就一定会取得令我满意的效果,治疗效果通常跟我的病情的复杂程度和我的投入程度有关。(5)治疗会被全程录音或录像。(6)治疗当中的录音或录像资料会被用于案例督导、教学培训和质量评估和研究。(7)在播放我的录音或录像时工作人员会向所有在场人员传递下述信息:任何个人不得再录音或再录像。(8)此录音或录像内容禁止在网上播放。(9)所有资料无论被用于研究还是被用于其他用途,均不会暴露我的个人身份信息(如姓名、工作地点、居住地址及相关人员姓名等),李献云医师会采取严格措施确保我的个人信息不被泄露;除非涉及司法问题,则需按照法律相关条款执行。(10)我有权利随时退出此评估和治疗,李医生也明确表示我的退出不会对我在医疗机构的进一步就诊和治疗带来任何不利影响。(11)我在约定的治疗时间迟到且主动通知诊所或李献云医生,我迟到耽误的时间会被计入总的治疗时间收费。(12)我在未提前通知诊所或李献云医生的情况下,如果有任何一次不在约定的时间就诊,视作我主动中断后续的治疗。

我自愿同意将评估和治疗的过程进行全程录音或录像,我知道李医生会在严格保护我个人身份的情况下(录音或录像中不涉及我的全名、工作单位和居住地址等身份信息)将我的这些资料用于教学、培训和研究用途,我同意在严格落实保密原则的情况下将我的这些资料用于上述提及的用途。对于涉及特别隐私内容的录音或录像，我有权要求不播放特定的治疗录音或录像；为了教学和培训目的，对于那些不能播放的我的治疗录音或录像，我同意工作人员根据我的情况由工作人员再扮演后制定出录音或录像播放。

患者或来访者签名：认知行为治疗师签名：

签字日期：　年　月　日　　　签字日期：　年　月　日

二、自动化思维记录表

功能不良性自动化思维记录表

指导语：当你注意到自己心情不好时，问自己："我此时脑子里在想什么?"然后尽快把这些想法或图像记在自动化思维栏内。

日期/时间	情景	自动化思维 AI	情绪、生理或行为	替代思维	结果
	1. 发生什么事件、出现什么想法、白日梦或回忆之后你感到不愉快、伤心或有其他烦恼？ 2. 你处在什么环境下感到不愉快伤心或有其他烦恼？ 3. 你察觉体上有什么不舒服后出现不愉快、伤心或有其烦恼？	1. 你脑子里有什么想法或图像出现？ 2. 当时你对每个想法或图像的相信程度是多少？（0～100％）	1. 当时你有什么情绪反应（悲伤/焦虑/愤怒等）？ 2. 每个情绪反应的强烈程度是多少（0～100％）？ 3. 有什么生理或行为反应（或你做了什么）？	1.（选择性使用）你的自动化思维属于哪类认知歪曲？ 2. 使用表下面的问题构想出一个更合理的想法来替换自动化思维。 3. 你对每种替代思维的相信程度？（0～100％）	1. 现在你对第三列自动化思维的相信程度？ 2. 你现在有什么情绪、生理反应？情绪强度是多少（0～100％） 3. 你原来情绪反应的强度会变成多少（100％）？ 4. 你会做什么你的行为会有什么不同）

三、信念工作表

核心价值观/信念工作表

旧的核心价值观/信念：

现在你对此核心价值观/信念的相信程度：（0～100％）

在最近一周，你对此信念最高的相信程度：（0～100％）

在最近一周，你对此信念最低的相信程度：（0～100％）

新的价值观/信念：

现在你对新的价值观/信念的相信程度：（0～100％）

否定旧信念支持新信念的证据	虽然支持旧信念但有重新解释的证据

四、案例认知概念化表

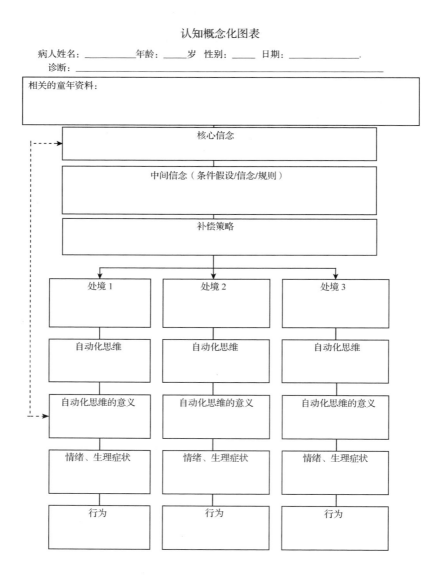

五、认知治疗评估量表

认知治疗评估量表是依据治疗师某一次治疗的录音、录像或现场观摩某一次治疗来评估其认知行为治疗水平的工具。具体内容如下：

认知治疗评估量表（CTRS）

治疗师：　　　　患者：　　　　治疗日期：　年　月　日

录音或录像编号：　　　评估者：　　　评估日期：　年　月　日

第　　次治疗　（　　）录像　（　　）录音　（　　）现场观摩

指导语：对于每一个条目，用0～6分来评估治疗师的水平，并把相应的得分写在条目左侧的横线处。在每个条目下面给出了治疗师某个偶数得分（0、2、4、6分）对应的具体治疗表现，如果您认为治疗师的水平介于某两个偶数得分之间，则选择相应的奇数得分（1、3、5分）即可。比如，如果治疗师的日程设置很好，但没有就设置的日程确定优先顺序，则可以在这一项给治疗师打5分（介于4分和6分之间）。

评估时偶尔可能出现的情况是，某个条目得分的具体描述不适合您正在评估的某次治疗，您就可以忽略那些得分描述，直接用下面比较笼统的方式给治疗师打分：

非常差	不太好	一般	满意	好	非常好	优秀
0	1	2	3	4	5	6

评估时请不要放空任何一个评估条目。针对所有的评估条目给出相应的评分，重点是评估治疗师的相应技能，同时考虑治疗师在这次治疗中遇到的实际困难程度。

第1部分　通用治疗技能

＿＿＿　1. 日程

0　　治疗师未设置日程。

2　　治疗师的日程设置模糊或不完全。

4　　治疗师和患者一起设置了彼此满意的日程，其中包含特定的目标问题（如工作中的焦虑、对婚姻不满意等）。

6　　治疗师和患者一起设置了恰当的、涵盖目标问题的日程，适合治疗中可用到的时间。设立了议题讨论的优先顺序，且遵从日程设置。

_____ 2. 反馈

0　　治疗师没有询问患者的反馈，即没有明确了解患者对此次治疗的理解或此次治疗是否对患者有帮助。

2　　治疗师从患者那里引出了一些反馈，但在治疗中没有询问足够多的问题以保证患者理解了治疗师的推理过程，或没有明确了解患者对此次治疗是否满意。

4　　治疗师在整个治疗中询问了足够多的问题，以确保患者理解治疗师的推理过程，并明确了解此次治疗对患者是否有帮助。如果合适的话，治疗师会根据患者的反馈调整其行为。

6　　在整个治疗过程中，治疗师非常善于引出患者的语言和非语言反馈，并做出相应的回应（例如，了解治疗对患者的效果，有规律地核查患者的理解程度，在治疗快结束时帮助患者总结治疗的要点）。

_____ 3. 理解

0　　治疗师一再不能理解患者明确表达的意思，因此一贯地抓不住重点。共情技巧差。

2　　治疗师通常能表达或复述患者明确说出来的话，但对患者更细微的交流总是不能有效回应。倾听和共情能力有限。

4　　治疗师大体上能抓住患者明确说出来的或者以更细微方式流露出的"内在现实"。倾听和共情能力好。

6　　治疗师能完全理解患者的"内在现实"，并且擅长用恰当的语言和非语言表达回应患者，以传递出这种理解（例如，治疗师回应的语调可以传递出对患者"信息"的共情式理解）。出色的倾听和共情技巧。

_____ 4. 人际效能

0　　治疗师的人际交往技巧差，看起来对患者有敌意、贬损或一定程度的伤害。

2　　治疗师看起来没有伤害性，但有明显的人际交往问题。有时候治疗师表现出不必要的不耐烦、冷淡、不真诚或者不能将自信和能力传递出来。

4　　治疗师展现出的温暖、关心、自信、真诚和专业的程度令人满意。没有明显的人际交往问题。

6　　治疗师展现出的温暖、关心、自信、真诚和专业的水准最佳，适合此次治疗中这一特定的患者。

____ 5. 合作

0　　治疗师没有尝试与患者建立合作关系。

2　　治疗师尝试与患者建立合作关系，但在界定患者认为重要的问题或跟患者建立和谐的关系方面有困难。

4　　治疗师能够与患者建立合作关系，聚焦于患者和治疗师都认为重要的问题上，并跟患者建立了和谐的治疗关系。

6　　合作关系看起来很出色，治疗师尽可能鼓励患者在治疗中发挥积极作用（如，给予患者选择权），以至于让患者能够作为"团队"成员发挥作用。

____ 6. 治疗节奏和有效利用时间

0　　治疗师没有尝试系统安排治疗的时间。治疗显得毫无目的。

2　　治疗有一些方向，但治疗师在结构化和治疗节奏上有明显的问题（例如，几乎没有结构化，在结构化方面缺乏灵活性，治疗节奏太慢，治疗节奏过快）。

4　　治疗师在有效利用时间方面相当成功。治疗师恰当地控制了讨论的进程与治疗的节奏。

6　　治疗师在治疗中巧妙地避开次要的和无益的讨论，快速地调整治疗节奏以适合患者，从而有效地利用时间。

第 2 部分　概念化、策略和技术

____ 7. 引导性发现

0　　治疗师主要依靠辩论、说服或"说教"的方法。治疗师似乎在"盘问"患者，将患者置于戒备或防御的位置，或者将自己的观点强加于患者。

2　　治疗师过多依靠说服和辩论而不是引导性发现。但治疗师的风格是支持性的，以至于患者没感到被攻击或不保持戒备心。

4　　多数情况下治疗师通过引导性发现（如检查证据、考虑其他可能性、权衡利弊)而非辩论来帮助患者产生新的视角。恰当地运用提问技巧。

6　治疗师在治疗中特别善于运用引导性发现来探讨问题并帮助患者得出他的结论。在有技巧的提问和其他干预模式之间取得了出色的平衡。

____8. 聚焦于关键的认知或行为

0　治疗师没有尝试引出患者特定的思维、假设、表象、含义或行为。

2　治疗师运用恰当的技巧引出患者的认知或行为；但治疗师难以聚焦，或者聚焦于跟患者关键问题无关的认知或行为上。

4　治疗师聚焦在与目标问题相关的具体认知或行为上。但治疗师本可以聚焦在更关键的认知或行为上，以提供更大的进展承诺。

6　治疗师巧妙地聚焦于跟问题行为最相关的关键思维、假设、行为上，从而提供了相当大的进展承诺。

____9. 改变的策略(注：这个条目关注治疗师用于改变的策略的质量，而不是评估如何有效地执行该策略或者改变是否真的发生。)

0　治疗师没有选择认知－行为技术。

2　治疗师选择了认知－行为技术；然而整个推动改变的策略似乎含混不清或者估计未来不能帮到患者。

4　治疗师有大致连贯的推动改变的策略，展现出合理的前景，并吸纳了认知－行为技术。

6　治疗师遵循连贯一致的推动改变的策略，这个策略非常有前景，并且融合了最适当的认知－行为技术。

____10. 认知－行为技术的应用(注：本条目关注的是如何巧妙地使用这些技术，而不是这些技术相对于目标问题来说的恰当程度或改变是否真的发生。)

0　治疗师没有运用任何认知－行为技术。

2　治疗师运用了认知－行为技术，但运用它们的方式有明显的瑕疵。

附　录 · 781

4　　治疗师运用认知－行为技术，技巧中等。

6　　治疗师非常巧妙且机智地运用了认知－行为技术。

____ 11. 家庭作业

0　　治疗师没有尝试布置与认知治疗有关的家庭作业。

2　　治疗师将家庭作业纳入治疗有明显的困难（如，没有检查上次的家庭作业，没有足够细致地解释家庭作业，布置的家庭作业不合适）。

4　　治疗师检查了上次的家庭作业，并且布置了"标准"的、与此次治疗探讨的问题相关的认知治疗家庭作业。家庭作业解释得足够细致。

6　　治疗师检查了上次的家庭作业，并为接下来一周认真安排了认知治疗方面的家庭作业。布置的作业看起来是"量身定制"的，有助于患者吸收新的观点、检验假设、体验治疗中讨论过的新行为等。

第 3 部分　其他考虑

12. ____ a. 这次治疗中是否出现了特殊的问题（如，患者没有做作业、治疗师和患者之间的人际互动有问题、患者对于连续治疗感到失望、疾病复燃）？

1＝是　　　2＝否

____ b. 如果选择"是"：

0　　治疗师不能恰当处理治疗中出现的特殊问题。

2　　治疗师恰当处理了特殊问题，但使用了与认知－行为治疗不一致的策略或案例概念化。

4　　治疗师试图用认知框架来处理特殊的问题且使用这些技术时技巧还可以。

6　　治疗师应用认知治疗的框架非常熟练地解决了特殊的问题。

____ 13. 在这次治疗中是否有什么不常见的因素使得治疗师有合理的理由偏离此量表评估的标准方法？

1＝是（请在下面用文字描述）　　　2＝否

第 4 部分　总体评分与评论

____14. 你认为此治疗师作为认知—行为治疗师的总体水平如何？
　　　　0　　　　1　　　　2　　　　3　　　　4　　　　5　　　　6
　　　非常差　　不太好　　一般　　满意　　好　　非常好　　优秀

____15. 如果你开展一项认知治疗的效果研究，你会选择这个治疗师参加你的项目吗？（假定这次治疗就是此治疗师的水平写照）
　　　　0　　　　1　　　　2　　　　3　　　　4
　　　绝对不会　可能不会　不确定　可能会　肯定会

____16. 你认为跟这个患者一起工作的难度有多大？
　　　　0　　　　1　　　　2　　　　3　　　　4　　　　5　　　　6
　　　没有困难　中等难度　极其困难　　　非常乐意　接受治疗

17. 你对治疗师如何继续提高水平的评论和建议：

____18. 总体评分：
　　　得分：　0　　1　　2　　3　　4　　5
　　　　　　不合格　一般　满意　好　非常好　优秀

请使用上面的刻度标尺，依据这次治疗的情况给此治疗师的总体技能打分。请把得分写在条目左侧的横线处。

备注：依据此量表的前 11 个条目得分之和计算出此量表的总分，如果治疗师此量表总分≥40 分，表示此治疗师是一名合格的认知—行为治疗师。如果此量表总分≥50 分，表示此治疗师是一名优秀的认知—行为治疗师。当然，仅凭一次治疗的评估结果可能不能完全反映治疗师的真实水平，有时需要获得多次治疗的量表评估结果。

参考文献

1. American Psychiatric Association. Diagnostic and statistical manual of mental disorders (5th ed) [M]. Arlington: American Psychiatric Publishing, 2013.

2. American Psychiatric Association. Diagnostic and statistical manual of mental disorders (4th ed, text rev) [M]. Washington DC: Author. 2000.

3. BECK A T. Cognitive therapy and the emotional disorders[M]. New York: New American Library, 1979.

4. BECK A T. Depression: causes and treatment[M]. Philadelphia: University of Pennsylvania Press, 1967.

5. BECK A T, BREDEMEIER K. A unified model of depression: integrating clinical, cognitive, biological, and evolutionary perspectives [J]. Clinical Psychological Science. 2016, 4(4): 596-619.

6. BECK A T, RUSH A J, SHAW B F, et al. Cognitive therapy of depression[M] New York: Guilford Press, 1979.

7. BECK J S. Cognitive behavior therapy: basics and beyond (2nd ed) [M]. New York: Guilford Press, 2011.

8. BOCKTING C L H, KLEIN N S, ELGERSMA H J, et al. Effectiveness of preventive cognitive therapy while tapering antidepressants versus maintenance antidepressant treatment versus their combination in prevention of depressive relapse or recurrence (DRD study): a three-group, multicenter, randomized controlled trial [J]. Lancet Psychiatry. 2018, 5(5): 401-410.

9. BUCCI S, FRENCH L, BERRY K. Measures Assessing the Quality of Case Conceptualization: A Systematic Review[J]. J Clin Psychol. 2016 Jun; 72(6): 517-533.

10. CRONIN T J, LAWRENCE K A, TAYLOR K, et al. Integrating between-session interventions (homework) in therapy: the importance of the therapeutic relationship and cognitive case conceptualization [J]. Journal of Clinical Psychology. 2015, 71(5): 439-450.

11. DOBSON D, DOBSON K S. Evidence-based practice of cognitive-behavioral therapy[M]. New York: The Guilford Press, 2010.

12. DOBSON K S. Handbook of cognitive-behavioral therapies (3rd ed) [M]. New York: The Guilford Press, 2010.

13. EASDEN M H, FLETCHER R B. Therapist competence in case conceptualization and outcome in CBT for depression[J]. Psychotherapy Research. 2020, 30(2): 151-169.

14. EASDEN M H, KAZANTZIS N. Case conceptualization research in cognitive behavior therapy: A state of the science review[J]. Journal of Clinical Psychology. 2018, 74(3): 356-384.

15. GATES V, HSIAO M, ZIEVE G G, et al. Relationship to CBT outcome and dropout of decision support tools of the written case formulation, list of treatment goals and plot of symptom scores[J]. Behaviour Research and Therapy. 2021, 142: 103874.

16. HAARHOFF B, GIBSON K, FLETT R. Improving the quality of cognitive behavior therapy case conceptualization: the role of self-practice/self-reflection[J]. Behavioral and Cognitive Psychotherapy. 2011, 39(3): 323-339.

17. HOLLON S D, DERUBEIS R J, ANDREWS P W, et al. Cognitive therapy in the treatment and prevention of depression: a fifty-year retrospective with an evolutionary coda[J]. Cognitive Therapy and Research. 2020, 45(3): 402-417.

18. HUANG YQ, WANG Y, WANG H, et al. Prevalence of mental disorders in China: a cross-sectional epidemiology study[J]. Lancet Psychiatry. 2019, 6(3): 211-224.

19. INGRAM B L. Clinical case formulations: matching the integrative treatment plan [M]. Hoboken, New Jersey: John Wiley & Sons Inc., 2006.

20. KUYKEN W, BESHAI S, DUDLEY R, et al. Assessing Competence in Collaborative Case Conceptualization: Development and Preliminary Psychometric Properties of the Collaborative Case Conceptualization Rating Scale (CCC-RS) [J]. Behavioural and Cognitive Psychotherapy. 2016, 44(2): 179-192.

21. KUYKEN W, FOTHERGILL C D, MUSA M, et al. The reliability and quality of cognitive case formulation. Behaviour Research and Therapy. 2005, 43(9): 1187-1201.

22. KUYKEN W, PADESKY CA, DUDLEY R. Collaborative case conceptualization: Working effectively with clients in cognitive-behavioral therapy[M]. New York: Guilford Press, 2009.

23. LIU L，CHEN XL，NI CP，et al. Survey on the use of mental health services and help-seeking behaviors in a community population in Northwestern China[J]. Psychiatry Research. 2018，262：135-140.

24. MOORE R G，GARLAND A. Cognitive therapy for chronic and persistent depression[M]. Chichester：John Wiley & Sons Ltd，2003.

25. PERSONS J B，BERTAGNOLLI A. Inter-rater reliability of cognitive-behavioral case formulations of depression：A replication［J］. Cognitive Therapy and Research. 1999，23：271-283.

26. PERSONS J B，MOONEY K A. Interrater reliability of cognitive-behavioral case formulations[J]. Cognitive Therapy and Research. 1995，19：21-34.

27. PERSONS J B. The Case Formulation Approach to Cognitive-Behavior Therapy ［M］. New York：Guilford Press，2008.

28. PHILLIPS M R，ZHANG JX，SHI QC，et al. Prevalence，treatment，and associated disability of mental disorders in four provinces in China during 2001-05 an epidemiological survey[J]. The Lancet. 2009，373(9680)：2041-2053.

29. SIM K，GWEE KP，BATEMAN A. Case formulation in psychotherapy：revitalizing its usefulness as a clinical tool[J]. Academic Psychiatry. 2005，29(3)：289-292.

30. TREMAIN H，FLETCHER K，MURRAY G. Number of episodes in bipolar disorder：The case for more thoughtful conceptualization and measurement[J]. Bipolar Disorders. 2020，22(3)：231-244.

31. 范肖东，等译.ICD-10精神与行为障碍分类［M］. 北京：人民卫生出版社，1993.

32. 李献云. 精神障碍的认知行为治疗：总论[M]. 北京：北京师范大学出版社，2021.

33. 李凌江，马辛.中国抑郁障碍防治指南（第二版）［M］. 北京：中华医学电子音像出版社，2015.

34. 肖茜，张道龙.ICD-11与DSM-5关于抑郁障碍诊断标准的异同[J]. 四川精神卫生，2019，32(6)：543-547.